# これからの在宅医療
## ―指針と実務

監　　修　大島伸一　国立長寿医療研究センター名誉総長
編集代表　鳥羽研二　国立長寿医療研究センター理事長
編集委員　和田忠志　いらはら診療所在宅医療部長
　　　　　太田秀樹　医療法人アスムス理事長
　　　　　大島浩子　国立長寿医療研究センター長寿看護・介護研究室長
　　　　　三浦久幸　国立長寿医療研究センター在宅連携医療部長

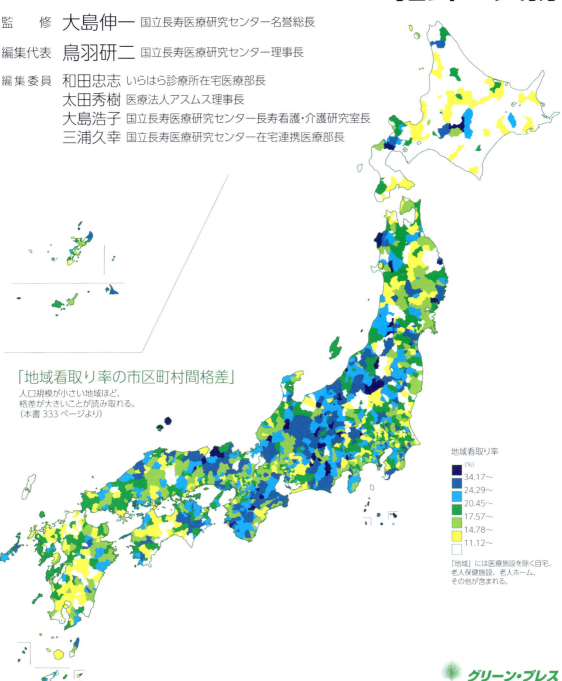

「地域看取り率の市区町村間格差」
人口規模が小さい地域ほど、
格差が大きいことが読み取れる。
（本書 333 ページより）

地域看取り率
(%)
34.17〜
24.29〜
20.45〜
17.57〜
14.78〜
11.12〜

「地域」には医療施設を除く自宅、
老人保健施設、老人ホーム、
その他が含まれる。

グリーン・プレス

## 刊行に寄せて
# 治す医療から治し支える医療へ

国立研究開発法人　国立長寿医療研究センター名誉総長　**大島伸一**

　在宅医療とは何なのか。佐藤智先生は「病気は家庭で治すべきもの」を信念として、在宅医療を実践し学会を立ち上げ、その理論化と教育・普及の推進に尽力されてきた。科学技術至上の時代に、救命・延命を最大の使命として、その進歩・発展を目指してきた20世紀の医学・医療は、素晴らしい成果を挙げることに成功した。精密、大型、高額の機器を利用した高度な技術を開発し、人と高額の機器を病院という場に集約化した病院中心の医療提供システムは、50歳台であった平均寿命を約半世紀で80歳台にまで延長することに大きく貢献したのである。

　平均寿命が50歳、60歳の時代では、医療の主な目的は救命・延命にあったが、80歳を超える平均寿命を達成した現在、さらなる延命を目的とした医療を目指すべきかどうか。高齢者を対象とした調査でも、高齢者を直接に診ている老年科医を対象とした調査でも、これ以上の延命を目的とする医療の優先度は極めて低く、自立機能の向上、あるいは自立機能を損なわない医療への要請が高くなっている。住み慣れたところで最期までその人らしく生ききることが望まれているのである。

　東北の震災のあと、地域によっては病院を含め医療の提供体制が壊滅的な打撃を受けた。そのとき被災者が切実に必要としたのは、先進的な機器を備えた病院の医療ではなく、生活の場に寄り添って日常の生活を支えてゆく医療であった。

　「治す医療から治し支える医療へ」、社会保障制度改革国民会議では、これからの医療は「病院完結型医療から地域完結型医療へ」の転換が必要であり、病院は病院でしかできない医療に特化し、地域での中心的役割を果たすのは在宅医療であると提言している。国はすでに地域包括ケア、地域完結型医療へと政策の方向を転換しつつあり、今後は医師を中心とする現場の医療専門職能団体が、自律的に地域での医療提供体制の構築を進めてゆかねばならない。いわゆるプロフェッショナル・オートノミー、プロフェッショナル・ガバナビリティといわれるものであり、これからは特に専門職能団体の責任が問われることになる。

　本書は、厚生労働科学研究費補助金（地域医療基盤開発推進研究事業）による「被災地の再生を考慮した在宅医療の構築に関する研究」で得られた成果を基本にしつつ、「震災からの復興と在宅医療」といった範囲を超えた在宅医療全般に有益、有用な内容となっている。

## 1.社会的背景

　わが国は高齢化率が25.9％（2014年）で世界一の高齢国である。その大きな特徴は、①平均寿命の延長による高齢化と少子化による人口構造の激変と、②高齢化の速さ、である。人口構造の変化は疾病構造を変え医療需要を変える。これまで人口の構造を表す図を人口ピラミッドと表現して

---

**高齢化率**：総人口に占める65歳以上の割合。

きたが、1950年以降の人口構造の形態は、65歳以上の高齢者層に重心が移り、ピラミッドという表現が適切ではない形に変化している。

第二の特徴は、このような変化が急速に進んでいることである。高齢化率が7%から14%になる（高齢化のスピード）のに、1970年から1994年まで24年間かかっているが、これがいかに速いかというと、フランスでは1865年から1979年で114年、スウェーデンでも82年かかっている。現時点では超高齢社会の指標とされる20%あるいは21%を超えているのは、日本とイタリア、ドイツだけであろう。

人口構造が変化すれば、それらに合わせて社会のインフラを構築し直さなければならない。医療は、人の生活、生死に直結する分野であるため、その深刻さが伝わりやすく、社会的にも大きな問題となりやすい。しかし高齢化による変化は、他の社会インフラにも多大な影響を及ぼすことを考えると、医療もまた氷山の一角であることに気づく。

医療需要の変化を医療費で見ると、平成24（2012）年度の国民医療費39兆2117億円のうち、総人口の24.1%を占める65歳以上が、全医療費の56.3%、総人口の11.9%を占める75歳以上が34.6%の医療費を使っており、高齢者の医療需要が突出していることがわかる。今後、高齢化率が30%、40%と上昇するが、医療需要がどのように変化してゆくかを想像することは難しくないだろう。

## 2.医療のパラダイム転換

川喜田愛郎先生は、『医学概論』（1982年）の冒頭に「病気があって医学が生まれ、病人のために医療がある」と述べている[1]。よく読んでみるまでもなく当たり前のことである。逆に、医学のために病気があったり、医療のために患者がいたりするなど、本末転倒も甚だしい。

では、なぜこのような当たり前のことをわざわざ述べなければならなかったのか、理由は、当たり前が当たり前になっていない状況が進みつつあることを危惧されていたからであろう。そして、このことはその後、川喜田先生が危惧されていたとおりに進み、現在のような事態を迎えているのである。

高齢化が進めば人口構造が変わる、人口構造が変われば医療需要の重心が高齢者に移る。すでに医療費の半分以上が高齢者によって使用され、どの病院でも入院患者の平均年齢は70歳を超え、今後高齢化の進展によってこの傾向はさらに進む。このように医療需要が変われば需要に合わせて、医療資源を配備し、医療提供体制を構築しなければならないのは当たり前のことである。しかし、医学部のある80大学のうち23大学にしか老年科講座は設置されておらず、今後も増える予定がない。これが現実である。

このような問題がある一方で、国は「治す医療から治し支える医療へ」の転換が必要であり、「病院中心の医療から地域全体で診てゆく医療へ」と医療のパラダイムの転換が必要であることを明示し、地域での在宅医療の展開を推進しようとしている。

制度は医療の方向性を示すことはできるが、医療の中味までは決められない。中味を決めるのは

職能団体であり、医師である。今後は、社会保障制度改革国民会議の報告書に「適切な場で適切な医療を提供できる医師の養成の責任が職能団体にある」と明記されているように、これまで以上に専門職能団体の役割と責任が問われることになる。

## 3.高齢者医療とは(1)

　小児と成人の医療に違いがないという医師がいるだろうか。同じように成人と高齢者ではどうだろう。おそらく同じだといいきる医師はいないだろう。同じでないなら、それに合わせた医療を提供するのは当たり前である。高齢者の医療は成人の医療とは大きく異なる。

　20世紀の医療が「医術で病気をなおすこと」(広辞苑)であったことに、異論を唱える人はいないだろうが、これは50代までの成人に対する医療である。

　治す医療とは、一つの臓器に一つの傷害として現れる病態に対応する医療であり、その病因は単一なものが多い。近現代の医療は臓器の障害の原因となっている要因を見つけ、技術によって、これを取り除いて、臓器の機能を正常機能に戻そうとするものである。

　臓器の機能を正常に戻すには臓器機能が異常であることを示す指標が必要である。そのためには、正常とは何かが規定されなければならない。いわゆる正常の定義である。正常とは健康な成人の臓器の機能を数値化したものと形態を画像で示したものである。しかし、この正常の概念がそのまま通用するのは50代までである。老化が進んでくる60歳以降では、老化という肉体の脆弱化の中に生活習慣病のような慢性疾患が加わるため、老化と異常との区別がつきにくくなり、成人における正常の基準が通用しなくなる。

　これまで私たちが診療上、使用してきた正常値や正常の形態は、診療上の参考にはなっても、これを目標にして治療を進めることは適切でないだけでなく、ときに害をもたらすこともある。

　超高齢時代を迎えて疾病構造、医療需要が大きく変わる中で、あらためて医療とは何か、医療提供の在り方とはどうあるべきかが問われており、何よりもプロフェッショナルオートノミーとかプロフェッショナルフリーダムに基づく専門職能団体による自主的な改革が求められているのである。

## 4.高齢者医療とは(2)

　老化に疾患が加わる高齢者に対する医療では、臓器の機能を若い頃の機能にまで戻すことはできない。このことを前提にして診療に向かわなければならない。臓器の機能をもとにしたこれまでの正常という概念は、高齢者には適用できないが、では、高齢者の正常とは何かである。高齢者は老化という変化が表出してくる過程にあり、臓器の機能や形態で成人の正常を示したように示すことはできない。しかもその変化は個人によって大きく異なるため、70歳の正常、80歳の正常というものはない。

---

プロフェッショナルオートノミー：直訳すれば「専門職自律」。医師が職業的な責任を果たすために自分で自分を律すること、それは同時に、医師は診療に関して自らの職業的な判断を自由に行使できること(裁量権)が保証されていることをも意味する。プロフェッショナルフリーダムも使われ方にバラツキはあるものの、同様の意味。

成人では、臓器の障害を治し、その機能を正常に戻すことは、他の臓器に障害がなければ、そのまま完全治癒であり、完全な社会復帰を意味する。

　しかし、高齢者の場合には、いわゆるこれまでの正常の閾値にまで治しきることができないことも多く、治すことのみを治療の目的とすることは適切ではない。医療の目的が苦痛を除き、その人の望む人生を実現するために支援することであれば、高齢者では、自立した生活への復帰を第一の目標にすべきである。そのためには、何よりも高齢者総合機能評価（CGA）等により全身の状況を把握した上で、全身の状態と臓器の機能の至適な調和状態を見つけ、自立した生活が保証されるように治療計画が立てられなければならない。

　もちろん、高齢者であっても治すことが可能な病気は治さなければならないが、治すことによる侵襲が生活機能を低下させるようなことはあってはならず、何よりも、日常の生活をしてゆく上での自立機能が障害されないこと、さらには向上することを治療目的としなければならない。

## MoreInfo もっと知る

### 参考文献・サイト

1) 川喜田愛郎著『医学概論』真興交易医書出版部，東京，1982.

---

**高齢者総合機能評価（CGA）**：全人的な医療を行なうためには総合的な評価が必要になる。大きく分けて①日常生活動作（移動、排泄など）②手段的日常生活動作（買い物など）③精神心理機能（認知など）④社会経済因子（介護者や居住状況など）⑤その他（栄養や服薬など）、について評価する。

# 執筆者一覧

## 監修

大島伸一
国立長寿医療研究センター名誉総長
P2

## 編集代表

鳥羽研二
国立長寿医療研究センター理事長
P12, P426

## 編集委員

和田忠志
いらはら診療所在宅医療部長
P136

太田秀樹
医療法人アスムス理事長
P330

大島浩子
国立長寿医療研究センター長寿看護・介護研究室長
P347, P356

三浦久幸
国立長寿医療研究センター在宅連携医療部長
P169, P234, P342, P397

## 執筆者（50音順）

秋下雅弘
東京大学医学部附属病院老年病科教授
P36

蘆野吉和
社会医療法人「北斗」地域包括ケア推進センター長
P199

荒井秀典
国立長寿医療研究センター副院長
P385

粟田主一
東京都健康長寿医療センター研究所研究部長
P260

飯島勝矢
東京大学高齢社会総合研究機構准教授
P366

梅垣宏行
名古屋大学医学系研究科地域在宅医療学・老年科学講座講師
P72

大石善也
大石歯科医院院長
P125

大河内二郎
社会医療法人若弘会介護老人保健施設「竜間之郷」施設長
P163

大塚理加
株式会社政策基礎研究所
P295

沖永壮治
東北大学加齢医学研究所老年医学分野准教授
P253

金子康彦
三重中央医療センター栄養管理室長
P108

川島孝一郎
仙台往診クリニック院長
P58, P207

菊地和則
東京都健康長寿医療センター研究所研究員
P266

葛谷雅文
名古屋大学未来社会創造機構人とモビリティ社会の研究開発センター教授
P72

黒岩卓夫
医療法人萌気会理事長
P410

執筆者一覧

神﨑恒一
杏林大学医学部高齢医学教授
P80

後藤百万
名古屋大学大学院医学系研究科泌尿器科学教授
P85

後藤友子
国立長寿医療研究センター研究員
P342, P397

小林一貴
千葉大学大学院医学研究院地域災害医療学寄付講座
P218

近藤尚己
東京大学大学院医学系研究科准教授
P283

佐々木昌弘
文部科学省高等教育局医学教育課企画官（前・厚生労働省医政局在宅医療推進室長）
P310

塩澤耕平
医療法人社団鉄祐会法人管理部
P240

杉浦彩子
国立長寿医療研究センター耳鼻咽喉科長
P93

鈴木邦彦
日本医師会常任理事
P322

園原和樹
桔梗ヶ原病院院長補佐
P183

高橋龍太郎
東京都健康長寿医療センター研究所『気仙沼支援医療・福祉関係5団体』代表
P289

武久洋三
医療法人平成博愛会博愛記念病院理事長
P150

辻　哲夫
東京大学高齢社会総合研究機構特任教授
P190

寺田尚弘
釜石ファミリークリニック院長
P246

長島洋介
国立研究開発法人科学技術新興機構社会技術研究開発センターアソシエイトフェロー
P330

橋本正良
埼玉医科大学総合診療内科教授
P403

服部文子
広島大学医学部地域医療システム学講座講師
P229

平原佐斗司
東京ふれあい医療生活協同組合副理事長　梶原診療所在宅総合ケアセンター長・病棟医長　オレンジほっとクリニック所長
P49, P417

福岡秀記
カリフォルニア大学サンディエゴ校 Shiley Eye Institute
P101

古田勝経
国立長寿医療研究センター外来研究員
P117

堀江重郎
順天堂大学大学院医学研究科泌尿器外科教授
P375

前川佳敬
森ノ宮医療大学教授
P145, P224

三澤仁平
日本大学医学部助教
P275

武藤真祐
医療法人社団鉄祐会理事長
P240

望月　諭
杏林大学医学部高齢医学専攻医
P80

百瀬由美子
愛知県立大学看護学部教授
P175

山﨑幸子
文京学院大学人間学部心理学科准教授
P301

横手幸太郎
千葉大学大学院医学研究院細胞治療内科学教授
P218

吉江　悟
東京大学医学部在宅医療学拠点特任研究員
P389

楽木宏実
大阪大学大学院老年・総合内科学教授
P145, P224

『これからの在宅医療−指針と実務』　……目次

刊行に寄せて 治す医療から治し支える医療へ ........................................... 2
　　　　　　　　　　　　　　　国立長寿医療研究センター名誉総長　大島伸一
執筆者一覧 ................................................................................................ 6
目次 ......................................................................................................... 8
本書の使い方 ........................................................................................... 12
　　　　　　　　　　　　　　　国立長寿医療研究センター理事長　鳥羽研二

# 第1章
## 『これからの在宅医療−指針と実務』各章へのアプローチQ＆A ........... 15
　　　　　　　　　　　　　　　いらはら診療所在宅医療部長　和田忠志
　　　　　　　　　　　　　　　医療法人アスムス理事長　太田秀樹
　　　　　　国立長寿医療研究センター長寿看護・介護研究室長　大島浩子

# 第2章
## 在宅医療は患者・家族にとっていいものか？
在宅医療のエビデンス .............................................................................. 36
　　　　　　　　　東京大学医学部附属病院老年病科教授　秋下雅弘
家族の不安とどう向き合うか ..................................................................... 49
　　　　　　　　　東京ふれあい医療生活協同組合副理事長
　　　　　　　　　梶原診療所在宅総合ケアセンター長・病棟医長
　　　　　　　　　オレンジほっとクリニック所長　平原佐斗司
独居でも可能か ........................................................................................ 58
　　　　　　　　　仙台往診クリニック院長　川島孝一郎
在宅医療のQOL指標の開発、試用 ............................................................ 72
　　　　　　　　　名古屋大学医学系研究科地域在宅医療学・老年科学講座講師　梅垣宏行
　　　　　　　　　名古屋大学未来社会創造機構人とモビリティ社会の研究開発センター教授　葛谷雅文

# 第3章
## 阻害要因としての老年症候群
認知症 ..................................................................................................... 80
　　　　　　　　　杏林大学医学部高齢医学教授　神﨑恒一
　　　　　　　　　杏林大学医学部高齢医学　望月　諭
排尿障害 .................................................................................................. 85
　　　　　　　　　名古屋大学大学院医学系研究科泌尿器科学教授　後藤百万
難聴 ........................................................................................................ 93
　　　　　　　　　国立長寿医療研究センター耳鼻咽喉科長　杉浦彩子

感覚器機能低下としての視力障害 ･････････････････････････････････････････････････ 101
　　　　　　　　　　　　カリフォルニア大学サンディエゴ校 Shiley Eye Institute　福岡秀記

低栄養 ･････････････････････････････････････････････････････････････････････････ 108
　　　　　　　　　　　　　　　　　　　　三重中央医療センター栄養管理室長　金子康彦

褥瘡 ･･･････････････････････････････････････････････････････････････････････････ 117
　　　　　　　　　　　　　　　　　　　　国立長寿医療研究センター外来研究員　古田勝経

疾患別・在宅口腔マネジメント ･･･････････････････････････････････････････････････ 125
　　　　　　　　　　　　　　　　　　　　　　　　　　　　　大石歯科医院院長　大石善也

# 第4章
## 阻害要因；ベッド確保、病床連携、医療サービス

在宅療養の阻害要因をいかに乗り越えるか ･････････････････････････････････････････ 136
　　　　　　　　　　　　　　　　　　　　　　　　いらはら診療所在宅医療部長　和田忠志

急性期病院との連携 ･････････････････････････････････････････････････････････････ 145
　　　　　　　　　　　　　　　　　　　大阪大学大学院老年・総合内科学教授　楽木宏実
　　　　　　　　　　　　　　　　　　　　　　　　　　森ノ宮医療大学教授　前川佳敬

在宅療養における慢性期医療の重要性 ･････････････････････････････････････････････ 150
　　　　　　　　　　　　　　　　　　医療法人平成博愛会博愛記念病院理事長　武久洋三

老人保健施設とリハビリテーション ･･･････････････････････････････････････････････ 163
　　　　　　　　　　　社会医療法人若弘会介護老人保健施設「竜間之郷」施設長　大河内二郎

在宅医療支援病棟のモデル的活動 ･････････････････････････････････････････････････ 169
　　　　　　　　　　　　　　　　　　国立長寿医療研究センター在宅連携医療部長　三浦久幸

安全・安心で質の高い訪問看護活動を目指して ･････････････････････････････････････ 175
　　　　　　　　　　　　　　　　　　　　　　　　愛知県立大学看護学部教授　百瀬由美子

訪問リハビリテーション ･････････････････････････････････････････････････････････ 183
　　　　　　　　　　　　　　　　　　　　　　　　　　　桔梗ヶ原病院院長補佐　園原和樹

# 第5章
## 在宅医療の現状　地域全体の課題

在宅医療の現状と課題 ･･･････････････････････････････････････････････････････････ 190
　　　　　　　　　　　　　　　　　東京大学高齢社会総合研究機構特任教授　辻　哲夫

### 1．地域全体の課題

青森県 ･････････････････････････････････････････････････････････････････････････ 199
　　　　　　　　　　　　　　　社会医療法人「北斗」地域包括ケア推進センター長　蘆野吉和

宮城県 ･････････････････････････････････････････････････････････････････････････ 207
　　　　　　　　　　　　　　　　　　　　　　　　仙台往診クリニック院長　川島孝一郎

千葉県 ･････････････････････････････････････････････････････････････････････････ 218
　　　　　　　　　　　　千葉大学大学院医学研究院細胞治療内科学教授　横手幸太郎
　　　　　　　　　　　　千葉大学大学院医学研究院地域災害医療学寄付講座　小林一貴

大阪府 ･････････････････････････････････････････････････････････････････････････ 224
　　　　　　　　　　　　　　　　　　　大阪大学大学院老年・総合内科学教授　楽木宏実
　　　　　　　　　　　　　　　　　　　　　　　　　　森ノ宮医療大学教授　前川佳敬

### 2．僻地における課題

広島県を事例として ･････････････････････････････････････････････････････････････ 229
　　　　　　　　　　　　　　　　　　広島大学医学部地域医療システム学講座講師　服部文子

# 第6章
## 被災地の課題とそこから得られた知見

被災地における地域医療の現状 ……………………………………………………… 234
　　　　　　　　　　　　　国立長寿医療研究センター在宅連携医療部長　三浦久幸

在宅被災世帯の支援から得たもの（石巻市）………………………………………… 240
　　　　　　　　　　　　　　　　　　医療法人社団鉄祐会理事長　武藤真祐
　　　　　　　　　　　　　　　医療法人社団鉄祐会法人管理部　塩澤耕平

在宅療養患者の被災（釜石市）………………………………………………………… 246
　　　　　　　　　　　　　　　　　　釜石ファミリークリニック院長　寺田尚弘

仮設住宅における高齢者の健康・生活機能調査 …………………………………… 253
　　　　　　　　　　　東北大学加齢医学研究所老年医学分野准教授　冲永壯治

離島における認知症高齢者の支援 …………………………………………………… 260
　　　　　　　　　　　東京都健康長寿医療センター研究所研究部長　粟田主一

居宅介護支援事業所 …………………………………………………………………… 266
　　　　　　　　　　　　東京都健康長寿医療センター研究所研究員　菊地和則

死を見すえた在宅医療推進のために ………………………………………………… 275
　　　　　　　　　　　　　　　　　　　　　　日本大学医学部助教　三澤仁平

復興のまちづくりと高齢者の健康増進 ……………………………………………… 283
　　　　　　　　　　　　　東京大学大学院医学系研究科准教授　近藤尚己

気仙沼の地域医療と生活ケアの"進化" …………………………………………… 289
　　東京都健康長寿医療センター研究所『気仙沼支援医療・福祉関係5団体』代表　髙橋龍太郎

被災高齢者の被災後の生活への適応について ……………………………………… 295
　　　　　　　　　　　　　　　　　　　　　株式会社政策基礎研究所　大塚理加

高齢者の閉じこもり—被災地仮設住宅の調査結果から— ………………………… 301
　　　　　　　　　　　　文京学院大学人間学部心理学科准教授　山﨑幸子

# 第7章
## 在宅医療の全国展開

### 1．地域包括ケア

在宅医療の全国展開とその展望 ……………………………………………………… 310
　　文部科学省高等教育局医学教育課企画官（前・厚生労働省医政局在宅医療推進室長）　佐々木昌弘

日本医師会と在宅医療 ………………………………………………………………… 322
　　　　　　　　　　　　　　　　　　　　　　　日本医師会常任理事　鈴木邦彦

地域格差と地域診断—地域包括ケアの観点から— ………………………………… 330
　　　　国立研究開発法人科学技術振興機構社会技術研究開発センターアソシエイトフェロー　長島洋介
　　　　　　　　　　　　　　　　　　　　　　　医療法人アスムス理事長　太田秀樹

### 2．全国展開のための調査

在宅医療実地踏査・指導 ……………………………………………………………… 342
　　　　　　　　　　　国立長寿医療研究センター在宅連携医療部長　三浦久幸
　　　　　　　　　　　　　　　　国立長寿医療研究センター研究員　後藤友子

在宅医療連携拠点事業の活動性の評価 ……………………………………………… 347
　　　　　　　　　国立長寿医療研究センター長寿看護・介護研究室長　大島浩子

在宅医療・介護連携推進拠点の継続評価 …………………………………………… 356
　　　　　　　　　国立長寿医療研究センター長寿看護・介護研究室長　大島浩子

# 第8章
## 医療関係者の意識改革に向けて

医師の意識と教育 .................................................... 366
　　　東京大学高齢社会総合研究機構准教授　飯島勝矢

大学病院の泌尿器科チームがなぜ在宅医療を？ ............ 375
　　　順天堂大学大学院医学研究科泌尿器外科教授　堀江重郎

医療関係者の意識と教育・学生（国内） .......................... 385
　　　国立長寿医療研究センター副院長　荒井秀典

地域の多職種を資源としてとらえ、活かす ...................... 389
　　　東京大学医学部在宅医療学拠点特任研究員　吉江　悟

行政関係者の人材育成・リーダー研修 .......................... 397
　　　国立長寿医療研究センター在宅連携医療部長　三浦久幸
　　　国立長寿医療研究センター研究員　後藤友子

医学教育における在宅医療・学生（海外） ...................... 403
　　　埼玉医科大学総合診療内科教授　橋本正良

# 第9章
## 看取りを行なってきた先駆者たち

萌気会の在宅死へのアプローチ .................................... 410
　　　医療法人萌気会理事長　黒岩卓夫

佐藤智先生のこと .................................................... 417
　　　東京ふれあい医療生活協同組合副理事長
　　　梶原診療所在宅総合ケアセンター長・病棟医長
　　　オレンジほっとクリニック所長　平原佐斗司

編集後記　在宅医療全国展開への提言 .......................... 426
　　　国立長寿医療研究センター理事長　鳥羽研二

KeyWord索引 .......................................................... 427

欄外用語解説索引（注を含む） .................................... 430

# 本書の使い方

国立研究開発法人　国立長寿医療研究センター　理事長　**鳥羽研二**

　本書のタイトルは『これからの在宅医療』とした。

　わが国の在宅医療の需要については、患者側からのニーズが潜在的に大きいにもかかわらず、その伸びは停滞していたが、国立長寿医療研究センター名誉総長大島先生、元厚労省事務次官辻東大教授らの獅子奮迅の指導があって、医療保険、介護保険の同時改訂を経て急速に普及してきている。これからの在宅医療はいかに先人の高い志を受け継いで、医療ケアサービスを質の高いものに維持発展させるかに関わっている。いまだに巷では高い医療の質は大病院に限るという信仰が根強い。これを払拭するのは容易ではないが、

①在宅医療は、地域に暮らす高齢者にとって、介護等のサービスの提供体制と一体となって（多職種連携）、

②高齢期を安心して住みなれた場所で生活し（Aging in place）、

③人生の終局（最終段階）においては本人・家族の希望等に応じた、真に質の高いケアや支援を受けながら（End of life care）、穏やかな死を迎えることを可能にする医療である。

④また、障害者、小児、難病患者にとっては、日常、地域で生活していく上で（生活と一体となった医療）、欠くことのできないものである。

　これからの在宅医療に関わる多職種すべてに有用な書にするため、まずは在宅医療の存在意義を共有し、誤解を解くことからはじめた。第1章の「各章へのアプローチQ&A」をまずご一読いただきたい。

　それ以降は、読み手の立場によって、おすすめの順位がある。

（1）在宅医療をこれから本格的に取り組もうとする医師、歯科医師、看護師、保健師、薬剤師、栄養士、リハビリ職などプロフェッショナルは、もう一度第1章のQ&Aを反芻していただき、第2章の「在宅医療は患者家族にとっていいものか」という、在宅医療のエビデンスや在宅医療のQOLの考え方、家族の不安への対応、独居への対応などから手がかりをつかんでほしい。

　次に、第3章で家族の不安とQOLに直結する高齢者特有の症状、所見である「老年症候群」への対処のポイントを通読すると、在宅医療の奥深さを知り、対応力が向上するだろう。在宅医療は多職種協働、医療介護連携のグラウンドである。

　次に第4章に進んで、多職種の活動、連携内容を読み進むと、解くべき課題が見えてくる。その上で、第5章で地域の連携のありかたを学んでいただきたい。現場で苦慮したときには、第6章の被災地で苦闘した歴史に触れると、「ここよりは恵まれている」という事実から、日常医療介護活動の励みとなるであろう。

（2）医師会や行政関係者の方には、まず大島先生の「刊行に寄せて」を十分に読んでいただき、

次で第7章の行政の考え方の基本、医師会のスタンス、地域の多様性とその特徴の把握を通読してほしい。その上で、これまで行なわれた在宅医療地域連携拠点事業から得られた地域力の進化と課題を読むと、課題の把握や目標設定、進捗管理などが容易になるであろう。

被災地はもちろん過疎地や大都市近郊など地政学的な相違にもとづく実例は、第5章、第6章に詳述されており、類似した地域での課題設定がより具体性を帯びるであろう。

（3）在宅医療に関わるアカデミアの方には、在宅医療は患者家族にとっていいものか、在宅医療のエビデンスや在宅医療のQOLの考え方を読んでいただくと、本書での到達点の限界が明確であり、これからなすべき臨床研究の幅の広さや奥行きの深さを知るであろう。

残念ながら、在宅医療研究の到達レベルは不十分であり、しかし、だからこそこれからこの分野を発展させる志を持った若き学究者が学問を発展させ、10年後か20年後に、本書をはるかに凌駕するガイドとして更新してほしい。

（4）最後に、本書は、在宅医療を受けてみたいというご家族の方も読まれるかもしれない。まずは、第1章のQ&Aと第2章の家族の不安への対応、独居への対応を読んでいただきたい。さらに困っている症状について、第3章の高齢者特有の症状、所見である「老年症候群」への対応は、家族が医療関係者と状態像を共有する一助になるはずである。

# 第1章

## 『これからの在宅医療
## ―指針と実務』
## 各章へのアプローチQ&A

いらはら診療所　和田忠志
医療法人アスムス　太田秀樹
国立長寿医療研究センター　大島浩子

第 1 章 …… 目 次

## 「在宅医療、その基礎」へのアプローチ

- **Q01** 在宅医療とは何ですか? ……………………………………………………………………… 18
- **Q02** 在宅医療は病院医療より質が低いのですか? ………………………………………………… 18
- **Q03** どうしたら在宅医療を受けることができますか?
  誰に相談すればいいですか? ………………………………………………………………… 19
- **Q04** 自宅で看護を受けることができますか? ……………………………………………………… 20
- **Q05** がんでは在宅療養はできませんか? …………………………………………………………… 20
- **Q06** 在宅医療の目的は自宅での看取りですか? …………………………………………………… 21

## 「第2章 在宅医療は患者・家族にとっていいものか?」へのアプローチ

- **Q07** 本人が最期まで在宅療養を希望していますが、
  在宅での看取りはできますか? ……………………………………………………………… 21
- **Q08** 最期は苦しんだりしないのでしょうか?
  また看取った家族、介護者は苦しんだりしないでしょうか? …………………………… 22
- **Q09** 独居者や高齢者世帯では在宅療養は無理でしょうか? …………………………………… 22
- **Q10** 家族が在宅療養を希望していないと在宅療養はできませんか? ………………………… 22
- **Q11** 自宅で2時間おきの体位交換はできません。退院は無理だと思いますが? …………… 23
- **Q12** 家族が介護に疲れた場合、
  一時的に病院への入院や施設入所はできますか? ………………………………………… 23

## 「第3章 阻害要因としての老年症候群」へのアプローチ

- **Q13** 認知症では在宅療養はできませんか? ……………………………………………………… 24
- **Q14** 脳卒中の後遺症で障害がありますが、在宅療養はできませんか? ……………………… 24
- **Q15** 自宅では褥瘡に専門チームが関われず治癒率が低いといわれますが
  本当ですか? …………………………………………………………………………………… 24
- **Q16** 「ラップ療法」とはどのようなものですか? ……………………………………………… 25
- **Q17** 誤嚥性肺炎が多い在宅医療現場や高齢者施設(障害者施設)で
  肺炎球菌ワクチンを使用する価値がありますか? ………………………………………… 25
- **Q18** 入れ歯が合いません。
  歯医者に行くことは困難ですが、どうすればよいですか? ……………………………… 25
- **Q19** 胃瘻にすると口から食べることができないのですか? …………………………………… 25

## 「第4章 阻害要因；ベッド確保、病床連携、医療サービス」へのアプローチ

- **Q20** 在宅医療を支援してくれるのは、医師や看護師だけですか? ……26
- **Q21** 在宅では急性期医療に対応できないのですか? ……26
- **Q22** 検査機器がない自宅で医療水準が維持できますか? ……27
- **Q23** 自宅で(腹膜透析以外の)透析は可能ですか? ……27
- **Q24** 在宅医療を受けていると、その他に病院に通うことができなくなりますか? ……27
- **Q25** (在宅療養中に)呼吸がおかしくなったりしたら、救急車を呼んだ方がよいのでしょうか? ……27

## 「第5章 在宅医療の現状 地域全体の課題」へのアプローチ

- **Q26** 近くに大きな病院のない過疎地でも在宅医療は受けられますか? ……28
- **Q27** 団地の狭い部屋でも在宅医療は受けられますか? ……28

## 「第6章 被災地の課題とそこから得られた知見」へのアプローチ

- **Q28** 東日本大震災のとき在宅患者はどうなったのですか? ……28
- **Q29** 災害に備えて在宅患者や在宅医療従事者はふだんからどんな準備をしておけばいいのですか。……29

## 「第7章 在宅医療の全国展開」へのアプローチ

- **Q30** 厚生労働省が在宅医療推進に本腰を入れているとのことですが、どう取り組んでいるのですか? ……31
- **Q31** 在宅医療は財政論から推進されたのですか? ……31

## 「第8章 医療関係者の意識改革に向けて」へのアプローチ

- **Q32** 大学の医学部では在宅医療をどう教えているのですか? ……32
- **Q33** 24時間対応をする医師は酒も飲めないのですか? ……32

## 「第9章 看取りを行なってきた先駆者たち」へのアプローチ

- **Q34** 在宅医療はいつごろから盛んになったのですか? ……33
- **Q35** 在宅看取りと病院での看取りの違いは何ですか? ……33
- **Q36** 在宅で緩和ケアの提供ができるのですか? ……34
- **Q37** 導入時に本人や家族が病状を理解していないと看取りは困難ですか? ……34
- **Q38** 在宅での死亡は警察に届けて検屍になるのですか? ……34

# 「在宅医療、その基礎」へのアプローチ

## Q01 在宅医療とは何ですか?

〈広義の在宅医療〉

　在宅医療は自宅や介護施設（居住系サービス事業所）で受ける医療のことです。在宅医療は、高齢や障害のために通院困難な患者に対して、「自宅で継続的に療養すること」を支援するものです。

　在宅医療は医師や看護師、その他の医療職が患者を訪れ、診療やケアをします。医師や看護師のほか、歯科医師、薬剤師、リハビリテーションスタッフなど、さまざまな専門職が自宅等の生活の場で療養する患者のもとを訪れて支援できます。

〈狭義の在宅医療〉

　「在宅医療」はかかりつけ医の重要な役割の一つです。長く患者を診療した医師は、患者が次第に虚弱になったときに、患者の希望に応じて在宅医療を実施します。在宅医療は外来診療の延長線上にあり、患者と医師の信頼蓄積のもとに、医師が自宅でも継続診療を行なうものです。患者が「最期までの自宅療養」を希望すれば、かかりつけ医はそれを実現すべく患者を支援します。

〈狭義の在宅医療の技術的構成〉

　医師の行なう在宅医療は、①定期的な医師の診療と、②24時間対応、から構成されます。①は保険診療では「訪問診療」と呼び、医療従事者の間では「定期往診」とも呼ばれます。②は、必要に応じて、医師が臨時に患者を訪問して診療します。この行為のことを、保険診療では「往診」と呼び、医療従事者の間では「臨時往診」とも呼ばれます。

(参考文献『内科往診学』川上武　医学書院　1967年)

## Q02 在宅医療は病院医療より質が低いのですか?

　質の種類によって回答は変化しますが、在宅医療は生活の場で受ける医療であり、「自宅という快適な生活空間で、家族や親しい人がいる場所で受けられる」意味では質の高い医療です。また、在宅医療は、かかりつけ医が、患者の人となりをよく知り、家族背景にも配慮しながら治療を実施するという点でも質の高い医療といえます。

　一方、病院では「専門科ごとの専門医が、高度の知識や技能で治療を実施する」点においては、質の高い医療が受けられます。それから、在宅医療では、大がかりな機械を用いて行なう検査や、強力な治療などはできませんので、その点では病院がまさっています。

　それでも、エックス線検査や超音波検査を含めた、多くの検査が在宅医療現場でできるようになってきています。また、在宅医療を受けながら、必要に応じて病院などで随時検査を行なうことで、高い水準の在宅医療を提供することも可能です。

## Q03 どうしたら在宅医療を受けることができますか? 誰に相談すればいいですか?

以下、ケース別に述べます。

### (1)患者が入院しているとき
#### ①病院の医療連携室・相談室を訪ねる

　病院には、たいてい「医療連携室」あるいは「相談室（医療相談室）」という部屋があります。まずは、そこを訪れることをお勧めします。

　このような窓口には、「医療ソーシャルワーカー（Medical Social Worker:MSW）」という専門職が、患者や家族の相談に応じています。また、連携を担当する看護師が相談に応じる場合も多くなってきました。「医療ソーシャルワーカー」は、医療の連携や、医療制度活用の専門家です。在宅医療を行なう医師を、見つけたり紹介したりすることも、「医療ソーシャルワーカー」の仕事です。あなたやあなたの家族が入院中の場合、在宅医療を受けることを希望するときには、できれば「退院する前」に相談を始めることをお勧めします。

#### ②地域で探す

　あなたの自宅周辺地域で、在宅医を探す方法もあります。たとえば、次のような相談窓口があります。
* 地域の医師会
* 地域包括支援センター
* 市役所の介護保険担当窓口
* 居宅介護支援事業者（ケアマネジャー）
* 訪問看護ステーション
* 在宅介護支援センター（老人介護支援センター）
* 保健所

　これらの窓口を訪れ、自宅近隣に在宅医療を行なう医師がいるかどうかを尋ねることができます。地域包括支援センター、居宅介護支援事業者、訪問看護ステーション、在宅介護支援センターなどは、市町村等で配布している「医療・福祉機関リスト」などに必ず掲載されています。

　特に、訪問看護ステーションは、在宅医の指示のもとに、さ

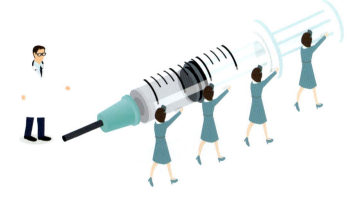

まざまな在宅患者を看護している事業所ですので、「あなたの病状にあった適切な在宅医」を紹介してくれる可能性が高いといえます。

あるいはインターネットや書籍などで在宅医を探す方法もあります。インターネットで探す場合、どうしても、その医療機関に対する真実の情報がわかりにくいということがあります。探し当てた医療機関には、必ず直接相談に訪れることをお勧めします。

### (2) 開業医・病院に患者が通っているとき
①開業医院に通院しているとき

まず、あなたの「かかりつけ医」に相談することをお勧めします。とりわけ、もしあなたが、その先生に10年とか20年などの長期にわたってかかっているなら、ぜひ、一度その先生に在宅医療を依頼してみるとよいと思います。

②病院に通院しているとき

まずは病院の主治医に相談することをお勧めします。主治医の先生が、あなたが住む地域の在宅医をご存じない場合、上に述べた「相談室」や「医療連携室」の扉をたたくことをお勧めします。

## Q04 自宅で看護を受けることができますか？

自宅で看護を受けることができます。自宅で受ける看護のことを「訪問看護」と呼びます。

訪問看護師は、在宅療養者の心身の健康状態や病状、治療状況、療養環境、家族の介護状況、居住地の地域資源などを総合的に判断して看護を行ないます。

訪問看護師は、自宅での食事、排泄、清潔（保清）などのケアの他、「療養環境整備」にも従事します。とりわけ、寝たきりの患者、褥瘡などの皮膚疾患のある患者、医療機器（気管カニューレ、経管栄養、尿路カテーテル、静脈ライン、人工呼吸器、輸液ポンプなど）を使用している患者、病状不安定な患者の療養支援では非常に力を発揮します。

その際、訪問看護師は、医師と連携して病気の発症や重症化を防ぎます。歯科医師、薬剤師、リハビリテーションスタッフ、ケアマネジャーなど多職種とも連携し、療養者の状態に応じてその他の在宅サービスをも取り入れ、支援を行ないます。

また、患者本人や家族と療養生活全般について対話し、「自己決定（意思決定）」を支援します。そして、自宅で最期まで療養したい方には、看護師が頻回に訪問してケアをし、その思いを実現すべく支援します。

## Q05 がんでは在宅療養はできませんか？

できます。在宅療養はがん患者にとって、重要な選択肢の一つであり、ぜひ、考慮すべきものです。

がんであっても、がんによる痛み（がん性疼痛）、食欲不振、全身倦怠感などの症状を緩和することで在宅療養はできます。

医療者が、がんによる痛みの性質と分類を評価し、鎮痛薬の使用方法の五つの原則、WHO（世界保健機関）による3段階ラダーを守ることで、がんの痛みを緩和することができます。そのため、がんによる痛みで体を動かすことができない、眠れないといったことは解消されます。モルヒネなどの痛みを和らげる薬

に対して、「中毒になる、おかしくなる」などの誤解があるかも知れません。しかし、療養者の体格・年齢、身体状況や合併症などを考慮して痛みを緩和する薬を使用すれば依存性は心配ありません。

がんの場合、①介護が必要な療養期間が比較的短く、家族が介護労働に従事する期間が比較的短い、②医師の経過予測が高い精度で的中するため、在宅療養の意思が揺るぎにくい（非がんの場合、助かるかもしれないと医師も家族も考えると入院を勧めてしまうことがあるが、そのようなことが基本的にない）、③疼痛緩和などの方法が確立しており、医師が治療で迷うことが少ない、④疼痛緩和の多くの方法が在宅医療で可能である、などの理由で、治癒不能がんの在宅療養は、非がんの方の在宅療養より、自宅に最期までいられる確率が高いことがわかっています。

（参考文献　『がん疼痛の薬物療法に関するガイドライン2010年版』）

## Q06 在宅医療の目的は自宅での看取りですか？

在宅医療の重要な目的の一つが、自宅で最期まで療養したいという患者の希望を実現することです。一見矛盾するような話になりますが、「自宅での看取り」は目的でもありますが、「目的というよりは結果」ともいえます。つまり、かかりつけ医が、信頼する患者に依頼されて、最期まで診療する行為が「看取り」だからです。「看取りを目的に在宅医療を行なう」という言葉には、多くの人が違和感を抱くのではないでしょうか。

患者は信頼する医師に「自分の最期の脈を取ってほしい」と願うことでしょう。患者と医師の信頼関係の最終ステージで、医師が患者に「最期の脈を取ってほしい」と依頼されるわけです。この依頼を受けることは、医師として最も光栄なことの一つです。その意味では、「看取り」は、患者と医師との信頼蓄積の「結果」といえます。

また、在宅医療は「看取り」だけを目的とするのではありません。最期のときは病院で療養しようと思っている人でも、「可能な限り自宅に居たい」と願う人は少なくありません。このような方々にも、可能な限り自宅で療養してもらえるように在宅医療は支援します。

## 「第2章　在宅医療は患者・家族にとっていいものか？」へのアプローチ

## Q07 本人が最期まで在宅療養を希望していますが、在宅での看取りはできますか？

できます。医師が継続して診療し、その後、死亡する場合、問題なく、自宅で看取りを行なうことができます。

ご本人の意思を尊重し、在宅医療・介護スタッフの多職種がご本人とご家族の関係性を調整しながら支援します。在宅看取りとは、必ずしも療養者のご自宅に限定しておりません。ご本人、ご家族が望む生活の場での療養を支援することで、最期まで、療養者のご自宅と同じような環境で最期を迎えることができます。

また、ご家族も、最期を看取ることができます。最期を看取るということは、療養者が息を引き取る最後

の最期まで、家族がつきっきりで寝ずの看病をすることだけを意味しません。ご家族が朝起きて療養者の部屋を覗いたら、穏やかな寝顔のまま息を引き取っていることも、自然な在宅看取りです。

## Q08 最期は苦しんだりしないのでしょうか？
## また看取った家族、介護者は苦しんだりしないでしょうか？

　最期は痛みを感じることはないといわれています。呼吸困難感があったり呼吸が苦しいときは、それらを緩和する鎮痛剤を使用することもありますが、最期のときには呼吸困難感はほとんどありません。また、最期を迎えるまでの間、緩和ケアを行なうことで、精神的・肉体的・社会的な苦痛はなくなります。

　最期を看取ったご家族・介護者さんは、最期まで（または、最期を）看取ったことへの達成感や充実感、満足感を得ることができます。ただし、看取った家族・介護者が「これでよかったのか？」と迷われたり苦しまれることがあれば、訪問看護師や医師、または、宗教の専門家に相談することをお勧めします。

## Q09 独居者や高齢者世帯では在宅療養は無理でしょうか？

　独居者や高齢者世帯の問題は、在宅医療の問題というよりは、介護力の問題です。自立に近い高齢者であれば、独居でも、高齢者のみの世帯でも、在宅療養はあまり問題がありません。しかし、身体的に虚弱になったり、認知能力の低下など、自力で生活する能力が乏しくなったとき、独居や高齢者のみの世帯の在宅療養が困難になってきます。

　介護保険制度などを使用しながら、ある程度のところまでは自宅で療養可能ですが、やはり独居や高齢者のみの世帯の場合には、次第に体力や認知能力が低下するとともに、居住系サービス事業所を利用する人も多いようです。

　それでも、自宅でがんばりたいという方がいるのは事実です。経済力がある人の場合には、家政婦などを利用して、24時間の介護を受けて生活する方法もあります。また、平成24年度に新設された、定期巡回・随時対応型訪問介護看護を利用する方法もあります。

## Q10 家族が在宅療養を希望していないと在宅療養はできませんか？

　回答の前提として、「身体的な障害のある人、あるいは認知機能の低下した人が、在宅療養する場合に、家族がその人を自宅で支援することを希望していることが必要かどうか」という質問であると読み替えて回答します。

　結論からいうと、家族の協力が得られない場合、自宅で療養することは困難です。しかし、困難ということは不可能ということではありません。それは、先ほどの独居の人と同じ困難さがある、という意味です。

　しかし、まれに、「独居の場合より困難な場合」があります。それは、本人と家族の意見や利害に大きな解離があるときです。家族は、障害者や高齢者の最大の擁護者ですが、最大の虐待者でもあります。

　何はさておき、まずは本人が在宅療養を希望していることが大前提です。まれに、本人が自宅療養を希望していないのに、本人の年金などを生活費等に流用することを目的に、家族が在宅療養を希望する事例も散見されます。これは必ずしも好ましいことではなく、はなはだしい場合は「経済的虐待」として認識せざるを得ないこともあります。

逆に、本人は在宅療養を望んでいるのに、家族は「本人を自宅にいさせたくない」と考えていることがあります。確かに、家族が、協力的でなければ、身体的な障害あるいは認知機能の低下のある本人が自宅で療養することは困難なことがあります。やはり、はなはだしい場合は、「介護等放棄（ネグレクト）」と呼ばれる状態になっていることもあります。医師や看護師などの支援者は、このような場合、家族は存在しているけれども、「実質独居」とみなして支援することになります。悲しい現実ですが、過去に暴力を行なった夫が虚弱になったとき、妻が復讐のような行為を行なうこともあります。

　特に、家族の構成メンバー間に強い感情的な対立があるとき、その背景に「家族の歴史がある」と推察するべきです。しかし、医師や看護師、介護従事者が、本人とともに家族を根気よく支援していくと、家族内の葛藤が次第に緩和していくことも珍しくありません。その意味では、家族内部の軋轢は必ずしも乗り越えることができないものではないと考えられます。

### Q11 自宅で2時間おきの体位交換はできません。退院は無理だと思いますが？

　高性能の「体圧分散エアマットレス」という介護用品があります。これは、コンピュータ制御で、マットレスが常時、その形状を変化させるものです。マットレスが形を変えることにより、恒常的に体位を変換することも可能ですので、家族が2時間おきに体位変換をする必要はありません。

　高性能の「体圧分散エアマットレス」のレンタルサービスは介護保険で給付され、自宅で利用できます。

### Q12 家族が介護に疲れた場合、一時的に病院への入院や施設入所はできますか？

　家族が介護に疲れた場合や、介護している家族が冠婚葬祭などでどうしても出かける必要があるとき、一時的に病院への入院や施設入所は、基本的には可能です。しかし、人工呼吸器装着者や気管切開を行なっているなど、比較的重度の医療管理が必要な患者の場合には、一時的に病院への入院や施設入所が困難なのが現状です。

　家族が介護に疲れた場合に、施設などで、介護必要な人を預かることを「レスパイトケア」と呼んでいます。また、一時的な入院や入所のことを「ショートステイ」という言葉で呼ぶこともあります。

　実は病院へのレスパイトケアは、やや制度が複雑です。医療保険の病床では「レスパイトケア」は認められていませんが、介護保険で給付される病床では認められています。したがって、入院を行なう場合は、基本的には介護保険の病床に「ショートステイ」を行なうことになります。ただし、有床診療所に関しては、医療保険病床でも「レスパイトケア」目的のショートステイが認められています。

　施設へのショートステイは2種類あり、老人保健施設にショートステイする場合は、医療的なショートステイ（短期入所療養介護）であり、特別養護老人ホームや短期入所施設の場合には福祉的なショートステイ（短期入所生活介護）です。いずれの場合でも、人工呼吸器装着者や気管切開を行なっている患者、経管栄養中の患者など、医療依存度の高い患者のショートステイは非常に困難であるのが、国内全体の趨勢です。

## 「第3章 阻害要因としての老年症候群」へのアプローチ

### Q13 認知症では在宅療養はできませんか？

　「在宅療養」と「在宅医療」の二つについてお答えします。

　圧倒的多数の認知症の方は在宅療養可能です。非常に興奮が強いなどの激しい精神症状がある時期を除いて、基本的に認知症の方が在宅療養することは問題がないことが多いといえます。また、自宅という空間は、患者にとっても最も安心できる空間であり、慣れていない環境に移すよりも、認知症の人にとっては好ましい場所といえます。しかし、家族の介護負担が重いときなどには、グループホーム（認知症対応型共同生活介護事業所）などの「居住系サービス事業所」にすみかを移して療養する場合もあります。注意を要するのは、場所を移すことは、認知症の人にとっては非常に精神的負担が大きいことであり、新しい場所に来ると、しばらくは、認知症の症状が増悪したように見えたり、周辺症状と呼ばれる情動の不安定な状態が生じたりします。

　認知症で、正しく道を覚えて通院できない人などの場合には、「通院困難」ですから、在宅医療を受けることが可能です。

### Q14 脳卒中の後遺症で障害がありますが、在宅療養はできませんか？

　「在宅療養」と「在宅医療」の二つについてお答えします。

　圧倒的多数の脳卒中後遺症を持つ方は在宅療養可能です。しかし、家族の介護負担が重いときなどには、「居住系サービス事業所」にすみかを移して療養する場合もあります。

　脳卒中後遺症を持つ方は在宅医療のよい適応です。脳卒中後遺症による身体障害や認知機能低下のため通院できない人などの場合には、「通院困難」ですから、在宅医療を受けることが可能です。

### Q15 自宅では褥瘡に専門チームが関われず治癒率が低いといわれますが本当ですか？

　病院で積極的に褥瘡治療をしている医師からは「病院では優れたケアが可能だが、在宅医療では褥瘡ケアが貧困である」というコメントをよく聞きます。一方、在宅医療を積極的に行なう医師や訪問看護師は、基本的に「褥瘡は多くは病院でできるもので、それを在宅医療で治す」という意識を持っています。まったく正反対の認識ですが、このギャップはどこから来るのでしょうか。

　まず、第一に、わが国において、在宅医療を積極的に行なう医療機関はまだ少数といえます。したがって、積極的に褥瘡治療を行なう病院医師から見れば、周辺地域における在宅褥瘡ケアが不十分に見えるのでしょう。第二に、そのような「専門チームを擁して積極的な褥瘡治療を行なう病院」も、実は、病院の中ではやはり少数と思われます。したがって、積極的な在宅医や訪問看護師から見れば、周辺地域の多くの病院の褥瘡治療が不十分に見えてしまい、「病院でできた褥瘡を自宅で治す」意識になると考えられます。

　このことから、病院でも専門チームを持つなどして積極的に褥瘡治療に関わっている医療機関では治癒

率が高く、また、自宅でも、褥瘡治療に積極的な在宅医あるいは訪問看護師が関わる場合は治癒率が高いと考えられます。その意味では、まだ、褥瘡の積極的な治療がわが国で普及しているとはいえないようです。

## Q16 「ラップ療法」とはどのようなものですか?

褥瘡及びその他の創傷に対して行なわれる治療の一つです。傷を水で洗浄した上で、食用ラップ（サランラップ®やクレラップ®）で覆うという治療法です。これは、傷を湿ったままに保つことより、細胞を培養液の中で培養するような状態として、組織の修復を助ける「湿潤療法」の一種ということができます。

食用ラップは、本来は医療用に開発されたものではないので、それを治療に使用することの問題が指摘されています。当然のことですが、傷によっては、ラップ療法が無効だったり、傷の感染を増悪させることもあるため、ラップ療法をさまざまな傷に一律に適用することには批判があります。

ラップ療法の変法として、「穴あきポリエチレンフィルムと紙おむつ」を使用する方法もよく知られています。最近では、単純なラップ療法よりはこちらの方が在宅医療現場で多く行なわれています。これは、紙おむつを、市販のポリエチレン袋（ビニール袋）の穴の開いたもので包み、それを患部にあてる方法です。湿潤治療と浸出液の吸収とを同時に行なうことができます。

## Q17 誤嚥性肺炎が多い在宅医療現場や高齢者施設（障害者施設）で肺炎球菌ワクチンを使用する価値がありますか?

肺炎球菌肺炎は市中肺炎の最多の起因菌で、市中肺炎の原因の3割程度を占めています。ある報告では、高齢者施設において502例を23価肺炎球菌多糖体ワクチン、504例をプラセボ（生理食塩水）に無作為に割り付け、約3年間追跡しました。そして、このワクチンは高齢者施設入所者で、肺炎球菌性肺炎を63.8%、肺炎全体を44.8%抑制し、死亡率を下げると報告しています（Maruyama T et al. BMJ. 2010；340：c1004）。

高齢者施設は自宅と似た環境にあると考えられるため、在宅医療を受ける自宅や介護施設の高齢者に肺炎球菌ワクチンを使用する価値があると考えられます。

## Q18 入れ歯が合いません。歯医者に行くことは困難ですが、どうすればよいですか?

自宅で歯科医師の訪問治療を受けることができます。これを「在宅歯科医療」と呼びます。入れ歯の調整、抜歯も自宅で行なえます。

## Q19 胃瘻にすると口から食べることができないのですか?

胃瘻を造設した後も、口から食事をする方は珍しくありません。胃瘻を造設するときには、嚥下能力が低下している方が多く、そのため、脱水傾向で、かつ栄養状態も比較的悪い状態になっている人が多いといえます。しかし、胃瘻を造設すると、十分な栄養が胃瘻を通して摂れるため、次第に体力が向上してくるのが普通です。栄養が十分あって体力が回復してくると、「噛む力」（咀嚼）や「飲み込む力」（嚥下）が強くなることが珍しくありません。つまり、胃瘻を造設後、一部の患者は、「胃瘻造設前よりも、食べる力が

増強する」のです。

このような方では、胃瘻を使いながら、並行して経口摂取を行なうことが推奨されます。それは、食事という人間の最大の楽しみの一つを維持するという意味とともに、食べる能力を常時使用することで衰えさせない（廃用状態にしない）という意味があります。口から食べることができる量が少なければ、足りない分を胃瘻からの栄養で補えばよいわけです。

もちろん、嚥下障害がある人が胃瘻を造設するのですから、誤嚥性肺炎などの危険性はどうしても伴います。そのようなリスクも考慮した上で、医師や看護師、栄養士、言語聴覚師などと話し合いながら、できる限り口から食べることを維持するようにします。

多くはありませんが、「ほとんど胃瘻からの栄養が必要ない」ほどに回復する方もいます。

## 「第4章　阻害要因；ベッド確保、病床連携、医療サービス」へのアプローチ

### Q20 在宅医療を支援してくれるのは、医師や看護師だけですか？

医師や看護師の他、歯科医師、薬剤師、リハビリテーションスタッフなど、さまざまな専門職が患者を訪れて支援することを含めて「在宅医療」といいます。

### Q21 在宅では急性期医療に対応できないのですか？

〈一般的な回答〉

医師の行なう在宅医療での診療行為は、定期的な診療である「訪問診療」（保険診療用語）と、急性期医療である「往診」（保険診療用語）の二つがあります。定期的に診療することで、患者に対する情報を蓄積し、その蓄積をもとに、急性疾患が生じたときに適切に対応できるわけです。在宅医療でも、かなりの急性期医療に対応できますが、重い病気やけがの場合、病院での検査や治療をお勧めすることがあります。なお、患者が「自宅にあくまで居ることを望む」場合には、どのような急性期の状態でも自宅で診療します。

〈医療技術の観点からの回答〉

急性期医療のうち、特に「一次救急」に該当するものは、在宅医療で対応可能であるとされています。さらに重症な場合でも、適切に往診を実施し、訪問看護師などと力を合わせて対応することにより、在宅医療のみで対応可能なことが珍しくありません。

また、病院での急性期医療と比較したとき、在宅医療は「亜急性期」を担当するともいわれています。この亜急性期は、二つの意味があり、sub-acuteとpost-acuteがあるといわれています。sub-acuteというのは、急性期疾患の中で比較的軽いものは在宅医療で対応可能だということです。post-acuteというのは、病院で急性期医療を実施後、まだ十分な病状の安定化を得ていない状態でも、在宅医療のインフラのある場合には、自宅に退院して療養することができるという意味です。

## Q22 検査機器がない自宅で医療水準が維持できますか？

　在宅医療では、大がかりな機械を用いて行なう検査や、強力な治療などはできませんので、その点では病院がまさっています。それでも、レントゲンや超音波検査を含めた、多くの検査が在宅医療現場でできるようになっています。また、在宅医療を受けながら、必要に応じて病院などで随時検査を行なうことで、高い水準の在宅医療を提供することも可能です。

## Q23 自宅で（腹膜透析以外の）透析は可能ですか？

　自宅での透析は可能です。また、「夜間の透析」は時間が潤沢にあるため、緩徐なプロセスで透析を行なうことができ、そのため、患者の身体的負担が少なく、透析による患者の満足度が高いことが知られています。しかし、透析の機械を自宅に設置し、医療従事者の不在下で、本人と家族だけでそれを管理することは、かなり高度なことであり、深い理解力を要し、誰にでもできることではない、といわれます。

　自宅での透析は、名古屋市周辺で試みられていますが、わが国全体では、まだほとんど普及していません。

## Q24 在宅医療を受けていると、その他に病院に通うことができなくなりますか？

　在宅医療を受けながら、もとの病院にもときどき通い、検査や専門的治療などを受けることは可能です。また、在宅医療を受けていても、もともと通っていた病院に、（医学的必要性があることが前提ですが）入院することも可能です。このような医療形態を「病診連携」と呼んでいます。

## Q25 （在宅療養中に）呼吸がおかしくなったりしたら、救急車を呼んだ方がよいのでしょうか？

　在宅療養を行なう患者も多様ですので、患者の属性により、分けて回答する必要があります。
①在宅医療を受ける比較的全身状態の安定した患者の場合
②がんあるいは老衰などで非常に虚弱となり、基本的にはどのような状態であっても自宅で過ごすことが想定されている患者の場合

　以上、二つの場合に分けて回答することにします。また、24時間連絡の取れる在宅医や訪問看護ステーションの医療を受けている場合を前提として回答します。

　呼吸がおかしくなっても、まずは慌てないで、療養者のいつもの状態や、家族・介護者の状況をよく知っている、かかりつけ医師、訪問看護師に電話をかけてください。

　①の場合は、救急車を呼ぶかどうかを医師と電話で相談の上決定します。

　②の場合は、かかりつけ医師や訪問看護師を電話で呼び、その訪問を待って、対応しましょう。

　慌てて救急車を呼んでしまうと、自然の経過に反して、過剰な医療が行なわれる可能性があります。その結果、療養者や家族・介護者の意向とは違った方向に動いてしまいかねません。

## 「第5章　在宅医療の現状　地域全体の課題」へのアプローチ

### Q26 近くに大きな病院のない過疎地でも在宅医療は受けられますか？

この質問には二つの事柄が含まれていますので、二つに分けてお答えします。

#### (1) 大きな病院のない地域に関して

大きな病院（急性期医療を行なう病院・特定機能病院など）は、基本的には在宅医療を行なうことが少なく、在宅医療は、主に、診療所（クリニック）や中小病院で実施される傾向があります。特に、過疎地では、小規模な病院が「在宅療養支援病院」などとして、積極的に在宅医療を行なっていることがありますので、地域包括支援センターあるいは市町村役場などにお問い合わせください。

#### (2) 過疎地での在宅医療に関して

在宅ケアは、人口密度の低い場所では行ないにくいことがわかっています。訪問に要する時間が長くかかると、「人件費」が「訪問活動から得られる収入」を上回ってしまうため、採算性がなくなり、事実上難しいということがあります。したがって、在宅医療を含めた「地域包括ケア」は、ある程度は人口が密集した集落のような場所でしか機能し得ず、非常に住民がまばらな地域では、困難があることは事実です。

しかし、過疎地であっても、通常は、その町村の中心部には人口が密集している場所があり、その場所には在宅医療を行なう医療機関があることが珍しくありません。地域包括支援センターあるいは市町村役場などにお問い合わせください。

### Q27 団地の狭い部屋でも在宅医療は受けられますか？

問題なく、在宅医療を受けられます。自宅のスペースと在宅医療を受けられるかどうかは関係ありません。

## 「第6章　被災地の課題とそこから得られた知見」へのアプローチ

### Q28 東日本大震災のとき在宅患者はどうなったのですか？

在宅医療を受けるような高齢者・障害者は、一般的に、活動能力が低く、虚弱です。東日本大震災では、これらの人たちが明らかに災害弱者であることが示されました。

第6章には東日本大震災時、あるいはその後の高齢者や在宅医療の状況についての調査研究をまとめました。結論からいえば、在宅患者の死亡率は一般住民の死亡率を大きく上回り、災害弱者であることを改めて確認することになりました。もちろん医療従事者が手を拱いていたわけではなく、圧倒的な医療不足の中で、石巻市に拠点を置き、ICT（情報通信技術）を駆使して活動した報告なども掲載しています。

震災後は仮設住宅での生活となったわけですが、仮設住宅での療養、あるいは仮設住宅での死についての違和感・抵抗感は患者、家族のみでなく、医療従事者にもあったといわれます。また、仮設住宅の高齢者が在宅生活を継続するには、ケアマネジャーが在宅看取りを経験しているかどうかが大きく左右するとも報告されています。仮設生活が1年を過ぎ

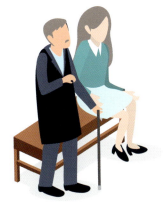
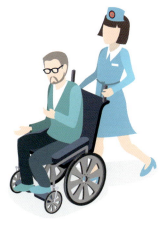

る頃には、必要な支援は物質的なものから精神的なものに変わるという指摘は説得力があります。東日本大震災という未曽有の経験を経た上での考え方、生き方、価値観などを踏まえて、「死を見すえた在宅医療」の制度やシステムを構築しなければならないという提言にも耳を傾けるべきでしょう。

## Q29 災害に備えて在宅患者や在宅医療従事者はふだんからどんな準備をしておけばいいのですか?

　在宅医療を受ける患者の中で、特段の配慮を要する患者は、第一に、電源の必要な患者です。特に人工呼吸器装着者です。第二に、人工透析を行なっている患者です。これらの患者は、東日本大震災でも、熊本地震でも、特別な対応を必要としました。したがって、回答にあたり、電源の必要な患者、人工呼吸器装着者、血液透析を行なう患者、の順に記載し、最後に一般的な事柄について記載します。

### (1) 電源の必要な患者

　自動車から電源をとるACアダプター（変圧器）をあらかじめ確保することを推奨します。患者一人に一台以上必要です。

　電源の必要な患者には、人工呼吸器装着者（後述）のほか、酸素濃縮器、吸引器、エアマットレス、電動ベッドなどを使用している患者が該当します。特に、人工呼吸器（後述）、酸素濃縮器、吸引器は、生命に関わる医療器具であり、停電でこれらの機器が利用できないことは、決定的な問題です。

　自家発電装置のある病院あるいは福祉避難所等にすぐに避難できる人は少数と考えられるので、自宅での電源確保が大切です。自動車は非常に数の多い最も身近な発電機であり、ガソリンがある限り駆動可能です。

　自動車から電源をとるACアダプター（変圧器）で、これらの機器を駆動できますが、ACアダプター（変圧器）は大容量の仕様のものを確保することが好ましいといえます。平時に、自動車から電源をとるACアダプター（変圧器）を用いて、使用している医療機器が稼働可能であることを確認しておくことをお勧めします。

## (2) 人工呼吸器装着者

　対応としては、あらかじめ災害時に入院できる病院を想定しておくことが重要です。

　大災害での停電に当たり、人工呼吸器はバッテリーで数時間の駆動が可能ですが、バッテリーが消耗したのちは、人力で人工呼吸を続ける必要があります。人力で続けることは非常に困難なので、災害時に入院できる施設の確保が最も推奨されます。しかし、入院施設も被災する可能性があり、入院できない場合は、上記のように自動車から電源をとるACアダプター（変圧器）などを用いて人工呼吸器を24時間稼働させる方法で対応します。

　実際には、人工呼吸器を使用している患者の場合、吸引器を併用している人が圧倒的に多く、かつ、酸素濃縮器を利用している人も珍しくありません。したがって、被災後に電源が確保できない場合、可能な限り、一時的に受け入れてくれる入院施設を探すことが、最も安全な方法と考えられます。

## (3) 血液透析を行なっている患者

　災害時に他市町村、他都道府県搬送が必要なことを想定しておくことが重要です。

　人工透析を行なう患者は、生存のために、通常、週に複数回の透析を行なうことが必要です。また、透析は（腹膜透析以外）、一般に自宅で行なうことができません。透析の設備のある医療施設で血液透析を行なう必要があります。被災地の血液透析施設が利用不能になった場合、24~48時間以内に、透析可能な医療機関のある他市町村、他都道府県への搬送が必須です。

## (4) その他一般的なこと

　木原久氏「災害時における在宅医療の現状」（2012年度前期　公益財団法人　在宅医療助成　勇美記念財団助成事業による）では、つぎのようなことが推奨されています。

> 　最低限でも以下の四つは備蓄しておくとよいでしょう。
> ①生命維持に必要なもの（水、食料など3日分）
> ②導尿を行なっている方はカテーテル（使い捨てタイプがよい）
> ③排便用の浣腸液、洗腸セット（便器代わりになる布の折りたたみ椅子）
> ④おむつ、消毒薬、洗浄綿
> 　また、患者さんの病状や服薬などが一目でわかるような個人情報カードを、たとえば携帯電話のストラップにかけるなどして常に持っていることも重要です。患者さんが説明できる状態ではなかったり、言葉は話せても悠長に話を聞いている余裕がないことが想定されるからです。
> 　一方介護する側にとって重要なのは、以下のことです。
> ①自家用車や避難所でも医学的ケアができるようにしておくこと
> ②患者さん本人だけになることを想定して準備しておくこと

　この記載は非常に参考になると思います。

## 「第7章 在宅医療の全国展開」へのアプローチ

### Q30 厚生労働省が在宅医療推進に本腰を入れているとのことですが、どう取り組んでいるのですか？

1986年に、「訪問診療」が医療保険制度に位置づけられました。これは、虚弱な高齢者・障害者、がん末期患者に、定期的な医師の訪問を保証するものであり、現在の在宅医療活動の基礎となっています。1992年に老人訪問看護ステーション制度が発足し、2年後には、全年齢にその対象が拡張され、全国に訪問看護ステーションが普及しました。2006年には在宅療養支援診療所制度が発足し、その後、在宅療養支援病院制度が創設されました。これは、在宅医療を積極的に行なう医療機関の活動を高く評価したものであり、厚生労働省の在宅医療に対する並々ならぬ推進の意欲を反映したものといえます。

また、介護関係では、2000年に介護保険制度が創設された後、3回の大きな改定を経て、現在、地域包括ケアの推進が目指されています。この地域包括ケアは、個々の地域特性に合わせて、医療、介護のみならず、住まい、生活支援、予防などを一体的に提供しようとするものです。厚生労働省のホームページから引用すると「2025年（平成37年）を目途に、高齢者の尊厳の保持と自立生活の支援の目的のもとで、可能な限り住み慣れた地域で、自分らしい暮らしを人生の最期まで続けることができるよう、地域の包括的な支援・サービス提供体制（地域包括ケアシステム）の構築を推進しています」ということになります。

2025年とは団塊の世代（約800万人）が75歳以上になる年です。しかし、大都市部と町村部では高齢化の内容が異なります。大都市部では75歳以上の人口が急増しますが、町村部では総体としての人口が減少するため、75歳以上の割合が増えるのです。そのため、その地域の特性に合わせた対応が必要になります。現在、各自治体がその地域の特性に合わせた地域包括ケアを実施、あるいは検討していますが、共通しているのは在宅医療・介護連携の推進ということです。第7章では、地域包括ケアシステムの現状や見通しについて概説しています。

### Q31 在宅医療は財政論から推進されたのですか？

「在宅医療の推進に財政論が考慮されていない」というと嘘になるといえます。しかし、財政論が第一義的な目的ということはありません。在宅医療推進の最大の目的は、「国民の多くが、自宅で長期間療養したい、さらには、自宅で最期まで療養したい」と望んでいることに対して、その国民の希望を実現することです。

現在、わが国では、自宅等で最期を迎える人は国民の15パーセント前後、病院で最期を迎える人は80パーセント前後を占めています。わが国において、「最期のときを病院で療養したい」と希望する人の希望はほぼ間違いなくかなえられますが、「最期のときを自宅で療養したい」と願う人の希望は叶えられないことが多い、という現実があります。在宅医療推進の本質的目的は、国民が望む「自宅（居宅）療養の自己実現」といえます。

# 「第8章 医療関係者の意識改革に向けて」へのアプローチ

## Q32 大学の医学部では在宅医療をどう教えているのですか?

　医学部の教育に関しては、2013年に日本在宅医学会教育研修委員会が行なった調査があります。それによれば、全国80の大学医学部に在宅医療教育について尋ね、45医学部から有効な回答を得たうち、医学部で在宅医療の教育活動を行なっているのは35でした。回答しなかった大学は教育活動を行なっている可能性が低いと考えると、全国の医学部のうち、在宅医療を教えている大学は半分以下ということになります。

　臨床研修に目を向けると、平成16年度より、すべての研修医が1〜3カ月間の地域保健医療の研修を受けることが義務づけられました。しかし、在宅医療の研修を受けることができる研修医はわずかであると推測されます。地域医療現場で臨床実習を実施する必要性が語られますが、教育する側の人材も不足しているのが現状です。また、在宅医療はさまざまな職種の人の連携（多職種協働=IPW）が必要です。それを誰が、どうまとめるのか。そしてその方法をどう教育（多職種連携教育=IPE）していくのか、が問われています。外国ではどうしているのか、タイ、マレーシア、インドネシアで往診グループに同行取材したレポートも参考になるはずです。

## Q33 24時間対応をする医師は酒も飲めないのですか?

### ①在宅医療は日中の管理で大部分の急性増悪に対応できる

　医師の専門的な技能の一つは「病状の変化を予測する」ことにあります。日中に些細な病状変化があったり、日中に医療相談があったときに丁寧に対応し、必要に応じて往診を実施します。そして、その後の経過を予測して、投薬を開始したり、夜間の病状変化に備えた家族指導をしたり、頓用の薬物をあらかじめ処方することが可能です。もちろん、その上で、ご本人・ご家族には「夜間、心配なときは、遠慮せず、いつでも電話ください」と告げます。このことは、ご本人・ご家族に大きな安心感を与えます。ここまで対応しておけば、実際には、電話がかかる頻度は少ないのです。このようにして、夜間の急性増悪に備えます。もし、その後、具合が悪くなった場合でも、それは医師から見れば、予想のうちであり、「予想どおり」急性増悪したときにも、「電話での家族指導だけで対応できる」ことが多くなります。

　また、具合が悪い患者さんや、末期の患者さんに対しては、「自分の診療が終わってから、午後7時あるいは8時ごろに患者さんを訪問し、再度、病状を確認するとともに、家族指導を行ない、その上で、お酒を飲み始める」という在宅医療の診療スタイルをとっている医師もいます。

### ②電話相談で大部分の夜間・休日の対応が終了する

　大部分の電話相談は予想されているものであることを述べました。

　大部分が予想された電話であることは、対応する医師の心理的負担が大きくはないことが理解いただけるでしょう。また、「予想どおり」電話がかかってきた場合でも、大部分の事例で、すでに頓用の薬物などを処方してあるわけですから、それらの補足指導で済むことも多いといえます。また、医師が相談に応じな

くても、看護師が電話相談に応じるだけで、患者さんあるいは家族が安心する事例も多いのが現実です。

実際には、夜間・休日の電話相談のうち、8割以上は電話相談で済み、実際に看護師あるいは医師の出動を要するのは、2割以下であるといわれています。

③看護師が大部分の急性増悪に対応可能である

上に述べたとおり、夜間や休日の電話相談については、医師が対応する必要があることは比較的少なく、多くは看護師が電話で指導するだけで終了します。医師が勤務する医療機関の看護師にファーストコールを担ってもらう方法、24時間対応型の訪問看護ステーションにファーストコールを担ってもらう方法などがあります。

また、電話相談で対応が困難な例でも、看護師が訪問して対応することで、やはり、多くの事例に対応可能です。それで、対応が困難な例や、看取りの場合に、医師が対応することになります。

以上、①②③に述べたように、実際に医師が夜間や休日に出動するのは、それほど多くありません。重傷者を積極的に診療する在宅医療機関のデータからの換算では、在宅患者が50人では、医師の夜間呼び出し回数予測は、月2〜3回であり、在宅患者数が10人では月0.5回以下という結果でした。このことからも開業医が5〜10人程度の在宅患者を診る場合、めったに呼び出されないことがわかります。

## 「第9章　看取りを行なってきた先駆者たち」へのアプローチ

### Q34 在宅医療はいつごろから盛んになったのですか?

1986年に、「訪問診療」が医療保険制度に位置づけられました。これは「定期往診」を制度に反映したものであり、現在の医師が行なう在宅医療活動の基礎となっています。1992年に、当時の老人保健法に老人訪問看護ステーション制度が位置づけられ、2年後には健康保険法・国民健康保険法に位置づけられて全年齢にその対象が拡張されました。この後、わが国に訪問看護が急速に普及しました。そして、2000年に介護保険制度が開始されました。これは介護制度でありながら、在宅医療普及にも大きな推進力になりました。2006年には在宅療養支援診療所制度が発足し、その後、在宅療養支援病院制度が創設されました。これは厚生労働省の在宅医療に対する並々ならぬ推進の意欲を反映したものといえます。

在宅医療は、いま厚生労働省が、本腰を入れて普及に取り組んでいます。それは世界に類例のない超高齢社会を迎え、病院だけでは医療ニーズを支えきれなくなったことが直接的な要因です。しかし、自宅での最期までの療養こそが人間的な営みであることにいち早く気づき、先駆的に在宅医療に取り組んできた人々がいます。第9章では、そうした医師や医療法人を紹介しています。在宅医療への流れを理解する助けとなるはずです。

### Q35 在宅看取りと病院での看取りの違いは何ですか?

在宅での看取りは、在宅療養患者と家族が住み慣れた場所で、一緒に過ごす時間を持ち、それゆえ、多くの場合、穏やかに最期を迎えられることです。全例とはいえませんが、患者を看取ったご家族・介護者

さんの多くは、看取ったことに満足されることが多いといえます。

### Q36 在宅で緩和ケアの提供ができるのですか?

　大部分の緩和ケアの手法が在宅療養で利用可能です。特に、モルヒネなどの麻薬を用いた疼痛緩和は自宅で問題なく行なうことができます。また、自宅では、病院に比較して、痛みが少なく、使用する麻薬の量も少なくて済む、また、強い痛みを経験する患者さんの割合も病院に比べて少ない、という説もあります。

　ただし、骨転移に対する放射線治療による痛みの緩和など、在宅医療でできないこともあるので、在宅医療が万能ではありませんが、圧倒的多数の患者さんで、その圧倒的大部分の疼痛緩和を自宅で行なうことが可能です。

　また、がんばかりでなく、がん以外の慢性疾患の療養者に対しても在宅緩和ケアを提供することができます。

### Q37 導入時に本人や家族が病状を理解していないと看取りは困難ですか?

　そんなことはありません。在宅医療導入時に、本人や家族が病状を理解していることは、「在宅療養の継続」や、その後の「看取り」にとって有利な条件ではありますが、在宅療養の中で次第に理解していただいても問題がないことです。また、すでに平均寿命を過ぎた高齢者では、自分と同世代の友人や親族をすでに数多く亡くしているため、「もうそろそろ自分の番がくる」という覚悟のようなものがある人も多いものです。そのような高齢者の場合、病状を必ずしも理解していなくても、「自分の番がくる」ことさえ理解してくれていれば、自宅で最期まで療養することは難しくありません。

　また、在宅療養において、看取りに至る道程で、本人や家族を強くするのは、「頭で理解する」ものというよりは、「体験的に体得する」ものです。本人が在宅療養を続けるうちに、在宅医療のスタッフを含め、本人も家族も、多くの人たちに支えられているという実感を持つことが多いのです。また、家族も次第に介護方法にも慣れ、本人を自宅で看ることに自信をつけてくることも多いといえます。

　そのようなプロセスを経て、「自宅で最期まで療養したい」あるいは「自宅で最期まで看てあげたい」という気持ちが次第に醸成するのです。このような「気持ち」は、概念的な病状理解に勝ります。そして、そのような体験を積みつつ、可能であれば、病状に関する理解を深めてもらえば、自宅での看取りは、それほど困難ではないといえます。

### Q38 在宅での死亡は警察に届けて検屍になるのですか?

　警察に届け出る必要があるのは異状死体の場合です。在宅医療で継続して診療を受けていた人の場合、検屍になることはまずありません。

　在宅医療を行なっている医師が、これまでの診療内容に照らして、病死・自然死と判断できる場合、当該医師（または当該医師と連携している医師）が看取りを行ない、死亡診断書を記載することができます。また、死亡後、ある程度の時間が経過している場合でも、在宅医療を行なっている医師が、これまでの診療内容に照らして、病死・自然死と判断できる場合、死体検案書を記載でき、警察に届け出る必要はありません。

# 第2章

# 在宅医療は患者・家族にとっていいものか?

在宅医療のエビデンス ……………………………………………………………… 36
　　　　　　　東京大学医学部附属病院老年病科教授　秋下雅弘

家族の不安とどう向き合うか ……………………………………………………… 49
　　　　　　　東京ふれあい医療生活協同組合副理事長
　　　　　　　梶原診療所在宅総合ケアセンター長・病棟医長　平原佐斗司
　　　　　　　オレンジほっとクリニック所長

独居でも可能か ……………………………………………………………………… 58
　　　　　　　仙台往診クリニック院長　川島孝一郎

在宅医療のQOL指標の開発、試用 ……………………………………………… 72
　　　　　　　名古屋大学医学系研究科地域在宅医療学・老年科学講座講師　梅垣宏行
　　　　　　　名古屋大学未来社会創造機構人とモビリティ社会の研究開発センター教授　葛谷雅文

# 在宅医療のエビデンス

東京大学医学部附属病院老年病科教授　秋下雅弘

▶在宅医療のエビデンスを集積する目的で系統的レビューを行ない、その結果をまとめた。

▶在宅医療には、慢性期の管理やリハビリテーションを中心に一定のエビデンスがあるが、急性疾患への対応などでエビデンスが乏しい。

▶エビデンスのある領域ではエビデンスに基づき、乏しい領域では個々に判断して在宅医療を実践するとともに、エビデンスの乏しい領域での研究遂行が望まれる。

**KeyWord** 在宅医療、訪問診療、訪問歯科診療、訪問看護、訪問薬剤指導、訪問栄養指導、訪問リハビリテーション、在宅療養支援、在宅死・看取り、患者QOL・ADL、介護者QOL

## エビデンス集作成の概要

　在宅医療の推進を阻害する要因にはさまざまなものがあるが、その一つとして、病院や介護施設での医療に比べてエビデンスに乏しく、ガイドラインも確立されていないという指摘が挙げられる。その背景として、現代在宅医療の歴史が浅く、これまでに十分な研究が行なわれていないことが考えられる。そこで、在宅医療に関する国内外の文献を系統的レビューの手法を用いて精査し、エビデンス集を作成した。エビデンス集は、東京大学医学部在宅医療学拠点のHPにも掲載しているので、全体はそちらを参照いただきたい[1)]。ここでは、エビデンス集のエッセンスであるサマリーを掲載するとともに若干の解説を加えた。

　エビデンス集の作成過程についても説明しておくが、疾患・病態別に、12領域に分けて系統的レビュー（再検討）を行ない、Medline, Cochrane, 医中誌の三つの文献データベースを使用し、キーワードを用いた検索式によるテストサーチの後、タイトルなどから論文の一次選択を行ない、次に一次選択論文の抄録から採択論文を決定した。続いて、採択論文を精読の上、構造化抄録（論

表1　エビデンスのレベル分類

| エビデンスレベル | 分類 |
|---|---|
| Ⅰ | システマティック・レビュー／RC／RCT（ランダム化比較試験）のメタアナシス |
| Ⅱ | 1つ以上のランダム化比較試験による |
| Ⅲ | 非ランダム化比較試験による |
| Ⅳa | 分析疫学研究（コホート研究） |
| Ⅳb | 分析疫学研究（症例対照研究、横断研究） |
| Ⅴ | 記述研究（症例報告やケース・シリーズ） |
| Ⅵ | 患者のデータに基づかない、専門委員会や専門家個人の意見 |

出典：Minds診療ガイドライン作成の手引き2007

文の内容が適切に理解、吟味できるよう工夫された抄録）を作成し、それに基づいてクリニカルクエスチョン（CQ＝臨床的疑問）と回答からなる箇条書きのサマリー及びその解説文を執筆した。エビデンスレベルはMinds2007に従って付与した（表1）。一次選択論文数は合計2,366件（197件／疾患・病態）、採択論文数は合計531件（44件／疾患・病態）、追加したハンドサーチ文献（雑誌等を手作業で1ページ1ページ検索すること）は66件であった。作成グループ内及び本研究班の会議を経て原案を作成し、日本老年医学会在宅医療委員会による査読を経て完成した。

## 認知症

### 【サマリー】

CQ1：認知症の早期診断に高齢者総合機能評価（CGA）は有効か？
　　在宅での高齢者総合機能評価（CGA）は認知症の早期診断に有効である（レベルⅡ）。
　　また、認知症患者の包括的医療の実践に有効と考えられる（レベルⅣb）。

CQ2：認知症患者に在宅医療を行なうメリットは何か？
　　在宅医療の方が一般入院に比べ、認知症の行動障害は少なく、抗精神病薬の使用も少ない（レベルⅡ）。

CQ3：認知症高齢者の行動障害に投薬は有効か？
　　認知症高齢者の行動障害に対して、コリンエステラーゼ阻害薬やメマンチン、抗精神病薬といった投薬は介護負担及び介護時間を減らすが、副作用にも注意が必要である（レベルⅠ）。

CQ4：アルツハイマー病に運動療法はどのような効果があるか？
　　在宅療養中のアルツハイマー病患者において、運動療法は転倒を少なくし、ケアサービスの費用を減らす効果がある（レベルⅡ）。

CQ5：認知症患者の介護者に対する介入はどのような効果があるか？
　　認知症患者の家族介護者に対するサポート介入は認知症患者のQOLを改善する（レベルⅠ）。
　　また、施設入所を減らし、介護者のうつ症状を軽減する（レベルⅡ）。
　　介護者に対する教育は、認知機能や認知症患者の問題行動によい効果をもたらす（レベルⅡ）。

CQ6：施設サービスの利用にはどのようなメリットがあるか？
　　デイサービス、デイケア、ショートステイは介護負担を減らす（レベルⅢ）。また、認知症患者の生活状態や認知機能の低下を抑え、周辺症状、向精神病薬の使用も減らす可能性がある（レベルⅣb）。

### 【解説】

認知症患者の在宅医療で大きな問題となるのが興奮、妄想、徘徊といった行動心理症状（BPSD）である。認知症があり、急性疾患のため救急部に入院した患者を対象としたランダム化比較試験

---

CQ：対象者または治療者が臨床現場で抱く疑問を指し、そのような疑問に答えるために系統的レビューを行なう。CQは系統的レビューの重要なツールであり、対象者の特性や病態、介入方法と比較対照、アウトカム（成果）から構成される。

（RCT）では、その後在宅復帰し訪問診療を行なった群では、一般病棟で入院治療を行なった群に比べて、その後のBPSDは有意に少なく、抗精神病薬の使用も有意に少なかった。介護者の問題も重要であるが、介護者のサポートや啓発介入をする群では、通常ケア群に比べ、介護者の介護負担及び患者のQOLやBPSDが改善することが示されている。

# 脳血管障害

## 【サマリー】

CQ1：在宅脳卒中患者に対する二次予防に抗凝固療法は有効か？
　在宅脳卒中患者に対する抗凝固療法の二次予防効果は示されていない。再発予防を行なっている在宅脳卒中患者は約3分の1にとどまり、85歳以上、身体能力・認知機能の低下、独居、低教育レベルが治療の妨げとなり、心疾患の既往が治療関連因子となる（レベルⅣb）。

CQ2：在宅脳卒中患者に対する訪問リハビリの実施で問題になることは何か？
　在宅脳卒中片麻痺患者が在宅リハビリを行なう際、やる気・自己効力感と、潜在的な活動能力と実際に行なっている活動レベルとの差（ADL差）との間には双方向の因果関係がある（レベルⅣa）。

CQ3：脳卒中患者の合併症予防に効果のあることは？
　身体的後遺症を持つ脳卒中患者が後遺症によって起る合併症を防ぐためには、地域でのフィットネスプログラムが有用である（レベルⅡ）。

CQ4：脳卒中患者に対する外来リハビリと訪問リハビリの効果にどのような差があるか？
　通所リハビリと訪問リハビリでは、身体機能、感情面、社会的活動に対する効果、及び費用に差はない。しかし、介護者のストレスは訪問リハビリ患者の介護者の方が低く、また再入院のリスクは訪問リハビリ患者が低い（レベルⅡ）。

CQ5：在宅脳卒中患者の閉じこもりに関連する因子は？
　在宅脳卒中患者の閉じこもりに関連する因子は、「連続歩行距離」「介護サービスの有無」「手段的自立」である（レベルⅣb）。

CQ6：在宅脳卒中患者の精神状態に影響を与える因子は？
　在宅脳卒中患者の自尊感情には、ADLの客観状態よりもコミュニケーション能力が強く影響する（レベルⅣb）。

CQ7：在宅脳卒中患者のQOLに影響を与える因子は？
　在宅脳卒中患者において、身体的レベルよりも聴覚・視覚などの感覚器の衰えがQOLに強く影響する。また、ADL自立度や失禁、排泄など介護負担度に影響する項目がQOLに強く影響する。さらに、介護者の職業や、健康、疲労感などが大きく影響を与える（レベルⅣb）。

CQ8：在宅脳卒中患者の介護者のQOLに影響を与える因子は？
　在宅脳卒中患者の介護者のQOLは、患者の障害の程度だけでなく、介護者自身の身体的・心

理的・社会的側面が大きく関与している（レベルⅠ）。
CQ9：在宅脳卒中患者の受けるインフォーマルケアに関連する因子は？
　インフォーマルケアを受ける人の割合は脳血管障害の重症度に応じて増える。また、脳血管障害後の後遺症の有無と1週間のケア時間の長さは関連がある（レベルⅣb）。

## 神経疾患

### 【サマリー】

CQ1：在宅神経疾患患者の生命予後に何が影響するか？
　神経疾患により在宅治療を受けている方の生命予後と関連が強いのは、年齢と嚥下機能である（レベルⅣa）。
CQ2：神経疾患による身体障害に対する補助的な技術は有効か？
　神経疾患による身体障害者に補助的な技術を使うことは有効である（レベルⅡ）。
CQ3：パーキンソン病に対する在宅運動療法はどのような効果があるか？
　パーキンソン病患者への運動療法は、歩行速度やバランス能力、機能を改善する（レベルⅠ）。
CQ4：ALS（筋萎縮性側索硬化症）に対する呼吸管理の効果は？
　ALS患者に対して、非侵襲的人工呼吸管理（NPPV）は、生存期間延長やQOL改善をもたらす（レベルⅡ）。また、気管切開による人工呼吸管理も生存期間延長をもたらす（レベルⅣa）が、介護負担は非常に高くなる（レベルⅣb）。
CQ5：慢性疼痛に対する自己管理プログラムは有効か？
　慢性疼痛に対して、ヨガ、マッサージ、太極拳、音楽療法などといった自己管理プログラムは有効であり、各々に適した治療が推奨される（レベルⅠ）。
CQ6：視覚障害を持った高齢者に自宅の安全点検は有効か？
　重度の視覚障害を持った高齢者では、作業療法士による自宅の安全点検を行なうと転倒の発生を減らすことができる（レベルⅡ）。

## 運動器疾患

### 【サマリー】

CQ1：運動器疾患に対する訪問リハビリの効果は？
　亜急性期から慢性期における在宅での訪問リハビリは入院リハビリと比較して、生活機能・認知機能・QOL・患者満足度において、同等もしくは優れている（レベルⅠ）。また、変形性膝関節症に対して、在宅での筋力トレーニング指導は、身体機能・疼痛・QOLの改善をもたらす

（レベルⅡ）。

CQ2：在宅高齢者における骨粗鬆症の評価と治療の意義は？

骨粗鬆症のスクリーニング及び診断とガイドラインに沿った薬物治療の介入が骨折予防効果を示す（レベルⅠ）。

CQ3：在宅高齢者の転倒・骨折予防に有効なことは？

自立歩行可能な高齢者には長期運動プログラムが転倒予防効果を有し、フレイル（筋力や心身の活力が低下した状態）な高齢者には家庭の環境調整が転倒予防に効果を示す（レベルⅠ）。

## 【解説】

運動器疾患において訪問リハビリの重要性は高く、週に数回の訪問リハビリの介入においても、生活機能・認知機能・QOL・患者満足度において、高い効果が期待でき、訪問リハビリは入院でのリハビリと比較しても同等もしくは優れていると報告されている。

ADL が保たれており歩行可能な高齢者に関しては、長期的な運動プログラムを作成し、筋力・バランス維持に努めることによって、予防効果が期待できる。一方、すでにフレイルな高齢者に関しては、過度な運動はそれ自体が転倒のリスクにつながり、家庭環境を調整しながら、可能な範囲内での運動を行なうことが、転倒予防に効果を示す。

# 臓器不全

## 【サマリー】

CQ1：訪問診療による医療介入は、在宅高齢慢性心不全患者に有効か？

在宅の高齢慢性心不全患者における訪問診療は、再入院の抑制や QOL の改善に有効である（レベルⅡ）。

CQ2：訪問看護による管理は、高齢慢性心不全患者の QOL や精神症状に有効か？

在宅の高齢慢性心不全患者に対する訪問看護による介入は、QOL やうつ症状の改善に有効である（レベルⅡ）。

CQ3：在宅高齢慢性心不全患者に対する遠隔モニタリングを用いた管理の効果は？

在宅の高齢慢性心不全患者に対する遠隔モニタリングは、心不全による入院の抑制に有効である（レベルⅡ）。

CQ4：呼吸不全を呈する在宅高齢 COPD（慢性閉塞性肺疾患）患者に対する在宅酸素療法の効果は？

在宅の呼吸不全を呈する高齢の COPD 患者に対する在宅酸素療法は、QOL の改善に有効性が期待できる（レベルⅢ）。

## 【解説】

電話やインターネットを用いた遠隔モニタリングを含む在宅疾患管理システムが、慢性心不全患

者の入院率の抑制に有効性が示されている。また、訪問診療は、再入院の抑制やQOLの改善に有効であることや、訪問看護による介入もQOLの改善やうつ症状の改善に効果が示されている。高齢COPD患者に在宅酸素療法を施行しても、必ずしも生存率の延長が見られるわけではないが、QOLの改善などに関しては、在宅酸素療法による効果が認められることから、総合的な機能改善を目的としては有効性が示唆される。在宅高齢者における肝硬変を中心とした肝不全や腎不全患者に関する明確なエビデンスは、現状として確立されていない。

## 悪性腫瘍

### 【サマリー】

CQ1：担癌（癌を持っている状態）という因子は、在宅高齢者の転倒リスクになるか？
　　在宅の高齢癌患者では、転倒のリスクが高いため転倒評価の必要性がある（レベルⅣb）。

CQ2：癌手術後の在宅高齢者に対する訪問診療による介入は生存率の改善効果があるか？
　　固形癌術後の在宅高齢者に対する訪問診療による介入は、生存率の改善に寄与する（レベルⅡ）。

CQ3：終末期癌患者の在宅介護に、前期高齢者と後期高齢者とで差はあるか？
　　在宅の高齢者終末期癌患者の症状は、前期高齢者と後期高齢者では差がなく、在宅死を選択した終末期介護としては、年齢に関係ない同等の介護が必要となる（レベルⅣb）。

CQ4：疼痛管理に関する在宅高齢癌患者の疼痛の程度、また薬剤の使用に関するエビデンスはどのようなものか？
　　疼痛管理を必要とする在宅の高齢癌患者では、若年者と比較して同等の疼痛があり、それに伴う緩和が必要であるようだが（レベルⅣb）、後期高齢者の方が前期高齢者と比較してオピオイド（麻薬性鎮痛薬の総称）使用が少ないとする報告もある（レベルⅣb）。

CQ5：在宅医療支援病棟は、高齢癌患者に対してどのような機能を期待できるか？
　　在宅医療支援病棟は、高齢癌患者の在宅医療における症状増悪時における病床利用として有用である（レベルⅣb）。

CQ6：高齢癌患者の在宅死と病院死にはどのような違いがあるのか？
　　高齢癌患者における死亡場所とQOLの関連に関する明確なエビデンスはないが、非高齢の癌患者における死亡場所については、在宅死よりも病院死でQOLが増悪し、介護者のメンタルヘルスが増悪することが示されている（レベルⅡ）。

# 褥瘡

## 【サマリー】

CQ1：病院と在宅では褥瘡有病率に差はあるか？
　在宅での褥瘡有病率は、病院に比べて高い（レベルIVb）。

CQ2：在宅においても褥瘡の予防・治療にガイドラインは有効か？
　在宅において褥瘡予防ガイドラインの遵守率は低いため、褥瘡予防・治療にガイドラインの普及が望ましい（レベルIVa）。

CQ3：褥瘡発症予防にリスクアセスメント・スケールは有効か？
　褥瘡発症予防にリスクアセスメント・スケール（ブレーデンスケール等）が有用であるが、在宅においては、発症要因が多岐にわたるため、臨床判断と比較してリスクアセスメント・スケールの有用性は確立されていない（レベルII）。

CQ4：在宅において褥瘡発症予防に栄養サポートは有効か？
　経腸栄養剤を用いた栄養サポートは褥瘡発症予防に有用である（レベルI）。

CQ5：在宅における褥瘡治療にいわゆる「ラップ療法」は使用してもよいか？
　いわゆる「ラップ療法」は、医療用として認可された創傷被覆材の継続使用が困難な環境において使用してもよいが、極力避けることが望ましい（レベルV）。

# フレイル・低栄養

## 【サマリー】

CQ1：栄養補給は、フレイルな在宅高齢者の栄養状態改善に有用か？
　経口での栄養補給は、低栄養の在宅高齢者（レベルII）及び老人ホーム入居者において（レベルIII）、栄養状態を改善させる。在宅経管栄養は、悪性腫瘍患者の在宅療養のQOLを高める可能性がある（レベルIVb）。

CQ2：訪問リハビリテーションは、フレイルな在宅高齢者の身体機能改善に有用か？
　訪問リハビリテーションは、フレイルな高齢者の身体機能を改善させる（レベルII）。

CQ3：運動は、フレイルな在宅高齢者の身体機能改善に有用か？
　運動介入は、機能を改善し、要支援・要介護状態を予防し、介護保険費、医療費を抑制する（レベルII）。

CQ4：訪問看護は、フレイルな在宅高齢者に有用か？
　訪問看護は、フレイルな在宅高齢者の精神状態を改善させるとする報告もあるが、ADL低下予防効果はない（レベルII）。

CQ5：多職種によるチーム医療は、フレイルな在宅高齢者に有用か？

多職種によるチーム医療は、フレイルな高齢者の身体機能や精神状態の改善、入院の減少、医療費抑制をもたらす（レベルⅡ）。
CQ6：レスパイトケアは、高齢者の介護者の負担軽減に有用か？
レスパイトケアには、介護負担を改善させる効果があるが、その効果は小さい（レベルⅠ）。
CQ7：CGA（高齢者総合機能評価）は、フレイルな在宅高齢者に有用か？
CGAは、地域在住のフレイルな高齢者の方針決定において有用である（レベルⅡ）。
CQ8：デイケアは、フレイルな在宅高齢者に有用か？
デイケアは、利用者の満足度は高いものの、ADLや精神状態の改善効果を認めない（レベルⅡ）。

## 【解説】

訪問リハビリテーションは、75歳以上のフレイルな高齢者の身体機能を改善させたが、重度のフレイルな高齢者では改善を認めなかった。ランダム化された筋力強化訓練やバランス訓練を含んだ複合的な運動介入の検討で、運動がフレイルや転倒による障害を減少させた。以上より、訪問リハビリテーションや運動はフレイルな高齢者の機能改善や介護予防に有用な可能性がある。

フレイル予防には栄養介入と運動介入を併用することが重要と考えられる。身体的フレイルの超高齢者における二重盲検試験で、高強度レジスタンス運動は筋力低下を軽減させるが、運動介入を伴わない栄養補給は筋力低下や身体的フレイルを緩和させないことが示されている。システマティック・レビューにおいても、サルコペニア（筋肉量と筋力の低下を特徴とする症候群）の高齢者に対する運動療法と栄養療法の併用が有効であることが示された。しかし栄養の量的・質的な問題はまだ不明確であり、ビタミン、ミネラルなどの補充に関する問題とともに、今後の課題である。

# 嚥下障害

## 【サマリー】

CQ1：嚥下障害は在宅医療の阻害要因となるか？
嚥下障害は在宅医療の導入・継続の阻害要因となり得る（レベルⅣb）。
CQ2：嚥下障害患者に対する訪問嚥下リハビリテーションは有用か？
嚥下障害患者に対する訪問嚥下リハビリテーションは有用である可能性がある（レベルⅣb）。
CQ3：嚥下障害患者に対する在宅の経管栄養や経静脈栄養は有用か？
嚥下障害患者に対する在宅の経管栄養や経静脈栄養は有用である可能性がある（レベルⅣb）。

## 【解説】

在宅医療を受ける患者や家族にとって嚥下障害は阻害要因になり、誤嚥のリスクが軽度の患者に対してはリハビリテーション介入が、誤嚥が高度の患者に対しては経口以外の栄養摂取が有効であると推測されるが、どのような患者にどのような介入方法が有効であるのかはほとんど報告がなく、

今後の検討課題である。

# 排尿障害・排便障害

## 【サマリー】

CQ1：尿失禁、便失禁は在宅療養患者にどのような影響があるか？
　在宅医療を要する高齢者において尿失禁、便失禁は高頻度に見られ、介護負担を増やす（レベルIVb）。

CQ2：在宅高齢者の排尿障害と関連する因子は何か？
　尿失禁は認知機能低下、身体機能低下、尿路感染症、肥満、便失禁、薬剤（長時間作用型ベンゾジアゼピン）と関連する（レベルIVb）。一部の降圧薬（カルシウム拮抗薬、利尿薬）は下部尿路症状を悪化させる（レベルIVb）。

CQ3：在宅高齢者の便失禁に関連する因子は何か？
　便失禁は認知機能低下、身体機能低下、下痢、尿失禁、褥瘡と関連する（レベルIVb）。

CQ4：排泄介助は在宅高齢者の尿失禁を改善させるか？
　時間排尿、排尿誘導は尿失禁（腹圧性、切迫性）を改善させる（レベルII）。

CQ5：日常生活動作のリハビリテーションにより在宅高齢者の尿失禁は改善するか？
　排尿に必要な日常生活動作の訓練は尿失禁を改善させる可能性がある（レベルII）。

CQ6：在宅高齢者の尿道留置カテーテル使用に伴う問題は？
　尿道留置カテーテルの長期使用で尿路感染症、閉塞、漏れなどの問題が高率に起こり得る（レベルIV）。

CQ7：間欠的自己導尿によって在宅高齢者の尿失禁は改善するか？
　間欠的自己導尿は残尿の増加または尿閉が見られる排尿障害において尿失禁を改善させる（レベルV）。

CQ8：環境調整によって在宅高齢者の尿失禁は改善するか？
　補助具の選択を含めた環境調整によって尿失禁は改善する可能性がある（レベルVI）。

## 【解説】

　あらかじめ時間を決めて排尿誘導を行なう時間排尿誘導は、小規模ながら在宅医療における比較対象研究によってその有効性が確認されている。時間排尿誘導は尿失禁の中でも特に腹圧性尿失禁や切迫性尿失禁に有効であると考えられている。

　また、屋内で排泄に必要な（トイレへの移動も含む）日常生活動作に重点を置いた作業療法、理学療法も有効であると考えられる。

## 急性疾患；肺炎

### 【サマリー】

CQ1：肺炎患者の在宅群と施設群はどのように異なるか？
　肺炎患者の在宅群と施設群の起因菌を比較すると、施設群では肺炎球菌が少なく（レベルⅣa）、MRSAや緑膿菌，大腸菌などの菌種が多い（レベルⅣa）。肺炎患者の在宅群と施設群を比較すると、施設群の方が予後は悪い（レベルⅣa）。

CQ2：肺炎患者の外来通院群と在宅群はどのように異なるか？
　肺炎患者の外来通院群と在宅群を比較すると、基礎疾患を持つ高齢者や終末期をわが家で過ごすがん末期の患者で、総じて全身状態が不良な在宅群は、入院、死亡、再発率が高い（レベルⅤ）。医療・介護関連肺炎（NHCAP）と市中肺炎（CAP）を比較すると、市中肺炎の方が肺炎球菌検出率が高い（レベルⅣa）。医療介護関連肺炎の方が重症化しやすい（レベルⅣa）。

CQ3：医療ケア関連肺炎は治療法によって効果に差があるか？
　医療ケア関連肺炎（HCAP）に対して「市中肺炎のガイドライン治療」をした場合と「医療ケア関連肺炎のガイドライン治療」をした場合を比較すると、治癒率はほぼ同等である（レベルⅣb）。「市中肺炎のガイドライン治療」の場合は、「医療ケア関連肺炎のガイドライン治療」と比較して経静脈的抗菌薬投与期間が短く（レベルⅣb）、1-3か月前に入院していた患者群では「市中肺炎のガイドライン治療」の方が治癒率が高い（レベルⅣb）。

CQ4：介護施設関連肺炎患者を病院で治療する場合と高齢者施設で治療する場合では予後に差があるか？
　介護施設関連肺炎（NHAP）患者を病院で治療するよりも高齢者施設で治療する方が死亡率は同等か減少し、医療費が軽減される（レベルⅣa）。

CQ5：在宅重度要介護高齢者の肺炎はどのような特徴があるか？
　在宅の重度要介護高齢者の肺炎は大多数が誤嚥性肺炎であり（レベルⅣa）、重症度、死亡率、再発率、在院日数が有意に高く（レベルⅣa）、耐性菌が多く（レベルⅣa）、市中肺炎よりも医療介護関連肺炎の特徴を示している。

CQ6：インフルエンザワクチンは在宅高齢者に効果があるか？
　インフルエンザワクチンは在宅高齢者の入院を減らせる（レベルⅣa）。

## 急性疾患；尿路感染症

### 【サマリー】

CQ1：在宅医療における抗菌薬治療の効果はどうか？
　ナーシングホーム及び地域在住高齢女性の尿路感染症ではciprofloxacin（CIP）の口腔内懸濁

は trimethoprim/sulfamethoxazole（TMP/SMX）に対して、臨床的改善、細菌駆逐率ともに優れている（レベルⅡ）。

CQ2：在宅医療における尿路感染症の治療期間はどうか？
高齢女性における下部単純性尿路感染症の抗生剤治療は3-6日で十分である（レベルⅠ）。

## 【解説】

尿路感染症の治療に関して在宅医療に特異的なエビデンスはほとんどなく、原則、外来、入院患者におけるエビデンスに基づいて治療する。

# 急性疾患；脱水

## 【サマリー】

CQ1：在宅高齢者に経口補水液は有効か？
訪問看護管理下での在宅高齢者に対する経口補水療法は、有害事象はなく施行可能であり、脱水の他覚所見（腋窩と口腔の乾燥）が改善する（レベルⅡ）。

CQ2：在宅高齢者に皮下輸液は有効か？
在宅診療において，特に末梢血管の確保が困難な高齢者への点滴治療の方法として、皮下輸液が有用であり、大きな有害事象は認められない（レベルⅣb）。

## 【解説】

在宅医療と入院下の医療での脱水治療の予後の比較の文献はなかったが、訪問看護管理下の在宅高齢者での経口補水療法は有害事象なく施行可能であり、脱水の他覚所見（腋窩と口腔の乾燥）が改善するところまではランダム化比較試験（RCT）で報告されている．

# 急性疾患；外傷

## 【サマリー】

CQ1：大腿骨頸部骨折後在宅患者の栄養療法は有効か？
在宅栄養療法を受けている患者、ナーシングホーム等における65歳以上の大腿骨頸部骨折後の高蛋白、高エネルギー、高ビタミン等の栄養食、あるいは摂食介助による栄養療法は、いずれも死亡率減少の効果ははっきりしない（レベルⅠ）。

CQ2：大腿骨頸部骨折後急性期の在宅治療は入院治療と差があるか？
大腿骨頸部骨折後急性期の在宅治療・ケアにより、入院治療と比較して医療費が削減され、質は変わらない（レベルⅣa）。

### 【解説】

　骨折治療を入院に対して在宅で行なうことの優位性や同等性を示した報告はなく、在宅診療で外傷や骨折を疑った場合、初期治療を行なった上で整形外科医に紹介することが望ましい。

## 急性疾患；発熱、熱中症

### 【サマリー】

CQ1：在宅高齢者の発熱と熱中症で注意する点は？
　要介護度が高い場合やパーキンソン症状が存在する場合には熱中症を発症しやすい（レベルⅣb）。

### 【解説】

　高齢者が発熱をした場合、在宅でも一定の治療が可能である。しかし、発熱に対する在宅医療と入院医療に差はあるかどうか、直接比較した文献は見当たらなかった。したがって、遷延する発熱、あるいは発熱しない例であっても、基礎疾患の問題や全身状態が不良な場合などには入院治療が不可欠である。

## 急性疾患；急性疾患全般

### 【サマリー】

CQ1：急性疾患を在宅で診ると患者と介護者の健康に影響はあるか？
　大腿骨頸部骨折術後、大腿骨頭置換術後、抗菌薬治療、慢性閉塞性肺疾患、子宮摘出術後、膝関節置換術後、褥瘡、脳卒中などの急性疾患の医療を、病院ではなく在宅で提供することにより、患者と介護者の健康に顕著な悪影響を及ぼさない（レベルⅣa）。

CQ2：急性疾患を在宅で診るとケアの質や予後に差があるか？
　入院が必要な高齢者の急性期疾患（肺炎、うっ血性心不全、慢性閉塞性肺疾患、蜂窩織炎）において、入院治療と在宅で訪問診療、往診、訪問看護による医療を比較すると、在宅ではケアの質は同等で（レベルⅣa）、処置が少なく、治療期間が短く、医療費が少なく、合併症も少ない可能性がある（レベルⅣa）。

CQ3：急性疾患を在宅で診ると費用対効果はどうか？
　急性疾患後の在宅での医療は、リハビリテーション施設での医療より費用対効果が高い（レベルⅣb）。

**【解説】**

　入院医療を在宅で行なった際のエビデンスにはさまざまなものがあり、治療効果は低下せず、医療費の削減も見込まれるとする報告が多い。また、急性疾患後の在宅での医療は、リハビリテーション施設での医療より費用対効果が高いとする報告もあるが、出版バイアスの可能性や、本邦に適応できるかどうかの問題点もあり、今後の研究が必要である．

## ガイドラインの作成を!

　在宅医療には一定のエビデンスがあり、領域によって入院医療よりも在宅医療の方が優れているとする結果も得られた。これらの領域については、積極的に在宅医療の実践に取り入れ、また在宅医療の推進に用いるべく、広く普及啓発することが重要と考えられる。一方で、エビデンスに乏しい、あるいはエビデンスレベルの低い領域が広く存在することがわかり、これらの領域については喫緊の研究課題としてその遂行とサポートが望まれる。

　なお、このエビデンス集は系統的レビューの結果を忠実に記載したものであり、診療現場での推奨を述べた、いわゆるガイドラインではないことを申し添える。今後、このエビデンス集をもとにした専門家のコンセンサスにより、ガイドラインが作成されることが期待される。

### MoreInfo もっと知る

**参考文献・サイト**

01)「在宅医療に関するエビデンス：系統的レビュー」http://chcm.umin.jp/pdf/150300homecare_evidence_review.pdf

# 家族の不安とどう向き合うか

東京ふれあい医療生活協同組合副理事長
梶原診療所在宅総合ケアセンター長・病棟医長　平原佐斗司
オレンジほっとクリニック所長

> ▶家族を在宅ケアの対象ととらえ、できるだけ早期から適切な家族アセスメントと家族支援を行なうことが重要である。とりわけ、在宅医療の導入期、急性期、看取り期は家族の中にコンフリクトが生じやすい場面であり、集中的な家族ケアが必要である。
>
> ▶在宅医療における意思決定の場面では、本人に代わって家族が、終末期の延命治療を含む重要な決定を下さなくてはならない（代理意思決定）ことが少なくない。代理意思決定を経験した家族の3割以上が精神的に負の影響を受けており、意思決定において家族を支援することは、医療者の重要な役割である。
>
> ▶遺族ケアは患者が亡くなる前から始まっている。最期の時間を苦痛なく、穏やかに過ごせたことが遺族の支えになる。グリーフケアを必要とする家族を同定することは容易ではないが、ニーズのある遺族がアクセスしやすいように配慮する。

**KeyWord**　家族レジリエンス、家族エンパワメント、多問題家族、advanced care planning、代理意思決定、複雑性悲嘆、コンセンサスベースドアプローチ

## 1. 家族のかたちの変遷と家族ケアのニーズ

　わが国は介護問題への対応として、旧来の家族介護を中心としたシステムに代わって、介護保険に代表される多元的福祉サービスによる社会的介護を中心とした支援が主軸となる社会への移行に向けて舵をきってきた。実際、介護保険開始後、在宅療養を支える地域の資源は急速に整備されてきている。しかし、それ以上に家族機能と地域力の脆弱化が急速に進んでおり、わが国の介護問題は深刻さを増している。このような状況に対応できる新たな地域でのケア体制「地域包括ケアシステム」の構築が急がれている。

　私たちは、在宅患者を、重い障害を有し、また人生の最終段階を生きている方々と認識し、家族を患者の人生の旅の同伴者と認識している。しかし、家族を主体に考えれば、在宅療養の開始や介護問題、看取りは、家族危機の引き金ともとらえられる。

　現代のように社会生活に多大なストレスが生じる社会において、社会のひずみは高齢者虐待、ドメスティック・バイオレンス、傷害致死、児童虐待、不登校、ニート・引きこもりといった家族問題として現われることが多い。このような中で、慢性的家族危機の状況にある家族、あるいは多問題家族が増加している。

　多問題家族には、貧困問題が背景にあり、社会福祉機関の援助に拒否的で、地域社会から孤立し

---

**家族**：家族とは、夫婦、親子、兄弟姉妹など少数の近親者を主要な構成員とし、成員相互の深い感情的包絡で結ばれた、第一次的な福祉追及の集団である[1]。
**多問題家族**：同一家族内において、複数の問題を同時に抱えており、慢性的に依存状態にある家族のこと。

ているなどの特徴がある。危機を迎えた後の安定水準が常に低いレベルにとどまり、ストレスに脆弱なまま再び異なる危機に陥り、このような状態が断続的に繰り返される。多問題家族の抱える問題の解決は、一つの職種、一機関では困難であり、各機関、多職種によるチームアプローチが不可欠となる。

家族は、その形も、価値観も、抱えている問題、そして危機への対応力もすべて異なっており、危機的状況にある家族はもとより、私たちが日々直面する通常の在宅患者の家族においても、画一的な対応では立ち行かなくなってきている。在宅医療の視点から、家族対処力向上への支援、意思決定支援、グリーフ（悲嘆作業）への支援について述べる。

## 2.家族対応力向上への支援

### (1) 家族機能が低下している今こそ家族支援を

在宅医療の導入、あるいは在宅での急性期の場面、看取りの場面は、家族にとっては危機的状況であり、家族の中に**コンフリクト**が生じやすい場面である。

いずれの場合も、本人の病状の安定が重要であり、本人支援が家族支援の核となることは間違いない。しかし、一方で家族もまた在宅ケアのもう一つの対象ととらえ、適切なアセスメントと支援を行なうことは、家族のあり方が多様化し、家族機能が全般的に低下している今日的状況においては非常に重要となってきている。

危機に陥っても、その出来事からの回復力や対処の柔軟性を持っている家族、臨機応変さを持つ家族集団は以前より少なくなったとはいえ、少なからず存在する。このような家族の「危機適応の力を表す概念」を家族**レジリエンス**という。

在宅ケアにおいては、家族の関係性とともにこの家族レジリエンスについて見極めることも重要である。在宅ケア導入時に、家族アセスメントを行ない、対象となる家族の**エンパワメント**について検討することが必要となる。

家族エンパワメントを支援する看護介入としては、①家族の日常生活、セルフケアの強化、②家族への情緒的支援の提供、家族カウンセリング、③家族教育、④家族の対処行動や対処能力の強化、⑤家族関係の調整、強化、コミュニケーションの活性化⑥家族の役割調整、⑦親族や地域社会資源の活用、⑧家族の発達課題の達成への働きかけ、⑨家族の危機への働きかけ、⑩家族の意思決定の支援、アドボカシー（権利擁護）、⑪家族の力の強化、が挙げられている[2]。

対応能力がある家族の場合は、医療福祉専門職がなるべく早期から情報提供を行ない、教育的支援を行なうことで、自ら家族内の役割を調整・委譲したり、生活上のさまざまな行為を単純化した

---

コンフリクト：意見・感情・利害の衝突。争い。論争。対立。
レジリエンス：本来は「弾力」や「反発力」を意味する物理学的用語であるが、心理学的用語としては、「回復力」「復元力」と訳され、家族レジリエンスとは「家族が困難な状況にもかかわらず、うまく適応する過程や結果、その能力」のことをいう。
エンパワメント：直訳は「力をつけること」。社会的弱者や被差別者が、自分自身が置かれている差別構造や抑圧されている要因に気づき、その状況を変革していく方法や自信、自己決定力を回復、強化できるように援助すること。「庇護」や「救済」ではない（中谷茂一聖学院大学助教授）。

り、外的な支援をタイミングよく受け入れることなどによって、その危機に対応することができる。

　正しい方法を選択できる家族は、危機を乗り越えた後、より高いレベルの安定状態に復することが可能である。たとえば、認知症高齢者を抱えた家族では、家族が認知症や行動心理徴候（BPSD）に関する知識を高められるような初期の教育的支援を行ない、適切な接し方を習得し、環境整備を行なうことで、介護者自身の介護負担が軽減し、本人との関係性も改善する。つまり、危機に際して適正な対応をとるにとどまらず、危機を乗り越えた後、家族機能や関係性が強化される場合さえあり得る。

### (2)高い複雑性も持つ事例

　一方、老老介護のようにもともと家族機能が脆弱な場合、危機に際して通常の介入をしても、適切な対応ができないことが多い。医療福祉専門職がチームで強力に介入し、家族が現状と同等かよい状態で安定化することを目指すことが目標となろう。たとえば、わが国ではがん患者の高齢化が進行しており、がんで死亡する人の57.2%（2012年）が75歳以上となっている。がんによる死亡は男性の方が約1.5倍多いため、死亡した高齢男性がん患者では多くの場合、高齢の妻が介護者になっている。若い介護者とは異なり、高齢の介護者に対しては、情報や技術の提供、コミュニケーションの取り方などの教育的支援だけでは不十分で、ストレス軽減、うつ予防、入院も含めたレスパイト（介護者休息）サービス、心理的カウンセリング、介護者の身体管理などより多面的で強力な介護者支援が必要となる[3]。

　さらに、もともと家族内に慢性的で、困難な課題を抱えている多問題家族では、問題状況は慢性化しており、頻繁に危機に陥る。また、多問題家族は危機に効果的に対処して変化・成長することができず、危機後の安定水準は常に低いレベルにとどまる。

　在宅医はこうした事例を「高い**複雑性**を持つ事例」と表現する。そして、このような場合でも、多職種チームで、粘り強く関わり、家族が従来の対処法に代わる有効な方法を獲得できるよう支援していくことが基本である。しかし、実際これらの複雑事例では、よい結果を出すことは困難なことが多く、状況を安定化（Stabilizing）させることやとりあえず援助者とつながっている状態を維持するということ、今後状況が変化したときに、タイミングよく介入することを目標にせざるを得ない場合も少なくない[4]。

## 3.代理意思決定支援についての支援

### (1)advanced care planningと代理意思決定

　意思決定支援においては、1990年代後半よりadvanced care planning（**ACP**）の有用性が

---

**複雑性**：複雑な問題、個別性の高い要因が多く影響し、一般化可能な対処法を適応できない事例を「complex」な事例という。さらに、コントロール不可能な問題を多く含み、これらが無秩序に絡み合っており、今後の展開を予測できないような事例を「chaotic」な事例という。

**ACP**：「将来意思決定能力がなくなったときに備えて、あらかじめ自分が大切にしていること、治療や医療に関する意向、代理意思決定者などについて専門職者と話し合うプロセス」（NHS；2007）と定義されている。

注目されている。ACPのある患者は、患者の終末期の希望が尊重され、患者が死亡した後の遺族のストレスや不安、うつが少ないこと[5]がわかっており、できるだけ早い段階から、患者自身による意思決定を支援することが重要[6]とされている。つまり、治らない病であることを認識した時点から、患者と家族、医療者が、患者の気がかりや価値観を引き出し、将来に向けてのケアを計画し、目標を共有する継続的な話し合いを幾度も繰り返していくことが重要であり、人生の最終段階（終末期）の意思決定もこの最終過程ととらえることができる。

このような話し合いを、定期的に、または状況の変化に伴い、何度も繰り返すことによって、医療者は患者と家族のナラティブ（語り、対話）への深い理解を得、患者や家族は心身の変化に対する誤解を解き、より正しい理解へ近づくことができる。また、この過程を通じて患者‐家族‐医療者の相互理解が深まり、それぞれの思いは意思決定に関係する人たちの集団の意思へと変化していく。

特に、わが国の文化的背景においては、患者の意思を中心に据えながらも、患者と生活をともにし、絆で結ばれている家族を一つの単位として考え、家族の意思も十分に尊重した上で、本人を中心とした集団の意思を醸成していく構えが必要であろう[7]。

一般的に高齢者の4人に一人が意思決定能力に問題があるといわれており、もともと一般高齢者においても自己決定が難しい患者は少なくない。さらに、終末期にある患者では、70.3％は意思決定が必要なときに意思決定能力を持っていない[8]ことがわかっている。つまり、このような理由から、実際の在宅医療の意思決定の場面では、家族が本人の終末期の命に関する決定をしなくてはならない（代理意思決定）事態は決して少なくない。家族は在宅医療の意思決定において、補助的な役回りではなく、むしろ主役であることが多い。

一方、代理意思決定を行なった家族の3割以上が精神的に負の影響を受けている[9]ことも事実であり、肉親の命についての決定を迫られる家族の心理的負担は相当なものである。家族による代理意思決定を支援することも、医療者の重要な役割の一つである。

在宅医療導入時から、だれが意思決定に関わるべき家族であるか、看取りに立ち会うべき家族かなどについてアセスメントしておく。

かつては本人、家族の意向を取りまとめてそれを代弁するキーパーソンとなる家族が存在することが多かった。しかし、最近ではキーパーソン不在の家族が多く、家族めいめいの考え方を確認し、家族構成員それぞれに対して細やかな対応を要する事例が多くなっている。特に、日々患者の変化を肌で感じている介護者と違い、距離のある家族の場合、患者の変化を疾患の自然経過として受け止めることは困難であることが多い。節目節目に、意思決定に関わる家族に細やかに状態の変化を伝えること、遠方の家族にもIC（インフォームドコンセント）に立ち会えるように気配りすることも重要であろう。

## (2) shared decision making(SDM)

比較的早期からの意思決定支援においては、shared decision making（SDM）が推奨される。最初に患者や家族が患者の疾患や状態をどのように理解しているかを尋ね（ask）、患者と家族の

病状の理解について把握するとともに、誤解や不安がケアに対する考え方にどのように影響を与えているかを把握する。

　また、長期にわたり病とたたかってきた在宅患者と家族の中には、最後まで力を尽くしてもらいたいと思っている人が少なからずいることを充分理解しておく必要がある。終末期であると決めつけたり、緩和ケアへの移行を前提に話を進めると、信頼関係が損なわれることもあるので注意が必要である。したがって、最善の治療を行なってきた、あるいは続けているという前提を崩さずにケアの話をすることが肝要である。できれば最初に、治療やケアに対しての希望、本人家族が今後どのような生活を送ることを期待しているかを聞き出すようにするとよい。

　その上で現実に起こっている事実を正確に、簡潔に伝えることが重要である。終末期の意思決定においては、積極的ながん治療の説明か、治療が何もないという両極端の説明になりがちである。今後起こり得ることを説明する際に重要なことは、医学的な妥当性を持って予測できる悪い情報について率直に告げながらも、患者家族の希望に沿って期待できる最良の経過についても併せて説明する（Hope for the best and prepare for the worst）ことだ。

　特に悪い情報を伝えるときにはさまざまな配慮が必要になる。お互いがきちんと落ち着いて伝え合える場を設定し，共感的態度を持ち，事実を簡潔に率直に話し，どんな時も希望を失わないように支持的態度で付加的な情報を伝えるようにする。もちろん、医療者が苦しみを理解しようとしていることを示す情緒的サポートは非常に重要である。最後に、患者や家族の不安について、オープンに聞くことを忘れないようにしたい。

## (3) コンセンサスベースドアプローチ

　重度認知症のように完全に自律が障害された終末期患者の家族の意思決定の支援の方法としては、コンセンサスベースドアプローチ[10]が知られている。

　まず、最初に代理意思決定に参加する人を決定し、直接介護に関わっていない遠方の家族も含め、なるべく全員を集める。そこでは、医師は、疾患の自然経過について説明し、患者がどのような経過でこのような状態に至ったか、どのような治療を受けてきたかを説明する。この時、患者がどのように介護されてきたかも説明し、介護者の思いを共有することも重要である。

　そして、今後患者の病がどのように推移するかという見込みを伝える。たとえば認知症の末期であれば、疾患の自然経過として、嚥下反射が消失し、口から食事ができなくなり、治らない誤嚥性肺炎を繰り返し、近い将来死が訪れることを率直に話す。

　次に、家族に、患者の医療や命に関わるエピソードを語ってもらい、患者の価値を推測し、患者にとって何が一番幸せかを話し合う。この時医療者は、医学的見地から患者の身体的状況や精神世界、苦痛やQOL等について代弁する。特に、残された時間は限られており、苦痛なく穏やかに過ごせることが最重要であることを理解してもらう。家族の中で意見の相違がある場合、医療者はそれぞれの思いを十分傾聴した後、患者の補助自我としての役割を果たしている家族（最も御本人の事を理解し、本人の思いを代弁している家族）の意見が支持されるように配慮する。

　そして、最後に胃瘻などの経管栄養に関するエビデンスを示し、求められた場合は医師の経験に

基づいた意見を伝える

### (4) 療養の場の決定

　患者の療養の場、特に人生の最終段階の時間をどこで過ごすかの決定は、在宅医療ではとりわけ重要な問題である。最期の時間を自分の望んだ場所で過ごせた人の方が圧倒的にQOLは高いといわれており、「本人の最期の望み」がかなうように療養の場所を検討するのは当然であろう。

　一方、療養の場として、自宅を選択するか、入院、あるいは施設を選択するかは、家族の生活、ライフスタイルに大きな影響を与える。患者の療養の場の選択は、家族にとっても意思決定の重要なポイントである。

　かつては、短期間（2、3カ月）の介護であれば、家族全員が協力する臨戦態勢をとり、在宅介護体制を構築できるケースも少なくなかった。しかし近年、介護者の高齢化、子供世代の多忙さなどによって在宅介護の物理的障壁が高まっている。また、1976年に在宅看取り率が50％をきって約40年が経過したため、在宅看取りの文化が伝承されず、在宅での介護や看取りに対しての知識と心構えを持っていない家族がほとんどとなった。このため、在宅ケアは困難の度合いを強めている。

　在宅療養が困難となる最大の要因は介護力であることは事実であるが、逆に家族の存在が在宅療養の阻害因子となることもある。たとえば、在宅医療の資源が充実している地域では、本人の意向が強く、家族が反対しなければ、短期の療養なら独居でも在宅看取りが可能であるが、家族の反対によって最期まで家で過ごしたいという本人の最期の望みが実現できなくなることもある。家族は在宅療養の促進因子にもなるし、阻害要因にもなる。

　本人に在宅療養の強い意向があるが、家族が在宅での療養と介護に強く困難を感じている場合、人生の最期の時間を、どこで誰とどのように過ごしたいという本人の意向を最大限尊重し、最期の望みがかなうようにチームが動き、環境を整えることが基本である。

　高齢者では入院など生活の場が変わることのダメージ（relocation stress syndrome）は極力避けるべきであり、可能な限り住み慣れた場で過ごすことが好ましいということ、末期がん患者は、自宅で過ごすことで体や魂の痛みが和らぎ、人生の意味を見い出しやすくなることなど、在宅療養の意義を積極的に説明しつつ、家族が感じている在宅医療の困難さを一つ一つ解決していく必要がある。

## 4. グリーフ（悲嘆作業）への支援（遺族ケア）

　患者の最期がどのようなものであったかが、つまり看取りの質が<u>遺族の悲嘆</u>に関係する。その意味で遺族ケアは患者が亡くなる前から始まっている。

　「死別後辛かったときに何が助けになったか」という質問に対しては、「患者が苦痛なく安らかであったこと」という回答が最も多い。少なくとも最期が安らかであったと思えることが遺族の救

---

<u>遺族の悲嘆</u>：死別は「死によって大切な人を亡くすと言う経験をした個人の客観的状況」を指し、悲嘆（grief）は「喪失に対するさまざまな心理的・身体的症状を含む、情緒的（感情的）反応」のことを指す。

いになる。また、「患者を最期まで十分お世話できたとの思い」も遺族の助けになっていたことから、最期の時間に家族として十分に関わることができたかどうかも大きな意味を持つ。さらには、遺族と医療者との関係性がよいということも死別後の悲嘆に影響するといわれている。

　悲嘆は、死別によって生じる身体的・心理社会的症状で、人として正常な反応であり、病的なものではない。しかし、悲嘆の程度や期間が通常の範囲を越え、精神的な治療を必要とする悲嘆がある。これは従来「病的悲嘆（pathological grief）」と呼ばれていたが、近年複雑性悲嘆（complicated grief）と呼ばれるようになった。

　複雑性悲嘆の頻度は、死別をめぐる状況や故人との関係性、遺族や家族の主体的状況などによって異なり、ホスピス緩和ケア病棟などでは 2.3％という報告がある一方、交通事故被害者遺族では 32.7％という報告も見られる。通常の医療現場では 1 〜 2 割程度と推定される[11]。

　遷延性悲嘆障害とは、「死別を経験した人が、思慕（たとえば、故人へのあこがれ、望むが満たされない故人との再会の結果としての身体的または情緒的苦痛）を毎日、あるいは生活に支障をきたすような強いレベルで経験している状態」をいう。具体的には、死別を経験した人が、以下の九つの認知的・情緒的・行動的症状のうち五つ以上の症状を、毎日あるいは生活に支障をきたすような強いレベルで経験している状態をいう。

①自分の役割に対する混乱 or 自己感覚の減退（自己の一部が死んだような感覚）
②死を受け入れることが困難
③死の現実を想起させるものを回避
④その死以来他者を信頼することが困難
⑤その死に関する恨みや怒り
⑥前向きに生きることが困難（ex. 新しい友人をつくる、趣味を見つける）
⑦その死以来の無感覚（感情の欠如）
⑧その死以来の人生に対する満たされないという感覚、空虚感、無意味感
⑨死によって呆然としたり、愕然としたり、ショックを受けたという感覚

　また、複雑性悲嘆の診断時期は、死から少なくとも 6 カ月が経過するまでは診断が下されるべきではないとされている[12]。
　複雑性悲嘆を引き起こす危険因子としては、以下のようなものが挙げられている[13]。

## (1) 死の状況に関わる要因
①突然の予期しない死別の場合
②自死（自殺）や犯罪被害、エイズなどの特殊な状況での死別
③同時、または連続した喪失
④遺族自身の死の関与（積極的、間接的）
⑤遺体の紛失、遺体の著しい損傷など

### (2) 喪失対象との関係性に関わる要因
①故人との非常に深い愛着関係（子どもとの死別など）
②過度に共生的・依存的な故人との関係、または葛藤関係や愛着関係
③悲嘆当事者の特性に関わる要因
④過去に未解決な喪失体験

### (3) 精神疾患、またはその既往
①不安が強いなどのパーソナリティ特性
②子どもの近親者との死別（この時点で病的になることは少ないが、特別な配慮が必要）

### (4) 社会的要因
①経済状況の困窮、または著しい悪化
②ネットワークの不足、孤立化
③訴訟や法的措置の発生

　なお、複雑性悲嘆は単独で認められる場合もあるが、うつ病や心的外傷後ストレス障害（ＰＴＳＤ）と併存する可能性が低くない。複雑性悲嘆は、「故人に対する思慕、死に対する不信、故人なしでは人生は空虚であり、満たされないという感覚」が遷延する状態である。一方、うつ病では、精神運動の遅滞や自尊心の低下が含まれる。通常、抗うつ薬の使用や心理療法によってうつ症状の改善は図られるが悲嘆への効果はない。ＰＴＳＤは、恐怖刺激の回避が特徴で、忘れたくても忘れられない状況といえる。
　しかし、実際に医療者が複雑性悲嘆のリスクの高い遺族を予測することは難しい。心配していた遺族が意外に大丈夫であったり、その逆があったりということを経験する。悲嘆には死別におけるさまざまな要因が複雑に関係していることに加え、家族の心理社会的状態も影響し、的確に把握することが難しい。
　また、医療従事者は、遺族に死別前から接し、経験をともにしており、関係性を築きやすい特別な立場にある。しかし、遺族のニーズはさまざまで、医療従事者の支援を必要とする人もいれば、そうでない人もいる。
　そのため、グリーフケアのニーズがある人、さらにそれを医療者に求める遺族がアクセスしやすいように、簡単なパンフレットや資料、連絡先を渡すなどの配慮をしておくとよい。
　患者の病や障害、死という危機に際して、家族が適正に対応できるように支援し、新たな危機に陥らないように予防し、残された家族が自分の人生を歩いていけるように支援することも在宅医療の重要な役割の一つである。

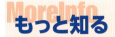
## もっと知る

**参考文献・サイト**

1) 森岡清美、望月嵩　新しい家族社会学四改訂版、培風館　P3-5
2) 鈴木和子、渡辺裕子著　家族看護学　理論と実践　第4版　P119
3) 内田千佳子ら　ショートレビュー　高齢患者の緩和ケア　緩和ケア　Vol.18 No.3　2008　青海社
4) 藤沼　康樹編　新・総合診療医学　家庭医療学編　複雑な臨床問題へのアプローチ　P73-77
5) Karen M D.Andrew D H.　Michael C R. et al; The impact of advance care planning on end of life care in elderly patients: randomised controlled trial;　BMJ　；349：c1345,2010
6) Davies E. et al (ed). Better Palliative Care for Older People. World Health Organization Europe, 2004
7) 福原俊一ら「日本人及び日系米国人の終末期医療における意思決定モデルに関する研究」http://www.pfizer-zaidan.jp/fo/business/pdf/forum5/fo05_053.pdf（2014.4.6 アクセス）
8) Maria J. Silveira, M.D., M.P.H., Scott Y.H. Kim, M.D., Ph.D., and Kenneth M. Langa, M.D., Ph.D.　Advance Directives and Outcomes of Surrogate Decision
9) Wendler D, Rid A: The effect on surrogates of making treatment decisions for others ,Annals of Internal Medicine 154:336-346,2010
10) Karlawish Jason H.T., Quill Timothy, Meier Diane E　A Consensus-Based Approach to providing palliative care to patients who lack decision making capacity　Annual of Internal Medicine 1999　Vol 130 May 18 P835-840
11) 坂口幸弘　複雑性悲嘆とは？　EB Nursing　第11巻　第4号　2011年9月　中山書店
12) Prigerson HG,Horowitz MJ,Jacobs AC,et al, Prolonged grief disorder: Psychometric validation of criteria proposed for DSM- V and ICD-11.PLos Medicine,2009;6(8):e1000121
13) 瀬藤乃理子、丸山総一郎　複雑性悲嘆の理解と早期援助　緩和ケア　2010；20(4)

# 独居でも可能か

仙台往診クリニック院長　川島孝一郎

- ▶独居で最期の日まで暮らせる＝独居看取り可能であることを知る。
- ▶医師の説明責任が最も重要。
- ▶説明において①日本人の一般的な衰えについて学ぶことが重要である。
- ▶説明において②実体と構成概念（解釈・意味づけ）を学ぶ。
- ▶説明において③国際生活機能分類（ICF）の理解が欠かせない。
- ▶介護は①40歳以上の国民すべてに適用される介護保険による訪問・通所・入所・介護機器等の支援と、②身体・知的・精神等の障害を持った人に適用される障害者総合支援法による支援、③各自治体独自の支援策及び民間支援等による。
- ▶実例１．全身麻痺・人工呼吸器・胃瘻のALS（筋萎縮性側策硬化症）の療養者が、24時間365日以上の時間を、すべて他人介護によって支援されながら自宅で死亡。
- ▶実例２．臥床状態となった男性老人が1日24時間の医療＋介護を受け、独居で最期を迎えた。

**KeyWord**　独居看取り、医師の説明責任、人生の最終段階、実体と構成概念、国際生活機能分類（ICF）、地域包括ケア、介護保険、障害者総合支援法

## 1.独居看取り

「一人暮らしで（誰もいないときに）死んだらどうしよう・・・」と一般の人は心配する。
病院なら安心なのか？

午後6時から明日の朝午前9時までの15時間の看護体制をご存知だろう。50床の病棟に看護師は2〜3名しかいない。午後9時の消灯以降は3時間ごとの見回りで、懐中電灯を照らして呼吸の確認をするぐらいである。

最初の見回りのときには呼吸をしていたが2度目の見回りのときには呼吸が止まっていた、などということは日常茶飯事である。

病院のどこが安心なのか。病院でも一人で死ぬのだ。

呼吸が止まっていたときに、①「何が何でもがんばって！」と蘇生を開始するのか。それとも②すでに呼吸停止しているなら「これも人生だ」と受容し看取るのか。①②いずれを選ぶのかを入院時に協議しておくことの方がずっと重要なのだ。

なぜなら蘇生をした結果『不完全に生き残る』事例が数多くあるからだ。意識がもどらない、食事が摂れないから胃瘻やIVH（中心静脈栄養）、呼吸が悪いので人工呼吸等々の状態になってしまう。

希望する人には蘇生もOK。しかし希望しない人に胃瘻や呼吸器は問題だろう。

要するに、以上のことを在宅療養者や家族に対して必要十分に説明し、選択可能な情報を提供し

ておくことこそが医師のやるべきことなのだ。

Point：誰も見ていないところで一人で死ぬことは、病院では普通のことであることを医師は認識していなくてはならない。独居看取りは特殊事例ではない。

## 2.医師の説明責任

　千葉宏毅氏は在宅がん療養者のケアにおいて医師の説明責任に着目し、全国32名の在宅医からの80事例を調査した[1]。在宅医の訪問時の説明をすべて録音しテキストデータに変換。424103文字から意味を成さないものを省き有効文字92554文字を抽出。さらにこれを5415単語に分類した。説明内容の重要項目は図1（千葉宏毅氏）に示すイ・ロ・ハに分類された。

　結果として在宅看取りできる医師と看取れない医師の説明には大きな違いがある（図2）。

　『イ：病気・治療等の説明』は二つの群に有意差はない。しかし、『ロ：身体が衰えるプロセスと看取りの心構え』、及び『ハ：衰えるプロセスの段階ごとに本人・家族支援体制・福祉制度の活用・経済面への配慮』については有意差が明確であった。

　以上から、看取れない医師は病気・治療等の身体論しか説明していない。

　一方、在宅で最期まで生活が可能で看取りを行なえる医師は、身体論にとどまらず、本人の身体・家族・生活のすべてが変化してゆくプロセス

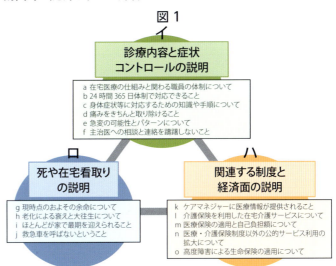

テキスト中の単語1語を抽出するのではなく、複数の語と語の組み合わせを設定することで、より説明内容の意味に近いコーディングが可能

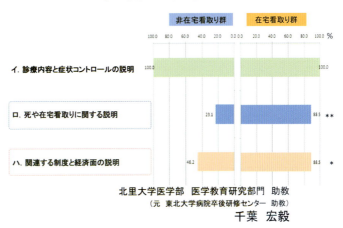

北里大学医学部　医学教育研究部門　助教
（元　東北大学病院卒後研修センター　助教）
千葉　宏毅

と、看取りに向けての心構えを説明している。合わせて変化する環境や境遇への支援を具体的に説明し制度の活用を促している。

> Point：在宅における看取りに関しては、患者の意思決定が重要なのではなく、意思決定が可能な必要十分な説明を医師が果たしているか否かの方が重要である。医師が必要十分な説明を行なっていればその結果として『決定は自ずと行なわれる』。

## 3.衰えるプロセスの説明

　研究結果から『ロ：身体が衰えるプロセスと看取りの心構え』が重要である。

　日本人の大多数は「元気で大往生」や「ピンピンコロリ」はできない。この事実を療養者・家族に示さなければならない。

　東京大学秋山弘子氏の大規模コーホート調査がある（図3）。男性も女性も年齢とともに健康→半介助→全介助となり死亡する。日本人は元気なままでコロリと死ぬのではない。

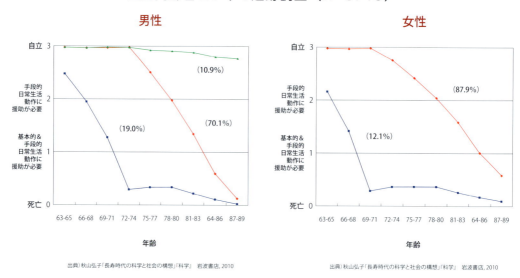

図3　自立度の変化パターン
－全国高齢者20年の追跡調査（N=5715）－

出典）秋山弘子「長寿時代の科学と社会の構想」『科学』 岩波書店, 2010

　半介助・全介助になるということは身体障害を持つことである。日本人の多数（約90％）は障害者として最期を迎える。したがって障害者論が理解されていなければならない。同時に障害者福祉・障害者総合支援法・障害者差別解消法等の政策内容について知る必要がある。

　他方、ピンピンコロリ＝急死する日本人がいる。消防庁の統計では救急搬送された当日死亡＝急死は総死亡者数のわずか4.8％。数日のうちの死亡を含めても10％弱である。この事実を療養者本人・家族に伝え、障害を持ってもより良い生活と看取りが可能となる説明が必要である。

　日本人の身体が衰えてゆくプロセスを一般に示したテキストがある[2]。内容を以下に示す。

人はやがて衰えます。より良い衰えを実現しましょう。

日本人が一番元気なときはいつでしょう？ 15〜17歳です。このとき年齢別では最も多い一日に2500Kcalの栄養を摂ります。つまりそれだけのカロリーを処理する能力があり、エネルギーになった栄養を体力に変える力があるのです。

しかし、18歳以降は食べるカロリーも次第に低下します。そして徐々に処理能力も体力も衰えて最期の日を迎えるのです。

最期の日は処理能力ゼロ、体力ゼロになりますから、さっそうと歩いたり、「ワッハッハ！」と大声で笑ったり、パクパク食べたりするはずがありません。それ以前から歩けなくなり、食べられなくなり、始終眠り続けるようになるのです。

ピンピンコロリとはいきませんね。

人生の後半生を身体のことだけで描くと図4になります。

※本人は死を経験しませんから、最後の瞬間まで「生き方」が大切です。

※しかし肉親を初めとして本人に係わった人たちは看取る側になります。

※90％以上の人は緩やかに衰えますが、10％以下の人は急死します。

※緩やか型では体力が衰えると、歩けなくなり、

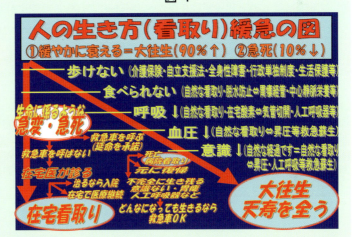

図4

食べられなくなり、呼吸も弱く、血圧が下がり、意識が薄れ眠ったまま最期の日が来るのです。

※緩やか型も急死型も、どの場で、どこまでの医療を希望するかを考えておくとともに、日頃家族や主治医と話し合いをしておくことが必要です。

①歩けなくなってきます

大抵の方が、まず歩けなくなってきます。始めはすたすた歩いていた人が介添えしてもらうようになり、そのうちにハイハイするようになります。それもできなくなり車いす生活になってゆきます。

さらに、車いすにも乗れなくなる日が来ます。背中の筋肉の力が衰えると車いすに乗せても滑って座っていられなくなるからです。最終的には、いつも寝ているようになります。

歩けないのはみじめでしょうか？ 五体不満足でも新しい生き方ができるのです。解釈しだいで世界が変わります。

人は互いに寄り添いながら生きています。人のお世話になるのが古来からの慣わしです。胸を張って介護を受けましょう。居宅サービス・通所サービス・入所サービスその他のいろいろなサービスがあります。うまく利用して楽しい毎日を送ることが可能です。

## ②食べられなくなってきます

　つぎに、食べられなくなる時期が来ます。歩けないのと同時になる人もいます。

　食べられなくなる理由はふたつあります。ひとつは、私たちの飲み込む力がだんだん衰えてくることによります。

　食べたり飲んだりするためには、唇の力・あごの力・舌の力・のどの力が必要です。唇の力が低下すれば口の中のジュースはこぼれるでしょう。あごの力が衰えれば噛めません。のどの力が衰えれば飲み込めなくなります。

　もうひとつの理由は処理能力の低下です。2500Kcalを処理できた15〜17歳のときをピークにして、そこからはしだいに衰え、年齢とともに処理できるカロリーが下がります。

　ご家族がよかれと思って好きな食べ物をあれこれ作るのですが、本人は「気持ちだけもらうけど食べきれないわ。」と辞退するのは、それ以上のカロリーを私は処理できません、と暗に示しているのです。そのときには無理強いする必要はありません。

　食べられなくなると、点滴で水分を補ったりします。これは栄養をつけるためではなく脱水防止なのです。脱水になると「やるせない」「身の置き所がない」と感じる人が多数います。つらくない・苦しくない状態で過ごしていただくために、処理能力の範囲で点滴を行ないます。

　食べられなくなってきたとき、「新しい食生活」を営んでゆこうとするなら、胃瘻の栄養という選択肢もあります。胃瘻を造っても飲み込みがある程度保たれている人は、口から食事をしてもよいのです。口からの栄養の足りない量を胃瘻から補うと考えればよいでしょう。胃瘻から毎日晩酌をしている人がいます。スープやヨーグルト・味噌汁を入れる人もいます。形を変えた食器を使っていると考えましょう。人は体力に見合った処理能力しかありません。体力の衰えにしたがって処理能力も衰えますので、点滴だけの人も、胃瘻の人も、状態に合わせて栄養や水分量を調整していきます。ただし、ご意向及び病状・老化現象など考え、総合的に判断する必要があります。

## ③呼吸が低下してきます

　しだいに呼吸も弱くなってきます。息苦しさがあり、酸素を吸うと楽になる状態なら、酸素を吸いながら生活しましょう。大多数の人はこれで十分につらくない生活が可能です。

　酸素でも息苦しさが取れないような場合は、お薬で鎮静をすることもあります。すでに眠る段階で苦痛を感じておられないときには、必ずしも酸素や沈静を行なう必要はありません。

　さらに気管切開し、呼吸器を使用して生きていく人もおられます。無理な延命ではなく、最期の日まで連れ添う伴侶（呼吸器）と暮らすという解釈で楽しく生活していらっしゃる人が多数います。

　本人や家族を含めた全員でご意向、病状、老化現象など考えて判断しましょう。

胃瘻や呼吸器は身体に統合された全体として機能します。途中で中止を希望しても、本人全体を一挙に破壊する＝死なせる行為になるのでできません。

### ④血圧が低下してきます

からだ全体が衰えてくると、心臓も弱くなってくるので、血圧が下がってきます。

上の血圧が100を切って、80を切るようになると、数日から1週間と考えられます。

ですから少し手前で、会わせたい方にはお声をかけておくとよいでしょう。

70を切ると一両日中となります。その時は傍らに集っていただき、肉親・友人とともに水入らずの時間を共有していただき、「よく頑張ったね。」「大往生だね。」と今までの思い出話をしてください。

### ⑤「呼んでも答えない！」とあわてない。本人は安らかに眠っているのです

高校生のとき2500Kcalを消費した体力100点満点の時代からはや幾年か。

いよいよ最期の日が近づくと体力は100→80→50→20→0点に下がってきます。

体力が低下すると、残り少ない体力を温存するために、むやみにエネルギーを消費しないように身体が反応します。

一番エネルギー消費が少ないのはどんな状態でしょう？　眠ることですね。

眠っているということは、すべての苦痛（痛み、苦しさ、つらさ、やるせなさ等）から開放されて、安らかな時間を過ごしていると考えます。

もし私たちが、痛い！　つらい！　苦しい！　と感覚することができたら、それは感じている証拠ですから、必ず覚醒して「痛いからどうにかして！」「苦しいから治して！」と叫ぶはずです。

ところが、大声をあげて呼んでも揺り動かしても、本人はグーグー眠っているのです。これが本人は安らかな状態なのだという証拠なのです。

最期のときには本人は眠っているので、本人が問題になるのではありません。では、誰が問題になるのでしょう？

意識がなくなると、まわりでみている肉親・親戚縁者はつらいものです。

すると、「おばあちゃんもつらいのよねえ。」「あなた、苦しいでしょう。」というように、自分のつらさをあたかも本人もつらいのだろうなと思ってしまいます。

たしかにそんな気持ちになるのは肉親であれば当然でしょう。

しかし、それはまったくの勘違いです。

まわりの人たちの「つらい気持ち」とはうらはらに、本人はスヤスヤ眠って幸せ一杯です。

ということは、まわりの人たちがあわてないことが第一に求められます。

心に抱いている「（本人が）苦しいのよね・・・つらいよね・・・」という気持ちが、実は本人のことではなく、見守っているまわりの人の心なのだということに気付くことが大事です。

※緩やか型で衰える90％以上の日本人は、みんなグーグー眠って最期を迎えます。

※眠るということは、すべてのつらさ・苦しさ・痛さなどから開放されて安らかなときを過

ごしている、と解釈してよいのです。
※一方で、看取るまわりの人は、「つらい・かなしい・不安・・」と思っていますから、その思いをあたかも、『本人がつらい・苦しい・痛いのだろう。』と本人に移し替えて解釈してしまうものです。
※肉親やまわりの人は「本人もつらいのだ。」と勘違いをしてしまいます。
※勘違いをやめましょう。「本人はしあわせ一杯！」と解釈するのです。

　勘違いをするか、しないかはとても重要です。なぜなら、勘違いをしたままだと、「うちのおばあちゃんは苦しいまま死んだ・・」になるのです。
　勘違いしなければ、「まわりの人はつらかったけど、おばあちゃんは苦しくなく安らかに天国に行ったね。よかったね。」となるのです。
　心の持ちようの違いで、まったく逆の状況になりますから、みなさんはくれぐれも、上記のような勘違いを決してしないようにお願いいたします。

### ⑥息を引き取られたときが大往生です

　みんなが見守る中で、多くの人は静かに息を引き取られます。
　ある人は、いかにも苦しげにハーハー、ゼーゼーという呼吸をして、あごを突き出すようなそぶりがあったりします。それを見ただけでほとんどの人は「苦しがっている！」と勘違いをします。
　実は、下顎呼吸とか臨終喘鳴という単なるしぐさです。
　下顎呼吸や臨終喘鳴は、血圧が低下し、最期に近づいた身体が便宜的に「あたかも苦しそうに見える」呼吸を行なっているだけなのです。
　血圧が下がって70になると、身体の構造上、脳にいく血液が極端に減少します。意識も薄れますから本人に声をかけてもはっきり返答する人はいません。つまり、本人が苦しんでいるのではないのです。
　苦しい呼吸と勘違いしないで下さい。そしてみんなで見守っているうちに静かに息を引き取るのです。
　息を引き取ると、「ああ、呼吸が止まった！大変だ！」とあわてて胸を押し始める人がいるかもしれません。でも、胸を押すと「延命治療が開始」されたことになります。
　では救急車を呼びますか？
　病院でお亡くなりになることを希望しているのならそれでもいいでしょう。
　しかし、「自宅で最期を迎えたい。」「畳の上で死にたい。」と願って成就した本人に対して、まわりの人があわてて延命開始になったら本末転倒ですね。
　息を引き取られたときが大往生です。あわてて蘇生開始しないこと。
　在宅医療を行なっている主治医に連絡しましょう。「息を引き取りました。安らかでした。」と報告して下さい。在宅医療の主治医がいれば、経過も状況もわかっていますから、警察の検視は必要ありません。普通に死亡診断がお家で行なわれます。

⑦急死の場合はどうする　《救急車？　往診の医師に来てもらう？》

　緩やか型で最期を迎える日本人は90％以上になります。

　急死の割合はどうでしょう。

　消防庁の統計では、救急搬送された人のうち急死に該当する人は、すべての死亡者のたった4.8％しかいないことがわかっています。70歳、80歳という人生からしてみれば、救急搬送されて数日中に最期を迎えた人も急死に含めたとしても10％に満たないのです。

　確率は少ないのですが、急死の場合にはどう対処するかをあらかじめ考えておく必要があります。その理由は下記を読んでいただければ理解できるでしょう。

（1）救急車を呼ぶ

　お風呂やベッドの上、家の廊下などで急に倒れたまま息を引き取る人が稀にいます。急死です。呼吸していない・意識がない・脈が触れないなどの状態が複合して起こったと考えればよいでしょう。

図5

　家族はびっくり仰天してパニックになるでしょう。心得のある人は胸を押したりして蘇生（生き返るための処置）を試みます。別の人はあわてて救急車を呼ぶでしょう。呼ぶときはどのように呼びますか？「助けて！」ですね。

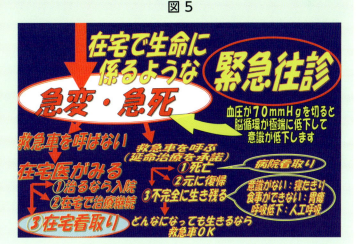

　図5を参照して下さい。

　さて、救急車が到着しました。もともと要請された理由は「助けて！」ですから、救急隊員は一生懸命に蘇生を開始します。

　待ち構える病院の医師も、助けるために気管に管を入れて人工呼吸をしたり、心臓を動かすための電気ショックを行なったりします。

　すべては「助けて！」という要請から始まったのです。

　「助けて！」と呼ぶのですから、「生命を助ける＝生命を長らえさせることを希望していますね。」つまり、延命を試みる治療を承諾したことになります。

　救急隊員も病院の医師も手を尽くすでしょう。その結果はつぎの三つです。

①死亡：何割かの人は治療の甲斐なく亡くなり、病院で看取ることになります。

②元に復帰：何割かの人は治療がうまくゆき元に復帰することができます。家族もよかったと
　　胸をなでおろすでしょう。

①②ははっきり立場が分かれます。でも、つぎは大変困るでしょう。

③不完全に生き残る：何割かの人は生命は助かったけれど、「意識が戻らないから寝たきり」「食事ができないから胃瘻」「呼吸が弱いから人工呼吸」など、今までのレベルからだいぶ下がった状態で生き続けることになる場合です。

多くの家族は唯一②を期待して救急車を呼びます。しかし①の結果もあります。ご家族がほとんど考えておらず、後であわてるのが③「不完全に生き残る」です。

救急車を呼ぶ場合は、この三つをはじめからきちんと理解して、①②③のどの状態になっても対応しますよ、という本人の意向やご家族の心構えがあって呼ぶのです。

どのように身体が変わったとしても、「新しい生き方を始める！」という解釈であらたな生活を楽しく暮らしている人も大勢います。ですから、救急車を呼ぶことが大切なことではあるのです。

しかし、「十分に生きたから悔いはない。自然な衰えのまま暮らしたい。」と考えていた人が、③不完全に生き残る、ことになったらどうでしょう。救急車を呼ぶことが、必ずしも適切であったとはいえないでしょう。

本人・家族だけではなく、主治医をはじめとした医療・介護・福祉などのプロフェッショナルの人たちとも、よくよく話し合いを積み重ねて、「どのように生きたいのかという生き方の視点」から「救急車を呼ぶ」希望を作り上げることが大切です。

（2）往診の医師に来てもらう

在宅医に診てもらっていれば、いつでも往診してもらえるので、救急車を呼ばないという手だてが加わります。急死や命に関わるような急変が起こっても、「あ、これが、先生が言っていた急死・急変だ。」と在宅医に連絡することができます。

①在宅医が駆けつけて間に合えば、必要な時は入院の手配をします。

②諸事情（家族が入院の付き添いができない・本人が独居・入院を拒否など）があるときには、在宅でできる範囲の治療を継続することがあります。

③残念ながら息を引き取ってらっしゃったら、「畳の上で最期を迎えられてよかったですね。」と、お看取りすることになります。

在宅医療の医師が診断した場合には、おおよその原因がわかりますので、原則的には警察の検視は行なわれません。

急死の場合、血圧が70を切ると意識が薄れて眠って亡くなります。最終的には苦しまないので、在宅看取りの場合には家族はあわてないで連絡して下さい。

Point：『人の当たり前の衰え』を医師は必ずもれなく本人・家族に説明し理解を得ておかなければならない。このプロセスは人の一般的な衰えと看取りであり、誰かに特有のものではない。したがって、一般論として医師の自分にも訪れることであることを理解してもらおう。

内容は当クリニックホームページからダウンロード可能である。

## 4. 人生の最終段階

厚生労働省「終末期医療に関する意識調査等検討会」報告書[3]において、『終末期』という文言を『人生の最終段階』という文言に変更した。

医師は何千人もの死を見る。人の死は客観的な実体として医師の目に見える。だから「在宅療養者は死んだ。」と思い、「医師の私も必ず死ぬ。」と思うのだ。

しかし、死ぬ本人にとってはどうか。常識的に考えよう。あらゆる経験は人の知覚を通して認識・記憶され経験となる。死ぬということはすべての知覚の断絶であり、その瞬間には経験することのない状況に至る。本人の死は本人自身には経験されない。したがって実体として経験できないものであり、ただ「私は死ぬ。」と解釈・意味づけをみずからに関して行なっているだけなのだ。この解釈や意味づけのことを「構成概念」という。

死は本人にとって「実体ではなく構成概念である」ことを学ぼう。

実体と構成概念を取り違えないこと。

本人にとって『死は経験しようがない』ものである以上、「どう死ぬか？」ではなく、経験可能な最期の瞬間までの『生』を「どうよりよく生きるか？」が基本となる。

> Point：終末期から『人生の最終段階』へと文言が変更された。
> Point：本人は死を経験しない[4]。経験可能なのは死ぬ直前までの生き方＝人生である。
> Point：実体と構成概念[5]（解釈・意味づけ）を知る

## 5. ICF生活機能を知ろう

千葉宏毅氏の研究結果から『ハ：衰えるプロセスの段階ごとに本人・家族支援体制・福祉制度の活用・経済面への配慮』が重要であることがわかる。キーワードはICF 国際生活機能分類[6]である。

生活機能とは何か。日本語では『生きることの全体』と表現される。

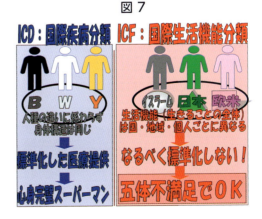

図6　図7

WHOは2000年までは国際障害分類ICIDHを基本としていた。

　ICIDHはICDと同様の思想である。健康を100点と見立て、障害の質と程度を健康からの乖離の度合いによって評価し、障害の改善を目論んだものである。

　しかしWHOの誰かがある日「？」と気づいたのだろう。何に？　図3・4に気づいたのだ。

　私たちは健康のままコロリと死ぬのではない。大多数は障害を持ちながら最終的に臥床となって亡くなるのである。

　とすれば、絵に描いた餅のようにあたかも健康で暮らせるような嘘をついてはいけない。どう障害を治すのかではなく、障害を持ちながらよりよい生き方をしてゆく方向に舵を切ったのである。生きることの全体が調和し支援されることを目論んだのだ。

　ICD/ICIDHとICFの大きな違いを示そう。

　ICD/ICIDH（図6左）では健康を100点→障害（身体機能の低下）→死0点と見るのに対して、ICFでは図6右のように各状態をすべて生活機能の変容ととらえる。どの身体状態にあっても周囲と調和した生きることの全体が維持されれば、それが『あらたな健康を創造している』とみなされる。

　ICD/ICIDH（図7左）では健康＝スーパーマンを目指すのに対して、図7右ICFは五体不満足でも豊かな生活を目指すのである。ICFは国・地域・家庭・個人それぞれに生きることの全体が異なるので、なるべく標準化しないオーダーメイドが原則である。

　在宅看取りに当たっては、ICFの理念を理解し、身体論に偏らず、どのように衰えても生活活動・社会参加にも目を向け、環境因子（介護保険・障害者の多くの制度・民間支援等）を幅広く受け入れて、生きることの全体が安定することを目指してほしい。

> Point：地域包括ケアの核となる思想が生活機能である。

## 6.地域包括ケアにおける介護保険と障害者総合支援法

　地域包括ケアを推進するに当たり、生活を支える介護制度に大きな二つの柱がある。

　①40歳以上の国民すべてに適用される介護保険による訪問・通所・入所・介護機器等の支援、②身体・知的・精神等の障害を持った人に適用される総合支援法による支援である。

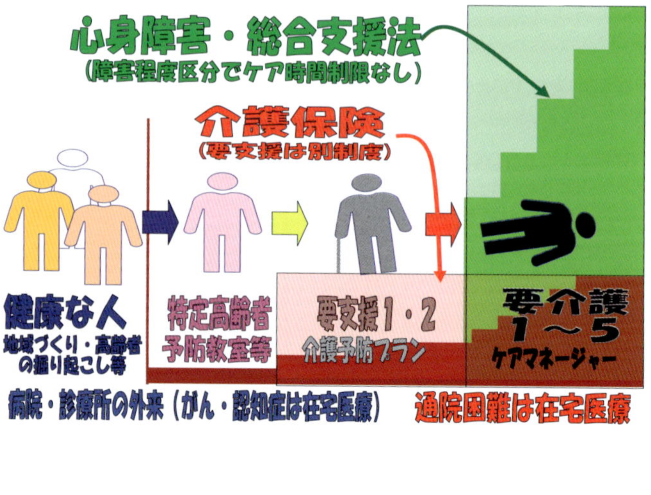

　①はある一定の年齢以上に

図8

達した国民に関する横軸の幅の広い制度であり、②は心身障害を持つ国民に関して最重度であれば24時間365日以上の介護をも提供可能とする縦軸が高い制度である（図8）。

二つの制度を軸に、医療ベッド以外の、自宅や特別養護老人ホーム・小規模多機能施設・有料老人ホーム・グループホーム・サービス付高齢者住宅等のいわゆる在宅、あるいは居宅において、独居で最期の日まで暮らせることとなる。

> Point：急死しない限り障害者として生きる時間が必ずある。障害者総合支援法の活用可能な内容を知らなければならない。

## 【実例1】

全身麻痺・人工呼吸器・胃瘻のALS（筋萎縮性側索硬化症）の療養者が、24時間365日以上の時間を、すべて他人介護によって支援されながら自宅で死亡。

図9は当該療養者の週間ケアプラン[7]である。横軸が24時間を、縦軸が月〜日曜日までの一週間を示している。このプランを52週継続すれば一年となる。

①介護保険では要介護5であってもプランの10分の1の時間数しか充当できない（青い部分）。
②宮城県ではALS＋人工呼吸器の療養者に対して月60時間分の人員配置に費用を出している（茶色部分）。宮城県の単独制度。
③仙台市は全身性障害者等指名制介護助成事業として月60時間分の人員配置に費用を出している（赤い部分）。
④残った広い範囲の黄色の部分はすべて心身障害者総合支援法（当時は自立支援）によってまかなわれている。
⑤看護は医療保険によって訪問している。
⑥当初わずかにボランティア（水色）が入っていたが、すべて総合支援に組み替わった。

注目すべきは、火曜日と木曜日の昼12時近辺において複数の人員が同時間に訪問していることである。これにより当該療養者は、人工呼吸器搭載車イスに乗り、吸引器・胃瘻栄養等を携えた複数の介護者に守られながら、外出し散歩やデパートへの買い物に出かけることが可能となる。木曜日の同時間には総合支援により二人のホームヘルパーが入っている。したがって総合

図9

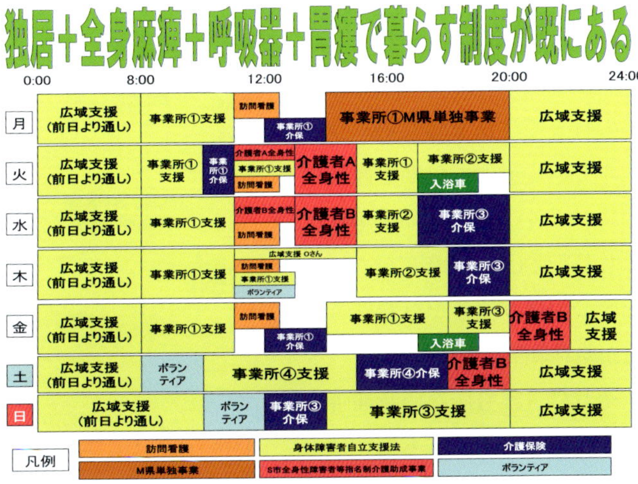

支援法制度上 24 時間 365 日以上の時間数が確保されることもあり得る。

　介護保険が適用されない年齢＋県の単独制度がない＋全身性障害者等指名制介護助成事業を展開していない市町村＋ボランティアがいない場合には、図9はすべて黄色の総合支援によって 24 時間 365 日を他人介護にゆだねることが可能である。

　総合支援法の最も重要な意義は『どんなに重度の障害を持っても日本は必ず助けてくれる』ということを実際に示している。これが国民に対する国への安心感をもたらす。

　この例は医療依存度も介護依存度も最重度である。このような状況の在宅療養者は身体障害に限らない。知的障害・精神障害においても 24 時間 365 日、独居のままですべて他人介護となっている療養者は、推定で 200 名ほどが全国にいると考えられる。

　当クリニックでは、現在いずれも ALS 療養者で男女 1 名ずつが 24 時間 365 日他人介護の在宅生活を営んでいる。二人とも最期の日まで在宅生活を希望している。

> Point：全身麻痺＋人工呼吸器＋胃瘻でも独居で暮らすシステムが、今の日本では十分可能であることを当該患者に説明できなければならない。

## 【実例2】

　医療依存度・介護依存度ともに最重症の場合には上記の制度適応になる可能性はある。

　しかし、そこまでの医療や介護の依存度ではない療養者が最期の日まで暮らすにはどのような意識や具体的支援が必要だろう。

　図 10 はある臥床状態となった男性老人の 1 日 24 時間の医療＋介護の状況である。独居で最期を迎えた。

　介護保険をすべて利用した上で総合支援を受けても時間数は微々たるものである。したがって、臥床状態となった本人に対して毎日上記の時間を医療と介護に当てても、必ず「誰も居ない時間帯」が出現する（肌色楕円部分）。

　これが当該療養者にでき得る最大時間数の場合には、この生活であっても本人が「最期の日まで生活をしたい。今住んでいる場所で最期を迎えたい。」という強い希望があることが必要で、その際にはたった一つの取り決めを行なうことが絶対条件となる。

①それは『誰も居ない時間帯に息を引き取っても悔いはない』という取り決めであ

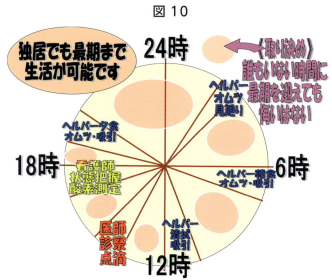

る。
②したがって当該状況下において最初に発見した者は主治医である在宅医に報告する。
③蘇生はしない。したがって救急搬送しない。
④主治医が診断する。不審な点がある場合には警察に連絡する。
⑤親戚縁者がある場合には、上記①〜④を事前に伝え、了承を得ておく。
⑥天涯孤独の方で、行政もまったく縁者を把握していない場合もある。その場合には行政の保健師・障害高齢課や介護保険課職員等の第三者を交えて、上記①〜④を確認しておく。
⑦死亡後の対応（葬儀・財産の処分等）を親戚縁者や行政職員と事前に取り決めておく。

　主治医の最期の診察以降24時間以上経過していても、死亡が確認された場合に主治医が診察し、不審死でなく死亡原因を特定できる場合には診断書の交付が行なわれる。

> Point：『誰もいない時間に息を引き取っても悔いはない』という取り決めが、独居看取りの絶対唯一の必要項目である。

## MoreInfo もっと知る

### 参考文献・サイト

1) 千葉宏毅：在宅末期がん患者と主介護者に対する熟達した在宅医師の初診時の説明内容に関する定性的研究.日在医会誌 2014;16-1:pp21-26. 千葉宏毅：在宅末期がん患者と主介護者に対する在宅医師の説明に関する研究．東北大学大学院医学系研究科 博士論文 2014.
2) 川島孝一郎：おだやかに最期の日まで暮らすために(生きることの集大成を叶える在宅医療パンフレット)宮城県第三期地域医療再生事業補助金 2015；pp13-22
3) 平成24年度厚生労働省医政局「終末期医療に関する意識調査等検討会」報告書において、「終末期」という文言から「人生の最終段階」という文言へ転換することとなった。
4) 川島孝一郎：「終末期の生活者の生き方を支える相談・支援マニュアル策定に関する研究」平成21年度厚生労働科学研究費補助金(厚生労働科学特別研究事業) 2010.3 p16
5) 川島孝一郎：「終末期の生活者の生き方を支える相談・支援マニュアル策定に関する研究」平成21年度厚生労働科学研究費補助金(厚生労働科学特別研究事業) 2010.3 pp11-12
6) 野中博, 大川弥生 他：在宅だからICF. 訪問看護と介護. 2014; Vol.19 No.2:pp.101-139
7) 川島孝一郎：「終末期の生活者の生き方を支える相談・支援マニュアル策定に関する研究」 平成21年度厚生労働科学研究費補助金 厚生労働科学特別研究事業. 2010.3 pp41-62

# 在宅医療のQOL指標の開発、試用

名古屋大学医学系研究科地域在宅医療学・老年科学講座講師　梅垣宏行
名古屋大学未来社会創造機構人とモビリティ社会の研究開発センター教授　葛谷雅文

▶ 生活の質（Quality of Life = QOL）は、国際保健機関（World Health Organization = WHO）の健康に関する定義である「単に疾患がないということではなく、完全に身体的・社会的に満足のいく状態であること」に近い概念であり、「身体機能」、「心の健康」、「社会生活機能」などから構成される。

▶ 多くの慢性疾患を抱えた高齢者への在宅医療においては、個々の疾患の治癒・克服よりも、QOLの維持・向上が求められる。そのためにはQOLを正確に評価する指標が必要だ。

**KeyWord** 生活の質（Quality of Life, QOL）、健康関連QOL、SF36、慢性疾患、地域包括ケアシステム、介護者、非がん、生きがい、満足感、幸福

　在宅医療の普及にともなって、在宅医療の質の評価を適切に行なうことが求められている。在宅医療の本質は、患者のQOLの維持向上にあると考えられるが、在宅医療を受ける患者のQOLを適切に評価する方法は確立されていない。そこで、今回我々は、在宅医療を受ける患者のQOLの評価法を開発することにした。

## 1. 生活の質（Quality of Life=QOL）とは

　生活の質（Quality of Life = QOL）は、最近とみに注目されるようになってきた概念であり、医学研究においても、アウトカム（成果、予後）として、しばしば取り上げられるようになった。しかしながら、やや曖昧な使われ方をすることも多く、定義が不明確な場合も少なくない。Gillらは、QOLをキーワードにした研究を検討し、QOLの定義が明確にされていたのは全体の15%に過ぎなかったと報告している[1]。QOLの概念・定義については、必ずしも厳密な意味においての合意が得られているわけではないが、国際保健機関（World Health Organization = WHO）の健康に関する定義、すなわち「単に疾病がないということではなく、完全に身体的・社会的に満足のいく状態であること」[2]が、QOLの概念に相当するものと考えられることが多いようである。QOLは、幅広くさまざまな要素を包含し、また、影響を受けるが、おおむね、健康に関連するQOL（健康関連QOL）と健康と直接は関連しないQOLに大別される。健康関連QOLには身体的状態、心理的状態、社会的状態、霊的状態などが含まれる。健康に直接関連しないQOLとは環境、経済、政治など、人の健康に間接的な影響は与えるが、治療などによる直接的な影響は受けない部分のQOLである。

　近年、QOLの構成要素については、コンセンサスが形成されつつあり、少なくとも「身体機能」、「心の健康」、「社会生活機能」の三つの要素を含むものと考えられるようになってきた[3]。また、さらに経済的・

職業的状態と宗教的・霊的状態も加えた五つの領域で構成されるとする考え方も出ている[4]。

　QOLの概念は、基本的には、病者と健康者を区別せず、疾患と健康という二元論的な考え方を超えて、健康度をより連続的に評価するところに、その特徴を持つ。

## 2.QOLが注目される背景

　近年、わが国の人口は、急速に高齢化しており、すでに65歳以上の高齢者の占める割合である高齢化率は25%を超え、国民の4人に1人が高齢者である社会となっている。高齢化に伴い、疾患は慢性化する傾向にあり、また、併存する疾患数も増加する。そのため、医療を必要とする人口はますます高齢化しており、医療の現場においては、慢性疾患の比重が増加している。

　こうした背景のもと、現在わが国では、治癒を目指す疾患克服型の医療から、健康維持型の医療へのパラダイムシフトが起きつつあるといえよう。健康維持型の医療においては、一つ一つの疾患の治癒・克服を目指すよりも、人生の全期間におけるQOLの総和を最大化することにその目的があるともいえる。したがって、その健康維持型の医療の在り方を考える上での重要なアウトカムとして、QOLが注目されていると考えられる。

## 3.高齢者医療におけるQOL

　先述したように、高齢者においては、慢性疾患の問題の比重がより高く、治癒よりもケアが重視されることも多い。そのケアのあり方を考える指標としてQOLは大きな役割を果たすと考えられる。また、高齢者は、その予備力の低下により、特に日常生活機能の低下を来たしやすく、ひいてはQOL低下を来たしやすい。このようなことを背景に、QOLは、高齢者医療を考える上で、必須の概念である。

　日本老年医学会、全国老人保健施設協会、日本慢性期医療協会の合同で作成された「高齢者における適切な医療提供の指針」においても「QOL維持・向上を目指したケア」の必要性がうたわれている。高齢者においては、容易にQOLが低下するが、それを防ぐために、疾患の予防やリハビリテーションの早期開始の必要性が指摘されている。また、高齢期の慢性疾患に対しては「治癒を目指したやみくもな治療よりも症状緩和が重要である」とされ、「QOLを低下させる症状の緩和と共にQOLの維持・向上に努める」とも書かれている。

　さらに、患者のQOL維持に生活の場の問題は重要である。「生活の場に即した医療提供」の必要性も強調されている[5]。

---

高齢化：わが国の総人口は平成25（2013）年10月1日現在、1億2,730万人であり、65歳以上の高齢者人口は3,190万人である。高齢化率は25.1%で、「65～74歳人口」は1,630万人、総人口に占める割合は12.8%、「75歳以上人口」は1,560万人、総人口に占める割合は12.3%となっている。

慢性疾患：慢性に経過する疾患の総称で、一般に療養に長期間を要し、完全に治癒することが困難なことが多い。糖尿病、高血圧症などの生活習慣病に代表される。

ケア：薬物療法による医療だけでなく、介護・介護や非薬物的な医療も含み、心身への配慮・世話を幅広く包含する用語として使用される。

## 4. 在宅医療とQOL

　現在、国は、地域包括ケアシステムの実現を推進しているが、その実現のためには、地域完結型の医療が必須であり、快適な生活の場である住宅での在宅医療の充実が求められる。したがって、QOLは、まさに在宅医療において、もっとも重視しなければならないものの一つであり、在宅医療の重要なアウトカムとしてQOLが存在し、快適な場において生活をしながら医療を受け、QOLを維持することへの期待は大きい。

　しかし、在宅医療を受ける患者のQOLの評価法は、これまで定まったものがなく、評価が困難であった。現在までに開発され頻用されているQOL評価法には、疾患特異的な評価尺度が多かった。代表的なものは、悪性腫瘍などの終末期のQOLを評価するための尺度である。しかしながら、現在のわが国の高齢者の在宅医療においては、悪性腫瘍の終末期だけでなく、慢性疾患を多く抱えてADLが低下したために在宅医療を受けている患者も増えてきている。さらに、高齢者においては、認知症などのために自己の状態を正確に評価し得ない患者も多い。

　全般的な健康関連QOLの評価尺度としては、SF36がよく用いられている。しかしながら、SF36は、高齢者や精神症状・身体疾患を併発するものでは、完全回答率が低いことや、在宅医療を受ける高齢者では、精神的日常役割機能、身体的日常役割機能の項目では、floor effect（床効果、平均が下に偏り正確な評価ができないこと）が出て測定不能になることが多いことも問題だ[6]。

　在宅療養高齢者向けのQOL評価票は、項目数が多すぎず答えやすいもの、身体機能が低く、場合によって精神認知機能にも問題があるものにも適した質問項目である必要がある。

　そこで、今回われわれは、在宅医療を受ける高齢者（非がん患者も含む）のためのQOL評価尺度を開発することを目指した。さらに、その評価法が、主介護者などの第三者の評価で代用し得るかどうかについても検討した。

## 5. 在宅医療を受ける患者のためのQOL評価票の作成

　まず既存の複数のQOL評価法の質問項目を参考にし、在宅医療を行なっている医師の意見も聴取した上で、22の質問項目を選んだ。そして、選択した22項目について55名のケアマネジャーに質問項目の重要度に関するアンケート調査を行なった。アンケートとしては、名古屋地区のケアマネジャー研究会において、各質問項目の重要性について、5段階で評価を依頼した。アンケート

---

地域包括ケアシステム：重度な要介護状態となっても、住み慣れた地域で自分らしい暮らしを、人生の最期まで続けることができることを目的に、住まい・医療・介護・予防・生活支援が一体的に提供されるようなシステムを地域包括ケアシステムと呼ぶ。

認知症：日常生活に支障が出るほどに認知機能が低下した状態である。わが国においては、高齢者の15%ほどに存在するといわれている。

SF36：世界で最も広く使用されている自己記入式の健康関連QOLの評価尺度である。身体機能、身体的日常役割機能、体の痛み、全体的健康感、活力、社会生活機能、精神的日常役割機能、心の健康の八つのドメインから構成される。
　SF8はその簡略版で質問項目は8項目のみ。1～2分で終了できるので、サンプル数の多い調査などに使われる。

非がん：癌患者の終末期における緩和ケアなどについては、考え方として一般的な受容が進みつつあるが、癌以外の疾患（非がん）の進行期における医療・ケアのあり方については、現在議論がされつつある状態である。

ケアマネジャー：介護支援専門員。介護保険制度において、介護サービスの給付計画（ケアプラン）を作成し、サービス利用者とサービス提供者との連絡・調整なども行なう有資格者。

による評価点の合計結果を表1に示す。その結果をもとに、上位18項目に絞り込み、さらに再度在宅医療を実施している医師の意見を聴取して項目を見直し、最終的に14項目のQOL評価票を作成した（表2）。また、患者のQOLを介護者などの本人以外の第三者によって評価するための評価票として、第三者が応えられるような表現に変更したものも同時に作成した（表3）。

作成したQOL評価票を、67組の在宅医療を受けている患者とその主介護者のペアに実施した。今回の調査については、主治医が、患者・介護者ともに、本調査票への回答が可能と判断したものに限定した。

回答について、Cronbachのα係数を求めると、介護者0.782 被介護者0.761 とどちらも高く、作

### 表1 QOL評価法の質問項目

| 質問項目 | 得点 |
| --- | --- |
| 穏やかな気持ちで過ごせた | 258 |
| 人として大切に扱われた | 257 |
| 充実した人生だったと感じていた | 254 |
| 身体の苦痛がなく過ごせた | 250 |
| 痛みがなく生活できた | 247 |
| 楽しみになるようなことがあった | 246 |
| 家族、友人との時間を十分に持てた | 244 |
| 思い出やこれからのことを話す相手がいた | 243 |
| 望んだ場所で最後が迎えられた | 242 |
| おいしく食べられるものがあった | 242 |
| 医師を信頼していた | 239 |
| 望んだ療養場所で過ごせた | 236 |
| 落ち着いた環境で過ごせた | 236 |
| 気楽な気持ちで過ごせた | 230 |
| トイレに困らなかった | 230 |
| 入院時より生活に満足できた | 225 |
| 介護サービスや在宅診療（看護）に満足していた | 222 |
| 身の回りのことはたいてい自分でできた | 213 |
| 体以外のことで心配事があった | 198 |
| 人に迷惑をかけてつらいと感じていた | 196 |
| 苦痛の除去以外の治療は望まなかった | 182 |

### 表2 QOL評価票（本人用）

| | | そう思わない | あまりそう思わない | どちらとも言えない | ややそう思う | そう思う |
| --- | --- | --- | --- | --- | --- | --- |
| (1) | 穏やかな気持ちで過ごせている | 1 | 2 | 3 | 4 | 5 |
| (2) | 人として大切に扱われていると感じている | 1 | 2 | 3 | 4 | 5 |
| (3) | 充実した人生だったと感じている | 1 | 2 | 3 | 4 | 5 |
| (4) | 体の苦痛がなく過ごせている | 1 | 2 | 3 | 4 | 5 |
| (5) | 楽しみになるようなことがある | 1 | 2 | 3 | 4 | 5 |
| (6) | 家族、友人との時間を十分に持てている | 1 | 2 | 3 | 4 | 5 |
| (7) | 思い出やこれからのことを話す相手がいる | 1 | 2 | 3 | 4 | 5 |
| (8) | おいしく食べられるものがある | 1 | 2 | 3 | 4 | 5 |
| (9) | 医師・看護師・療法士を信頼している | 1 | 2 | 3 | 4 | 5 |
| (10) | 望んだ療養場所で過ごせている | 1 | 2 | 3 | 4 | 5 |
| (11) | 落ち着いた環境で過ごせている | 1 | 2 | 3 | 4 | 5 |
| (12) | トイレには困っていない | 1 | 2 | 3 | 4 | 5 |
| (13) | 今の病状ならば入院するよりも在宅生活を続けたいと思う | 1 | 2 | 3 | 4 | 5 |
| (14) | 介護サービスや在宅診療（看護）に満足している | 1 | 2 | 3 | 4 | 5 |

Cronbachのα係数：統計用語。心理尺度などに使われている項目に、どの程度一貫性があるかを示す指標。数値が高いほど、一貫性が高いことを表す。

## 表3 QOL評価票（第三者用）

| | | そう思わない | あまりそう思わない | どちらとも言えない | ややそう思う | そう思う |
|---|---|---|---|---|---|---|
| (1) | 穏やかな気持ちで過ごせているようだ | 1 | 2 | 3 | 4 | 5 |
| (2) | 人として大切に扱われていると感じているようだ | 1 | 2 | 3 | 4 | 5 |
| (3) | 充実した人生だったと感じているようだ | 1 | 2 | 3 | 4 | 5 |
| (4) | 体の苦痛がなく過ごせているようだ | 1 | 2 | 3 | 4 | 5 |
| (5) | 楽しみになるようなことがあるようだ | 1 | 2 | 3 | 4 | 5 |
| (6) | 家族、友人との時間を十分に持てているようだ | 1 | 2 | 3 | 4 | 5 |
| (7) | 思い出やこれからのことを話す相手がいるようだ | 1 | 2 | 3 | 4 | 5 |
| (8) | おいしく食べられるものがあるようだ | 1 | 2 | 3 | 4 | 5 |
| (9) | 医師・看護師・療法士を信頼しているようだ | 1 | 2 | 3 | 4 | 5 |
| (10) | 望んだ療養場所で過ごせているようだ | 1 | 2 | 3 | 4 | 5 |
| (11) | 落ち着いた環境で過ごせているようだ | 1 | 2 | 3 | 4 | 5 |
| (12) | トイレには困っていないようだ | 1 | 2 | 3 | 4 | 5 |
| (13) | 今の病状ならば入院するよりも在宅生活を続けたいと思うようだ | 1 | 2 | 3 | 4 | 5 |
| (14) | 介護サービスや在宅診療（看護）に満足しているようだ | 1 | 2 | 3 | 4 | 5 |

成したQOL評価票はおおむね妥当であると考えられた。患者とその主介護者両者の評価の一致率を検討するためにκ係数を算出したが、これは0.015と低い数値であった。しかしながら、**Pearson相関係数**は、0.400（$p = 0.001$）と有意な相関を認めた。対応のあるT検定では、介護者の評価が本人の評価よりも有意に低い結果であった。すなわち、両者の評価は、各項目について必ずしも一致をしているとはいえないものの、全体的なQOLの評価におおきなずれはないと解釈できる。介護者のQOL評価が、本人の評価よりも低くなる傾向は、脳卒中患者等でも報告されており、今回の結果と一致しているものと考えられた[7]。

本来QOL評価は患者自身が報告するアウトカムであり、患者の自己評価である。しかし、患者自身にコミュニケーション障害があり、患者自身が報告し得ない場合に、家族等が代理評価を行なうとどのような問題が起きるだろうか。脳卒中患者等では、家族が患者のQOLを代理評価すると、本人の評価よりも常に悪くなることが知られている。在宅患者の介護を行なう家族は、症状が重症であればあるほど患者のQOLを過小評価する傾向があることに気をつけるべきである。

34組の患者・介護者には、再評価をした。1回目評価と2回目評価の得点は、患者がそれぞれ55.0 ± 9.9点、55.7 ± 9.2点、介護者が51.0 ± 6.6点、51.3 ± 7.3点であり、相関係数はそれぞれ、0.632と0.656（$p < 0.001$）であった。

また、「あなたは現在の生活に満足していますか」の質問にVisual Analog Scaleによる回答を求め、評価票の得点との相関を検討したところ、患者本人は、相関係数が0.403（$p = 0.003$）で、介護者は、相関係数0.543（$p < 0.001$）であった。

在宅医療の現場でより簡便に実施できるように、さらに項目を絞り込んだ。QOL評価項目の抽

---

**Pearson相関係数**：変数と変数との類似度の指標となる。-1から1までの間の値をとり、1に近いほど正の相関が強く（同じ方向性に類似している）、-1に近いほどが負の相関が強い（逆の方向性で類似している）。

出は下記の手順で行なった。

（1）14項目のクロンバックα係数が0.8と質問項目間に内的整合性が確認されたため、この14項目の合計点をQOL総合評価した。

（2）この総合評価と関連強い質問項目を抽出するため、この総合評価と各質問項目との相関係数を求めた。その際、QOL評価は年齢、認知症生活自立度、嚥下機能、聴力、コミュニケーション、障害高齢者自立度と独立であることが原則と考え、これらの変数を調整する目的で偏相関係数を用いた。

（3）各項目の偏相関係数のうち、0.6以上の相関係数を示した下記の4項目をQOL評価項目とした。

　①穏やかな気持ちで過ごしている
　③充実した人生だったと感じている
　⑦思い出やこれからのことを話す相手がいる
　⑭介護サービスや在宅診療（看護）に満足している

（4）この4項目のクロンバックα係数は0.7と質問項目間の内的整合性が確認された。

（5）これら4項目について主成分分析を行なった結果、固有値1以上は1成分のみを認めた。

（6）この成分と調整に用いた変数とは有意な関連は認められなかったため、これらの変数とは独立してQOL評価が可能であることを確認した。

（7）外的妥当性に関しては、SF8とは有意な負の相関を認めた。

（8）本人と介護者の合計点の間には有意な正の相関を認めた。

以上から、本QOL評価においては内的妥当性及び外的妥当性が確認され、評価票としての妥当性及び信頼性も認められた。

本評価はgold standard（最も信頼できる基準）であるSF8に比較し、下記の長所を有する。

①項目数が4項目であるため、面接が簡便に実施できる。

②年齢、認知症生活自立度、嚥下機能、聴力、コミュニケーション、障害高齢者自立度と独立にQOLを評価することができる。

③介護者の評価とも有意な正の関連を認めたことから、本人への調査が困難であっても介護者からの評価が可能である。

今回新たに作成した「在宅医療を受ける患者のQOL評価のための評価票」は、患者本

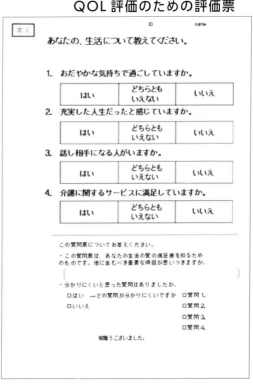

**表4　在宅医療を受ける患者のQOL評価のための評価票**

人評価・主介護者の評価ともに、内的整合性がとれていた。また、患者本人の評価と主介護者の評価は、個々の評価については、やや異なる部分もあるが、全体的な評価としては主介護者の評価も大きなずれは認めなかった。今回の検討は、患者・介護者ともに評価可能なペアでの検討であり、そもそも自己評価不可能な患者の「在宅医療を受ける患者のQOL評価のための評価票」を主介護者が評価できるのかといった命題に直接答えるものではない。しかしながら、主介護者の評価も、患者自身の「在宅医療を受ける患者のQOL評価のための評価票」を考える上で、参考にしてよいと考えられる。

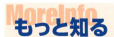

### 参考文献・サイト

1) Gill TM, Feinstein AR : A critical appraisal of the quality of quality-of-life measurements. JAMA Aug 24-31:272(8):619-26, 1994
2) World Health Organization : Constitution in basic documents, 1948
3) 池上直己、福原俊一、下妻晃二郎、池田俊也編『臨床のためのQOL評価ハンドブック』医学書院
4) Spilker B : Quality of life and pharmacoeconomics in clinical trial. Lippincott Williams & Wilkins: 1-10, 1996
5) 日本老年医学会、全国老人保健施設協会、日本慢性期医療協会、厚生労働科学研究費補助金（長寿科学総合研究事業）「高齢者に対する適切な医療提供に関する研究（H22-長寿-指定-009）」研究班（研究代表者秋下雅弘）「高齢者に対する適切な医療提供の指針」
6) The MOS 36-item Short-Form Health Survey (SF-36): III. Tests of data quality, scaling assumptions, and reliability across diverse patient groups.
McHorney CA, Ware JE Jr, Lu JF, Sherbourne CD. Med Care. 1994 Jan;32(1):40-66
（http://www.ncbi.nlm.nih.gov/pubmed/8277801）
7) 中島孝　Journal of Clinical Rehabilitation Vol.19 No.6 2010.6 P589-596）korei/02project/prj_h22_01.html

# 第3章

# 阻害要因としての老年症候群

**認知症** ......................................................................................................... 80
　　　　　　　　　　　　　杏林大学医学部高齢医学教授　神﨑恒一
　　　　　　　　　　　　　杏林大学医学部高齢医学　望月　諭

**排尿障害** ...................................................................................................... 85
　　　　　　　　名古屋大学大学院医学系研究科泌尿器科学教授　後藤百万

**難聴** ............................................................................................................. 93
　　　　　　　　　　国立長寿医療研究センター耳鼻咽喉科長　杉浦彩子

**感覚器機能低下としての視力障害** ............................................................. 101
　　　　カリフォルニア大学サンディエゴ校 Shiley Eye Institute　福岡秀記

**低栄養** ....................................................................................................... 108
　　　　　　　　　　　　三重中央医療センター栄養管理室長　金子康彦

**褥瘡** ........................................................................................................... 117
　　　　　　　　　国立長寿医療研究センター外来研究員　古田勝経

**疾患別・在宅口腔マネジメント** ............................................................... 125
　　　　　　　　　　　　　　　　　　大石歯科医院院長　大石善也

# 認知症

杏林大学医学部高齢医学教授　神崎恒一
杏林大学医学部高齢医学　望月　論

▶ 認知症では、BPSD や介護負担の増加、急性疾患の発症などが在宅療養継続の阻害要因となる。
▶ 認知症による在宅療養を継続していくためには、医療と介護、行政が連携し認知症患者を多方面から支援する体制構築が重要となる。

## 1.在宅療養の阻害要因としての認知症

　超高齢化社会を迎える日本にとって、高齢者の15％程度の有病率があるとされる認知症に対する対策は必要不可欠である[1]。認知症患者が地域包括ケアシステムなどの地域基盤を活用しながら、住み慣れた地域で安定した在宅療養の維持継続を実現することは今後重要な課題となる。今回、東京都南多摩地区（日野市）での在宅診療の実態調査の結果、認知症疾患医療センターである杏林大学病院（東京都三鷹市）もの忘れセンターでの相談事例の検討結果を含め、認知症がどのような形で在宅療養の阻害要因となり得るかを解説する。

## 2.認知症の基本知識

　認知症は、発達期に一度獲得した知能が、後天的に脳や身体疾患を原因として慢性的に低下し、社会生活や家庭生活に影響を及ぼす状態である[2]。

　認知症の症状は、認知機能障害に伴う中核症状と認知症の行動・心理症状（BPSD）に分けられる（図1）[3]。

　認知症では、記憶低下、見当識障害、身体症状などが時間経過とともに出現し、重症度が増すにつれ手段的日常生活動作、基本的日常生活動作が障害され、徐々に生活障害が進行していく（図

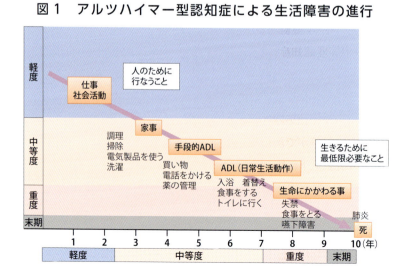

図1　アルツハイマー型認知症による生活障害の進行

2)。

在宅療養中の認知症患者では、認知症で認められる中核症状、BPSD、これらによる生活障害のすべてが、在宅療養破綻の要因となる可能性がある。

認知症による在宅療養破綻の要因は、認知症の重症度別に整理すると理解しやすい。

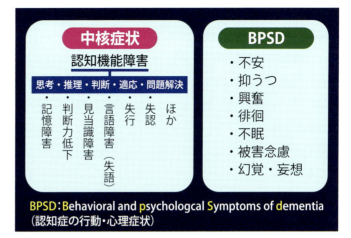

図2 中核症状とBPSD

### Point 東京都日野市の在宅医療実態調査

【方法】平成23年4月から翌24年9月の間に、東京都日野市で行なった訪問診療症例について、訪問診療が中止となった要因について調査を行なった。

【結果】対象患者94例のうち、訪問診療中止は50例あり、中止の理由は、在宅及び入院後死亡28例、入院10例、施設入所6例、主治医変更4例、外来通院へ移行2例であった。入院症例の原因疾患の内訳は、肺炎5例、骨折2例、脳梗塞1例、貧血1例、糖尿病1例であった。一方、施設入所例ではすべての例において認知症による在宅介護困難が原因となっていた。急性疾患発症に伴う入院や死亡例を除くと、訪問診療の中止理由として認知症による在宅介護困難例が多くの割合を占めていた。

【考察】今回の実態調査から訪問診療が導入されている在宅療養患者群では、死亡や急性身体疾患発症以外に認知症が在宅療養の阻害要因となっていた。

## 3.認知症の進行時期による在宅療養の阻害要因

### (1) 軽度～中等度認知症

軽度～中等度認知症においては、患者の身体機能は比較的維持されているが、中核症状やBPSDにより掃除や洗濯等の家事や趣味などの活動が困難となったり、抑うつ、物取られ妄想、徘徊などが認められることがある。この時期は、一般的な身体介助と異なり認知症患者のペースに併せた見守りや介護が必要となる。この自立から一部介助への移行期において、適切な見守り体制や介護体制の構築ができないと在宅療養の継続維持が困難となる。BPSDが強い患者においては、介護拒否や意欲低下、暴言、暴力などにより介護体制の構築が困難となるケースが多く、この時期の在宅療養の阻害要因としては、BPSDが主な原因となることが多い。

### (2) 重度～末期認知症

重度～末期認知症では、身体的機能低下も平行して認められ、誤嚥や寝たきりへの対策など一般

的な身体看護や介護の比重が高くなる。認知症の進行とともに虚弱となり誤嚥性肺炎や摂食障害、感染症などの発症リスクが増え、医療依存度の増加により在宅療養の破綻が生じるケースもある。一般的に軽度～中等度認知症の時期に介護負担が軽度であった例では、中等度～高度の移行期あたりで身体機能低下に伴う排泄管理や食事介助などの介護負担が増加し、介護体制の再構築が必要となる。逆に軽度～中等度で、徘徊、暴力等のBPSDなどにより見守りや介護負担が重度であった例では、身体機能低下とともにこれらの問題行動が不能となるため、見かけ上、問題行動に伴う介護負担が軽減されるケースもある。

重度～末期認知症では、身体介護の増加、看護や医療依存度の増加などが、在宅療養の阻害要因となる。

> **Point** 認知症疾患医療センター（杏林大学病院もの忘れセンター）での相談事例の検討
>
> 【方法】平成24年4月～9月の6カ月間に杏林大学病院もの忘れセンターに相談依頼のあった事例について、相談件数、相談の依頼元、相談内容を分析し、認知症のために在宅療養が困難になった症例を定量的、定性的に分析した。
> 【結果】当該期間に依頼のあった認知症に関する専門医療相談の内訳は、月平均で、杏林大学病院内から5症例、家族から3.7症例、地域包括支援センターから1.5症例であった。主な相談内容は入院・入所に関する相談3.2症例／月、受診・受療に関する相談3.3症例／月、介護保険に関する相談2.3症例／月、関係機関との連絡調整2症例／月であった。このうち、在宅療養の継続が困難になった入院・入所に関する相談19症例のうち、BPSDのため入院もしくは入所が必要になった症例は11例（入院先：精神科病棟9例、特養1例、入院先未定1例）であった。また、急性身体疾患のために内科病棟に入院した症例は4例であり、うち1例は精神科病院からの転院例であった。
> 【考察】今回の分析から認知症患者が在宅療養の継続困難となる原因として、BPSDや急性身体疾患の発症が問題となっていた。

## 4.在宅療養阻害要因の克服のために

認知症の診療においては、かかりつけ医から認知症サポート医、認知症疾患医療センターなどの地域における医療機関の病診連携が必要であり、医療と介護の密な連携により、認知症の進行時期に併せた適切な介護サービスの導入を行なうことも必要である。認知症カフェや地域での認知症に対する勉強会などの啓蒙活動により、介護者の認知症への理解を深め、介護に対する不安や負担を軽減することも重要となる。認知症による在宅療養を継続していくためには、医療と介護、行政が連携し認知症患者を多方面から支援する体制構築が重要となる。

# 認知症事例集

### 事例1　急性疾患を併発したが入院を回避し、在宅療養を継続
**性別**　女　　**急性疾患併発時年齢**　81歳
**在宅医療を受けている原因疾患**　①廃用症候群　②認知症（レビー小体型疑）　③うっ血性心不全（僧房弁閉鎖不全症）
**家族背景**　独居（夜間のみ長男在宅）
**要介護状態区分**　要介護4
**併発急性疾患名**　肺炎

〔経過概要〕平成12年、胸椎圧迫骨折・骨粗しょう症をきっかけにADL（日常生活動作）が低下し、平成15年より介護保険申請。平成18年、夫が他界し、独居となる。その後、幻覚や幻聴が出現し、また心不全悪化により入退院を繰り返していた。平成24年2月より訪問診療開始。同年4月、肺炎を発症したが、本人・家族の強い希望もあり在宅療養を続行した。抗生剤の筋注、在宅酸素療法、内服薬の調整、そして極めて重要なことは、独居であるため訪問介護、訪問看護、訪問診療など多職種連携の態勢を整えたことである。その結果、約1カ月の治療で肺炎の症状はおさまった。うっ血性心不全があるため、在宅酸素療法は継続したが、それも10月には終了した。

このケースは、本人・家族の在宅療養継続に対する強い希望と、それを支える多職種連携が功を奏したケースといえる。

### 事例2　在宅療養継続が困難な事態を克服し、自宅で看取る
**性別**　女　　**患者死亡時年齢**　88歳
**在宅医療を受けている原因疾患**　①アルツハイマー型認知症　②人工肛門造設状態　③せん妄
**家族背景**　夫、息子、嫁（主介護者）
**要介護状態区分**　要介護5

〔経過概要〕大腸憩室穿孔で手術し、人工肛門造設。療養病棟転移後、6月26日に退院。認知症状強く、介護に抵抗した。食欲低下、夜間不眠、不穏、せん妄なども見られた。主介護者の疲弊強く、認知症の治療、不眠治療開始。ヘルパーや訪問看護師も導入した。7月中旬には症状は落ち着いてきたが、8月末より再度経口摂取困難となる。現在の病状は老衰であると家族に説明。家族は今後の在宅療養に大きな不安を持ったようだが、予測される経過を説明し、可能な処置、療養の場の選択などを提案する。家族が延命処置を希望していないことや在宅療養困難時は施設入所も検討することを確認。水分摂取もままならず、家族が点滴を希望したので施行。徐々に全身状態が悪化したので、看取りの指導も行なう。そんなとき家族は偶然雑誌で在宅死の記事を読み、それも決断の助けとなったようで、最

期まで在宅療養の継続を覚悟した。9月14日午前4時20分、永眠。家族から当院に連絡があったのは午前6時であった。家族は「途中挫折しそうになったが、最期まで家で生活でき、療養できたことは、家族にとっても母にとっても幸せでした」と感慨を述べた。

### 事例3　妻が介護に自信をなくし一旦は入院、しかし退院し最期は自宅で迎える

**性別**　男　　**患者死亡時年齢**　83歳
**在宅医療を受けている原因疾患**　①アルツハイマー型認知症
**家族背景**　妻（主介護者）
**要介護状態区分**　要介護4

〔経過概要〕平成18年発症。精神科病院にて診断、通院加療、次第にADL（日常生活動作）は低下しつつあった。その後、軽症脳梗塞、胃がん内視鏡治療、肺炎などを発症していたが、そのつど軽快した。しかし、年ごとにADLは著明に低下し、ほとんどベッドに仰臥していた。全身倦怠、味覚異常、舌部疼痛、頭痛などを訴えていた。

平成24年から身体状況把握のため訪問診療を依頼された。その後、大声をあげる、うなり声をあげることが多くなり、妻は休まる時間が少なくなっていった。幻視が見られるようになり、家族を識別できないことがあり、妻は介護困難を訴えることが多くなった。平成24年8月、誤嚥による窒息のため救急搬送されたが、回復。これを機に、妻は介護に自信をなくし、入院加療を希望、精神科病棟へ入院。しかし、入院生活に対して「かわいそう」という気持ちがつのり、また、ケアチームの支援もあり、退院。10月から経口摂取が不能となり、不眠が続き、身体機能低下が著明であった。妻と家族はそのままの看取りを希望。11月7日、永眠。

## もっと知る

**参考文献・サイト**
1) 都市部における認知症有病率と認知症の生活機能障害への対応．(厚生労働科学研究 筑波大学 朝田教授)
2) 公益社団法人 在宅医療助成 勇美記念財団「在宅医学テキスト第二版」2009
3) 日本老年医学会 健康長寿診療ハンドブック

# 排尿障害

名古屋大学大学院医学系研究科泌尿器科学教授　後藤百万

- ▶ 60歳以上の男女の78％が排尿障害を有し、排尿困難、尿失禁は特に高齢者において頻度の高い下部尿路症状である。
- ▶ 排尿障害は直接生命に関わることはまれであるが、QOLを阻害し、特に高齢者では本人のみならず介護者のQOLも障害することがある。
- ▶ 老人施設入所・在宅療養高齢者における排尿管理の現状は不十分であり、不用意なおむつ使用やカテーテル留置により、QOLの阻害、治療機会の喪失が起こっている。
- ▶ 排尿困難や尿失禁を引き起こす病態には、排尿筋過活動、排尿筋低活動、下部尿路閉塞、尿道括約筋不全があるが、高齢者では認知症やADL障害、その他の全身的要因が下部尿路症状に影響する。高齢者では複数の病態が関与することが多く、診断や治療を難しくする。
- ▶ 超高齢化社会に突入し、在宅療養が重視される中、適切な排尿管理の実現に、現場の医師や介護・看護職のみならず、民間組織、学会、各種団体、さらには行政が連携して真剣に取り組まねばならない。

**KeyWord**　排尿障害、排尿管理、尿失禁、前立腺肥大症、過活動膀胱、おむつ、尿道カテーテル留置

## 1. 在宅療養の阻害要因としての排尿障害

　高齢者における排尿障害の頻度は高く、60歳以上の男女の約78％が何らかの排尿症状を有しており[1]、尿失禁については、1000万人に達すると推計されている。近年の排尿障害に対する診断・治療の進歩や啓発により、排尿障害以外はおおよそ健康であり、通院可能な高齢者については、患者が希望すれば専門的な検査・治療の機会を得ることは容易であり、良好な治療効果が得られる[2]。

　他方、老人施設に入所する高齢者、あるいは在宅療養を受ける高齢者については、排尿障害の頻度は高いにもかかわらず、十分な評価や治療を受ける機会が得られず、安易なおむつ使用や尿道カテーテル留置を受けていることが少なくない[3]。

　排尿障害は、多くは生命に直接関わることはないが、高齢者の尊厳やQOLを障害するものであり、介護保険制度も導入され、高齢者のQOLの向上のための施策が進められている現状にあって、適切に対処されるべき問題である。

　また、排尿障害は介護者の介護負担を増加させ、生活の質を阻害し、介護放棄にもつながる。不適切な排尿管理は、寝たきり状態や認知症の助長、治療機会の喪失をまねく。逆に積極的な排尿管理は生活の質の改善、心身機能の改善をもたらし、介護予防につながる排泄リハビリテーションと

して位置づけることができる。高齢者に対して質の高い、より適切な排尿管理やケアが行なわれるためには、種々の方策が必要となる。

## 2. 老人施設入所・在宅療養高齢者における排尿管理の実態

老人施設入所高齢者においては、尿失禁の頻度が高く、特に ADL 低下や認知症が尿失禁のリスクを高めている。他方、施設入所や在宅療養高齢者の排尿管理についての実態は十分明らかにされていない。

われわれは平成 11（1999）年度に愛知県の委託を受け、愛知県内の老人施設（特別養護老人ホーム、老人保健施設、養護老人ホーム）、訪問看護ステーションについて、排尿管理の実態に関するアンケート及び聴き取り調査を行なった[4]。その結果、老人施設に入所する 13,466 名の高齢者では、尿道留置カテーテルが 1.9％、おむつが 51.2％に使用されており、在宅看護を受ける高齢者 2,322 名では、尿道留置カテーテルが 9.7％、おむつが 56.0％に使用されていた（図1）。

しかし、カテーテル留置やおむつ使用の理由は、必ずしも適切なものではなく、実際専門医（泌尿器科医、老年科医）による施設訪問聴き取り調査では、留置カテーテルの約 40％は抜去可能であり、またおむつについても約 35％はおむつはずしが可能との調査結果であった（図2）[4]。

おむつやカテーテルは、必ずしも悪というわけではなく、看護・介護者の負担軽減、介護マンパワーの軽減などに有効なことも多い。しかし、安易に使用することにより、本人の意欲低下、精神的打撃、自尊心・自立心の喪失、生活

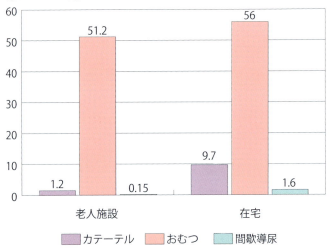

**図1　老人施設・在宅におけるカテーテル・おむつ・清潔間歇導尿の実施状況**

尿道カテーテル留置は在宅の約 10％で行なわれ、おむつは老人施設・在宅とも 50％以上で使用されている。他方、清潔間歇導尿はほとんど知られていない。

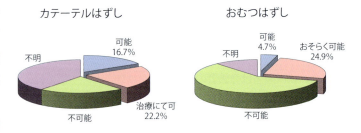

**図2　老人施設におけるおむつ・カテーテルはずしの可能性**

泌尿器科医が 12 カ所の老人施設入所者 1664 名を対象に訪問・聴き取り調査を行なって判定した結果、30〜40％がカテーテル・おむつはずしが可能と推測された。

動作・範囲の制限により認知症・寝たきり状態を誘発したり、助長することがあり、治療による改善の機会の喪失や医学的に治療を要する状態の見逃しにつながる。また、カテーテルの長期留置は尿路感染や膀胱結石などの医学的合併症を引き起こすこともある。

この調査により、老人施設や在宅看護において、安易な尿道カテーテル留置やおむつ使用が少なくないことがわかった。さらに、老人施設入所高齢者や在宅療養高齢者に対するカテーテル留置、おむつ使用の大多数は施設入所、あるいは在宅療養開始前、すなわち病院で開始されていることも明らかとなり（図3）、病院における排尿管理が不十分である問題も明らかとなった。また、老人施設におけるカテーテル留置やおむつ使用の頻度には、施設によって顕著なばらつきが見られ、施設の排尿管理に対する方針の違いにより大きな差が見られる[4]。

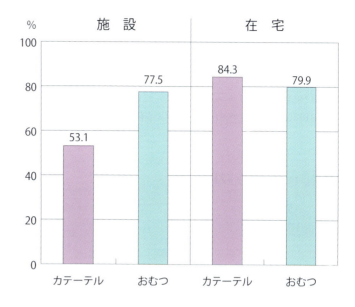

図3　カテーテル・おむつが施設入所及び在宅療養開始以前から使用されている割合
尿道留置カテーテル、おむつ使用のいずれも、大多数が施設入所前、在宅療養開始以前にすでに始まっている

清潔間欠導尿は、尿排出障害に対して、滅菌操作でなく清潔操作により、定期的に尿道からのカテーテル挿入により導尿を行なうもので、医療者による指導にもとづいて、自己あるいは家族による施行が可能であり、在宅自己導尿管理料も保険診療で認められている。この方法は、カテーテル留置による尿路感染、結石形成を避けることができ、またQOLの向上に有用な排尿管理法であるが、老人施設入所者及び被在宅看護高齢者での採用率はそれぞれ0.15％、1.6％とその普及率は極めて低い[3)4)]（図1）。

老人施設あるいは在宅において、排尿障害に対して排尿管理を受けている高齢者の専門医受診率は低く、愛知県における調査では[3)4)]、カテーテル留置、おむつにより排尿管理を受けている高齢者において、老人施設入所者では4.3％、在宅療養高齢者では12.2％が専門医を受診したのみで、排尿障害の管理における専門医療の関わりは極めて少ない現状にある。これらの調査は前述のごとく平成11年のものではあるが、平成25年に国立長寿医療研究センターの委託研究で実施された、同様の全国調査では、高齢者の排尿管理の状況について上記とほとんど同様であることが示され、高齢者の排尿管理は14年間ほとんど変わっていないことが示された[5]。

## 3.高齢者排尿管理における問題点

上記の実態調査から、以下のような高齢者排尿管理における現状の問題点が明らかとなった。すわなち、①安易なカテーテル留置やおむつ使用により不適切な排尿管理が行なわれ、治療機会の喪失につながっている、②高齢者の医療・看護・介護現場において、各職種の排尿管理に関する認識、知識が不十分である、③不適切な排尿管理の多くは病院において始まっている、④高齢者の排尿管理に関わる医師、看護系コメディカル、介護系コメディカル、行政の連携が不十分である、⑤排泄に関わる専門コメディカル職種がない、⑥排泄に関する教育システムがない、⑦マンパワー不足、⑧排泄管理に関する指針がない、⑨情報源がない、などの問題点が明らかとなった。

## 4.排尿障害の病態

### (1) 尿排出障害

尿排出障害では、排尿困難、尿勢低下、腹圧排尿、尿閉などの症状をきたし、また残尿があると機能的膀胱容量減少により頻尿などの蓄尿症状が出現する。残尿が多量になると、溢流性尿失禁が出現し、尿路感染、水腎症・腎機能障害のリスクが増加する。

①下部尿路閉塞

下部尿路閉塞は、膀胱からの尿通過障害をきたす病態であるが、高齢男性で頻度の高い原因は、前立腺肥大症である。腫大した前立腺が尿道を圧迫することによる機械的閉塞、また交感神経刺激を介した前立腺平滑筋緊張亢進による機能的閉塞が尿道通過障害を起こす。尿道狭窄や膀胱頸部狭窄も下部尿路閉塞の原因となるが、男性のみならず女性でも見られる。また、高齢者は便秘傾向があり、直腸内に大きな便塊が存在すると、尿道を圧迫して下部尿路閉塞をきたすことがある。高齢女性では、骨盤臓器脱(膀胱瘤、子宮脱など)が下部尿路閉塞を起こすことがある。

②排尿筋低活動

排尿筋低活動は、排尿期の膀胱平滑筋収縮障害であり、尿排出障害をきたす。糖尿病性ニューロパシー、腰部脊椎管狭窄症、椎間板ヘルニア、子宮癌・直腸癌手術による下部尿路への末梢神経障害、長期下部尿路閉塞による膀胱血流障害などが病因となる。加齢により、膀胱平滑筋の筋原性・神経原性変化、また脳内排尿中枢の機能低下などが複合して、排尿筋低活動をきたす。

③排尿筋・尿道括約筋協調不全

正常な排尿反射では、膀胱排尿筋と外尿道括約筋が協調して働き、膀胱収縮時には外尿道括約筋が弛緩して尿排出を行なうが、橋排尿中枢が障害されると、膀胱収縮時に外尿道括約筋も同時に収縮するため、尿排出障害をきたす。

### (2) 蓄尿障害

蓄尿障害では、頻尿、夜間頻尿、尿失禁などの蓄尿症状が見られる。尿失禁には、切迫性尿失禁(急に強い尿意が出現して、トイレまで間に合わずに尿が漏れる)、腹圧性尿失禁(咳・くしゃみを

する、歩く、重いものを持つなど、腹圧時に尿意を伴わずに尿が漏れる）など、さまざまな尿失禁タイプがあり、病態により治療法が異なる。

### ①排尿筋過活動

排尿筋過活動は、蓄尿時に膀胱が勝手に収縮して（膀胱不随意収縮）、頻尿、尿意切迫感（急に強い尿意が出現して抑えることが困難）、切迫性尿失禁（尿意切迫感があり、我慢できずに尿が漏れる）をきたす。病因には、神経因性と非神経因性があり、神経因性としては、脳血管障害、多発性硬化症、多系統萎縮症、脊髄損傷などの仙髄排尿中枢（S2-4）より上位の神経疾患が原因となる。非神経因性の原因としては、加齢変化、下部尿路閉塞、骨盤底脆弱化などがあるが、特発性のものも少なくない。尿意切迫感を必須症状として、頻尿、夜間頻尿、あるいは切迫性尿失禁の症状を有するものを過活動膀胱といい、日本には1000万人の罹患者がいると推計され、加齢とともに罹患率が増加する。

### ②尿道括約筋不全

外尿道括約筋障害により、尿道抵抗が低下し、腹圧による膀胱内圧上昇が括約筋抵抗を超えて、膀胱収縮を伴わずに尿が漏れる。女性に多く、肥満・妊娠・出産、閉経、婦人科的手術や骨盤底への放射線治療が原因となる。男性ではまれであるが、前立腺癌に対する前立腺全摘除術や前立腺肥大症に対する経尿道的の手術での医原性括約筋障害が原因となる。

### ③萎縮膀胱・膀胱知覚亢進

膀胱結核による膀胱萎縮、下部尿路感染、間質性膀胱炎や膀胱癌における膀胱知覚亢進により蓄尿症状が出現する。

## 5.高齢者における病態修飾因子

排尿障害の基本的病態に加え、高齢者では、種々の因子が病態を修飾し、複雑化させることが多い。高齢者の排尿障害では、特に病態に関与する多彩な因子を解析して治療選択を行なう必要がある。

### (1)加齢による下部尿路機能変化

中枢・末梢神経、神経経路、平滑筋など、種々のレベルでの加齢による変化が下部尿路機能を障害する。

### (2)薬剤の影響

高齢者は複数の疾患を有し、多種の薬剤を内服していることが少なくない。一方、降圧薬、抗不整脈薬、パーキンソン病治療薬、抗精神薬、感冒薬、消化器薬など、下部尿路機能に影響する薬剤は極めて多岐にわたり、薬剤の種類によって膀胱蓄尿機能、尿排出機能に影響する。

### (3) 尿路以外の疾患の合併

高齢者では、脳血管障害、アルツハイマー病、腰部脊椎管狭窄症など、排尿障害を起こす神経学的疾患の罹患率が高い。また、高血圧における昼間カテコラミンの上昇・夜間カテコラミンの低下は夜間の腎血管拡張による腎血流量増加に伴い、夜間多尿に関与する。さらに心疾患、腎疾患、睡眠時無呼吸症候群も同様に、夜間多尿をきたすことがある。高齢者に多い睡眠障害も夜間頻尿の発生に関わる頻度の高い要因である。

### (4) 認知機能・ADL（日常生活動作）

認知障害、ADL障害によるトイレ動作の障害は、下部尿路機能障害の有無にかかわらず、排尿障害の原因となる。トイレ動作障害による尿失禁を機能性尿失禁という。

### (5) 生活因子

一般に高齢者は多飲傾向があり、多尿あるいは夜間多尿を引き起こして、排尿症状の原因となり得る。居住空間におけるトイレ環境も排尿症状の修飾因子となる。また、認知機能障害やADL障害を有する虚弱高齢者では介護マンパワー、社会資源の活用状態などが排尿症状に影響を与える。

### (6) 多因子の関与

高齢者における排尿障害の病態の最も重要な特徴は、下部尿路機能障害に加え、前述のような病態修飾因子が複数関与する、すなわち多因子的であることである。このことが、診断と治療を困難にする要因となることが多い。

## 6. 高齢者排尿障害の診断における注意点

（1）高齢者では、前述のごとく下部尿路以外の神経疾患、全身疾患、加齢などの身体要因、身体以外の環境要因が関与する。したがって、単に排尿症状の聴取のみでは病態の見誤り、病因

### 表1 排尿日誌

**事例1**
62歳、男性、昼間及び夜間頻尿があり、尿意があると間に合わずにもれる。排尿困難はない。
2年前に脳出血の既往がある。 残尿 20ml

| 排尿時刻 | 排尿量(ml) | 尿失禁 | |
|---|---|---|---|
| 7時 | 80 | | 起床 |
| 9時 | 50 | | |
| 10時 | 70 | 間に合わず | |
| 12時半 | 100 | | |
| 13時半 | 70 | | |
| 15時 | 60 | | |
| 17時 | 80 | | |
| 18時半 | 90 | | |
| 20時 | 70 | | 昼間尿量 (750ml) |
| 21時 | 100 | | |
| 22時 | 60 | | 就寝 |
| 1時 | 80 | | |
| 3時 | 100 | 間に合わず | |
| 4時半 | 70 | | 夜間尿量 (350ml) |
| 7時 | 100 | | 起床 |

**事例2**
60歳、女性、尿失禁（少しづつちょろちょろ）、頻尿、尿意切迫感を訴える。子宮癌手術の既往がある。
残尿 600ml

| 排尿時刻 | 排尿量(ml) | 尿失禁 | |
|---|---|---|---|
| 7時 | 80 | ゝ | 起床 |
| 9時 | 80 | ゝ | |
| 11時半 | 90 | ゝ | |
| 12時半 | 60 | | |
| 15時 | 100 | | |
| 17時 | 80 | ゝ | 昼間尿量 (750ml) |
| 20時 | 70 | | |
| 21時 | 90 | | |
| 22時 | 80 | | |
| 23時 | 100 | ゝ | |
| 1時 | 100 | ゝ | 就寝 |
| 2時 | 90 | ゝ | |
| 4時 | 100 | ゝ | |
| 6時 | 80 | ゝ | 夜間尿量 (470ml) |
| 8時 | 100 | ゝ | 起床 |

事例1では、1回排尿量が100ml以下と少なく、膀胱容量が減少しており、間に合わずに尿が漏れる。残尿も少ないことから、切迫性尿失禁と診断でき、脳出血に関連した過活動膀胱と考えられる。事例2は、1回排尿量は100ml以下と少なく、尿失禁の頻度はかなり多い。残尿が600mlもあることから、高度の尿排出障害にもとづく溢流性尿失禁と診断され、子宮癌手術による膀胱機能障害が起こり、膀胱収縮が障害されていると推測される。

の見落としが起こり、ひいては治療選択を誤ることがある。既往歴、内服薬の聴取を十分に行なうとともに、飲水を含む生活習慣、トイレ環境、その他の生活環境についても情報を得ることが肝要である。
（2）排尿日誌は、排尿状態の把握や病態評価にも重要であるので、その実施が推奨される（表1）。
（3）残尿測定は病態評価において重要な情報であり、カテーテルによる導尿を行なわなくても、超音波検査により非侵襲的で容易に行なうことができ、排尿障害を有する患者には全例で実施することが推奨される。

#### メモ：排尿日誌

　排尿日誌（排尿記録）は、患者自身（あるいは介護者）が排尿の時刻と排尿量などを排尿の度ごとに記録するもので、排尿回数、尿失禁回数、1回排尿量（機能的膀胱容量）、総排尿量など、排尿状態の正確な把握や膀胱機能の推測に有用な情報を得ることができる。排尿量の計測は、目盛付紙コップや計量コップを用いる。

## 7. 高齢者の排尿障害に対する治療・対処における注意点

（1）排尿障害治療には種々の薬剤が用いられるが、高齢者では副作用に特に注意する必用がある。抗コリン薬は中枢へ移行すれば認知機能障害を起こす可能性がある。オキシブチニンは中枢移行への可能性が示唆されているが、トルテロジンやソリフェナシンなどの新規抗コリン薬は脳血管関門を通過しにくく、中枢移行による認知障害は起こりにくいとされている。また比較的頻度の高い副作用である口内乾燥は、高齢者では摂食障害につながることもある。
（2）高齢者に対する抗コリン薬投与においては、高頻度に見られる加齢に伴う膀胱収縮障害を念頭に置き、前述のように、残尿測定が必要である。
（3）高齢者排尿障害の対処では、生活指導が重要であり、生活習慣や環境の修正には看護師などのコメディカルや家族との連携を考慮する。
（4）高齢者における治療目標の設定にはQOLを考慮することが重要であるとともに、本人のみならずが介護者のQOLをも考慮して、排尿管理、薬物治療、手術適応など治療選択を行なう。
（5）安易なカテーテル留置やおむつ使用を受けている高齢者が少なくないが、医師がカテーテル留置やおむつによる排尿管理を決定すれば、看護・介護系の手に排尿管理が移行する場合、その方針が変わることは難しい。この点にも留意して排尿管理方法を慎重に考慮する。
（6）退院時には、排尿障害についても、老人施設、家族、在宅への情報提供が重要である。

## 8. 適切な排尿管理のための多職種連携

　高齢者の排尿管理を適切に行なうためには多職種連携が必要であり、高齢者の診療に関わる医師は、排尿の問題にも積極的な関心を持ち、排尿管理についても適切な対処を介護・看護者に指示す

るとともに、必要に応じて専門医との連携をとることが重要である。また、介護・看護専門職は、排尿管理に関する基礎的で標準的な知識・技術を習得し、患者・家族・医師と協力して適切な排尿管理を実践しなければならない。さらに、それを実現するためには、地域において多職種連携のためのシステムを構築することが必要となる。

## 9.在宅療養高齢者における排尿管理に求められること

　超高齢化社会を迎えたわが国において、高齢者排泄障害への対処は、行政・医療が取り組むべき最も重要な課題の一つである。前述のごとく、適切な排泄リハビリテーションは高齢者や介護者のQOLを改善するにとどまらず、高齢者の心身機能の保持、寝たきりや認知症の防止などの介護予防の役割も担うものである。排尿管理の知識・技術を有する介護・看護専門職の育成、そのための教育用カリキュラム・資材の開発、地域において在宅医師、泌尿器科専門医、看護者、介護系専門職などの多職種が関わって適切な排尿ケアを行なうためのシステムの構築などが必要である。さらにはこれらの実施に対する対価の保障、すなわち診療・介護報酬を確保しなければならない。

　以上の取り組みは、現場の医師や介護・看護職のみでは到底不可能であり、民間組織、学会、各種団体、さらには行政が連携して真剣に取り組むことが求められている。

### MoreInfo もっと知る

**参考文献・サイト**
1) 本間之夫ほか：排尿に関する疫学的研究、日排尿会誌 14:266-276、2003
2) 後藤百万ほか：高齢者尿失禁の治療成績．日泌尿会誌 82: 682-689、1992
3) 後藤百万ほか：老人施設における高齢者排尿管理に関する実態と今後の戦略：アンケートおよび訪問聴き取り調査、日本神経因性膀胱学会誌、12:207-222、2001
4) 後藤百万ほか：被在宅看護高齢者における排尿管理の実態調査、泌尿紀要、48:653-658、2002
5) 吉田正貴ほか：高齢者排尿障害に対するケアの現状．日本老年泌尿器科学会誌 26: 115-117, 2013

# 難聴

国立長寿医療研究センター耳鼻咽喉科長　杉浦彩子

▶ 聴覚障害はどの年代であっても最も頻度の多い障害であり、高齢者においては認知機能、生活機能にも深く関わっている。高齢者の難聴に多い病態として加齢性難聴があるが、看過できない問題として耳垢栓塞の合併がある。また、難聴を是正する補装具として補聴器があるが、眼鏡と比較するとその効果や適応のあり方については、いまだ不明な点が多い。

▶ 耳垢栓塞は高齢者では1割弱に認められるが、80歳以上の認知症患者では約3割と高率になる。日本では、耳垢栓塞は耳鼻咽喉科専門医が処置するのが通常であるが、耳垢溶解水と洗浄で比較的簡便に除去できる場合もあり、方法について紹介した。

▶ 補聴器は数万円～数十万円の価格帯のものが店舗を中心に販売されているのが現状であるが、有効利用ができていないケースがしばしば見受けられる。在宅療養の場において補聴器を活用し、質の高い聴覚コミュニケーションを行なっていくことは重要であり、その留意点について述べた。

**KeyWord** 加齢性難聴、認知機能、社会的孤立、抑うつ、ADL、外耳道衛生、耳垢栓塞、補聴器

## 1. 難聴とは

難聴は内耳までの音の伝導が阻害される伝音難聴と内耳以降の音の伝導が阻害される感音難聴の2種に分けられる（図1）。伝音難聴は処置や手術加療にて改善が可能であり、特に鼓膜に穿孔のある慢性中耳炎に対する鼓膜形成術は、穿孔が大きくなければ日帰りで手術ができ、全身への負担も非常に少ない。当院でも在宅酸素療法中の90代男性や認知症で補聴器装用を拒否する80代男性などの手術経験がある。高齢者の滲出性中耳炎もしばしば見られ、鼓膜穿刺によって排液するなどの処置を行なえば聴力は改善する。

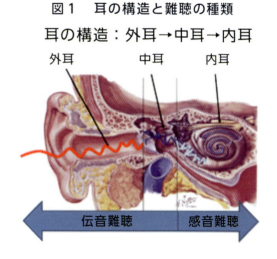

図1　耳の構造と難聴の種類
耳の構造：外耳→中耳→内耳

一方、高齢者の難聴の大多数を占める加齢性難聴は、感音難聴であり、根本的な治療法はないのが現状である。感音難聴は内耳の有毛細胞の障害、ラセン神経節の減少などが主な成因とされてい

るが、認知機能低下のある高齢者や80歳代を越えるような超高齢者では、中枢性聴覚経路も機能低下をきたすため、単に小さな音が聞こえなくなるだけでなく、音と音とを聞き分ける弁別能も低下する。

難聴の程度は純音聴力検査によって規定する場合がほとんどで、World Health Organization（WHO）の基準[1]では、会話の聴取に重要な0.5、1、2、4kHzの4周波数平均聴力がよい方の耳で25dBを超える場合を軽度（mild）、40dBを超える場合を中等度（moderate）、60dBを超える場合を高度（severe）、80dBを超える場合を聾（profound）としている。中等度以上の難聴では補聴器の装用が推奨されている。

日本で通常用いられている平均聴力の算出式は4分法といい、（0.5kHz+1kHz×2+2kHz）/4とWHOの基準とは少し異なる。4分法における両耳平均聴力が70dB以上、または不良聴耳が90dB以上かつ良聴耳が50dB以上の難聴では身体障害となり、補聴器購入などに際して補助を得ることができる。また、純音聴力検査では身体障害に該当しない場合でも、語音聴力検査における最高語音明瞭度が50％以下であれば、聴覚障害4級を取得可能である。

## 2.難聴が高齢者に与える影響

難聴は高齢者において最も頻度の高い障害の一つであり、日本においても補聴器の適応となり得る難聴高齢者は1500万人を超えると推計されている[2]。難聴は認知症発症のリスクファクターであり、難聴のある認知症患者では難聴のない認知症患者と比較し、認知機能が低下しやすいことも知られている。補聴器装用の効果については、認知機能の改善を認めるという報告も散見されるが小規模の研究が多く、改善を認めないとする報告もあるため、今後の検討を要する問題である[3]。難聴と抑うつ・孤立との関連も多数報告されており[4)5)6]、図2に示すように、UKバイオバンクのデータから難聴と認知機能低下、抑うつ、社会的孤立、補聴器の使用との相互作用についてのモデルも検討、報告されたところである[7]。10万人を超える大規模なスタディで難聴と認知機能低下、抑うつ、社会的孤立の正の相関、補聴器装用の認知機能低下への負の相関等が示された。

難聴は視覚障害に比較するとADLへの関与は少ないが、

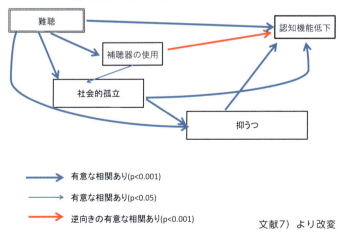

図2　難聴、認知機能、社会的孤立、抑うつ、補聴器装用の構造方程式モデリング結果

文献7）より改変

---

**純音聴力検査**：正弦波である純音で骨導、気導の聴取閾値を測定する検査。125、250、500、1000、2000、4000、8000Hzの7周波数を測定するのが標準。

**語音聴力検査**：単音節50または20個の正答率をみる検査。純音聴力検査による平均聴力よりも20-30dB上の音圧で最高明瞭度となることが多い。

日本のKurabuchi Studyからは、静かなところでの会話が聞こえにくい程度の難聴があると、男性では年齢等を調整しても、3年後の手段的ADLの有意な低下を認め[8]、静かなところでの会話がとても聞こえにくいという程度では基本的ADLも有意に低下し、死亡を多くしたと報告されている[9]。GentherらもHealth ABC Studyから聴力が低下するに従って、年齢等を調整しても8年後の死亡リスクが有意に高まることを報告している[10]。

これまでのさまざまな報告からは、難聴は聴覚コミュニケーション能力の低下などを介して、抑うつ、社会的孤立、認知機能低下、ADL低下を引き起こし、死亡率へも寄与する可能性があるといえる。

## 3.介護老人保健施設における実態

難聴は高齢者で最も多い障害だが、介護の現場ではどのように意識、ケアされているのだろうか。定員約100名の介護老人保健施設入所者のうち、同意の得られた31名に眼科と共同で視力・聴力検査、眼科・耳鼻咽喉科診察を行なった。

耳鼻咽喉科領域では耳・鼻・咽頭の視診、簡易聴力検査、必要があれば耳垢除去術を行なった。対象31名中、簡易な聴力検査が施行できたのは28名で、中等度以上の難聴を認めたのは20名（64.5%）であった。認知症の患者における中等度以上の難聴者の占める割合は68.2%（22名中15名）と認知症のない患者における割合55.6%（9名中5名）より高い傾向にあったが、有意差は認めなかった。

補聴器装用者は2名のみで、2名とも耳垢栓塞のため補聴器による入力が低下していた。耳垢栓塞は31名中10名（32.3%）と約3分の1に認め、一度の診察では取りきれなかった耳垢栓塞は5名で、全例認知症のある症例であった。長谷川式簡易知能評価スケールと聴力は一般線形モデルにて有意な相関を認めたが、年齢を調整すると有意ではなくなった。またHearing Handicap Inventory for the Elderly-Screening version（**HHIE-S**）という難聴の程度をスコア化する問診票もあわせて行なったが、難聴の程度に比してスコアが低かった。つまり、難聴があっても自覚をせず、難聴による不便さも感じていない人が多かった。

自分で耳掃除をしていると答えた人は11名で、施設の職員が気がついたときに掃除している場合が多かった。ただ、認知症患者はケアの途中で動いて危険なため、ケアできていない症例があり、そのような症例で除去が容易でない堅い耳垢栓塞を認めた。要介護高齢者207名を対象に調査を行なったところ、39名（19%）に鼓膜がまったく見えない耳垢を認めたという報告もある[11]。

耳垢栓塞による聴力損失は、耳垢栓塞に少しでも隙間があれば数dB程度の場合もあるが、耳垢栓塞が鼓膜に接してしまうと40dBに及ぶ場合もある。耳垢栓塞を除去すればただちにこの聴力損失は治るため、見逃してはならない。難聴という自覚が少なくとも、周囲から見て難聴によりコミュニケーションが困難となっていると判断された高齢者には、何らかの介入が望ましい。高度認知症

---

**HHIE-S**：高齢者において聴覚障害が日常生活に与える支障度を検出するために開発された質問票で「小声で話された時、聞き取りに困難がありますか？」など10項目に対し、「はい」が4点、「ときどき」が2点、「いいえ」が0点で、合計40点でスコア化される。このスコアと実際の聴力はよく相関することが知られている。

患者で返事もできなかったのに、両側耳垢栓塞を除去することで、ごく簡単な会話はつながるようになった例もある。

> **Point　外耳道の自浄作用**
> 外耳道表皮は鼓膜から外側へむかって移動をしており、これを migration という。Migration が正常に働いておれば、耳掃除をしなくても耳垢は自然と排泄されるが、耳の病気をした後などでは破綻している場合がある。

## 4.認知症と耳垢（じこう）栓塞の関連と外耳道ケアのあり方

湿性耳垢は乾性耳垢に比較して、耳垢栓塞を形成しやすい。また小児、高齢者、知的障害者では耳垢栓塞の頻度が高いことが知られている。湿性耳垢が9割以上を占める欧米では高齢者の耳垢栓塞は看過できない問題として取り上げられている。アメリカのナーシングホーム入所者を対象とした報告では、66%に少なくとも片耳の耳垢栓塞を認め、そのうち80%は耳垢栓塞除去によって聴力が改善し、聴力の改善した群では有意な認知機能の改善を認めている[12]。65歳以上の入院患者を対象とした報告でも、35%が耳垢栓塞を有しており、そのうち75%で耳垢栓塞除去後の聴力改善が得られている[13]。

日本人は乾性耳垢が7-8割であるため、欧米より耳垢栓塞の頻度は低いとされているが、高齢者における頻度の報告はほとんどない。そこで、日本の認知機能低下のある高齢者を対象に耳垢栓塞の頻度と、耳垢栓塞が聴力や認知機能へ及ぼす影響を明らかにするための検討を行なった。

当院もの忘れセンターを受診した患者の7%に、左右どちらかの耳に耳垢栓塞があった。耳垢栓塞のあった患者となかった患者では、あった者で有意に MMSE スコアが低かった。耳鼻咽喉科を受診し、検査・処置が可能であった52名について、良聴耳に耳垢栓塞を認めた群をケース、良聴耳には耳垢栓塞を認めなかった群をコントロールとして、耳垢栓塞除去前後における純音聴力検査、MMSE を比較したところ、良聴耳平均聴力は耳垢除去前ではケース 46.6dB、コントロール 41.3dB、除去後ではケース 39.4dB、コントロール 39.9dB とケースの有意な聴力改善を認めた。MMSE スコアは耳垢除去前ではケース 16.9点、コントロール 17.7点、除去後ではケース 17.4点、コントロール 17.2点と、ケースでは耳垢栓塞除去後の MMSE スコア改善傾向が認められ、MMSE スコアが下がった頻度はコントロールで有意に多かった。検査の一部ができずに解析から除外した者も含めると、聴覚身体障害に該当するレベルの聴力が耳垢栓塞除去により 10dB 以上の著明改善を認めたものは3名あった[14]。

また、認知症を伴う高齢者が多く入院している愛知県郊外の四つの精神病棟の看護師に、外耳道ケアの現状について聞き取り調査を行なった。どの病棟の看護師も入浴時などに外耳道の汚れは気

---

湿性耳垢・乾性耳垢：湿性か乾性かというのは優性遺伝で決定されており、この耳垢の性状に関する遺伝子は初めて表現型にも影響した一塩基多型として報告された 20)。

MMSE：Mini Mental State Examination（ミニメンタルステート検査）のこと。見当識、記憶力、計算力、言語的能力、図形的能力などをテストする。30点満点の11の質問からなり、24点以上は正常、20点未満では中等度の知能低下、10点未満では高度の知能低下と判断される。

になることがあるといい、気がついたときに耳かきや綿棒で清掃するが、動くと怖いので安全で効果的な耳掃除の仕方を知りたいと回答した。定期的な外耳道ケアを行なっている病棟はなく、気がついたときに気がついた看護師が対応しているのが現状であった。

高齢者では耳の自浄作用の低下から耳垢栓塞になりやすいが、認知症患者では清潔への関心が低下し、さらに耳垢栓塞になりやすい。もともとの認知機能低下と加齢性難聴の影響もあって周囲も見逃しやすい。介護の現場で

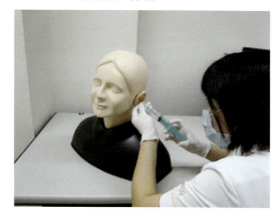

図3　耳診察シュミレータを用いた耳処置の練習

外耳道ケアをどのように行なっていくかについては、日本にはマニュアルがない。欧米では看護師やプライマリ・ケア医も実践可能な耳垢除去ガイドラインやマニュアルが整備されており、専門医以外では耳垢溶解水やオイルなどを点耳したり、洗浄することが推奨されている[15]。しかしながら、乾性耳垢における耳掃除の方法についてはエビデンスがほとんどなく、耳垢溶解水による除去方法も耳鼻咽喉科医以外では知るものは少ない。

そこで、当院の認知症専門病棟である西病棟に入院中の患者に対して、耳鼻咽喉科医の指導のもとに看護師が耳処置を行なうようにした。耳診察シュミレータ（図3）を用いたり、看護師同士で耳鏡操作を実習した看護師が、耳鼻咽喉科医の指導のもと、耳垢溶解水の点耳を1日4回（朝・昼・夕・晩）、3日連続で行なった後、37℃生理食塩水20mlによる洗浄処置を行なった。外耳道チェックを行なえた99名中32名（32％）43耳に耳垢栓塞が疑われた。看護師による耳処置の同意が得られたのは22名29耳中、耳垢溶解水点耳のみで鼓膜確認可能となっていたのは2名2耳、耳洗浄も行なって鼓膜確認可能となったのは12名13耳と、64％の耳垢栓塞は看護師のみの処置で安全に除去可能であった。

これまでの研究結果やアメリカの耳垢除去ガイドライン[15]、カリフォルニア大学サンディエゴ校の耳垢除去アルゴリズム[16]を参考にして作成した外耳道ケアのあり方のモデルを図4に示す。鼓膜穿孔のある患者では耳垢溶解水で溶解した耳垢成分が鼓室内へ入ると感染源となるため、耳鼻咽喉科医による処置が必要で

図4　在宅・プライマリ・ケアにおける外耳道ケアのモデル

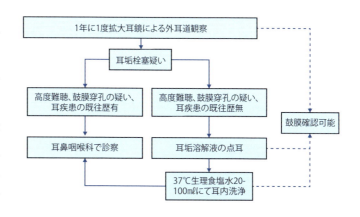

耳垢溶解水：日本ではこれまで院内でグリセリンや重曹などから調剤する他なかったが、2015年7月にセオリアファーマ社から薬剤が発売された。

ある。耳疾患の既往歴、特に中耳や外耳の手術歴のあるような患者、どちらか一方でも高度難聴が疑われる患者も耳鼻咽喉科医が診察、処置すべきである。耳垢溶解水の点耳、洗浄は2、3回繰り返すことも可能だが、それでも鼓膜確認できない場合は耳鼻咽喉科医の診察が必要である。

## 5.認知症患者における補聴器装用

　難聴は認知機能低下のリスクであるが、補聴器装用が認知機能低下のある難聴高齢者でどのような影響をもたらすかについてはほとんど報告がない。そこで当院補聴器外来受診患者のうち、当院もの忘れセンターや神経内科などで認知機能低下有と診断されていた患者59名を対象とし、補聴器相談の推移を後ろ向きに振返り、補聴器装用がもたらす有益性の有無を検討した。

　対象者59名中、補聴器所持または装用していたのは17名、補聴器購入にいたったのは21名、補聴器装用を見合わせた症例は21名であった。持参補聴器をきちんと装用できていたのは3分の1のみで、装用できていない原因としては、耳垢づまりで出力が低下しているなどの理由で補聴器自体が不適合の場合が半数あった。認知機能障害のある患者は年齢や純音聴力検査結果を調整しても、認知機能障害のない補聴器外来受診患者と比較して、有意に語音明瞭度の低下を認め、中枢性聴覚機能低下も深く関わっていることが示された。語音明瞭度が悪いと補聴器の有効性は限定的となるため、補聴器適合は慎重に行なう必要がある。

　認知機能障害のある症例において、補聴器購入にいたった症例と、補聴器購入を見合わせた症例に分けて、年齢、聴力、弁別能、生活歴などを比較したが、特に有意な差はなかった。補聴器試聴を行なってみたが、購入して継続装用することを見合わせた理由としては、難聴が比較的軽度、患者の拒否、金銭的問題、補聴器の効果が認められないなどさまざまであった。新規に補聴器装用にいたった21症例のうち半年以上追跡でき、その間適切な装用には至っていなかった者は8名、不明3名であった。適切に装用できない理由としては、本人が装用を嫌がるようになった、本人の認知機能・全身状態の変化、紛失、故障、毎日装用はできているものの電池が切れたまま装用など操作に問題が認められた、といった内容が挙げられた。半年以上適切に補聴器装用が行なえていたのは10症例で、全例家族のサポートがあった。会話しやすくなった、会話が増えた、カラオケが再び歌えるようになった、テレビ番組に相槌を打つようになった、どならなくてすむので家族でのケンカが減った、という効果の他、昼間のうたた寝が減り夜間よく眠れるようになった、幻聴・耳鳴が減った、といった効果を認めた[17]。

　認知症患者への補聴器装用で難聴によるハンディキャップは患者・介護者双方にて有意に減少するという報告もある[18]。認知症患者では定期的なサポートを続けないと装用不安定になりやすいため注意が必要である。認知機能低下のある患者の補聴器装用には課題が多いが、有効な患者にはあきらめずに装用を奨励したい。

## 6.高齢者に適切な補聴器とは

　補聴器は数万円〜数十万円の価格帯のものが店舗を中心に販売されているが、高齢者に適切な補聴器のタイプ、装用のあり方については、ほとんど科学的裏づけがない。現在市場に出ている補聴器の大多数はデジタル補聴器であるが、入力音を周波数ごとに調整できる幅（チャネル）の数が多いほど細かな音の加工が可能となるため、一般にはチャネル数に比例して値段が高価格となる。また、騒音や雑音の抑制や会話音のみを強調するようなさまざまな工夫がメーカーごとになされており、それら補聴器の付加機能によっても価格が異なる。しかしながら高価な補聴器を購入したものの、まったく使用していない難聴高齢者もしばしばいる。高齢者では静かな音環境での会話が多く、必ずしも高性能の騒音抑制や雑音抑制機能が必要でない可能性がある。また手先や目が不自由になり、認知機能も低下してくるような超高齢者では、高スペックの補聴器よりもむしろシンプルで使いやすい補聴器が必要であろう。

　そこで音環境・使用状況の記録が可能な補聴器を用いて、高齢者の音環境や使用時間の状況について検討を行なった。まず音環境と年齢との関連を見ると、装用していた音環境の中で50dB未満が最も多かった者は3名（平均年齢82歳）、50-70dBが最も多かった者は13名（平均年齢77歳）、70dB以上が最も多かった者は5名（平均年齢58歳）と、音環境が静かであるほど高齢である傾向を認めた。高価な補聴器は騒音下での聞き取りをよくするための機能がついているために高価であるわけだが、静かな環境で家族と会話するためには安価な補聴器で充分機能的である。補聴器の購入の場では、難聴の程度と経済的観点から機種が選定されることがほとんどであるが、音環境も機種選定に対しては重要な要因であると予想される。

　また、80歳以上で初めて補聴器を装用し始めた者24名での補聴器の着脱、電池交換、ボリューム操作などの装用状況について調査した。自分で補聴器の着脱ができない者が3名（13%）、電池交換ができない者が9名（38%）、ボリューム操作ができない者が16名（67%）あった。

　補聴器は根治的な治療が困難な難聴者が使用する補装具であるが、さまざまな形態、価格の製品が販売されている。補聴器の効果は補聴器そのものの性能もさることながら、きちんと難聴の状況に応じた調整がされているかどうかにも左右される。高価格、高スペックの補聴器の満足度が高いとはいえない。少しでも難聴をよりよく矯正したいという思いから高価格の補聴器を購入しても、有効性が感じられず結局使用していない高齢者もいる。自宅にいることの多い高齢者では、会話音圧レベルが静かな音環境にある場合が多いことが明らかとなった。また、80歳以上で補聴器を装用する人では、ボリューム操作が自身では困難な場合が半数を超え、電池交換が困難な者も38%いた。Parvingらは90歳以上の補聴器装用者の40%はボリューム操作ができず、36%は電池交換もできないことを報告しており[19]、ほぼ合致する結果であった。

　手先の感覚低下や視力低下のある難聴高齢者、認知機能低下のある難聴高齢者では、小型の耳穴型補聴器よりも耳かけ型や箱型が扱いやすい、騒音抑制機能よりもボリューム自動切り替え機能を必要としている、といった状況が推測された。このような高齢者のニーズにあった補聴器の開発が必要である。

> **Point** 補聴器の種類と長所・短所
>
> 補聴器は形状から耳穴型、耳かけ型、ポケット型の3種類に分けられる。ポケット型は安価な物が多く、マイクとスピーカーが離れているのでピーピーとハウリング音がなりにくいが、コードが邪魔になりやすい。耳かけ型は軽度難聴から高度難聴まで汎用性に優れているが、眼鏡やマスクの邪魔になりやすい。耳穴型は外耳の集音機能が生かせる、片手で装用・操作ができるといった利点があるが、耳閉感が出やすい、操作が細かい、高価であるといった問題点がある。
>
> 補聴器の調整、すなわち度合わせは専用のフィッティングソフトに聴力データや装用者の訴えを入力すると自動的に行なわれるが、実際はより細かな対応が必要な場合が多く、調整者の経験・技量が問われる。

# もっと知る

## 参考文献・サイト

1) World Health Organization: Primary Care and Training Resource; Advanced level. World Health Organization, Geneva, 2006.
2) 内田育恵、杉浦彩子、中島務、安藤富士子、下方浩史．全国高齢難聴者数推計と10年後の年齢別難聴発症率-老化に関する長期縦断疫学研究（NILS-LSA）より．日老医 49, 222-227, 2012.
3) 杉浦彩子．難聴と認知症．Geriatr Med 52, 781-784, 2014.
4) Li CM, Zhang X, Hoffman HJ, et al. Hearing impairment associated with depression in US adults, National Health and Nutrition Examination Survey 2005-2010. JAMA Otolaryngol Head Neck Surg 140（4）, 293-302, 2014.
5) Kiley KM, Anstey KJ, Luszcz MA. Dual sensory loss and depressive symptoms: the importance of hearing ability, daily functioning, and activity engagement. Front Hum Neurosci 2013 Dec 16;7:837.
6) Health Quality Ontario. Social isolation in community-dwelling seniors: an evidence-based analysis. Ont Health Technol Assess Ser 8（5）, 1-49, 2008.
7) Dawes P, Emsley R, Cruickshanks KJ, et al. Hearing loss and cognition: the role of hearing aids, social isolation and depression. PLoS One 10（3）, e0119616.2015.
8) Michikawa T, Nishiwaki Y, Kikuchi Y, et al. Gender-specific associations of vision and hearing impairments with adverse health outcomes in older Japanese: a population-based cohort study. BMC Geriatr 2009 Nov 22; 9:50.
9) Yamada M, Nishiwaki Y, Michikawa T, et al. Impact of hearing difficulty on dependence in activities of daily living（ADL）and mortality: a 3-year cohort study of community-dwelling Japanese older adults. Arch Gerontol Geriatr 52（3）, 245-249, 2011.
10) Genther DJ, Betz J, Pratt S, et al. Association of hearing impairment and mortality in older adults. J Gerontol A Biol Sci Med Sci 70（1）, 85-90, 2015.
11) 末弘理恵,三重野英子：施設高齢者における耳垢蓄積の実態とその要因．老年看護学 14, 51-58, 2010.
12) Moore AM, Voytas J, Kowalski D, et al. : Cerumen, hearing, and cognition in the elderly. J Am Med Dir Assoc 3, 136-139, 2002.
13) Lews-Cullinan C, Janken JK. : Effect of cerumen removal on the hearing ability of geriatrics patients. J Adv Nurs 15, 594-600, 1990.
14) Sugiura S, Yasue M, Sakurai T, et al. : Effect of cerumen impaction on hearing and cognitive functions in Japanese older adults with cognitive impairment. Geriatr Geront Int 14, 56-61, 2014.
15) Roland PS, Smith TL, Schwartz SR, et al. :Clinical practice guideline: Cerumen impaction. Otolaryngol Head Neck Surg 139, S1-S21, 2002.
16) Torchinsky C, Davidson TM. : Cerumen impaction. Geriatric Otolaryngology. Calhoun KH, Eibling DH. Eds. Taylor & Francis Group, NY, pp43-58, 2006.
17) 杉浦彩子、安江穂、内田育恵、中島務．認知機能障害のある難聴高齢者に対する補聴器適合．Audiol Jpn 58, 81-87, 2015.
18) Allen NH, Burns A, Newton V, et al:The effects of improving hearing in dementia. Age Ageing 32, 189-193, 2003.
19) Parving A, Philip B. Use and benefit of hearing aids in the tenth decade—and beyond. Audiology 30, 61-69, 1991.
20) Yoshiura K, Kinoshita A, Ishida T, et al.:A SNP in the ABCC11 gene is the determinant of human earwax type. Nat Genet 38, 324-330, 2006.

# 感覚器機能低下としての視力障害

カリフォルニア大学サンディエゴ校 Shiley Eye Institute　福岡秀記

▶ 視覚は、日常生活の中で重要な機能の一つである。視覚障害を引き起こす疾患には加齢に伴うものが多いため、今後さらなる高齢化が予想される日本においては、認知症とともに社会問題の一つとなるであろう。

▶ 眼科機器に関しては、多くのポータブルタイプの機器が近年開発されてきており、在宅医療において充分使用に耐え得る。在宅医療を模した老人保健施設における調査で高頻度の眼疾患を認め、ロービジョン・失明の頻度が日本全体の比率に比べ高率であった。

▶ 認知症と視覚障害が関連するという報告があり、在宅療養者の眼科疾患を他科の医師にもスクリーニングできるシステムが必要であるが、その可能性について述べた。

**KeyWord**　視覚障害、視力障害、認知症、在宅医療、加齢性眼疾患、緑内障、転倒、ポータブル、介護老人保健施設、スクリーニング

## 1. 視覚と視覚器の老化

ヒトは、日常生活の中で感覚器を通じて実にさまざまな外界の情報を得ている。感覚は視覚、聴覚、触覚、味覚、嗅覚と五つに大きく分けられるが、中でも情報の大部分は視覚が関与している。最近の脳研究では全体の約70％もの脳細胞が関与しているとされている。われわれは、出生時より視覚という能力を享受しており、見えることを当然のように感じているが、眼鏡やコンタクトレンズを破損・紛失したときなどに初めてその大切さに気づく。

図1　加齢にともなう目の変化

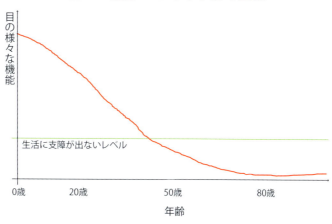

感覚器は、加齢とともに機能が低下する。その結果として視力が低下し、日常生活に支障をきたすようになり、治療が必要になる。その時点が視覚障害の発生である（図1）。視覚器疾患においても加齢性疾患が大部分を占めている。

---

視力：視覚機能の種類には、形態覚・色覚・光覚・視野覚・立体覚などさまざまあるが、通常多く用いられる視力は形態覚の一部の評価である。

## 2. 老化による視機能低下

わが国の平均寿命の推移を調べると、まず1891年から1898年までは男性42.8歳、女性44.3歳、1921年から1925年まで男性42.1歳、女性43.2歳となっており、今から考えると非常に短命であった。1947年に男性50.06歳、女性54.0歳と男女ともに50歳を超え、2013年には男性80.2歳、女性86.6歳となり、初めて男女とも80歳を超えた。

このように平均寿命が伸びた理由として、周産期における新生児の死亡率が減少したことの他に、単純にわが国における寿命が伸びたことが大きく影響している。

次に高齢者の割合について見てみると、日本では1970年においてすでに高齢化社会に、1995年に高齢社会に、2007年に超高齢社会に突入した。また2015年に26.6％、2030年に32.2％、2050年に40.1％に達すると予想されている。

加齢と視機能との関係を見てみよう。多くの視機能（涙液分泌・調節機能などを含む）は、経年変化により低下をきたす。ここでは調節力に関して考えてみると（図2）、10歳時には10-15ジオプトリー(D)の調節力だったものが、45歳頃にはほぼ例外なく調節力が2-3D程度に落ちている。小児期にも時間経過により急激に機能が低下しているのには驚かされる。2-3Dをわかりやすく説明すると、近視がない人の場合、新聞を読むのにも老眼鏡が必要な状態である。平均寿命が伸び、高齢化率が上がれば、必然的に眼の疾患が増加するのである。

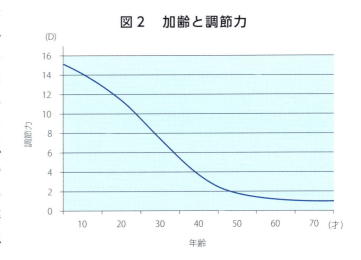

図2　加齢と調節力

## 3. 視覚障害の状況

わが国の視覚障害の状況は、厚生労働省の「平成23年生活のしづらさなどに関する調査（全国在宅障害児・者等実態調査結果）」によると、全国31.6万人もの身体障害者手帳の交付を受けた視覚障害者が推定されている。身体障害者手帳所持者の割合は69歳以下においては減少しているの

---

平均寿命：年齢別の推計人口と死亡率のデータを用いて各年齢の死亡率を割り出す。このデータをもとにした0歳の平均余命を平均寿命と呼ぶ。

調節力：眼の中の水晶体という光を集める組織の厚みを変え、手元など近くを見られるようにする力を調節力と呼ぶ。調節力の低下の原因は、水晶体の弾力性低下などさまざまな説がある。

ジオプトリー(D)：眼鏡のレンズの度数の単位と同じく調節力を表す。焦点距離1mの度数は1ジオプトリー(D)であり焦点距離の逆数で表す。大きいほど焦点距離調節幅が広くなる。

身体障害者手帳：身体障害者が最低限必要な援助や補助を受けるための証明書に当たる。障害の種類は視覚障害など12種類あり、等級別になっており、等級が小さいほど重症。

に対し、70歳以上においては49.6%から57.3%に増加しており高齢者の視覚障害者の増加も予想される(図3)。また、この中の視覚障害の原因の内訳を推察するには、もっとも最近調査された平成17年の厚生労働省難治性疾患克服研究事業「視覚系疾患調査研究班」を参考とした。その中で視覚障害の原因疾患の内訳は、第1位が緑内障（20.7％）、2位糖尿病網膜症（19.0％）、3位網膜色素変性症（13.7％）、4位は加齢黄斑変性（age-related macular degeneration、以下ARMD）（9.1％）となっている。ただし白内障は現在、一般的に手術によって治療可能な疾患であり、身体障害者

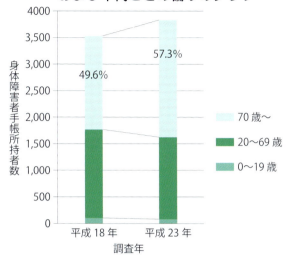

図3　平成18年、23年調査時における身体障害者手帳所持者数および年代ごとの偏りのグラフ

69歳以下では減少しているのと対照的に70以上では増加が明らかである。（出典：「Geriatric Medicine（老年医学）Vol.52 No.7」P785-788　（ライフ・サイエンス刊））

手帳の申請を受けるケースは非常に少ないと考えられる。これらの調査では抽出されていない。また、視覚障害者であっても他の種類の障害者の手帳を持っている場合や精神障害者福祉手帳を受けている場合など、調査にうまく反映されていない可能性がある[1]。

## 4.視力障害と認知症

　このように日本は急速に高齢化が進行し2007年に超高齢社会時代を迎えた。この状況下で厚生労働省は「Five-Year Plan for Promotion of Measures Against Dementia（オレンジプラン）」、さらに新オレンジプランなどの政策を打ち出し、高齢者在宅医療の充実を図ろうとしている。

　視力障害を含む視覚障害と認知症の関係については、さまざまな報告がある。常用近見視力障害群は、視力良好群と比較し有意に認知機能の低下を認めており、遠見視力障害の有無や聴力障害の有無では、有意な認知機能の低下を認めなかった。このことは、屈折異常を含む近見障害が認知機能を含む脳機能に影響したのではないかと考えられる。よい方の視力が0.5未満の視力障害群と0.5以上の視力良好群と比較した場合、有意に認知機能の低下を生じているとの報告がある。

　また白内障に関してはTamuraらが白内障手術前と比較し、白内障手術後に長谷川式認知症スケールの平均値が改善したと報告し、Ishiiらも白内障手術により視力が改善し、NEI-VFQ25

緑内障：眼圧などさまざまな因子により引き起こされる疾患。視神経の特徴的な変形と視野欠損を引き起こす。一旦欠損した視野は、回復不能なため早期発見、早期治療が重要である。
網膜色素変性：網膜の視細胞と網膜色素上皮と呼ばれる部分が変性する遺伝子疾患群。周辺より視野が欠損し、末期には中心の視野も失ってしまう。
加齢黄斑変性：加齢により、網膜の中心にある最も重要な黄斑と呼ばれる部分に悪い血管(新生血管)が増殖する。見ようとするところが見えにくくなり、急激に視力が落ちる。
長谷川式認知症スケール：簡易知能検査で、検査には10分から15分程度を要する。言語性知能検査であり難聴や失語症があると検査が困難となる。通常総合点で評価することが多い。
NEI-VFQ25：視覚に関連した生活の質を評価するための質問表。アメリカで開発され、現在日本語版も使用可能である。

（National Eye Institute Visual Functioning Questionnaire）とともにMMSEも改善したさまざまな関連を示す報告がなされている。

　白内障以外の特定の疾患と認知症に関する報告は、加齢黄斑変性についてあるだけで非常に少ない。特に認知症を合併した眼科患者は、臨床的な経験上、検査が難しい。検者の指示どおりに静止できないなどの原因により、眼科の精密な検査が困難なことが多い。重症の場合は安全等の観点から、局所麻酔でなく全身麻酔で手術の適応になることなどから、眼科的には敬遠されやすい[2]。

## 5.在宅療養者へのアプローチ

　超高齢社会を迎え、これからますます重要となる介護施設入所者や在宅療養者の眼科領域の状況は、ほとんど調査されていなかった。理由としては、上述の理由の他、視覚障害者は通院困難なことが多く、医療を享受できていない可能性があること、在宅医療で診察・検査を行なうにしても、既存の診療所のさまざまな眼科検査機器設備は移動が難しく、視力検査を含む眼科領域の検査が診療所の設備では不可能であること、日本の医療制度上の問題が考えられる。

　包括的な眼機能評価には、ある程度の検査（機器）が必要である。しかし眼科の検査機器は物理的に大きいため携帯性がなく、在宅医療での検査が不可能なことが多い。近年の医療技術及び医療機器の進歩は眼を見張るものがあり、さまざまな検査機器において携帯性に優れた小型の機器も開発されてきている。現時点でどのような携帯性のある眼科小型医療機器が利用可能で、臨床上耐え得るのか、どのような眼疾患まで診察可能であるのかについて調査した。

　眼科診療で使用する検査機器は数多くあり、①角膜曲率半径測定にはケラトメーター、②屈折値測定にはレフラクトメーター、③視力測定のための視力表、④眼圧測定にはノンコンタクトトノメーター、⑤眼底撮影には眼底カメラ、⑥角膜内皮測定にはスペキュラー装置、⑦緑内障診断には動的・静的視野検査装置、⑧黄斑部疾患・緑内障診断にはOCT（optical coherence tomography）測定器などがある。それら客観的な検査値をもとに細隙灯顕微鏡、眼底診察に検眼鏡などの診察機械が必要となる。

　これらに対し携帯性小型機器について研究を行なった。①、②においてはNIDEK社のオートレフケラトメーター（ARK-30 type R）、ライト製作所製の「レチノマックス」、ウェルチアレン社製「シュアサイトオートレフラクタ」等が現在入手可能である。

　③は視力測定に用いるが、従来の5mの間隔が必要な視力表ではなく、近見調節が入る可能性があるというデメリットはあるものの、設置距離0.9mで可能な視力表NIDEK社のスペースセービングチャートSSC-350が開発されている。

　④についてはIcare PROという測定時麻酔が不必要、仰臥位の患者にも測定可能である優れた機械が開発販売されており、利用可能である。

　⑤は散瞳せずに測定可能なものがなかなか存在しなかったが、Canon社のポータブル無散瞳眼底カメラ（オプトメッドM5）やNIDEK社のデジタルメディカルスコープVersaCam™などが

---

MMSE：ミニメンタルステート検査と呼ばれる認知機能検査である。長谷川式認知症スケールはほぼ国内での使用であるが、これは主に海外で用いられている。総合点で評価を行なう。

利用可能になった。

　以上のように診察に必要な一部の検査機器は、ごく最近携帯性のあるものが開発されている。機器の使用は、通常の機械に比べ要領を得るのに一定の技量と時間が必要ではあるが、比較的臨床に耐え得るものであった。⑦に関しては頭にかぶり視野検査ができるタイプの検査機器展示を学会会場などで見かけるようになり、まもなく使用可能になると考えられる。⑥と⑧に関しては開発の途上であり、携帯できるものはほぼ存在しなかった。存在しても若干サイズが大きく、取り回しが困難などの問題があり、しばらくは術中撮影など特殊な条件でのモニタリングなどでの使用になるのではないかと考えている。黄斑疾患、視神経乳頭所見の微細な所見などは困難であるが、多くの疾患が診察可能なのではと考えられた。現在利用可能な検査機器を揃えることができれば、在宅医療においてもある程度の眼科診療が可能であることがわかった。

## 6.在宅療養者の眼科疫学

　では、在宅医療・介護が必要な患者における眼科疾患の疫学はどのような状態なのだろうか？眼科診療を必要としているのだろうか？

　しかし現在までほとんど報告がない。そこで効率的に在宅医療が必要な患者の疫学を知るために、自宅復帰や在宅医療の前段階の役割を持つ介護老人保健施設に着目し、その眼疾患の実態に関してまず調査を行ない、そこから今後の在宅医療・介護施設における眼科領域からの問題点を抽出することにした。

　定員約100名の介護老人保健施設において今回の研究に関する説明により同意の得られた（本人から得られない場合は家族）症例31例62眼（平均年齢84.6 ± 8.8歳、男性5例、女性26例）を対象とした。実際の検査は認知症合併患者が多いこと、車椅子の方が多いことなど、検査自体は非常に苦労した（図4）。

　対象施設の在宅復帰率は37％であった。平均裸眼視力、矯正視力は0.1、0.3程度であり非常に悪い結果であった。約半数の症例で白内障を認め、半数以上の症例で緑内

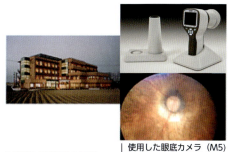

図4

介護老人保健施設の外観
【介護施設からの病院までは約2km弱の場所に位置する。】

使用した眼底カメラ（M5）
【無散瞳での眼底写真撮影が可能である。】

撮影された眼底写真の例
【視神経乳頭陥凹拡大が見られる。】

今回対象となった介護老人保健施設及び使用した眼底カメラと眼底写真の例

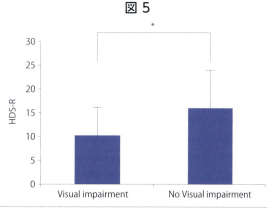

図5

裸眼視力：眼鏡をかけていない時の視力である。屈折の異常(近視・遠視・乱視など)があると、眼に疾患がなくとも裸眼視力は低い値となる。

矯正視力：屈折の異常(近視・遠視・乱視など)を眼鏡やコンタクトレンズなどにより矯正した際の視力である。眼に疾患がない場合は1.0以上である。視力低下を引き起こす疾患がある場合、眼の機能を測定するために行なう。

障、緑内障疑いの症例を認めた。視力障害に関してよい方の視力が0.5未満かつ0.1を超える症例は8例（25.8%）、0.1以下の症例は2例（6.5%）であり、日本の統計学的な数字1.1%、0.15%と比較すると、視力障害者の割合が非常に高かった。また視力障害群は視力障害なし群と比較し長谷川式認知症スケールが有意に低い結果であり（図5）、過去1年間における転倒の割合も視力障害群で高い結果であった（図6）。

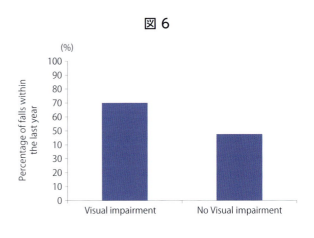

図6

　以上在宅医療を仮定した介護老人保健施設での加齢性眼疾患の割合は非常に高く、適切に治療されていない。眼科検査、治療が必要である。ロービジョンと社会的失明は、日本全体の状況と比較して非常に高く、認知機能が低い患者に集まっていたことは注目すべきである。介護施設同様に在宅療養者にも眼科疾患患者が多くいる可能性があり、眼疾患のスクリーニングが必要である[3]。

## 7.在宅療養者へのスクリーニング方法の探索

　では次に、すべての在宅医療対象者の眼科診療が可能であろうか？　地理的、物理的な要因や眼科医の数を考えると、おそらくそれは不可能に近い。現実的には数多くある案の一つとして、まずスクリーニングにより診療の必要な可能性が高い患者を特定することが望ましい。

　そこでまずスクリーニングとしての視力評価を行なうことになるが、一つ大きな問題がある。それは屈折の異常の存在である。眼には疾患がなくとも、近視、遠視や乱視があれば裸眼視力は悪くなる。そのため、眼の疾患を疑うためには矯正視力測定が実際には必要となる。しかし屈折の異常を評価するには高価な機械が必要であり、実際には不可能である。そこでわれわれは、右眼、左眼の相同性を利用することで、大がかりな機械を用いずに矯正視力つまり視力不良眼を探し出せないか研究中である。

　これを利用すれば、屈折値を測定する眼科専用器機がなくても視力不良の患者を効率的にスクリーニング可能になるのではないかと考えている。もしも可能になればiPadなどの携帯端末にアルゴリズムを装備させ、在宅医療・介護施設に携わる医師にも使用可能にすれば、眼疾患に悩む患者を救えるだけでなく、眼疾患による視力低下などで悪化している認知機能を改善できる可能性も出てくる。

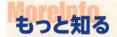
## もっと知る

**参考文献・サイト**

1) 厚生労働省　http://www.mhlw.go.jp/
2) Fukuoka H, Sutu C, Afshari NA.The impact of cataract surgery on cognitive function in an aging population. Curr Opin Ophthalmol. 2016 Jan;27(1):3-8.
3) Fukuoka H, Nagaya M, Toba K.The occurrence of visual and cognitive impairment, and eye diseases in the super-elderly in Japan: a cross-sectional single-center study.BMC Res Notes. 2015 Oct 29;8:619.

# 低栄養

三重中央医療センター栄養管理室長　金子康彦

> ▶在宅療養高齢者に低栄養の割合は高く、その悪化はADL（activities of daily life：日常生活動作）に障害をきたす。そして全面的な生活支援が必要となり、在宅療養の継続の阻害要因となる。
> ▶多くの病院では、入院患者の在院日数の短縮化の傾向があるため、栄養状態が改善しない状態での退院となる。在宅での栄養管理は必須である。
> ▶在宅での栄養管理は、訪問栄養食事指導の実績から見た場合、現在十分にされていない状況である。高齢者のリスク管理ができる専門家による栄養管理が重要であり、管理栄養士の役割は大きい。
> ▶病院等では、多職種協働によるチーム活動が行なわれ、疾患の治療に大きく貢献しており、在宅医療への展開が望まれる。
> ▶地域包括ケアシステムの構築に向け、食事・栄養に特化して考えた場合、栄養ケア・ステーション機能の利用と対応できる人材育成が鍵となる。

**KeyWord**　PEM、フレイル、サルコペニア、SGA、MNA®-SF、NST、嚥下調整食、リハビリテーション栄養、訪問栄養食事指導、栄養ケア・ステーション

## 在宅療養の阻害要因となる低栄養の概観

### (1) 老年症候群の分類と低栄養の位置づけ

　高齢者がQOL（quality of life：生活の質）を維持するためには、適切な栄養管理が不可欠である。これは、医療・介護・生活の場、すべてでいえる。しかし、高齢者はさまざまな阻害要因が複雑に絡み合いQOLの維持が難しい。

　その要因の一つとなる老年症候群（geriatric syndrome）は、第1群：加齢変化のない急性疾患に付随することが多い症候（めまい、息切れ、転倒、骨折など）、第2群：慢性疾患に付随する症候（脱水、食欲不振、発熱、腹痛など）、第3群：介護と密接に関係する症候（ADL低下、嚥下障害、褥瘡、低栄養など）に分けられる（geriatric scale）。加齢により第2群、第3群の割合が増加し、うつ、尿失禁、低栄養、椎体骨折などの第3群では、後期高齢者のQOLを著しく低下させ、自宅復帰の阻害要因になる[1]。

### (2) 栄養不良の分類と高齢者の特徴

　栄養不良は栄養の過不足により過剰状態（高栄養）と欠乏状態（低栄養）に分類される（注：詳細には、一部のビタミン・ミネラルなどの過剰、欠乏も含まれる）。これらを単に疾病との関連か

ら見た場合、肥満や耐糖能異常・糖尿病や脂質異常症などの生活習慣病が中心となる過栄養状態と、感染症や骨格筋萎縮など多くの健康障害・身体機能障害に直結する低栄養状態となる。

高齢者は、この状態を明確に分類し当てはめることは難しいが、加齢とともに後者の低栄養に陥る割合が高くなる。

また、最近は食情報が氾濫しており、健康に関心の高い高齢者は、誤った受け取り方をする場合も多い。それが健康食品（図1）・サプリメントの過剰摂取や偏った食生活につながり、栄養障害を引き起こす原因にもなっている。

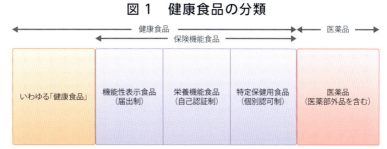

図1　健康食品の分類

厚生労働省HPより
http://www.mhlw.go.jp/stf/seisakunithuite/bunya/kenkou_iryou/shokuhin/hokenkinou/

## (3) 低栄養の分類と高齢者の関係

低栄養とは、日常の生活を健康的に過ごすために必要な栄養素が摂れていないときに起こる状態を指している。そのタイプは大きくマラスムスとクワシオルコルの二つ分けられる（表1）。身体機能が低下した高齢者の低栄養では、二つが混合している場合が多く、たんぱく質とエネルギーが充分に摂れていない状態のことを最近では、PEM（protein energy malnutriton：たんぱく質・エネルギー栄養障害）という。

高齢者は、食事量の減少、嗜好・味覚の変化、食事に偏りが生じやすくなる。このような食生活を継続すると、たんぱく質やエネルギーが不足し、PEMとなるリスクが高まる。高齢者では特にPEMが問題となっており、寝たきりの人はその割合が高くなる。

表1　マラスムスとクワシオルコルの違い

| | マラスムス | クワシオルコル |
|---|---|---|
| 原因 | 主にエネルギー・たんぱく質の欠乏 | 主にたんぱく質欠乏 |
| 体重 | 顕著な減少 | 比較的軽度な減少 |
| 浮腫 | なし | あり |
| 肝臓肥大 | なし | あり |
| 血清アルブミン値 | 正常の場合多い | 低下 |
| 疾患等との関連 | 慢性的な摂取栄養量の不足<br>飢餓状態など | 炎症などたんぱく質の消耗を伴う状態<br>たんぱく質摂取不足<br>たんぱく質漏出性潰瘍<br>炎症性腸疾患<br>肝硬変<br>重症感染症などによるたんぱく質欠乏 |

## (4) 高齢者の低栄養を防ぐ視点

高齢者は低栄養に陥るリスクは高く、短期間で本人や周りが知らない間に低栄養状態となり、身体機能の急変につながる場合がある。それを防ぐには定期的な栄養状態の評価が欠かせない。その評価として重要な視点は、高齢者特有の問題である①摂食・嚥下機能障害、②多剤併用（ポリファー

---

健康食品：健康食品とは、一般的に広く健康の保持増進に役立つ食品として販売・利用されるものすべてが該当し、特に法律上の定義とされるものはない。そのうち、国が定めた安全性や有効性に関する基準等を満たした「保健機能食品制度」があり、平成27年4月より機能性表示食品が追加されている（図1）。表示のないサプリメントや栄養補助食品などは、いわゆる健康食品に該当する。

表2 簡易栄養状態評価表（MNA®-SF）

**簡易栄養状態評価表**
Mini Nutritional Assessment-Short Form
MNA®

Nestlé Nutrition Institute

氏名：
性別：　　　年齢：　　　体重：　　　kg　身長：　　　cm　調査日：

下の□欄に適切な数値を記入し、それらを加算してスクリーニング値を算出する。

**スクリーニング**

A 過去3ヶ月間で食欲不振、消化器系の問題、そしゃく・嚥下困難などで食事量が減少しましたか？
　0＝著しい食事量の減少
　1＝中等度の食事量の減少
　2＝食事量の減少なし

B 過去3ヶ月間で体重の減少がありましたか？
　0＝3kg以上の減少
　1＝わからない
　2＝1〜3kgの減少
　3＝体重減少なし

C 自力で歩けますか？
　0＝寝たきりまたは車椅子を常時使用
　1＝ベッドや車椅子を離れられるが、歩いて外出はできない
　2＝自由に歩いて外出できる

D 過去3ヶ月間で精神的ストレスや急性疾患を経験しましたか？
　0＝はい　　2＝いいえ

E 神経・精神的問題の有無
　0＝強度認知症またはうつ状態
　1＝中程度の認知症
　2＝精神的問題なし

F1 BMI (kg/m²)：体重(kg)÷[身長(m)]²
　0＝BMIが19未満
　1＝BMIが19以上、21未満
　2＝BMIが21以上、23未満
　3＝BMIが23以上

BMIが測定できない方は、F1の代わりにF2に回答してください。
BMIが測定できる方は、F1のみに回答し、F2には記入しないでください。

F2 ふくらはぎの周囲長(cm)：CC
　0＝31cm未満
　3＝31cm以上

**スクリーニング値**
（最大：14ポイント）

12-14ポイント：　栄養状態良好
8-11ポイント：　低栄養のおそれあり（At risk）
0-7ポイント：　低栄養

Ref. Vellas B, Villars H, Abellan G, et al. Overview of the MNA® - Its History and Challenges. J Nutr Health Aging 2006;10:456-465.
Rubenstein LZ, Harker JO, Salva A, Guigoz Y, Vellas B. Screening for Undernutrition in Geriatric Practice: Developing the Short-Form Mini Nutritional Assessment (MNA-SF). J. Geront 2001;56A: M366-377.
Guigoz Y. The Mini-Nutritional Assessment (MNA®) Review of the Literature - What does it tell us? J Nutr Health Aging 2006; 10:466-487.
Kaiser MJ, Bauer JM, Ramsch C, et al. Validation of the Mini Nutritional Assessment Short-Form (MNA®-SF): A practical tool for identification of nutritional status. J Nutr Health Aging 2009; 13:782-788.
® Société des Produits Nestlé, S.A., Vevey, Switzerland, Trademark Owners
© Nestlé, 1994, Revision 2009. N67200 12/99 10M
さらに詳しい情報をお知りになりたい方は、www.mna-elderly.com にアクセスしてください。

マシー：polypharmacy）、③ADL障害、④精神・心理的の問題、⑤環境の変化、などの要因の有無に加え、体重減少や食欲の有無など栄養面の配慮が必要となる。

## (5) 高齢者に適した栄養状態のスクリーニング法

医療の現場で栄養スクリーニングをする場合、最も汎用されているSGA（subjective global assessment：主観的包括的評価）が知られている。しかし、最近では高齢者に特化した方法としてMNA®-SF（mini nutritional assessment-short form：簡易栄養状態評価表、表2）が用いられる場合が増えている。在宅での栄養管理ツールとして有用とする報告も多く、簡易的な方法と

---

**栄養スクリーニングと栄養アセスメント**：栄養スクリーニングは、栄養的な問題があり、詳細な栄養評価の実施と栄養管理計画（栄養ケアプラン）の作成が必要なものを対象から抽出する作業である。主に主観的情報をもとに実施する。一方、栄養アセスメントとは、スクリーニングされた内容に客観的な指標を加え適正に評価し、栄養管理計画を作成するための問題点を具体化するこという。

して勧められている。この評価は、低栄養リスクを6項目の合計点数で評価する。満点を14点とし、栄養状態良好（12-14点）、低栄養のおそれあり（8-11点）、低栄養（0-7点）の3段階に区分している。

### (6) 在宅療養高齢患者における低栄養状態の現状

病院や介護施設などの高齢者の多くが低栄養であるといわれ、最新の在宅療養者の大規模コホート研究において、MNA®-SF を用い栄養状態を評価した結果、37.4%が低栄養、「低栄養のリスクあり」を含めた場合72.7%と非常に高い割合であった。1年後の追跡調査で、栄養状態が死亡リスクに影響することもわかった[2]。また、在宅療養の継続希望者が登録し利用する、国立長寿医療研究センター在宅医療支援病棟（以下：在宅支援病棟）への入院時の調査でもMNA®-SF:5.8 ± 2.5点、BMI:17.7 ± 3.4kg/㎡であり、多くの患者に低栄養状態がうかがえる結果であった。また、退院時の栄養状態に改善はなく、退院後の継続的な栄養管理が必須であることもわかっている[3]。

## 低栄養と関連の深い在宅療養継続の阻害因子　フレイル、サルコペニア

### (1) フレイル、サルコペニアと低栄養の関連

加齢に伴いさまざまな機能、予備能力が低下し、身体的障害を誘発しやすい状態がフレイル（要介護状態になる前の虚弱）とされている。その悪循環をフレイルサイクルという（図2）。また、低栄養に多いたんぱく質摂取の低下はサルコペニア（筋肉量または筋力の低下）も招くこととなる。運動器障害も含めこれらは低栄養と密接に関係し、要介護の要因となり在宅療養の継続を阻害する。

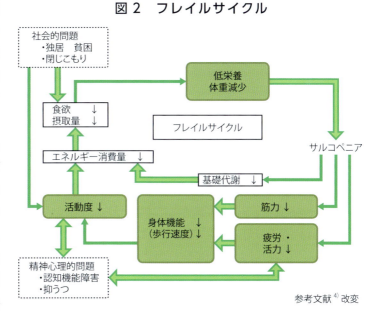

図2　フレイルサイクル

参考文献[4]改変

### (2) 高齢者のフレイル、サルコペニアを防ぐ視点

平成22年国民生活基礎調査では、後期高齢者の要介護になった要因の上位は、前期高齢者の脳血管疾患と異なり、認知症、骨折・転倒、関節疾患、高齢による衰弱といった老年症候群が増加し

ている。フレイルは要介護に陥る手前の段階ともいわれており、その予防により自立の維持が可能となる。フレイル、サルコペニアの予防には、適正な栄養管理と運動の効果は高く、最近では多職種による<u>リハビリテーション栄養</u>が重要とされ、取り組んでいる施設も多くなっている。

# 誤嚥性肺炎

## (1) 誤嚥性肺炎と低栄養の関連

　わが国の死因の第3位が肺炎であり、その7割近くが高齢者の誤嚥性肺炎といわれている。高齢者では、気道感染の主な疾患として誤嚥性肺炎があげられる。誤嚥性肺炎とは、口腔内の細菌が気道に入り込むことで起きる肺炎である。リスクの高い誤嚥は、「むせ」などの自覚症状がない不顕性誤嚥で、これを繰り返すと誤嚥性肺炎を発症する。また、胃の内容物が嘔吐により気道に入った場合にも誤嚥性肺炎が起こることがある。特に要介護高齢者においての発症は、QOLを著しく低下させ低栄養に至る。逆に低栄養が嚥下機能の低下につながるともいわれており、十分な注意が必要だ。

## (2) 阻害要因となる嚥下調整食

　在宅療養者の多くが嚥下機能低下をきたしており、在宅での食生活管理を難しくしている。在宅栄養支援に必要な地域共通ツールの策定が目指されているが、医療から在宅や介護施設、あるいはその逆の連携において、施設の特徴の違いや個人の能力の差により、共有するツールがうまく機能していない。さらに、食形態の調整は患者家族の負担・不安の増強を招き、自宅での継続を難しくしている[5]。

## (3) 嚥下調整食の基準分類と介護食の選び方

　<u>これまでの介護食</u>や嚥下食などの形態調整食は、区分の統一性が難しく各施設・各企業でさまざまな名称や区分が使用され、利用者や指導者の混乱を招いていた。その統一を図るため、2013年9月には日本摂食嚥下リハビリテーション学会から日本摂食嚥下リハビリテーション学会嚥下調整食分類2013（学会分類2013）が発表された。その内容に沿った基準及び言語等での取り組みが各地区で進んでいる。また、2014年11月に農林水産省からは新しい介護食分類として**スマイルケ**

---

**リハビリテーション栄養**：高齢者において、ADLの改善と維持は重要であり、リハビリは欠かせない。しかし、適正な栄養管理がなされていないと、逆に低栄養に陥り、身体機能低下につながる。そこで、栄養状態を含め国際生活機能分類（ICF）で評価し、適正な栄養管理を行なうことの必要性が提唱されている。
　国際生活機能分類（International Classification of Functioning, Disability and Health, ICF）とは、WHOが1980年に制定し、2001年に改定。人間と環境との相互作用を基本的な枠組みとして、人の健康状態を系統的に分類するモデルである。生活機能を「心身機能・身体構造」「活動」「参加」の3要素とし、背景因子である「環境因子」と「個人因子」との相互作用として健康状態をとらえ、できる活動・している活動などプラス面を重視し評価する。
　厚生労働省HP参照：http://www.mhlw.go.jp/houdou/2002/08/h0805-1.html

**これまでの介護食分類（ユニバーサルデザインフード：UDF）**：機能に合わせた選択が難しい介護食を、かたさや粘度で4段階（UD1：容易にかめる、UD2：歯ぐきでつぶせる、UD3：舌でつぶせる、UD4：かまなくてもよい）に分類し、療養中の患者も含め高齢者の「かむ力」「飲み込む力」に対応して、食べやすさに配慮して調理された食品の総称がユニバーサルデザインフードである。

ア食が提唱され、低栄養、摂食・嚥下機能の低下など状態に合わせた介護食の選び方が具体化されている。

### (4) 嚥下調整食の安全性と専門家による指導の必要性

　嚥下調整食にはさまざまな形態があり、その中のゼリー状・ムース状などのゲル化嚥下調整食とミキサーとろみ状などのゾル化嚥下調整食が在宅療養の継続を難しくしている。使用する調整剤(とろみ剤・ゲル化剤など)や食材、提供温度などにより形態の調整は異なる。また、ミキサーでの調理時の加水によりその栄養価は低下するなどさまざまな問題がある。それらをわかりやすく調整し、リスクの軽減と自宅での療養の継続を可能とするために専門家による指導が必要となる[3)5)6)]。

## 阻害要因となる低栄養を克服するために

### (1) 現状把握のための在宅支援病棟の利用者への調査

　在宅支援病棟に登録している在宅療養支援診療所の医師に実施したアンケートの結果では、患者及び家族から食事・栄養に関する相談を受ける機会は多く、その内容の約27％が食事形態に関することであった。また、在宅療養における食事サポートは、関わりが多いヘルパーやケアマネジャー、訪問看護師の貢献度は大であった。

　同時期に実施した、在宅療養の維持を目指す患者家族(在宅支援病棟の登録患者の介護者)へのアンケート結果では、普通食摂取群と比較して嚥下調整食摂取群で栄養食事指導の必要性を感じており、栄養食事指導を希望するものの割合は多かった。

　しかし、管理栄養士の関わりは全体的に低く、その要望に応えられていない現状であり、登録医への調査同様に管理栄養士による訪問栄養食事指導の実施率、認知度は非常に低い。さらに在宅医療・介護の現場に対する管理栄養士の配置は、人材面や採算面から進んでいない。

### (2) 管理栄養士介入の阻害要因

　その要因のひとつとして、栄養食事指導における医療保険と介護保険による制度上の違いが影響すると考えられていた。しかし、平成28年度の診療報酬の改訂では、がん疾患、低栄養や摂食・嚥下機能低下者が新たに入院・外来・在宅訪問栄養食事指導の算定対象となった。従来は、これらの疾患への取り組みが消極的であったが、改正によりその改善と在宅との連携が期待される(表3)。

　一方で介護保険利用者には低栄養の該当者が多く、訪問指導の実施は居宅療養管理指導費が優先される。介護保険においては、訪問での算定対象は多いが、指定居宅療養管理指導事業所に所属す

---

**スマイルケア食**：介護食品の分類が不明確でわかりづらく、また、低栄養や食べる機能の低下など、食に関わる問題への認知度も低かった。しかし、介護食の市場拡大に伴い、介護食をわかりやすく選択できる区分として、農林水産省を中心に提唱された介護食分類の愛称がスマイルケア食である。介護食のイメージ改善を図るねらいもある。

**訪問栄養食事指導**：単独で通院が困難な患者の自宅に医師の指示内容をもとに管理栄養士が訪問し、食生活や栄養に関する支援や相談をすること。医療保険と介護保険ともに制度(表3)があり、それぞれの対象及び内容が少し異なる。介護認定がある場合、介護保険が優先し適応される。また、介護保険利用の場合は、介護支援専門員が作成する居宅サービス利用票への記載が必要となる。

る管理栄養士が少なく、医師からの指示依頼が受けにくいことが影響し、十分な実施に至っていない状況にある。

### (3) 管理栄養士による居宅療養管理指導の現状

**表3　訪問栄養食指導の医療・介護制度での違い**

| | 医療保険 | 介護保険 |
|---|---|---|
| 算定項目 | 在宅患者訪問栄養食事指導料 | 居宅療養管理指導費 |
| 指導箋発行 | 医療機関の医師 | 医学管理を行なっている医師 |
| 管理栄養士の所属 | 医療機関 | 指定居宅療養管理指導事務所 |
| 算定対象 | 厚生労働大臣が別に定める特別食とがん患者、低栄養や摂食・嚥下機能低下者が対象 | 厚生労働大臣が別に定める特別食と低栄養、嚥下困難者への流動食が対象 |
| 指導内容 | 患者の生活条件、嗜好等を勘案した食品構成に基づく食事計画案又は具体的な献立を示し、食事の用意や摂取等に対する具体的な指導を30分以上行なった場合 | 栄養ケア計画を作成し、栄養管理にかかる情報提供及び指導または助言を30分以上行なった場合 |

　2013年10月の厚生労働省の統計で居宅サービス事業所、1施設・事業所当たり常勤換算従事者数は、管理栄養士・栄養士合せても通所介護で0人、短期入所生活介護で0.6人であった。また、介護保険における居宅療養管理指導での管理栄養士の関わりについては、2013年11月の調査においても以前と大きな変化はなく、在宅栄養支援について目に見える改善には至っていない。2014年に日本栄養士会が日本在宅栄養管理学会の会員（管理栄養士・栄養士）を対象に実施した調査においても、居宅療養管理指導の実施経験ありという回答者は26.5％と非常に低い状況であった[7]。

### (4) 病院での多職種連携のチーム活動

　病院等では、栄養管理をサポートするNSTや褥瘡管理、緩和医療、感染管理、摂食・嚥下など多職種協働によるチーム活動に管理栄養士が加わっている。これらのチーム医療は、複雑で専門化する疾患治療をサポートする上で大きく貢献し、機能している。病院や介護施設のようにスタッフが身近に集まり情報共有し連携することは、在宅では難しい部分はある。しかし、病院スタッフとの連携も含め、在宅医療・療養の現場においても多職種連携への展開が望まれる。

### (5) 在宅支援病棟での在宅における栄養管理の必要性の検討

　在宅における栄養管理の必要性について、客観的な視点から課題を明確にするため、在宅支援病棟に入院した患者の、入・退院時の栄養状態の変化などについて検討し、下記の結果を得た。
①疾患の悪化などに伴い低下した入院時の栄養状態は、十分に改善されないまま退院となっている。そのため専門家による在宅での継続的な栄養管理は必須であり、多職種・同職種が連携するサポートが重要となる。
②入院時の栄養状態が悪いほど、入院期間の長期化につながることから、入院時の適正な栄養評価は非常に重要となる。

---

NST(Nutrition Support Team:栄養サポートチーム ):NSTは、適切な栄養治療に向けて、多職種が各専門分野の視点でカンファレンスや回診をチームで行ない、理想的な栄養治療方針を提言し主治医をサポートするチームである。NSTの定義は明確でないが、メンバーは医師、看護師、管理栄養士、薬剤師らが中心となり、医療機関では診療報酬の算定も認められている。

③ 入院期間中の栄養補給法では、経腸法が経口法・静脈法と比較して、一番安定した栄養補給法である。しかし、経腸法の対象者は ADL が低下している場合が多く、過剰なエネルギー補給は、体脂肪量の増加、骨格筋量の低下につながりやすく、適正な評価による必要栄養量の見直しが重要となる。
④ 病棟専任管理栄養士の配置により、看護師との連携が密となり、早期からの栄養介入が可能となった。それがスムーズな栄養管理・栄養食事指導・退院支援につながった。特に、在宅での療養を継続する場合、介護者支援も含め早期から連携する必要がある。
⑤ 多くのリスクが複雑に絡み合う高齢者では、入院時の主疾患での分類では栄養状態に特徴的な変化は見られなかった。そのため患者背景を十分に理解した総合的栄養評価が必要となる。

## 在宅療養での低栄養の管理に向けて

### (1) 医療から在宅への栄養管理体制

在宅支援病棟での調査として、管理栄養士の関わりの強化により、入院中の適正な栄養管理に向けての手がかりをつかむことができた。しかし、今後はさらに急性期の医療機関における入院期間の短縮化が進展することが予想される。そのため、病院での十分な栄養状態の回復が得られないまま、多くの患者が在宅復帰すると考えられる。回復期リハや地域包括ケア病棟など療養型の医療環境を利用し、入院から在宅へのシームレスな連携が栄養・食事支援にも必要となり、多職種でのサポートが重要となる。

### (2) 多職種連携の地域活動の重要性

今後、医療・介護保険制度の大幅な見直しが検討される中で、これまで以上の支援体制の強化を図る必要がある。取り組んだ研究を進める中で、在宅での栄養支援をさまざまな視点から検討したことにより、必然的に地域との連携に発展し"在宅栄養支援の和"の活動が研究とは別に、新たに展開されるようになった。実務レベルでの多職種連携により、現在では在宅での栄養・食事支援のあり方やその必要性と問題点がより具体的になり、地域支援の形が見えつつある。

### (3) 地域包括ケアシステムにおける栄養支援のあり方

これまで、入院中の栄養管理を行なう管理栄養士はいたが、在宅療養では患者本人や家族任せになっていた。退院時に受けるたった1回の栄養食事指導では、退院後の食事をどうしたらよいかわからないまま、混乱と不安を抱えた状態で在宅療養となっていた。また、その不安を身近に相談できる場所もない現状であった。

今後は、退院後も管理栄養士が定期的に食事サポートを主体とした、在宅栄養ケアを進めることが重要と考える。また、国の政策では各地域の機能に合わせた地域包括ケアシステムの構築が進められている。その中で、管理栄養士が中心となる栄養ケア・ステーション的な機能を定着させ、管

---

栄養ケア・ステーション：栄養ケア・ステーションは、管理栄養士・栄養士による地域住民への栄養ケアを提供する地域密着型の拠点を、日本栄養士会が展開する事業である。栄養ケアは、管理栄養士・栄養士が医療・介護・生活の総合的な視点で、住民一人一人の健康・栄養状態を維持・増進し、尊厳と快適さを保つことを目的に介入することをいう。
日本栄養士会 HP 参照：http://dietitian.or.jp/caring/index.html

理栄養士の役割を明確にし、多職種連携による活動を展開することで、充実した在宅栄養支援が可能となる。

## MoreInfo もっと知る

### 参考文献

1) 鳥羽研二：シンポジウム介護保険と高齢者医療：施設介護の問題点．日本老年医学会雑誌．34：981-986、1997
2) 平成24-25年度老人保健事業推進費等補助金「在宅療養患者の栄養状態改善方法に関わる調査研究」（研究代表者：大島伸一）
3) 平成24-26年度、厚生労働科学研究補助金（地域医療基盤開発推進研究事業）「被災地の再生を考慮した在宅医療の構築に関する研究」（研究代表者：大島伸一）
4) Xue QL,Bandeen-Roche K,Varadhan R,Zhou J,Fried LP,Initial manifestations of frailty criteria and the development of frailty phenotype in the Women's Health and Study Ⅱ .J Cerontol A Biol Sci Med Sci2008;63:984-90
5) 平成24-25年度、長寿医療研究開発費「在宅医療における栄養支援のシステム構築に向けた研究」（研究代表者：金子康彦）
6) 平成26年度、長寿医療研究開発費「在宅医療支援病棟を中心とした地域在宅医療の活性化（多職種による在宅医療・介護連携に必要なツール等の開発、普及・啓発を含む）」（研究代表者：三浦久幸）
7) 平成26年度、老人保健事業推進費等補助金「管理栄養士による在宅高齢者の栄養管理のあり方に関する調査研究」（研究代表者：田中弥生）

### 参考ホームページ

厚生労働省　http://www.mhlw.go.jp/
公益社団法人日本栄養士会　http://www.dietitian.or.jp/
農林水産省　http://www.maff.go.jp/index.html
Nestlé Nutrition institute　http://www.mna-elderly.com/

# 褥瘡

国立長寿医療研究センター外来研究員　古田勝経

> ▶褥瘡は"狭間（はざま）の疾患"といえる。在宅では生活の場という環境から疾患という印象が薄くなる。そのために適切な対応がなされず、悪化することが多い。
> ▶介護者が不足するとされる2025年問題を考慮すれば、予防に不可欠な体圧分散マットレスは現在の仕様、性能では不十分である。発症したら早期治療が必要であり、そのためにも褥瘡に対する認識を改めなければならない。
> ▶疾患としての特徴や注意点を把握することが重要である。高齢者の加齢変化に伴う皮膚の特性や薬剤滞留という新しい視点が、予防や治療に大きく影響する。褥瘡への対応は在宅医療の推進にも影響を与える。

**KeyWord** 褥瘡、加齢変化、皮膚のたるみ、変形・移動、薬剤滞留障害、創固定、外用薬、基剤、湿潤調節、ブレンド、体圧分散マットレス

## 1. 褥瘡という疾患

　褥瘡は床ずれといわれ、寝たきりの高齢者にはつきものの、耐えるしかないものと誤解されている。あたかも疾患ではないような印象を持っている人も多いが、褥瘡はれっきとした疾患であり、病態が存在する。全身状態の悪化とともに発症することから、最期を示す症状として受け取る人が多く、一般国民だけでなく、医療者の中にも同様に認識している者が少なくない。こうした傾向は欧米でも同じで、褥瘡は医療分野においては、治療すべき疾患と看護するしかない最期を示す症状の間の、いわば狭間の問題としてなおざりにされてきた経緯がある。適切な予防と治療が必要だ。

## 2. 褥瘡の定義と患者背景

　褥瘡はマットレスと骨との間に挟まれた皮膚軟部組織に対して持続性の圧迫やずれによって阻血性障害を起こし、一定時間以上経過することで不可逆性の壊死をもたらす疾患である。ヒトが臥床したときの体重分布は図1のように仙骨部、上肢、下肢、後頭部の順に減少するが、仙骨部の発症が多いのはこのためである。また側

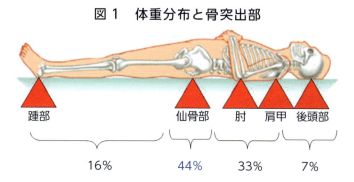

図1　体重分布と骨突出部
踵部 16%　仙骨部 44%　肘 肩甲 33%　後頭部 7%

臥位をとった場合では大転子部（股関節部の外側、大腿骨の出っ張った部分）が同様に発症しやすい。

　そのために体位変換や適切な姿勢保持など看護ケアとの関連性が強く、看護の問題として長年扱われてきた。発症する要因が持続性の圧迫やずれという看護に起因するものとされてきたが、そのおおもとを辿ると患者自身に起因する背景が大きく影響していることが浮かび上がってきた。つまり、患者の基礎疾患による全身的な影響が基盤にあり、それに看護ケアの良否が重なることで褥瘡が発症することが明らかとなってきた。そのため看護の問題として扱うには無理がある。

　基礎疾患には脊髄損傷や、神経性疾患、脳血管障害などの症状や後遺症などが基盤に存在することがほとんどであり、急性期や高齢者の骨折における保存療法などによっても発症する基盤は形成される。また終末期においては、末期がんや廃用症候群などにおいても発症する状況が生まれやすい。これらに共通することは感覚麻痺や同一体位・姿勢などによって阻血性の障害を起こしやすく、歩行困難な患者背景がある。

　一方、薬物誘発性褥瘡の存在が明らかにされており、歩行可能な褥瘡患者がそうである（図2）。

　高齢者では睡眠薬や抗うつ剤、安定剤などを処方されることが比較的多く、それらの服用により活動性の低下をきたす場合があり、中には無動になることもある。普段は歩行可能な患者であっても一時的に無動となることで褥瘡が発症する。

　また脊柱管狭窄症などの患者では歩行はできるが仙尾骨部における感覚が麻痺しており、褥瘡の発症に気づかず、悪化してから発見されることがある。このように高齢化が進行する中、これまでの褥瘡患者に対する認識とは異なるさまざまな患者背景の存在が明らかとなっており、褥瘡は治らないという認識は見直さなければならない時期にきている。

図2　薬物誘発性褥瘡

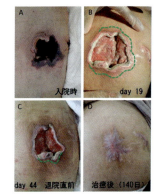
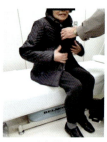

# 3.褥瘡の予防

　褥瘡の発症には基礎疾患など患者背景が大きく関連するが、看護ケアによって発症を予防することは重要である。そのために圧迫を軽減する体圧分散マットレスやピロー、クッションなど体圧分散用具、適切な体位変換や姿勢保持が不可欠となる。ここで最も注目しなければならないのは、従来の褥瘡予防と治療する際に必要な予防とは視点が大きく異なる点である。発症した褥瘡を円滑に治癒させるためには、創の治癒環境を維持するとともに、基本となる体圧分散など圧迫やずれを予防するケアが必須である。その違いが褥瘡の発症や改善しない状況をつくっていることに注目しなければならない。

　予防する際には圧迫やずれだけでなく、高齢者の皮膚の特徴でもあるたるみに関係する歪みを抑

制するための、体圧分散やずれ防止に努めなければならない。ここでは発症前の予防について解説する。

体圧分散マットレスは、褥瘡発症前の予防と褥瘡発症後では、適応となるマットレスは異なる。その理由は明確である。皮膚に創があることに他ならない。その創は、真皮を欠損しているかどうかで大きな違いがある。それを解説する前に高齢者の加齢変化による皮膚の特徴を述べる。

高齢者の皮膚は、しわ、たるみ、かさつき、光沢のない皮膚が外観上の特徴として挙げられる。これらは体内水分量や蛋白質量、皮表脂質量、コラーゲン量などの減少による影響であり、薄く脆弱な皮膚組織へと変化している。

褥瘡の予防で注意しなければならない点は、同一部位への荷重を避けることやずれを防ぐことと考えられている。その結果、体圧分散マットレスは静止型のウレタンマットレスやエアマットレスから、圧切換型へと変化してきたが、褥瘡の発症をより高度に予防することは実現できていない。そこには落とし穴がある。2015年3月に米国内科学会において褥瘡ガイドラインが発表されたが、従来の褥瘡予防や治療に対する指針と大きく異なる点が多く見られた。

予防に関しては圧切換型のエアマットレスの使用を禁止してはいないが、静止型の高性能マットレスの使用を推奨している。これは高齢者の皮膚の特性に配慮した見解と考えられる。圧切換型マットレスは絶えず体表面との接触部位を変化させて、同一部位への圧迫を避けることを目的としているが、それがかえって皮膚の歪みを増幅することにつながり、褥瘡を発症する要因になりかねないと解釈することができる。つまり、皮膚のたるみは絶えず引っ張られたり、押されたりする外力によって歪みを生み、皮膚は元の位置に戻ることなく変位は蓄積されつづけ（図3）、皮膚に対してより大きなストレスがかかることを示している。

米国のガイドラインでは静止型の高性能マットレスは従来の静止型に比べ、より高い体圧分散性能を持つため、それに該当するマットレスを使用することを推奨している。日本人を含むアジア系人種は加齢によりやせ形で皮膚が薄く、たるみの大きいことが特徴（図4）であり、米国内科学会の新たな見解は日本人高齢者に対するマットレスの選択基準を変える意味で見逃せない内容と

### 図3 高齢者の皮膚の歪み

たるみのある皮膚は変形を起こしやすく、反復する変形は歪みを増幅させる。

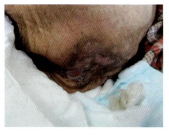

### 図4 高齢者の皮膚のたるみ

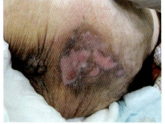

皮膚のたるみはずれを増幅し、皮膚の歪みをもたらす。弱い外力によっても容易に影響を受ける。

なっている。

　また栄養は予防に必要であるが、治療に対しては補助的であり、一般的にいわれている治療に対する影響は局所治療が重要としている点も、従来の認識を変える重要な点である。

　これらの内容は筆者が依然より提唱している内容と同じであり、適切な褥瘡予防が前提条件となり、的確な局所治療を効果的に反映させることと一致している。

## 4.局所治療

　褥瘡の治療には局所に対する保存療法と外科療法、物理療法などがある。在宅においては保存療法が用いられ、図5に示すように外用薬による外用療法が広く汎用されている。創傷被覆材は高価であることなどから使用する割合は高くない。

　一方、安価や簡便性で一時拡大した食品用ラップを用いたいわゆるラップ療法は、あまり行なわれなくなった。これは、在宅など清潔性を維持できない生活環境においては、ラップ療法は感染症などを合併したり、特に深い褥瘡では敗血症を引き起こすなど、不適切な使用がもたらす有害な作用に対して、医療者が使用を控えたことによるものと考える。

　外用薬による褥瘡治療は、これまで主薬の効果によって薬剤選択されてきた経緯から、効果が得られないと誤解されてきた。そのため創傷被覆材による治療が簡便性から重宝されてきたが、浅い褥瘡ならともかく、深い褥瘡では改善しない症例が多く、結果的に褥瘡は治らないという印象につながった。治療に用いられる外用薬の特性は基剤に依存しており、基剤の特性が褥瘡の治癒環境の一つである湿潤環境に大きく影響することから、基剤の湿潤調節作用を活用し、主薬の効果を適切に発揮させることの重要性が注目されてきた。それにより、外用薬を用いた外用療法は創傷被覆材を用いたドレッシング法と比較し、有意に早く安価に治療できることが明らかとなった。

　図6は外用薬の基剤に着目した薬物療法と創傷被覆材を用いるドレッシング法、使用資材の不足や緊急避難的な手法としてのいわゆるラップ療法において治癒期間の比較をした結果である。薬剤師が基剤の湿潤調節作用による薬物療法に基づいて褥瘡チーム医療へ介入した場合の治療成績は、国立長寿医療研究

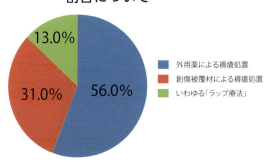

図5　褥瘡を有する利用者に対して普段行なっている局所処置の割合について

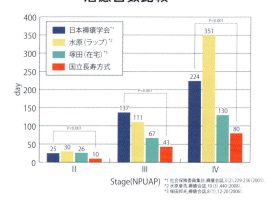

図6　薬物療法とその他治療の治癒日数比較

センター以外の病院や在宅においても同様に早く安価に治癒する結果が得られた。薬剤師の視点が褥瘡治療には必要であり、介入する意義は大きい。

## 5.薬物療法に不可欠な視点

これらは薬剤師の視点により生み出されたものであり、褥瘡の局所外用療法において極めて重要である。

### (1)基剤の重要性

従来の外用薬による局所外用療法では、主薬の効果を期待して薬剤を選択してきた。しかし、創面に直接接触するのは基剤であり、主薬ではない。主薬は基剤が溶解することで溶出する。創面から滲出液が出ていたり、乾いていたりする状態においては湿潤環境をどのようにして適切に保持するのかが重要なポイントとなる。褥瘡治療における湿潤環境の重要性は理解されていても、それがどの程度の状態かは知られていない。ましてや滲出液量に応じた基剤の選択については考慮されていない。滲出液の多い創面に吸水性を有する基剤を外用することは、創面上の湿潤環境を低下させ、適切な湿潤環境にする目的がある。また創面の滲出液量が少ないか、乾いている創環境では、湿潤環境が不足するために補水性の基剤を外用し、創面の湿潤を補うことが必要になる。基剤の特性はこのような機能をもつことから、湿潤状態に応じた基剤特性を選択することが重要である。そのために基剤による湿潤調節作用を生かしたエキスパート・F・ブレンド（図7）の有用性が注目されている。

これは使用可能な外用薬が限られる場合であっても、バリエーションが広がり、円滑な外用治療を可能にする方法である。軟膏の組み合わせとその割合が決まっており、配合した際の基剤の安定性や成分の定量など化学変化のないことが確認されている。

図7 軟膏の安定性試験、薬効成分の定量試験により確認されたエキスパートFブレンド

創面水分量 多い ⇔ 少ない

ユーパスタ＋10～30%デブリサンペースト
ユーパスタ
デブリサンペースト
ヨードコート軟膏
カデックス軟膏
オルセノン軟膏＋デブリサン(4:1)
ブロメライン軟膏
アクリトン軟膏
テラジアパスタ＋リフラップ軟膏(7:3)
オルセノン軟膏＋テラジアパスタ(3:7)
リフラップ軟膏
ソルコセリル軟膏
オルセノン軟膏＋ユーパスタ(1:3)
オルセノン軟膏＋リフラップ軟膏(1:1)
ゲーボンクリーム
オルセノン軟膏＋ゲーベンクリーム(1:1)
オルセノン軟膏

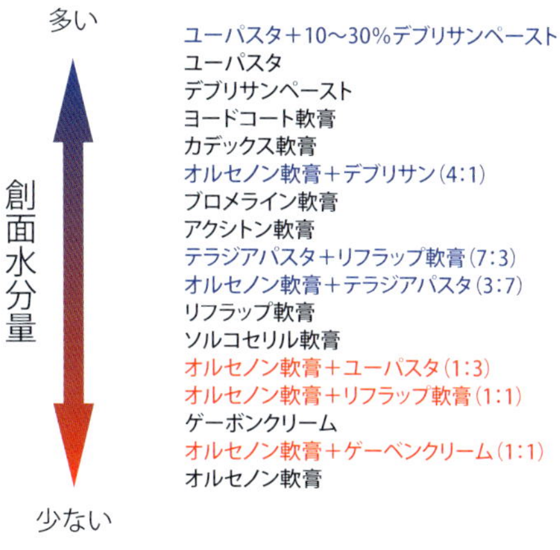

### (2)基剤の特性(機能)

褥瘡治療に用いる外用薬は軟膏剤が多く、軟膏の特徴を理解することが適切に使用する上で重要である。軟膏剤には剤形の大部分を構成する基剤の存在を無視することはできない（図8）。

薬学分野では基剤は添加物として扱われ、主薬の効果が圧倒的に大きいため無視されてきたが、褥瘡のように湿潤環境を考慮する治療が必要な場合では、その存在や特性は主薬と同程度に重視しなければならない。その特性とは、薬学的には水溶性、可洗性、保護性などと表現されている基剤

を吸水性、補水性、保湿性・創面保護性の三つの機能に置き換えることができる。それらの機能が湿潤環境を適切に保持するための湿潤調節作用として重要な役割を果たす。

吸水性基剤には水溶性のマクロゴール軟膏、補水性基剤には水分を多く含む乳剤性基剤の親水軟膏、保湿性・創面保護には油脂性基剤の白色ワセリンやプラスチベースと油分の多い乳剤性基剤の吸水軟膏（吸水性はない）などに分けられる。さらに、1種類の外用薬

図8　薬剤の構成

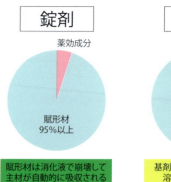
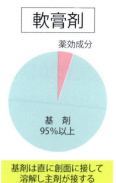

には1種類の基剤のみが使用されており、単剤で湿潤調節が困難な場合では異なる基剤をブレンドすることによって湿潤調節を行なうことができる（図7）。これがブレンド軟膏の特徴でもある。

## (3) 薬剤滞留障害

また、高齢者の皮膚がたるみのために移動しやすく、変形しやすいことが治療の阻害要因になっている。移動や変形は褥瘡の発症要因でもある圧迫やずれなど外力の影響を受けやすい。高齢者の皮膚はたるみのためにこれらの外力により浅い褥瘡では移動しやすく、真皮を超える深い褥瘡では変形しやすい（図9）。変形は体のわずかな動きにも影響を受け、体位変換や姿勢の変化によって容易に起

図9　皮膚のたるみによる変形

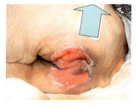
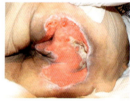

・重力による変形が非常に大きい
・テーピングにより創を固定し、薬剤を保護し滞留させる必要がある

こる。創内の外用薬はその場に滞留することにより、基剤による湿潤環境と薬効成分の効果が発揮される。薬効成分は創面から吸収される必要はなく、創面上に滞留すれば効果は得られる。そのことから創内で薬剤が滞留することが極めて重要となり、創の変形による薬剤滞留障害を防ぐことが外用薬の効果を引き出すために不可欠となる。

## (4) 創の変形に関係する体圧分散

創の変形により外用薬の効果が失われ、そのために難治性と考えられている褥瘡は少なくない。褥瘡の発症要因に圧迫やずれがあり、治療する際にはそれらの要因が除かれることが基本的に必要である。体圧分散マットレスの使用は必要であり、褥瘡部位に圧迫を受ける体位をとることはないはずであるが、創に近い部位で体重を支えるような体位をとった場合、たるみのある皮膚であれば、皮膚がずれたときの影響は創にまで及ぶ。それによる創の移動や変形は避けられない。これを防止するためには前述の静止型高性能マットレスの使用に加え、創の固定を行なう必要がある。

### (5) 創の固定

創の固定には創外固定と創内固定がある。創外固定はバンデージ（テープ）による牽引やレストン®（スポンジ）により創を囲むようにして固定することで創を保護し安静を保つ方法である。また外用薬による瘢痕形成は、一種の創外固定として利用することができる。創内固定は創内へ医療材料など軟らかく創内を傷つけないものを挿入することで創の変形を抑制するもので、それぞれ創内の薬剤滞留を維持するための防止方法である（図9）。

## 6. 褥瘡の医療連携

在宅では褥瘡の専門医は少なく、褥瘡の病態を適切に把握することのできる医療者も少ない。そのため褥瘡初期から進行した褥瘡の病態の、おおよその見当をつけるための情報が必要となる。国立長寿医療研究センターでは東日本大震災の発災後、現場からの要望に対して限られた外用薬による選択使用指針を作成し、HPやシートを現地へ提供している。在宅ではまさにこのような情報提供が必要であり、状況によって病院などへの搬送を行ない、医療連携の実践へと結びつける環境が必要となる。図10はその指針である。

**図10 褥瘡処置災害用 簡易マニュアル**
国立長寿医療研究センター

**水疱の痂皮 形成**
硬く乾燥している。
処置の必要なし

**真皮露出・びらん**
リフラップ3＋テラジアパスタ7（やけどにも使用可能）。
処置で対応可

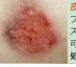
**皮下組織まで侵襲**
フラップ3＋テラジアパスタ7（やけどにも使用可能）。
処置で対応可

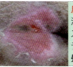
**皮下組織まで侵襲**
滲出液の有無でユーバスタかゲーベン。リフラップテラジアでも可。
処置で対応可

**軟化した黄色壊死**
滲出液があればユーバスタ、なければゲーベン。
処置で対応可

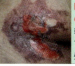
**暗赤色または暗紫色の皮膚と一部びらん**
乾燥は禁忌。ゲーベンで湿潤保持。
処置で対応可

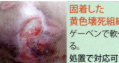
**固着した黄色壊死組織**
ゲーベンで軟化させる。
処置で対応可

**軟化した黄色壊死**
壊死組織除去のためゲーベンで湿潤保持。
処置で対応可

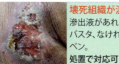
**壊死組織が混在**
滲出液があればユーバスタ、なければゲーベン。
処置で対応可

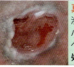
**真皮露出・びらん**
滲出液があればユーバスタ、なければゲーベン。
処置で対応可

**黄色壊死組織**
滲出液があればユーバスタ、なければゲーベン。
病院へ搬送

**真皮露出・びらん**
辺縁部から滲出液があればユーバスタ、なければゲーベン。
病院へ搬送

被覆はガーゼ＋フィルムで行い、塗布量は厚さ3mm程度にする。

## 7. 在宅における褥瘡の課題

褥瘡は在宅で発症し、病院で治療することが従来の治療の流れである。しかし、厚労省が高齢化に向けて推進している在宅医療へのシフトによって、在宅での褥瘡予防や治療に重点が置かれようとしている。これまで開業医と訪問看護師によって訪問診療が行なわれてきたが、疾患の細分化や服薬管理など多様化している。また褥瘡を専門的に診療できる医師は少ない。それは看護師も薬剤

師にも共通している。褥瘡は疾患であるが、そのように認識されているか不明な点があり、今や治せる疾患であることを改めて意識改革する必要がある。しかし、適切な予防や治療などの情報が提供されていない面もあり、相変わらず治らない褥瘡という印象をもっているように思われる。そのことは治すための適切な治療が行なわれないことにもなり、悪循環が繰り返されている。急性期病院における褥瘡患者は減少しているように思われているが、市中病院や在宅、施設などに分散しており、重症化が進んでいる可能性もある。

　日本褥瘡学会では実態調査を実施しているが、母数が多くないために、結果が必ずしも現状を反映しているとはいえない面がある。またチーム医療や医療連携の実践が問われているが、現況を変えていく必要があり、褥瘡はまさにその実践が要求されている分野である。古くて新しい病気といわれ、いまだに治らないとの先入観で取り扱われている褥瘡に対する認識を変えることが医療者において重要な課題となる。

　これまでに述べた内容を実践することが予防・治療において着目すべき点である。これらの有用性を示す結果が得られている。全国888例の褥瘡治療においてFURUTA methodにより治癒期間の短縮や医療費の抑制に大きく影響することが明らかとなった。図11は収集したデータをpropensity score matchingにより解析した治癒期間の結果であり、遵守群はFURUTA method、非遵守群は従来の治療群である。なお、創の深さによる分類は表1に示した。

　多職種が連携して褥瘡のケアに関わることが重要であり、先入観で対応すべきではない。在宅で対応が困難な場合には病院との連携も必要であるが、生活の場という環境の中で適切な対応を行なうことが求められる。

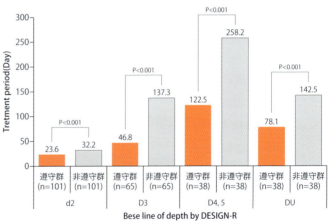

図11　FURUTA methodの治癒期間比較

Kastunori Furuta, Fumihiro Mizokami, Hitoshi Sasaki, Masato Yasuhara : Active topycal therapy "FURUTA method" for effective pressure klcer treatment : a retrospective study, jphcs, 2015, press.

表1　褥瘡の創の深さにより次の7段階に分類されるのが一般的

| d0 | 皮膚損傷・発赤なし |
|---|---|
| d1 | 持続する発赤 |
| d2 | 真皮までの損傷 |
| D3 | 皮下組織までの損傷 |
| D4 | 皮下組織を越える損傷 |
| D5 | 関節腔、体腔に至る損傷 |
| DU | 深さ判定が不能の場合 |

# 疾患別・在宅口腔マネジメント

大石歯科医院院長　大石善也

**KeyWord** 抗がん剤治療、口腔ケア、終末期、オーラルフレイル、嚥下障害、認知症の行動・心理症状、嚥下SOAPフローシート、嚥下の5期、摂食嚥下リハビリテーション、遠隔支援システム

## 認知症

▶まず認知症の分類と患者のステージを大まかに把握する。
▶歩行機能の低下が食形態の調整や口腔ケア開始の判断基準となる。
▶終末期は口内環境を湿潤にするよう心がける。

### 1.認知症の分類

　認知症とは、発達期以降一度獲得した知能が、後天的に脳や身体疾患を原因として慢性的に低下をきたした状態で、社会生活や家庭生活に影響を及ぼす疾患群のことである。治療可能な認知症は全体の5％にすぎないといわれ、ほとんどの認知症は慢性的に進行し、死に至る。

　認知症は表1のように分類されるが、これを理解することが出発点である。

表1　認知症の分類

| | |
|---|---|
| 脳血管性認知症（VD） | 正常と異常が混在する「まだらぼけ」 |
| アルツハイマー病（AD） | 認知症があり、40〜90歳で脳卒中の症状はなく、記憶とそれ以外の認知機能が緩慢に悪化する。意識障害がなく、原因となる全身・脳疾患がない。 |
| レビー小体型認知症（DLV） | 幻視・妄想、レム睡眠行動障害、薬剤過敏性、パーキンソニズムや一日中の症状変化など。 |
| 前頭側頭葉変性症（FTLD） | 他人に対する配慮に欠け、常同行動（理由もなく同じ行動、行為を繰り返す）を認める。 |

### 2.アルツハイマー病の経過

　認知症の半数以上を占めるアルツハイマー型認知症は、発症から緩やかに機能が低下し、平均10〜12年で死に至る疾患である。軽度から中等度、そして重度までの各ステージの症状と問題点を表2にまとめた。

　口腔マネジメントで重要になるのは、口腔清潔度やリラクゼーションを高めるだけではなく、どの時点で、どのような身体障害や口腔・嚥下機能低下が起こるかを理解し、出現するさまざまな課題に対して、どんなケア方針を提案できるか、である。

表2 アルツハイマー型認知症の経過と問題点

|  | 軽度（2-3年） | 中等度（4-5年） | 重度（2-3年） |
|---|---|---|---|
| 症状 | 記憶力低下<br>失見当識（時間） | 失認・失行（着衣・構成）<br>失語・実行機能障害 | 失禁・歩行障害<br>寝たきり・無言・無動 |
| 口腔の問題 | 口腔保清<br>歯科受診困難<br>義歯管理困難 | 口腔保清困難<br>咬合崩壊過程（咀嚼力）<br>義歯着脱困難 | 誤嚥性肺炎リスク<br>咬合崩壊<br>義歯使用困難（咀嚼力） |
| 摂食の問題 | 記憶障害（食事）<br>食具使用の記憶 | 記憶障害（食べ方）<br>失認（食物の判別）<br>失行（咀嚼・嚥下） | 食形態の低下（混乱）<br>窒息・誤嚥・低栄養<br>食事介助困難 |

※見当識：今いる場所がどこであるか、または今は何月何日、何曜日であるかなどの場所や時間を認識する精神作用のことです。さらに自分のことや周囲の人達のこともこれに含まれます。

## 3.認知症の口腔マネジメント

　まず、認知症の分類を考え、おおよそのステージを把握すること。次に重要になるのは、重度の時期に近づいているかどうかの確認である。排泄（失禁）の問題は起こっていないか、起立、歩行障害はどうかを確認しなければならない。この頃になると治療に対する拒否が少なくなるとともに、食形態の調整と口腔ケアが必要となる。つまり歩行機能の低下は口腔ケア開始の判断基準になる。
　嚥下障害は終末期になって出現するが、これには個人差がある。アルツハイマー型認知症の嚥下機能は終末期まで維持されることが多く、不適切な食べ方の是正や食事介助を含めた代償的対応で、誤嚥性肺炎や低栄養は予防できる疾患である。

## 4.認知症の行動・心理症状（BPSD）への対応

　認知症には脳の神経細胞の破壊による中核症状（記憶障害、見当識障害、失認、失行、失語）と、周辺の対応で回避可能な行動・心理症状（問題行動）の二つがある。最近では外来でも認知症の患者が多く見られる。診療の予約日を記憶するのもおぼつかない患者が、複雑な歯科治療方針の説明を理解するのはむずかしい。しかし、忘れることを前提に、診察券に次回の診察日を書き、家族に治療内容を連絡すれば、本人の取り繕いや不安はずいぶん解消される。つまり、空気が読めていないのは患者ではなく、医療者の対応なのである。中核症状をその人の個性と理解すれば、ＢＰＳＤは回避あるいは軽減できる可能性がある。

## 5.終末期の認知症・非がん患者への対応

　認知症や超高齢者の看取りまでの緩和ケアにおいては、呼吸困難、嚥下障害、喀痰の吸引、口渇、食思不振など口腔に関連したケアが多い。

---

食思不振：食欲が低下している状態。この場合の食思不振に関しては、栄養よりも好きなものを食べて、胃を大きく保つことが大切。限られた食材での食事内容を工夫するという当たり前の対応を基本とする。具体的には、おかずは残さず食べて、主食は食べられる範囲にしたり、間食を有効に使い、1回の食事を半分にし（ハーフ食）、補助栄養を食間に摂ったりすることで栄養量を確保する。

①少し食べられる時期

　安楽な姿勢をとり、軟らか食で誤嚥しにくい食品を選択する。不足分は経口栄養剤などで補充する。乳児用粉ミルクやとろみ付栄養スープ、近年発売された咀嚼補助食なども使用する場合がある。

②ほとんど食べられなくなった時期(呼吸苦を緩和させる口腔ケア)

　終末期は完全な清掃よりも、口腔から汚染物（痰など）を吸引、除去し、息苦しさを改善することが大事である。終末期には身体・口腔状態がドライになるので、口内環境を水や氷片などで湿潤にすることを心がける。本人・家族の強い要望があれば、必ずしも誤嚥防止だけに固執せず、お楽しみ程度食べさせるというスタンスも必要。肺炎リスクが高い場合は、「舐める・潤す」程度にとどめる。

## 脳卒中

> ▶嚥下運動は両側性の支配を受けているので、1回の脳卒中では嚥下機能は維持されることが多い。
> ▶口腔清掃は間接的な嚥下訓練と位置づけられている。
> ▶口腔ケアは死の直前まで行なえるため、緩和ケアの中での位置づけは高い。

## 1.知っておくべき基礎知識

　口腔ケアや嚥下リハビリを行なう目的には、歯（咀嚼）の維持・回復という療養型の側面と、誤嚥による肺炎予防という医療的な側面の二つがある。

　食べる機能が、年齢とともにどのように低下していくか、この廃用型モデルを「オーラルフレイル」という。全身の筋肉量の減少は30歳頃から始まり、生涯を通じて進行していく。しかし、口の筋肉は、約7割の高齢者が義歯などの助けを借りているため、視覚や聴覚の衰えに比べ自覚症状が少ない。特に嚥下にとって重要なのは舌である。75歳以上になると経口摂取量は減少する。

　オーラルフレイルに最も影響を及ぼす疾患が脳血管障害、いわゆる脳卒中である。脳卒中で、たとえば左側の脳がダメージを受けると、体の右側の機能が阻害される（片麻痺）。このことは口腔運動にも当てはまるが、しかし嚥下運動は両側性の支配を受けているので、1回目の脳卒中では嚥下は可能な場合が多い（約90％）。しかし、2回目の脳卒中やラクナ梗塞（自覚症状のない小血管の梗塞）で両側の脳がダメージを受ければ、嚥下機能は急速に低下する。

---

片麻痺：病変が右大脳半球にあれば、麻痺は左半身に残り、左大脳半球が障害されれば、麻痺は右半身に出る。左右が逆になるのは運動を指令する伝達路（錐体路）が延髄で交差しているからである。

## 2.口腔マネジメントの実際

### (1)患者の自立度に応じた介助ケアを行なう
#### ①患者自身が行なえる場合
　椅子に座り、顎を引いて頭部前屈姿勢をとる。ごく少量の水を含んで、静かにうがいをする。汚水が口から流れ出てもいいように、少し開口した状態でブラッシングする。その後、少量のうがい剤（コンクール®、イソジン®、アズノール®ガーグルなど）で回数を多くうがいする。うがいは少量の水で、静かに行なう。前屈姿勢はケアが終わるまで保持する。顎を上げなくても水が飲めるような容器を工夫する。

#### ②全介助の場合
　可能ならば、座位の頭部前屈姿勢をとる。不可能な場合は、リクライニングポジション0～60度で健側を下にした側臥位の姿勢をとる。こうすると誤嚥しにくい。最初は、ごく少量の水でうがいをさせるが、むせる場合は吸引器を使用する（排唾管や歯科用吸引管を使用すると便利）。口に含む水の量が多いと、口腔内での水の移動が少なく、うがい効果が期待できない。

### (2)口腔内を観察する際の注意点
#### ①口蓋粘膜
　口蓋粘膜の上皮は常に新生と剥離を繰り返している。正常であれば唾液とともに飲み込んでしまうが、口腔機能の低下や口腔乾燥があると、剥離上皮が残存し、オブラート状に付着していることがある。

#### ②舌苔
　舌苔は、食物残渣、唾液中の成分、微生物、剥離上皮などによって形成されている。この中にはカンジダやグラム陰性桿菌が含まれており、誤嚥性肺炎の起炎菌となり得る。

#### ③顎関節の拘縮予防
　咀嚼筋の拘縮を予防するため、他動的にでも口を開閉させることは効果的である。義歯がある場合は、義歯を装着して開閉運動を行なう。

#### ④口腔清掃は嚥下訓練
　口腔清掃は間接的な嚥下訓練と位置づけられている。ブラッシングなどで口腔内にさまざまな刺激が加えられると、それが脳に伝わり、脳が活性化する。抹消を刺激して中枢を賦活するというリハビリの考え方からしても理にかなった方法といえる。

#### ⑤義歯
　摂食嚥下訓練は可能なら義歯を装着して行なう。訓練で新たに嚥下法を獲得した後、義歯を装着すると、誤嚥しやすくなることがある。

### (3) 在宅あるいは施設での口腔マネジメント
#### ①在宅期
　この時期の口腔ケアは咬合の回復や歯周病の管理など、積極的な歯科治療が必要となる。目標は誤嚥性肺炎の予防、口腔機能向上など、QOLの維持、向上である。徹底した専門的口腔ケアを、1〜2週間程度のインターバルで行なうのが効果的である。

#### ②終末期
　ADLが低下し、常に発熱を繰り返している状態では、口腔ケアの意義は口腔乾燥への対応と、口腔内細菌のコントロール程度にとどまる。口腔ケアは死の直前まで可能であるため、緩和ケアの中での位置づけは高い。

# がん

▶抗がん剤や放射線による口腔障害にはどんなものがあるか。
▶がん治療中の基本的な口腔マネジメントの方法。
▶がん治療後の後遺症と終末期への対応。

## 1.がん治療と口腔障害

　がん細胞は正常細胞より分裂のスピードが速いのが特徴の一つである。抗がん剤は、がん細胞のこの特徴を利用して、分裂（増殖）の速い細胞を攻撃する。つまり、正常細胞でも細胞分裂が速ければターゲットになる。口腔粘膜（→粘膜炎）、唾液腺（→口腔乾燥）、味蕾（→味覚障害）、爪・髪（→脱毛）、消化粘膜（→下痢）などがダメージを受ける。

　抗がん剤の直接作用として現れる口腔障害としては口腔粘膜炎、歯周病の急発、カンジダ症などであるが、いずれも「食べること」に大きな障害を与える。そればかりか、精神的にもがん治療に立ち向かう意欲を低下させる。さらに、抗がん剤治療を重ねるごとに症状の頻度が高くなり、重篤化する可能性が高い。

　また、抗がん剤は免疫力を低下させるので、間接作用として感染しやすくなる。

## 2.なぜ口腔ケアを行なうか

　抗がん剤や放射線の直接作用である粘膜炎の発症そのものを抑制することはできない。しかし、治療前の予防的清掃を十分に行なえば、口腔粘膜炎ができても、短期かつ軽症で治癒に向かい、歯周病の急性発作を予防し、その後のセルフケアを効率的に行なえる。

　また、抗がん剤投与が終了すると、体は急速に回復に向かうが、それと同時に口腔粘膜症状も治癒に向かう。このサイクルを患者自身が事前に知ることにより、精神的に楽になる。そしてがん治

療中の口腔ケアに積極的になれる。

## 3.患者への指導

①がん治療開始直前の時期は検査も多く、不安な時期であるが、通常の歯磨き（セルフケア）をこれまでより入念に行なうよう指導する。治療開始後は倦怠感などによりセルフケアが低下するのが普通なので、それを事前に補うという意味もある。

②治療開始後、口の中が少しヒリヒリし（軽度の口腔粘膜炎）、歯磨きなどの刺激に違和感を覚えるようになったら、通常の歯磨きから、がん治療中の口腔マネジメント（表3）に変える。

③さらに倦怠感や悪心が発現する時期には、アズレンうがい液（口の中の炎症を抑える）で頻繁に口の中を洗う。歯磨きは可能な範囲で行なう。この時期のポビドンヨード系含嗽薬（イソジンなど）は刺激が強いので避ける。また、嘔吐後は胃酸による歯の溶解を防ぐため、落ち着いたら必ずうがいをする。

④口内や口唇に乾燥感がある場合は、保湿剤を塗布し、感染と重度化を防ぐ。たとえ絶食中でもアズレン洗口は可能な限り頻繁に行なう。

⑤痛みを伴う場合は、食前鎮痛薬（アセトアミノフェンなど）、キシロカイン局所麻酔薬を溶かしたアズレン液、オピオイド（麻薬）鎮痛薬などを適宜、試してみる。

**表3　がん治療中の基本的口腔マネジメント**

▶食後・食間・就寝前の洗口
- アズレン液によるブクブク洗口を可能な頻度で行なう。
- 歯や口内炎にしみるようであれば、微温の生理食塩水も試してみる。

▶倦怠感や痛みがひどい場合は、1日1回でも体調のよい時間帯に歯磨きを行なう。
- 毛がなるべくソフトなナイロンブラシに変更する。動物毛は衛生面から禁忌。
- 低刺激の歯磨き剤に変える。匂いや味に違和感を覚え、吐き気を催したりする場合は、水かアズレン液だけの歯磨きを行なう。
- **リフレケアH**（EN大塚）は、保湿剤としても、低刺激性の歯磨き剤としても使え、口腔乾燥感がない場合でも、がん治療中の歯磨き剤として有用である。

▶口内に乾燥があれば、保湿ジェルを塗布する。

## 4.がん治療後の後遺症

### ①口腔乾燥

大量の化学療法や口腔領域への放射線治療などを行なわない限り、時間がたてば術前の状態まで回復する。

### ②味覚異常

細胞分裂が旺盛な味蕾からまずダメージを受けるので、味覚の鈍化が起こることが多い。すなわち味を感じにくくなる。また、味覚伝達路の障害や重度の治療の場合は、本来の味と異なって感じたり、味を強く感じすぎたり、食感の違和感（砂を噛むような）というような症状が出る。

味覚異常に対する直接的な処置はない。代償的に食事の工夫や口腔乾燥の予防を行なうが、味覚は1カ月でかなり改善し、2～3カ月で回復することを上手に説明することが重要だ。ただし、3

---

**リフレケアH**：歯の表面や口腔内全体の汚れを除去し、口臭や歯周炎、歯肉炎の予防に効果がある口腔ケア用ジェル（薬用歯磨き）。

カ月以上継続する重篤な症例では、永久的に残る場合もある。

## 5.終末期がん患者への対応

　非がん疾患では急性増悪と終末期の区別をつけるのは容易ではないが、がんの場合はADL（日常生活動作）が急速に低下し、1～3カ月で死に至るため、終末期の判断はつきやすい。

　終末期前半は嚥下の問題は少なく、食思不振と咀嚼の問題が多い。後半に近づくにつれ食べられなくなり、口渇や呼吸苦が問題となる。開業歯科ができることは、家族を含めたメンタル面での支援、オピオイド（麻薬）製剤による痛みの緩和、ケアによって爽快感を与えること、簡易的な歯科治療で咀嚼回復を行なう、などである。

　当院では、義歯のティッシュコンディション処置を行なうことが多い。がん末期では体重が大幅に減っているため、義歯の患者は必ず義歯不適合を起こし、咀嚼力が低下している。ティッシュコンディション処置とは、義歯と歯茎の間に粘膜調整剤を入れて食べられるようにするもので、患者の満足度も高い。死に至るまでが短期であるため、初回の治療は口腔ケアと義歯調整など、そして1～2回の治療確認と、口腔ケア（家族へのスポンジブラシの使用説明）や、水で口内を潤すなどの指導で済む場合が多い。

# 嚥下障害

> ▶被災地医療や在宅医療の推進を阻害する要因に「在宅医療の臨床経験不足からの人材育成の困難」がある。
> ▶ICTを活用して多数の在宅実践症例を体験できる教育ソフトができれば、知識補充や摂食嚥下障害の予後予測を習得できる可能性がある。
> ▶個々の医療者が、訪問現場で難症例に遭遇した場合、ICTを利用して必要項目を入力し、スーパーアドバイザーに質問したり、解決方法を教えてもらえる遠隔支援システムがあれば、臨床経験の少ない医療者も、安心して在宅医療が行なえる。
> ▶そこで「クラウドを活用した摂食嚥下遠隔支援ソフトの開発」を目的として、摂食嚥下リハビリテーションにおける問診・診察・観察の視点までの過程を定型化し、その客観的データをもとに摂食嚥下障害への対応を習得できるソフトを開発するためのプログラミング資料を作製した。

## 1.地域包括ケアにおける歯科の役割

　災害発生時の救急医療が一段落した後には、虚弱から発生する二次的な老年症候群や、嚥下・栄養・サルコペニア（加齢や老化による筋力・筋肉量の減少）への対応が重要となる。しかし重要で

あるにもかかわらず、職種間のスキルの差や臨床経験の不足などに問題があり、踏み込みが弱い分野である。同じことは高齢社会における在宅医療にもいえる。多職種及び介護スタッフが迅速に対象者を抽出し、肺炎や低栄養という身体障害が起こる前に適切な評価と対応ができれば、地域包括ケアの一助となることは間違いない。

地域包括ケアにおける歯科の役割は「咀嚼の回復と口腔ケアを介した食支援」といっても過言ではない。

## 2.摂食嚥下障害者の分類

原疾患が摂食嚥下に影響を与える因子には、食環境（社会・経済・環境）を含む虚弱廃用型フローと認知型フロー（神経変性疾患）と疾患型フロー（脳血管障害と神経筋疾患）に大きく分類され、これらにがん終末期フローやその他呼吸器疾患等が加わる。

そこで対象者を五つのカテゴリーに分類した。このカテゴリーに分類した理由は、摂食嚥下障害に影響を与えるメカニズムが違うからである。つまり「老化・食環境等を含む廃用」「認知症神経変性疾患によるステージの変化」「脳血管障害による麻痺」「神経筋疾患による筋力低下」「がん終末期の悪液質（cachexia）」「呼吸器機能低下による咽頭侵入物の喀出困難」というように、誤嚥を起こす原因が異なる。

また、フェイスシート（個人調査票）においてこのカテゴリー分類を行なうことにより、リハビリテーションの介入効果や、疾患軌道が誤嚥に及ぼす影響などデータの蓄積が期待できる。

## 3.嚥下SOAPフローシートの作製（図1）

摂食嚥下障害（dysphagia）とは、食物を認識して口に取り込み（認知期）、咀嚼して食べ物の塊が形成され（咀嚼期）、舌・顎・頬等の協調運動により咽頭に送り込まれ（口腔期）、嚥下が起こり（咽頭期）、食道に流れ込む（食道期）という一連の過程での障害を指す。これらのメカニズムは学問的体系化が進み、「嚥下の5期」として広く普及している[1) 2)]。

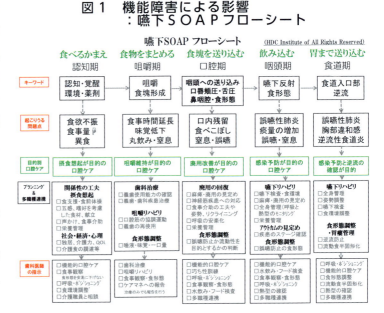

図1 機能障害による影響：嚥下SOAPフローシート

問診と診察からの客観的データをもとに嚥下5期の障害を明確にすることは可能であり、嚥下の5期からの対応を明示すればプランニングの骨格が形成される。そこで、この「嚥下の5期」に起こり得る問題と指示箋を細分化したフローシートを作製した。

## 4.嚥下障害への指針の作製（図2）

嚥下SOAPフローシートから評価とプランニングのアウトラインをつかむことができたら、次は治療方針への導き（思考）が必要となる。フェイスシートで分類した五つのカテゴリー（メカニズム別分類）について、考えておかなければならない評価事項と治療方針のプランニングまでの「臨床のヒント」を作製した。

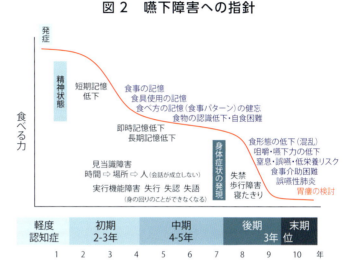

図2　嚥下障害への指針

摂食嚥下リハビリテーションという学問では、回答は一つではなく個々の症例で複数の対応策があってもよい分野である。そのためには本ソフトの肝となる治療方針の内容がクラウドに蓄積され、ある一定の期間を経て基本ソフトが進化されていくべきだろう。

## 5.「摂食嚥下遠隔支援システム」開発

嚥下SOAPフローシート（図1）の基本構造をもとに、フェイスシート、ヒアリング、問診と診察、指示箋、治療方針（問題思考型プランニング）を軸とした、「摂食嚥下遠隔支援システム」開発のためのプログラミング資料（図3）を作製した。

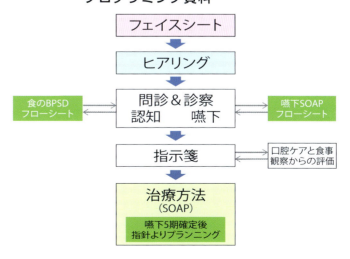

図3　「摂食嚥下遠隔支援システム」開発のためのプログラミング資料

## 6.在宅での摂食嚥下リハビリテーション

　摂食嚥下リハビリテーションは1980年代より、主に病院内における急性期脳卒中患者を対象に学問体系化されてきた[3]。これらは摂食嚥下リハビリテーションの要素を、嚥下機能検査・食事指導・リハビリテーション・環境調整・全身管理と体系化させた優れた業績である。一方在宅における摂食嚥下リハビリテーションは、老年症候群という加齢的な背景だけではなく、家族環境（介護力）・経済・精神・多薬剤服用や認知症への対応など性質を異にした要素が多く含まれる。すなわち、慢性期が主体であること、認知症の食の問題を避けては解決しないことなど、在宅療養者への食支援はまだ欠落した要素が多い。

## 7.質の高い在宅医療者の量産

　通常、医療者は教育機関にて座学と実習を学び、社会に出て専門家を含む集団において臨床経験を積むことで一人前の臨床家へと成長する。これに対して、在宅医療の行なわれる訪問診療においては「在宅医療の専門家の臨床体験を学ぶ」という機会が限られている。すなわち我流の中でいくつかのエラーを重ねながら研修を積み、乗り越えた医療者のみが有能な在宅医療者として活躍している。

　今後の日本は急激な高齢社会に突入するとともに、在宅医療と多職種連携の二本柱を早急に構築しなければならない。この点に関して「在宅医療の臨床経験不足からの人材育成の困難」は大きな阻害因子である。

　その解決策として、五つのカテゴリー（メカニズム的分類）の情報をクラウド環境にて個人情報を削除した形で学習できれば、仮想とはいえ多数の実践症例を体験したことと同じことになる。

　さらに、ネット端末にて遠隔支援システムを活用すれば、難症例対応や、原疾患や障害の予後予測が伝達でき、質の高い在宅医療者を量産できる可能性がある。

　当院100名の在宅嚥下障害患者において試験的に実施したところ、対象者を直接見ないで「本ソフトからの情報」のみで、摂食嚥下障害の重篤度の対応ができるところまでは明らかになった。

　このソフトが実用化されれば、摂食嚥下リハビリテーションのみならず、他の障害（認知・肺炎・廃用・排便・緩和等）における在宅医療の推進、さらに遠隔支援システム構築の可能性も高くなる。

### MoreInfo もっと知る

**参考文献・サイト**

1) Leopold & Kagel, 1996
2) Logemann,J.A., Closure mechanisms of the laryngeal vestibule during swallow, American Journal of Physiology, 262（Gastrointestinal Physiology, 25），G338-G344 1992
3) 脳卒中の摂食・嚥下障害　第2版　藤島一郎著　1998　医歯薬出版

# 第4章

# 阻害要因；
# ベッド確保、病床連携、
# 医療サービス

在宅療養の阻害要因をいかに乗り越えるか ································· 136
　　　　　　　　　　　　　　いらはら診療所在宅医療部長　和田忠志

急性期病院との連携 ······························································· 145
　　　　　　　　　　　大阪大学大学院老年・総合内科学教授　楽木宏実
　　　　　　　　　　　　　　　　　　森ノ宮医療大学教授　前川佳敬

在宅療養における慢性期医療の重要性 ········································ 150
　　　　　　　　　　医療法人平成博愛会博愛記念病院理事長　武久洋三

老人保健施設とリハビリテーション ··········································· 163
　　　　　社会医療法人若弘会介護老人保健施設「竜間之郷」施設長　大河内二郎

在宅医療支援病棟のモデル的活動 ·············································· 169
　　　　　　　　　国立長寿医療研究センター在宅連携医療部長　三浦久幸

安全・安心で質の高い訪問看護活動を目指して ···························· 175
　　　　　　　　　　　　　　愛知県立大学看護学部教授　百瀬由美子

訪問リハビリテーション ························································· 183
　　　　　　　　　　　　　　　　　桔梗ヶ原病院院長補佐　園原和樹

# 在宅療養の阻害要因をいかに乗り越えるか

いらはら診療所在宅医療部長　和田忠志

> ▶在宅療養の阻害要因は、開始の阻害要因と継続の阻害要因に分類され、その各々は、本人の要因、在宅ケアの要因、医療の要因、の三つに大きく分類される。在宅医療は、そのうち医療の要因を決定づけるものである
>
> ▶開始の阻害要因として、退院支援の巧拙は重要であり、病院スタッフの在宅医療・療養に対する理解が問われる。一方、継続の阻害要因では、本人の状態変化に医療スタッフが適切に対応し、家族が疲弊することなく介護を続けられるかどうかが大きな課題となる。
>
> ▶在宅医療は通院困難な者を診療する医療であり、患者は自力での生活能力に恵まれないため、在宅ケアの要因は在宅療養継続において決定的である。特に家族介護力の要素が自宅療養において重要である。

**KeyWord**　在宅医療、退院支援、意思決定、身体障害者手帳、退院時カンファレンス、訪問看護ステーション、在宅ケア、家族介護力、療養環境整備、24時間対応、疼痛緩和

## 1. 在宅療養の阻害要因の概観

### (1) 在宅医療の対象者とは

　**在宅医療**は通院困難な者を対象とする。それは、「疾病や外傷あるいは加齢によるADL (Activities of Daily Living) 低下」、または、「認知症その他の精神疾患などによる障害」によって自力通院できない者である[1]。このため在宅医療の阻害要因とは、介護を要する患者の療養生活の阻害要因に他ならない。このような自力通院困難な患者の在宅療養の阻害要因を本稿では取り扱う。

### (2) 開始の阻害要因と継続の阻害要因

　「在宅療養をこれから開始するとき」の阻害要因と、「続けていくとき」の阻害要因の二つに分けて考えると理解しやすい。

　前者は、本人・家族ともに、在宅療養を未体験の中で決断し、開始する困難であり、後者は、在宅療養の道程での困難である。開始の阻害要因として、退院支援の巧拙は重要であり、その意味で、病院スタッフの在宅医療・療養に対する理解が問われる。一方、継続の阻害要因では、本人の状態変化に医療が適切に対応し、家族が疲弊することなく介護を続けられるかどうかが大きな課題となる。

---

**在宅医療**：本稿において「在宅医療」とは、「訪問診療または往診」を含む医師が行なう居宅での医療行為を必須とし、それに付随したさまざまな医療的ケアを含むものとする。また、在宅医療の対象者は、単独で通院困難なものとする。

## (3) 本人の要因、ケアの要因、医療の要因

　これらの阻害要因を、本人の要因、ケアの要因、医療の要因の3要因に分けて考えたい。本稿では、この3要因に現場でどのような努力が可能かを述べる。

### 図1　在宅療養継続と断念

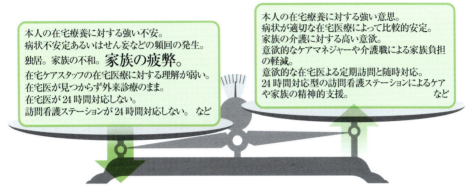

在宅療養を続けられるかどうかは、在宅療養継続を促進する因子全体の重さの総和と、阻害する因子全体の重さの総和の相対的な関係性によって決まる。

### 表1　在宅療養の阻害要因

| | | 在宅療養開始（退院支援）の阻害要因 | | 在宅療養継続の阻害要因 |
|---|---|---|---|---|
| 本人の要因 | 意思決定 | 自宅に帰りたい希望の有無。<br>自宅に帰ってからの在宅療養可能性に対する理解。病状の理解。<br>（在宅介護開始に関する）家族に対する配慮・気兼ね。 | 意思決定 | 自宅療養継続の意思の有無。<br>その都度の病状の理解。<br>（継続介護に関する）家族に対する配慮・気兼ね。 |
| | 身体状況 | 病状が不安定。ADLの低下。<br>認知症・せん妄などの行動障害。 | 身体状況 | 年齢<br>病状の悪化。ADLの低下。<br>認知症・せん妄などの行動障害の発生。 |
| | 経済状況等 | 経済力<br>（在宅療養を開始可能な）良好な家屋環境の有無。 | 経済状況等 | 経済力<br>（病状を悪化させない）良好な家屋環境の有無。 |
| | 人間関係 | 家族や友人などの支援が得られる関係性の有無。家族関係不和・虐待。 | | |
| ケアの要因 | 介護家族有無 | 独居。家族がいても介護をしてくれない。虚弱あるいは認知症の高齢者のみの世帯。障害者のみの世帯。 | | |
| | 家族が介護開始に踏み切れない | 病状の理解（家族から見て帰れると思えない）。介護に対する不安。<br>退院指導がリアリティーを持って感じられない。 | 家族の要因 | 家族の意思。病状の理解。<br>家族の疲弊。 |
| | ソーシャルワークの課題 | 介護保険あるいは身体障害者手帳等の未申請。<br>その他の社会資源活用の不足。 | ソーシャルワークの課題 | 社会資源活用による家族労力軽減マネジメントの有無。<br>ケアマネジャーが訪問看護などの医療ケアに理解を示さないなど。 |
| | 制度の制約 | 支給限度基準額の不足など。 | | |
| 医療の要因 | 退院支援の問題 | 「病院で最期までみる」という病院医師の責任感。 | 在宅医療が受けられない | 在宅医が見つからず、外来通院のまま患者が自宅療養。<br>訪問看護を受けられない。<br>その他の在宅医療サービスを受けられない。 |
| | | 病院医師または看護師が帰せないと信じている。<br>病院スタッフが療養現場を熟知しないため適切な退院指導が行なえない。<br>退院時カンファレンスを開かない。 | 在宅医療の質的問題 | 在宅医が24時間対応できない。<br>訪問看護が24時間対応できない。<br>在宅医が疲弊。<br>在宅医や訪問看護師の技術や経験不足（疼痛緩和の技術など）。 |
| | 在宅医療現場、受け入れ側の問題 | 在宅医が見つからない。<br>訪問看護師が見つからない。 | | 訪問看護ステーションなどの医療的サービスと医師がうまく連携できないなど。 |

支給限度基準額：介護保険では、要介護状態は、介護必要度により軽いほうから順に1～5に分かれる。また、要支援は支援必要度により1～2に分かれる。その各段階で、居宅における介護においてサービスの合計額の限度基準額が定められており、これを支給限度基準額とよぶ。

## 2.在宅療養【開始】(退院支援)の阻害要因の克服のために

### (1)本人の要因
#### ①身体状況に応じた意思決定の支援
　患者が自宅に退院する意思を持つことが在宅療養開始の端緒である。

　病状が重ければ重いほど自宅療養が可能かどうか、患者は不安を持つ。ADLが低くても、病状が重くても、在宅医療や介護サービスを利用しながら、在宅療養可能なことを理解することで、患者は安心して退院に踏み切れる。そのためには、病院スタッフが在宅医療・介護の実態をよく知り、その具体的説明ができることが望ましい。在宅医や訪問看護師に依頼し、患者・家族に「いかにして今の病状でも在宅療養が可能であるか」を話してもらう方法も有力である。

#### ②経済力や人間関係への配慮
　経済的な課題に対しては、ソーシャルワーク的対応（**身体障害者手帳**交付による自己負担額軽減、**障害年金**、**特別障害者手当**、**生命保険の活用**など）により負担を軽減したい[2)3)]。

　家族関係がぎくしゃくしている場合でなくても、家族への配慮から、介護負担を家族に負わせることにためらいを感じる患者は少なくない。家族負担の軽減策を提案することで、その不安を軽減する効果もある。

### (2)ケアの要因
#### ①家族が在宅介護に踏み切れるような医療従事者との対話
　本人同様、家族も在宅介護開始にあたり不安を持つ。これに対し、適切な退院指導で、在宅介護のイメージを持ってもらうことが重要である。可能であれば、病院スタッフが退院前の患者自宅に赴き、自宅状況を知ることでリアリティーのある退院指導が可能となる[4)]。

---

**身体障害者手帳**：身体障害者手帳とは、身体障害者福祉法に定める身体上の障害がある者に対して、都道府県知事、指定都市市長又は中核市市長が交付するものである。身体障害者二級以上の手帳を有する患者は、基本的には、医療費自己負担分が免除（償還払い）になる（自治体の制度や所得水準によりならないこともある）。障害者総合支援法の制度活用を受ける場合も、「身体障害者手帳」交付が前提となる。その他、知的障害者のための手帳は「療育手帳」、精神障害者のための手帳は「精神障害者福祉手帳」と呼ばれ、これらを有することが、障害者総合支援法の制度活用を受ける前提となる。

**障害年金**：年金に加入し、保険料を納付している期間に、傷病により重度の障害等級（1級または2級）に該当すると障害年金が給付される。障害福祉制度と併用して受給できる。国民基礎年金の場合の障害基礎年金と、厚生年金の場合の障害厚生年金がある。窓口は、国民基礎年金の場合は市町村の国民年金課、厚生年金の場合は社会保険事務所である。医師の診断書を必要とするが、記載医師には特段の制限はない。障害基礎年金の額は下記のとおり。1級 年間 772,800円（月額 約64,400円）×1.25＋子の加算、2級 年間 772,800円（月額 約64,400円）＋子の加算

**特別障害者手当**：精神または身体に著しく重度の障害を有し、日常生活において常時特別の介護を必要とする「特別障害者」に対して支給される。支給要件は、その状態にある在宅の20歳以上の者で、重度の障害者手帳を有する者、要介護状態区分4あるいは5の者は該当しうる。受付窓口は福祉事務所で、医師の診断書を必要とする。記載医師には特段の制限はない。支給月額26,620円で、所得による支給制限がある。在宅の者が対象であり、特別養護老人ホーム入所者等には支給されない。

**生命保険の活用**：生命保険は、死亡しなくても保険金を受領できる。つまり、通常、死亡または「重度障害」に対し保険金が支払われるからである。例えば、身体障害者手帳で二級程度、介護保険で要介護4〜5に該当する程度の重度障害があると、保険金を受け取ることができる。また、住宅ローンには通常、生命保険が付加されている。つまり、住宅ローンの債務者が重度障害をおった場合には、生命保険で住宅ローンの残額を返済できる。

②介護保険制度などの活用

　介護保険、身体障害者手帳の申請など、家族介護負担を軽減しうる方策を積極的に行なうことで、在宅療養移行を円滑にしうる。

### (3) 医療の要因
①病院スタッフによる在宅療養の理解

　在宅医療に関しての知識が不足していると、「こんな病状の患者を自宅に帰せない。」あるいは、「帰してはいけない（病院等でのしっかりした治療が必要）」と病院スタッフは考えがちである。そのような場合でも、病院スタッフが、経験ある在宅医や訪問看護師に相談すると、「自宅療養はさほど困難ではない」との回答を得ることが珍しくないであろう。その意味で、病院スタッフが「無理だ」と思った場合でも、患者や家族が在宅療養を希望する場合、在宅医や訪問看護師に一度相談してみる価値がある。

②退院時カンファレンスは在宅療養移行を円滑化する

　退院時カンファレンスは、病院スタッフが在宅医療や在宅療養に対する理解を深め、在宅スタッフが病院治療に対する理解を深めるチャンスでもある[5]。

　また、退院時カンファレンスに訪れた、在宅医や訪問看護師から、在宅療養の実態について、患者や家族に説明してもらうこともよい方法である。それにより、患者・家族はより在宅療養をイメージでき、退院に対する不安を解消しうる。

③在宅医や訪問看護師との連携

　力量のある在宅医や訪問看護ステーションを紹介することは重要な退院支援である。病院の連携担当者（医療ソーシャルワーカー、連携担当看護師）は、地域の在宅医や訪問看護師をよく知り、連携の実践蓄積をしていきたい。

## 3. 在宅療養【継続】の阻害要因の克服のために

### (1) 本人の要因
①本人の身体状況に応じた意思決定の支援

在宅療養の意思

　「患者の意思」「積極的な治療への協力」「病状の理解」は療養継続の有利な条件と示唆されている[6]。

　在宅医療スタッフの役割は決定的に重要である。医師や訪問看護師が、24時間誠実に対応しながら、本人や家族の不安を取り去る努力をたゆまなく続けることで、患者の在宅療養の意思が揺るがず、積極的な治療への協力が得られるからである。

　また、医師や訪問看護師などが、折に触れて病状を的確に説明し、本人の本心を引き出しながら、

治療を進めることが重要である。「本人の理解を得ながら」とは、単に概念的な理解ではない。「本人の在宅療養の体験の深まりに応じた対話を行なう」ことである。そのためには、本人が在宅療養を体験しながら学ぶプロセスを医療従事者が的確に感受することが必要である。そして、事柄に応じて、本人の理解できるようになった時期を見計らって対話し、本人の「在宅療養可能という確信」を深めていくのである。

### 疾患の種類と在宅療養継続

さまざまな病状変化を首尾よく乗り切ることが、在宅療養継続において重要である。

疾患に着目すると、急性疾患としての下気道感染症（肺炎）は、在宅医療で乗り切ることができる可能性が高いことが示唆されている[7]。また、がん患者は、在宅医療がしっかり供給されれば、自宅で最期まで療養できる可能性が高いことが示唆されている[7]。

---

#### Point　基礎疾患としてのがんと非がんの在宅医療

「末期がんを基礎疾患とする患者が、良質な在宅医療を受けると自宅で最期まで療養しやすいこと」が在宅医療を行なう医師の間で経験的に知られている。

がん患者が最期まで在宅療養しやすい要因として考えられているのは、
①在宅医療開始からの生存期間が短いため家族介護者が疲弊せずに介護を行ないきれること
②予後予測が比較的容易であること
③症状コントロールが定式化されていて行ないやすいこと
　などである。

逆に、非がん疾患で最期までの在宅療養が困難になりやすい要因として、
①在宅医療を開始してからの生存期間が比較的長く、家族が疲弊しやすいこと
②予後予測が困難であること
③苦痛に関する症状コントロールが定式化されていないこと
　などである。

がん患者と非がん患者の生存期間の違いは太田[6]によれば（在宅医療を開始してから死亡までの平均）次のような報告がある。

①がん患者　107.1日、②非がん患者　782.4日

非がん患者の予後予測の困難に関して[10]は

主治医が6カ月以内に死亡を予測できない事例が3割程度あることが示されている。

非がん患者の緩和すべき症状に関して[10][11]は、在宅医療を受けて死亡した非がん疾患を基礎疾患とする患者に関して、主治医評価において緩和すべき症状の第一位は疼痛ではなく、呼吸困難であることが示されている。

---

(注)**患者年齢と在宅療養の継続**：「在宅患者の年齢が高いこと」が、より長い在宅療養の継続可能性と関係があることを示唆する報告がある。

## ②経済的要因と療養環境整備
### 経済的なゆとりは在宅ケアを安定化する

経済的なゆとりは在宅療養の継続要因である[12]。経済的問題解決は重要であり、在宅医療従事者は社会資源活用に関する広い知識を持つと有利である。また、在宅医療機関にソーシャルワーカーを雇用するのもよい[2,3,13]。

「経済的ゆとり」は、本人要因であるが、とりもなおさず、「在宅ケアの要因」でもある。介護の労働力は購買可能であるためである。介護者を潤沢に雇用した場合、在宅介護を安定的に行なえる。例えば、独居の高齢者や重度障害者でも、24時間滞在する家政婦などを雇用すれば、最期まで自宅療養することは比較的容易である。また、居住空間を含めた療養環境整備も、経済力があれば容易に整備できる。

### 療養環境整備の重要性

在宅療養継続における療養環境の整備の重要性を指摘している報告がある。筆者らの臨床経験でも、劣悪な居住環境にいるだけで、夏には脱水症となり、冬には低体温症となる患者を経験する。また、訪問看護師を導入し、食事、排泄、睡眠、清潔、福祉用具、屋内の移動方法、などに着目して療養環境を整備すると、患者の状態が安定化することは、日常的に経験する。

## (2) ケアの要因
### ①家族支援の重要性

既述のごとく、在宅医療の対象者は障害をもつ患者であり、家族の介護力は決定的な在宅療養継続の要因である。なかでも、家族の意向は重要な要因である[6,14,15]。

したがって、在宅医療従事者は、家族の健康管理に留意し、その疲弊を早期に察知し、支援する必要がある。家族の疲弊防止に関しては、介護保険制度を中心とした在宅サービス活用が重要である。

患者や家族のせめぎあいに付き合い、苦悩に耳を傾け、本心を聞き取り、**エンパワメント**しながら支援することで家族介護力は飛躍的に高まることが経験される。「介護の経験がほとんどない家族支援を開始し、その不安を次第に解消し、その力を引き出していく」専門職の技能が明らかに存在する。

「家族の介護に対する熟練度や心理的な受容の度合いを勘案して、順次必要な負担を家族に加えていき、最期までの療養を可能にする」関わりには、一定の経験を必要とする。その意味では、在宅医療スタッフの練度が、家族介護力を生かすかどうかを決定づけるといっても過言ではない[3]。

### ②医療サービスの円滑な導入

訪問看護が在宅療養継続の重要な要素であることは、経験的にも、調査でも知られている[14,15,16]。高齢者の訪問看護利用者数が多い都道府県では、在宅で死亡する者の割合が高い傾向がある[16]。特に、気管切開を有する患者、人工呼吸器装着者、経管栄養を行なっている患者、中心静脈

---

**エンパワメント**：en-power-ment「力づける」「力を持たせる」という意味の英語。在宅医療における本人及び家族支援は、「本人及び家族が「自分たちでやっていける」ことを体験を通して実感し、より力強く在宅療養や介護を行なっていくようになる」よう支援することが理想である。

## 図 2　都道府県別訪問看護利用者数

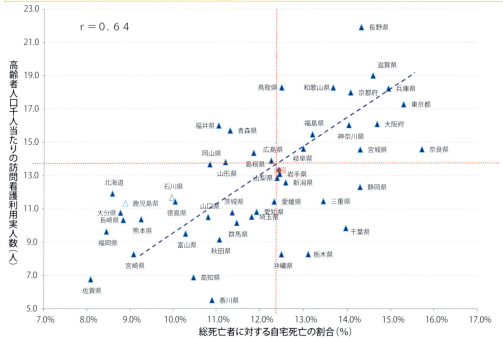

○ 都道府県別高齢者人口千人当たりの訪問看護利用者数は約4倍の差がある。
（最多は長野県、最少は香川県）
○ 高齢者の訪問看護利用者数が多い都道府県では、在宅で死亡する者の割合が高い傾向がある。

出典：厚生労働省「介護給付費実態調査」（平成21年），厚生労働省「人口動態統計」（平成21年），総務省統計局平成21年10月1日現在推計人口より作成

出典：厚生労働省ホームページ（検索日 2015/6/24）

栄養法を行なっている患者、人工肛門や尿路カテーテルを利用している患者、褥瘡などに対して医療処置が必要な患者、末期がん患者や神経難病の患者、肺炎などの急性疾患を併発した患者など、医療依存度の高い患者において、良質な訪問看護は、最期まで自宅療養することにおいて有力な要因である。

　時に、介護支援専門員が医療的サービスに対する知識が乏しく、医療依存度の高い患者においても訪問看護を導入しないことがある。その場合には、医師が訪問看護の意義を介護支援専門員に説明し、導入することが望ましい。また、病状不安定な患者に対しては、特別指示書により、訪問看護師が頻回に訪問できるようにして在宅療養を支えることが望ましい。

### (3) 医療の要因

　医療の要因で重要なものが在宅医療である。在宅医療が受けられない場合、医療依存度の高い患者が自宅で継続療養することは、不可能とはいわないまでも、困難が伴う。

#### ①24時間対応

　「看取り可能な在宅医療」には、24時間対応が要請される。これは単に身体的な緊急事態に対応するのみではない。患者や家族の不安に対して24時間にわたる対応を行ない、不安を除去して

自宅療養継続を支援することをも意味する[3]。

しかし、24時間対応は、在宅医にとって苦しい業務である[17]。ただし、実際に行なっている医師では、必ずしも24時間対応の心理的負担感が大きくなく、在宅医療に参入していない医師が過剰な負担感覚を持つ傾向があるように思われる。実際には、「夜間や休日の状態変化は、たいてい日中にサインがあり、予測されること」、「日中に予測に基づいて手を打つことで夜間の呼び出しの多くは避けられること」などを経験することで、その不安が解消していくことは少なくない[3]。

特に医師一人の開業医による **24時間対応の困難さ** に関しては、各地でさまざまな取り組みがされている[9] [18] [19] [20]。第一が、24時間対応型の訪問看護ステーションと連携する方法である。第二に、複数の診療所の医師が協同して24時間対応を行なうもので、この方法は「機能を強化した在宅療養支援診療所」制度として結実した[18]。そのほか、医師会などの公的な団体等の取り組みとしては、広島県尾道市医師会の活動、長崎県長崎市の長崎ドクターネット、千葉県匝瑳市医師会の試みなどがある[19]。

### ②疼痛緩和などの技術

苦痛除去が在宅療養継続においては有利な要因であると示唆する報告がある[14] [15]。苦痛の除去に関しては、がん患者に関してはオピオイドを利用した疼痛緩和が重要であることはいうまでもない[6]。

筆者らが行なった予備的な調査によれば、在宅医療を受けて自宅で死亡した基礎疾患をがんとする患者355例において、在宅医療開始から死亡までの期間において、麻薬を使用した患者の割合は56.6%であった[6] [21]。また、患者年齢が80歳を超えると麻薬使用割合は50%未満に低下し、高年齢が疼痛減少に寄与すると推測された[21]。

また、非がん疾患患者においては、苦痛緩和において、呼吸困難に対する治療が重要であることが示唆される[10] [11]。非がん疾患を基礎疾患とし、在宅医療を受けたのちに自宅で死亡した242例についての調査[10] [11]では、主治医が終末期に緩和すべきと考えた症状は、呼吸困難が最も多く（52.2%）、疾患群で見ても、老衰以外のすべての疾患群で呼吸困難が最も多く、疼痛は非がん疾患ではそれほど多くなかった[11]。

以上から、在宅医療現場において、がん患者においては疼痛緩和が、非がん患者においては、呼吸困難の緩和が重要であることが示唆される。

### ③連携の問題

在宅医療・在宅ケア各職種が他職種の特性を十分に知らないために、連携によって力を十分に発揮できないことは以前より指摘されてきた。これに関し、各地で顔の見える関係作りを含めた多職種連携研修が試みられている[22]。

---

**24時間対応の困難さ**：筆者らは、平成24年度～26年度、厚生労働科学研究費補助金（地域医療基盤開発推進研究事業）「被災地の再生を考慮した在宅医療の構築に関する研究」（研究代表者：大島伸一）において、全国13012ヶ所の在宅療養支援診療所管理者に調査を行なった。「医師が在宅医療を業として継続するにあたってのハードル」について回答した者2518名のうち、「24時間対応の困難さ」を挙げた者は1896名（回答者の75.3%）に上り、ハードルの第一位であることが確認された。

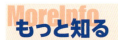
## もっと知る

### 参考文献

1) 公益財団法人　在宅医療助成　勇美記念財団「在宅医療テキスト第二版」2009
2) 川島孝一郎「生命保険の特別知識」自費出版,2003
3) 和田忠志「在宅医療臨床入門」在宅医療の技とこころシリーズ　南山堂 2009
4) 国立長寿医療研究センター「在宅医療支援病棟の活用システム」http://www.ncgg.go.jp/zaitaku1/zaitakusien/byoto/1system.html
5) 国立長寿医療研究センター「急性期病院と在宅医療現場の連携・退院支援研修会」http://www.ncgg.go.jp/zaitaku1/zaitakusien/kensyu/kensyu.html
6) 和田忠志、太田秀樹「在宅医療をサポートする医師研修カリキュラム」日本医師会　２００８年５月
7) 平成25年度〜27年度　厚生労働科学研究費補助金（長寿科学総合研究事業）「高齢者在宅医療に関する多職種協働の阻害要因を克服する教育システムの構築に関する研究」（研究代表者：鳥羽研二）
8) 小串哲生、在宅療養患者における在宅看取りを可能にする因子の検討 第１５回日本在宅医学会大会口演抄録 2013年3月31日
9) 白山宏人、在宅緩和ケア実施がん患者に対し、死亡場所の選択に影響を与える要因の検討　第１５回日本在宅医学会大会口演抄録 2013年3月31日
10) 平原佐斗司ほか、非がん疾患の在宅ホスピスケアの方法の確立のための研究 2006年度後期在宅医療助成・勇美記念財団助成 2007
11) 平原佐斗司ほか「チャレンジ！非がん疾患の緩和ケア」在宅医療の技とこころシリーズ　南山堂 2011
12) 大島浩子「在宅医療の継続要因に関する研究」財団法人 在宅医療助成 勇美記念財団 平成24年度在宅医療推進のための会報告書,2013
13) 永井康徳「たんぽぽ先生の在宅報酬算定マニュアル 改訂版2014年度改訂完全対応」日経BP社,2014
14) 鈴木央「何が在宅での看取りを可能にするのか」財団法人 在宅医療助成 勇美記念財団2004年度助成事業「在宅医療推進のための会（実践編）」報告書,2006
15) 鈴木央、鈴木壮一「何が在宅での看取りを可能にするのか」当院における末期がん在宅ターミナル・ケア74例の検討,プライマリ・ケア 2005,28巻4号 251-260
16) 厚生労働省「訪問看護の現状等について」訪問看護の利用状況と自宅死亡の割合
    http://www.mhlw.go.jp/shingi/2010/01/dl/s0118-7b_0001.pdf
17) 平成24年度〜26年度、厚生労働科学研究費補助金（地域医療基盤開発推進研究事業）「被災地の再生を考慮した在宅医療の構築に関する研究」（研究代表者：大島伸一）
18) チームドクターファイブ「チームドクターファイブの在宅医療」金芳堂　2014
19) 片山壽　編著「地域で支える患者本位の在宅緩和ケア」篠原出版新社　2009
20) 田城孝雄 編著「在宅医療ガイドブック」中外医学社 2008
21) 和田忠志他,研究報告「在宅末期がん診療における麻薬使用率の検討－予備調査報告－」日本醫事新報 No.4173 P.27〜29　2004年4月1日
22) 東京大学高齢社会総合研究機構「在宅医療推進のための地域における多職種連携研修会」
    http://chcm.umin.jp/education/ipw/

### 参考ホームページ

国立長寿医療研究センター　http://www.ncgg.go.jp/
厚生労働省　http://www.mhlw.go.jp/
東京大学高齢社会総合研究センター　http://www.iog.u-tokyo.ac.jp/

# 急性期病院との連携

大阪大学大学院老年・総合内科学教授　楽木宏実
森ノ宮医療大学教授　前川佳敬

▶地域の在宅医と救急受け入れ病院勤務医の意見交換の場を設け、在宅医療を阻害する要因の解消策を検討した。

▶救急受け入れ病院側、在宅医側、在宅医療を受けている患者や家族側それぞれが抱える問題点を明らかにできた。特に、急性期病院医師と在宅医の連携強化の重要性が再確認された。

▶今後の取り組みとして、在宅医と急性期病院の情報共有のシステム構築、救急病院担当医の在宅医療ニーズの理解の推進、在宅医、急性期病院医師に対する教育・啓発活動の充実が求められる。被災地における在宅医療推進においても同様の課題克服が必要と考えられ、地域の実情に合わせた取り組み例を蓄積することが重要である。

**KeyWord** 在宅医療、在宅患者、病状急変時、急性期病院、入院確保、入院阻害要因

## 1.調査の背景

　大阪大学医学部附属病院と連携する近隣在宅医への実地聞き取り調査から「在宅医が急性期病院入院を要請した際の病院での受け入れ困難例の存在」が明らかとなった。これは当該地域における在宅医療の推進に大きな障害である。そこで実態を調査するとともに、在宅医と急性期病院医師の連携をどう築くか、その解決の糸口を探ることにした。しかしながら、これまで当該地域においては両者が協議をする場が存在しなかった。地域における現状把握の結果を基に、在宅医療推進に関する両者の相互認識を高める機会を設けることで、問題点をより明らかにし、課題提示と解決の方策の検討を行なった。

　さらに、平成26年度に導入された「地域包括ケア病棟」の位置づけについても、地域での在宅医療推進の立場から推進・阻害それぞれに向かい得る問題点の整理を行なった。

## 2.急性期病院が考える在宅患者の入院必要時の受け入れ阻害要因

　急性期病院が考える「在宅患者の入院阻害要因」を図1に示す。在宅医、急性期病院に加え患者・家族の問題も同時に存在する。医療機関同士の連携強化が直近の課題であり、同時に地域住民、患者、家族への啓発・教育が必要である。また、在宅医の間で医療内容や考え方に大きな差異があることも確認され、全体での標準化を図る必要がある。

図1　急性期病院が考える在宅患者の入院必要時の受け入れ阻害要因

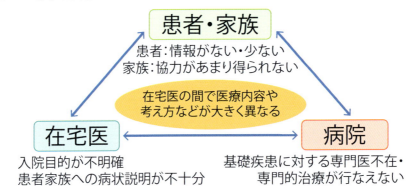

## 3.在宅医と急性期病院勤務医の認識の共有

　在宅患者の入院必要時の受け入れ阻害要因に関する急性期病院勤務医の考えをもとに、在宅医を交えて相互討論を行なった。両者の意見と今後の検討課題を表1に示す。両者の連携の必要性は認識されたが、課題は多い。

表1　在宅患者の入院必要時の受け入れ阻害要因に関する急性期病院医師と在宅医の認識の違いと今後の検討課題

| 問題点 | 急性期病院医師の視点 | 急性期病院医師の考える対策 | 在宅医の問題意識 | 今後の検討課題 |
|---|---|---|---|---|
| 患者 | 患者情報の不足 | 患者情報のシステム化 | 医療機関によって電子システムが違うため統一が困難　疾患によって情報提供方法も違うため困難 | 患者基本情報（ADL、病名、内服など） |
| 家族 | 家族の協力が少ない | 住民への啓発 | 家族の関心が低い | 市民フォーラム以外の啓発方法も検討が必要 |
| 急性期病院 | 専門医の不在 | 病院の専門性を在宅医が把握する | 基礎疾患の治療は不要であり、急性疾患の治療のみ対応 | 急性期病院医師への在宅医療の情報提供 |
| 在宅医 | 入院目的が不明確　病状説明が不明 | 情報の確実な提供 | 家族が希望される入院がある | 在宅ケアコーディネイトの協力 |

### (1)患者情報の不足

　急性期病院は患者情報のシステム化を対策方法として挙げていた。在宅医は、医療機関によって電子システムが異なるため統一が困難であること、急性期疾患や慢性期疾患など患者の疾患によって情報提供の頻度や内容も大きく異なるため、システム化は困難であると考えていた。患者基本情報が救急搬送の際に提供できるように、患者宅に置いておくことが対応策として考えられた。

### (2)家族の協力・理解

急性期病院は住民への啓発を対策方法として挙げていた。在宅医は、家族の関心が低い実情を提示し、有効な家族への啓発方法の検討が必要と考えていた。

### (3)急性期病院の専門医不在

急性期病院は、在宅医が病院の専門性を把握することによって適切な紹介がされるようなシステムづくりを挙げた。在宅医は、緊急入院を依頼する際は基礎疾患の治療は不要であり、基礎疾患の専門医の必要性は少ないと考えていた。急性期病院に情報提供を行ない、理解と今後の協力を依頼した。

### (4)在宅医の入院目的が不明確・患者への病状説明が不明

急性期病院は、情報の確実な提供を在宅医に求めていた。在宅医は、入院目的が不明確な場合の多くは家族が入院を希望される場合であり、それをなくすことは困難であると考えていた。また、患者への病状説明は十分に行なっているが、完全理解は困難な場合があると考えていた。在宅ケアコーディネイトの協力などが今後期待される。

## 4.神経難病を専門とする在宅医師からの調査報告

上記の調査結果で、急性期病院医師と在宅医の間で、考え方に差があることが示されたが、神経難病を専門とする在宅医療機関の協力を得て、地域の在宅医と急性期病院医師に対して詳細な実態調査を行なった。

在宅患者の急性期病院への入院を拒否されたケースは、1年間で全入院のうち1.6%（2/129）、緊急入院のうち2.3%(2/87)、休日・夜間入院のうち5.7%（2/35）であり、おおむね受け入れられていた。また、入院先が紹介元であったケースは60%弱であった。

在宅患者の入院の期間では、1週間以内から3カ月以内が多く、3カ月以上も少数あったが中央値は２２日とそれほど長期ではなかった。

在宅患者の多くは要介護状態であるため、介護面での人的負担を強いていることが多い。しかし、療養環境の整っている在宅患者は多く、疾患治療が終了すれば、元来の療養場所に退院することが多かった。

神経難病という特殊性があるためか、急性期の対応についてはすでに複数の対応ルートが確保されており、在宅患者の病態の種類もそれに関係していることが明らかとなった。地域の在宅医療に関わるそれぞれの立場の医師の間で、個別案件であっても共通認識を持ち続けることの重要性が確認された。

## 5. 今後の課題解決への提案

在宅医と急性期病院医師との連携強化のために提案されるべき今後の取り組みの概略を表2に示す。これらの方策の実現可能性は、地域の置かれた状況で異なると思われるが、これまでによく議論される内容であり、個々に対策可能と考えられた。

**表2　急性期病院医師と在宅医の連携強化の方策**

- 在宅患者の急性期病院での治療が円滑に行なわれるため
  ➡ <u>医療情報提供書を患者宅に常に用意</u>
    - 病名、病状、連絡先（キーパーソン、ケアマネージャー）
    - 普段のADL、食事の形態（豊能圏の嚥下食レベル）
    - 褥瘡の有無、排便コントロール状況、アレルギー、
    - 行なっている処置（吸引、体交、気管切開、人工呼吸、PEG、ストマ）
    - 急変時の意思表示（どこまで急性期病院が助けるべきなのか）
- 在宅患者の入院受け入れに専門医の必要性？
  ➡ （基礎疾患ではなく）急性疾患の治療対応を急性期病院に理解・協力してもらう
- 大学病院の教育システムを展開して、在宅医療について学生や地域の在宅担当医、急性期病院担当者への啓発

## 6.「地域包括ケア病棟」の位置づけについて

　平成26年度から診療報酬改定において新設された「地域包括ケア病棟入院料・入院医療管理料」は、在宅医療を推進するために有効な診療報酬であると考えられた。地域包括ケア病棟（病床）は、①急性期病床からの患者の受け入れ、②在宅等にいる患者の緊急時の受け入れ、③在宅への復帰支援が円滑に行なわれることが目的である。このことから「地域包括ケア病棟入院料・入院医療管理料」が、在宅患者の受け入れや自宅への退院を円滑に行なえるシステムとなるか、また今後地域包括ケアシステムにつなげるためには、どのような方策が必要かをアンケート調査によって検討した。大阪大学医学部附属病院の医療圏である、大阪府、奈良県、和歌山県、兵庫県東部の800医療機関に対してアンケート調査を行ない、206病院（26％）から回答を得た。

　地域包括ケア病棟（病床）を開設している病院は、35病院（25％）であり平均26床（全911床）であった。今後1年以内に12病院（9％）が、平均25床（全300床）を開設予定であり、21病院（15％）が現在検討中、約半数の病院が地域包括ケア病棟（病床）の開設に前向きであった。

　地域包括ケア病棟（病床）の開設により、在宅患者の受け入れが増えた病院は、6病院（17％）であり、減少した病院はなかった。入院した在宅患者が自宅退院するケースが増えた病院は、12病院（34％）であり、転院が増えたのは1病院（3％）であった。在宅患者の入院を受け入れるためには、在宅患者救急入院診療加算と地域包括ケア病棟（病床）管理加算のどちらが有益であるかは、26病院（74％）が地域包括ケア病棟（病床）管理料としており、在宅患者救急入院診療加算

---

**地域包括ケア病棟（病床）**：2014年度診療報酬改定で、急性期と在宅の橋渡し役として新設された地域包括ケア病棟。亜急性期病棟からの転換を中心に全国の病院で導入が進んでいる。

**地域包括ケアシステム**：重度な要介護状態となっても、住み慣れた地域で、自分らしい暮らしを、人生の最後まで続けることができるよう、住まい・医療・介護・予防・生活支援が一体的に提供される地域の包括的な支援・サービス提供体制。厚生労働省が、団塊の世代が75歳以上となる2025年を目途に、システム構築を推進している。

としたのは2病院（6％）であった。このことから、地域包括ケア病棟（病床）が在宅患者の急性期病院への入院を確保することや、自宅への退院が円滑に行なえるシステムの一つであると考えられる。

## 7.まとめ

　北摂地域における急性期病院医師と在宅医の連携強化のための今後の取り組みとして、以下の3点が挙げられる。
①在宅医と急性期病院の情報共有のシステム構築
②救急病院担当医の在宅医療ニーズの理解の推進
③在宅医、急性期病院医師に対する教育・啓発活動の充実
　その他、以下の項目も順次検討すべきと考えられた。
④病院・老人ホーム・家族の看取る力を強化する方法
⑤患者・家族への啓発の拡大
⑥在宅専門ではない医師への在宅専門医のサポート体制
⑦高齢者の感染性ならびに誤嚥性の肺炎の救急受け入れは、急性期病院での医師の疲弊の大きな
　原因。地域ごとに病院・診療科の役割分担や受け入れシステムを見直す

　さらに、今後地域包括ケアシステムにつなげるためには、保険点数上の優遇などのさらなる制度改革、地域連携、近隣の病院の協力・理解、患者・家族の理解が必要である。これを推進していくためには、地域の中核病院や市町村が中心となることが望ましい。また、患者・家族への啓発や、医師・医療スタッフへの啓発も必要であり、地域に啓発の拠点をつくることが重要である。

　以上の調査検討結果は大阪府北摂地域を対象としたものであるが、地域の高齢化率が進んだ地域を対象としており、被災地の復興における在宅医療の展開で同様の問題を生じることがあり得る。実際得られた結果と課題は、地域の特性だけではないものがほとんどであり、被災地における在宅医療の展開に資することを期待する。

# 在宅療養における慢性期医療の重要性

医療法人平成博愛会博愛記念病院理事長　**武久洋三**

- ▶厚生労働省は膨れ上がった社会保障費の削減のために、本格的に病床削減に乗り出し、在宅への流れを加速させようとしている。
- ▶急性期病院での治療を終えた患者は、すみやかに住み慣れた自宅へ帰れることが一番であるが、特に高齢者は複数の疾患を抱えており、とても在宅で診ることができない患者は慢性期病院で受け入れ、治療だけでなく適切なリハビリ、ケアを行なっている。
- ▶今後、在宅療養患者は重度化し、より充実した医療ケアがなければ在宅療養を継続することは困難である。
- ▶高齢単身世帯の増加など、家族構成が様変わりし、誰もが皆住み慣れた在宅で過ごせるとは限らない。そこで私は、削減された病院病床を「人為的在宅」として再活用する「SNR」を提唱している。
- ▶慢性期医療では、急性期治療後の患者の受け入れ、在宅療養中の患者の急性増悪への対応など、非常に幅広い医療知識が求められる。そのためにも慢性期医療のボトムアップは必須であり、老人収容所的な病院は、病院として継続していくことは難しいだろう。

**KeyWord**　地域間格差、人口減少、医原性身体環境破壊、Post acute・Sub acute、慢性期病院、看護配置、DPCデータ、地域包括ケア病棟、トコロテン改革、主治医、人為的在宅、主事ケアマネジャー制度、医師のサラリーマン化

## 1.人口減少と病床削減、そして在宅へ

　わが国は過疎化と高齢化が進行し、地方と都会に地域間格差が拡大している。若年者は県庁所在地や東京などの大都市に移り住み、それ以外の地域には高齢者だけが残っているのが現状である。

　残った高齢者が病気にかかると、子どもたちが暮らす都市部の病院へ入院する割合が高くなる。そうなると、過疎地の医療需要は見かけの人口当たりより小さくなり、県庁所在地以外の地域の病床、病院はますます減っていく。

　さらに今後、高齢者自体の人口が減少していくことを考えれば、都市部においても、現状は需要があるからといって、病院や施設をどんどん増設するわけにはいかない。しかし、2025年には2008年に比べて1.5倍の人が亡くなるといわれている。その人たちが1回入院して亡くなったとしても、入院患者数は1.5倍。2回入院すると入院患者数は3倍になるのである。国は今のままでは3分の2の人が入院できずに亡くなると試算している。

　さらに深刻化する高齢化に伴い、毎年1兆円も予算が増え続け、膨れ上がる社会保障費削減のた

めに、国は本気で医療介護提供体制の改革に取り組み、在宅への流れを加速させるつもりだ。

　日本では、まだ20万～30万床の病床が過剰だろうと想定される。医療療養病床**20:1**は医療区分で規制されているから、そんなに**社会的入院**が多くはないだろうが、それ以外の一般病床や医療療養病床25:1や介護療養病床を持つ病院の経営者の中に、自らそう思っている人が多い。もし、実際にオンラインレセプトでのデータにより、明らかに入院の必要がないと認められるようになれば、空恐ろしいこととなる。

　外国に比べて異常に病床が多いといわれることは、病床を住宅政策に代用してきた過去の経過があり、まだ十分にその整理が終わっていないことを意味する。1カ月間に何の検査もしないで、処方変更もまったくなく、リハビリもほんの少ししかしていない患者がいたら、データから間違いなく入院は必要なしと判定されるのである。

　すなわち、今後は、急性期も慢性期も、一人当たりの入院期間を3分の1程度に短縮することが求められている。その結果、現在よりはるかに短期間で急性期病院を退院することになる患者は、慢性期病院から介護保険施設等を経由して、居住系サービス事業所を含む在宅療養へ移っていくことになる。

## 2.高齢者に対する医学的ケア

　高齢者は複数の疾患を抱えており、治療が遷延し回復に時間を要することが多い。高齢者が脳卒中、心筋梗塞、がん、骨折などの急病になると、市井の急性期病院に搬送され、臓器別専門医療の治療を受けることになる。そこでは主病名の治療のみが行なわれる。安易に絶食指示が出され、薬物投与も、身体状況を十分配慮しないで処方していることも少なくない。しかし、高齢者は個体差も大きく、適切な治療を間髪入れずに行なわなければ、結局死亡することになりかねない。治療時期を逃したり、治療法が少しでも間違っていたら、ひどい結果となってしまう。

　また、急性期のリハビリの欠如による安静の継続により、主病名がそろそろ治癒傾向になる頃には、すでに廃用性症候群はどうにもならないほどに進行してしまっていることもある。最終的には、低栄養、脱水、電解質異常、貧血、高血糖、褥瘡など、多臓器不全寸前の状態で慢性期病院へ運び込まれる場合もある。

　このように主病名の治療によって、身体環境が悪化（「医原性身体環境破壊」）し、主な治療が終わっても、すぐに自宅で元のように過ごすことができない患者もいる。また、気管切開や人工呼吸器また重度の多臓器不全など、とても在宅では診られないような患者もいる。そこで慢性期病院では、これらの患者を受け入れ、重度な症状を治療しながらリハビリを行ない、在宅復帰を目指している。

---

**20：1**：病床には一般病床と療養病床とがある。一般病床は手術などの急性期の治療を行ない、療養病床は急性期経過後のまだ治療が必要な患者のためのものだ。違いはいろいろあるが、一般病床は患者3人に対して1人以上の看護師を配置しなければならないのに対して、療養病床は4人に対して1人以上の看護師が義務づけられている。この4：1は診療報酬の計算では実質配置数に置き換えられるので20：1となる。6：1は30：1、5：1は25：1となる。

**社会的入院**：医学的には入院の必要はなく、在宅での療養が可能であるにもかかわらず、ケアの担い手がいないなどの家庭の事情や、引き取り拒否により病院で生活をしている状態。（コトバンク）

# 3.広範囲な医療に対応する慢性期医療

## (1)急性期治療後の後半を担うPost acuteとしての慢性期医療

　前述のように、急性期病院における平均在院日数の短縮化は加速し、慢性期病院では急性期治療後の患者を引き受け、従来の急性期医療が担ってきた約30日以上の急性期平均在院日数の後半の3分の2を、慢性期医療が担っていかなければならない。そして、慢性期病院であっても、できるだけ早く適切な治療を行ない、回復させ、地域に帰さなければならない。これは病院として当たり前のことではあるが、そのためには、慢性期病院であっても急性期治療機能を持たなければ、対応はできない。

　図1は、一般病床及び療養病床に係る医療機能別必要病床数の推計において、病床の四つの医療機能のうち、高度急性期、急性期、回復期については、患者の状態や診療の実態を勘案できるよう、平成25年度（2013年度）のNDPのレセプトデータ及びDPCデータ等を活用し、医療資源投入量を入院経過日数順に並べて分析し、C1、C2、C3という境界点を設定したものである。

　一方、診療報酬が包括となっている療養病床では、医療行為を出来高換算した医療資源投入量の分析を行なうことができない。そこで「慢性期」の医療需要については、「在宅医療等」を受ける患者と一体としてとらえる、との考えである。すなわち、2025年までの間に「在宅医療等」の充実が進めば、療養病床の入院受療率が低下し、現在、療養病床に入院している患者は「在宅医療等」で対応することになるであろう、というのである。

## (2)一見ICUかと見まごうばかりの慢性期病床も

　しかし、慢性期病床にも急性期治療が必要な患者がいて、急性期病床にも慢性期の病態の患者がいる。筆者が運営する慢性期病院では、療養病床100床のうち31人は人工呼吸器装着患者であり、近隣の高度急性期病院から重態の患者が絶え間なく転院してきているのが実状である。一見すると、ＩＣＵ（集中治療室）とほとんど状況は変わらない。違う点があるとすれば、病気になってから長期間経過しているという点である。

　高齢患者の場合、高齢者の病態を把握した上で、その疾病や治療によって傷害された身体環境の悪化（「医原性身体環境破壊」）に対する治療を行ない、総合的に疾病前の状態に回復させ、患者が介護保険施設や在宅療養に移行するまでのQOLの回復や、病状の悪化を防ぐ機能を含め、非常に広範囲な医療に対応していかなければならない。そのためには医学的治療だけでなく、リハビリテーションや看護・介護ケア、栄養ケアなど、さまざまな方面からサポートする必要がある。

　そこで慢性期医療の現場では、医師、看護師をはじめ、薬剤師・臨床検査技師・管理栄養士・理

---

Post acute：病棟の機能分類については高度急性期、急性期、回復期などいくつかの分類が検討されているが、地域包括ケア病棟は、急性期経過後に引き続き入院医療を要する状態（Post acute）と、在宅や介護施設等において症状が急性増悪した状態（Sub acute）の患者を対象に医療提供する病棟と考えられている。
NDP：National Demonstration Project の略。アメリカの品質管理の考え方や手法を医療サービスの質の向上に応用したやり方。
DPC：Diagnosis Procedure Combination の略。国が推奨する包括医療費支払制度。従来の点数による出来高払いではなく、1日当たりの定額の包括評価部分と出来高部分との組み合わせで計算される。

学療法士・作業療法士・言語聴覚士・介護福祉士・社会福祉士・事務など多職種からなるスタッフでチーム医療を実践している。また、チーム医療を徹底するだけでなく、何より職員がモチベーションを高め、患者一人一人の在宅復帰に向けたケアが必要である。

　療養病床はすべて「慢性期」だと画一的にとらえる考え方自体が、あまりに短絡的ではないか。急性期治療後の重症な後遺症患者に対応している療養病床と在宅医療とが同程度の医療であるとの認識は、理解に苦しむ。つまり、手術や感染症治療などの高度な治療の後は、急性期治療によって落ちた体力をすみやかに回復し、リハビリによって日常への復帰に努めるという体制が、患者にとって適切ということではないか。とくに高齢者であれば、急性期病床から直接在宅に復帰するということは通常考えられないので、なおさらである。

　医療療養病床には2種類あり、看護配置20対1と25対1がある。「慢性期の医療需要」を考える上で療養病床の検討をするに当たっては、20対1と25対1とを分けて考えなくてはならない。なぜなら、20対1には「医療区分3の患者と医療区分2の患者の合計が8割以上であること」という施設基準があるため、25対1とは患者像が大きく異なるからである。また、25対1の多くは一般病床7対1や10対1とのケアミックス病院であることも、別個に検討すべき理由の一つである。慢性期機能単体の病院と同じラインで論ずることはできないからである。

　図1のままでは、C3以下がそのまま「慢性期機能」の対象であるとの錯覚が十分に起こり得るだろう。しかし、慢性期病床であっても軽症の患者が入院しており、在宅医療であっても重症の利用者がいる。そのため現段階では、「慢性期機能」及び「在宅医療等」の医療需要を、入院からの日数によって同一線上で推計するという考え方は見直すべきである。

　そこで、平成26年度診療報酬改定において、療養病棟も「DPCデータ提出加算」の対象とされた。近い将来、慢性期病床についてDPCデータによる分析が進められるであろう。

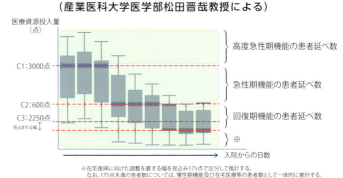

図1　高度急性期機能、急性期機能、回復期機能の医療需要の推計イメージ
（産業医科大学医学部松田晋哉教授による）

## （3）在宅療養を継続するために必要不可欠なSub acuteとしての慢性期医療

　患者がより快適に在宅療養を長く継続できるためには、在宅でいる間に急性増悪した場合は、速やかに在宅療養後方病院に支援を求めて画像診断や検査を行ない、症状の治療のために短期間入院して、改善して再び在宅に戻すほうが、より長く快適に在宅療養を継続できる可能性が高いと考えている。

　日本慢性期医療協会では、平成25年4月1日～12月31日（9カ月間275日）の役員病院にお

ける退院患者の個別調査を実施した。その結果、全退院患者から死亡退院の37.2%を除き算出した医療療養病棟20:1の在宅復帰率は45.9%と、半数近い患者が在宅復帰をしていることがわかった（表1）。また、在宅復帰患者の31.7%が、わずか2週間足らずで在宅復帰を果たしていた。さらに、1カ月以内に在宅復帰を果たした患者は、全体の半数を占めていることもわかった。

また、慢性期病院16病院において平成22年1月から平成26年12月までの5年間に入院した患者およそ24,000人を調査したところ、自宅をはじめ、特養や老健、居住系施設から入院してき

### 表1 在宅復帰率とそれに要した期間の分布（%）（日本慢性期医療協会調べ）

| 入院期間 | | 病院全体 | 医療療養20対1 | 医療療養25対1 | 回復期リハ病棟 | 亜急性期病棟 | 一般病床7対1 | 一般病床10対1 | 一般病床13対1 | 一般病床15対1 | 特殊疾患病棟 | 障害者施設等 入院基本料 | 認知症病棟（精神科） | 介護療養型 医療施設 | 老健全体 | 在宅強化型老健 | 一般老健 |
|---|---|---|---|---|---|---|---|---|---|---|---|---|---|---|---|---|---|
| 全退院患者数 | | 100 | 100 | 100 | 100 | 100 | 100 | 100 | 100 | 100 | 100 | 100 | 100 | 100 | 100 | 100 | 100 |
| 在宅復帰 | 自宅 | 43.1 | 16.3 | 19.9 | 56.8 | 81 | 74.4 | 51.5 | 43 | 8.1 | 31.1 | 34.9 | 17.5 | 11.4 | 33.6 | 48.5 | 18.2 |
| | 居住系 | 5.8 | 4.9 | 2.5 | 9.2 | 3.4 | 1.7 | 6.2 | 17.9 | 5.4 | 2.1 | 4.6 | 17.5 | 6.3 | 10.1 | 17.6 | 2.4 |
| | 特養 | 3.8 | 7.6 | 4.7 | 3.9 | 2.4 | 1.3 | 1.3 | 0.2 | 4.5 | 2.5 | 2.5 | 5 | 5.6 | 7.4 | 8 | 6.8 |
| | 計 | 52.7 | 28.8 | 27 | 69.8 | 86.8 | 77.4 | 59 | 61.1 | 17.9 | 35.7 | 42 | 40 | 23.3 | 51.1 | 74 | 27.4 |
| 死亡退院 | | 16.8 | 37.2 | 38.4 | 3.4 | 0.5 | 3.3 | 6.8 | 13.3 | 12.5 | 34.5 | 18.4 | 3.8 | 36.6 | 6.6 | 5.4 | 7.8 |
| 在宅復帰率 | | 63.3 | 45.9 | 43.8 | 72.2 | 87.3 | 80 | 63.3 | 70.5 | 20.5 | 54.5 | 51.4 | 41.6 | 36.7 | 54.7 | 78.2 | 29.7 |
| 1～7日 | | 30.1 | 18 | 7 | 3.3 | 9.7 | 54.6 | 49 | 61.3 | 18.3 | 65.9 | 28.9 | 0 | 16.8 | 0.4 | 0.4 | 0.5 |
| 8～14日 | | 13.4 | 13.7 | 7.6 | 3 | 14.9 | 21.6 | 19.4 | 15.9 | 18.3 | 5.9 | 13.4 | 0 | 7.1 | 0.6 | 0.2 | 1.6 |
| 15～21日 | | 8 | 11.3 | 8.6 | 3.3 | 14 | 8.5 | 14 | 5.1 | 16.7 | 2.4 | 9.5 | 3.1 | 3.1 | 0.7 | 0.6 | 1.1 |
| 22～30日 | | 6.9 | 9.7 | 2.2 | 5.4 | 16.1 | 5.9 | 8.5 | 4 | 10 | 4.7 | 8.7 | 6.3 | 4.9 | 4.5 | 1.4 | 13.2 |
| 1～2ヶ月 | | 14.4 | 19.2 | 13.5 | 21.6 | 40.4 | 6.4 | 7.1 | 5.6 | 25 | 8.2 | 13 | 12.5 | 13.7 | 16.8 | 17.6 | 14.3 |
| 2～3ヶ月 | | 13.8 | 11.3 | 8.6 | 37.4 | 4.9 | 2 | 1.4 | 2.7 | 5 | 5.9 | 9.9 | 12.5 | 8.8 | 17.3 | 17.6 | 16.5 |
| 3～6ヶ月 | | 10.4 | 9.7 | 31.4 | 24.5 | 0 | 0.9 | 0.5 | 3 | 6.7 | 2.4 | 13.2 | 31.3 | 18.1 | 35.8 | 39 | 26.9 |
| 6ヶ月～1年 | | 1.8 | 5 | 10.3 | 1.1 | 0 | 0 | 0 | 1.3 | 0 | 3.5 | 2.4 | 21.9 | 12.8 | 12.3 | 12.4 | 12.1 |
| 1～2年 | | 0.7 | 0.8 | 8.1 | 0 | 0 | 0 | 0 | 0 | 1.2 | 0.6 | 9.4 | 7.5 | 7.1 | 6.3 | 9.3 |
| 2～3年 | | 0.2 | 0.5 | 2.7 | 0 | 0 | 0 | 0.3 | 0 | 0 | 0 | 3.1 | 1.8 | 2.7 | 2.7 | 2.7 |
| 3年以上 | | 0.3 | 0.8 | 0 | 0 | 0 | 0 | 0 | 0 | 0 | 0.2 | 0 | 5.3 | 1.7 | 1.8 | 1.6 |
| 合計 | | 100 | 100 | 100 | 100 | 100 | 100 | 100 | 100 | 100 | 100 | 100 | 100 | 100 | 100 | 100 | 100 |

### 図2 慢性期病院における高齢者の軽中度救急患者の受け入れ

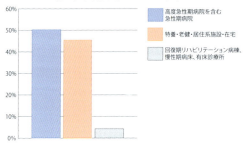

### 表2 新入院患者の血液検査結果

| | 患者数（名） | 割合 |
|---|---|---|
| BUN 20.0 以上 | 9,452 | 39.7% |
| ALB3.5 以上 | 10,417 | 43.7% |
| TCHO120 未満 | 2,557 | 10.7% |
| GLU 150 以上 | 5,597 | 23.5% |
| Na 136 未満 | 7,007 | 29.4% |
| Hb 10.0 未満 | 5,500 | 23.1% |

た患者が多く、慢性期病院において高齢者の軽中度救急患者を受け入れていることがわかった（図2）。

さらに、これらの新規入院患者の入院時血液検査結果において、脱水を示すBUN20.1mg／dl以上を示した患者は約4割であり、低栄養を示すALB3.5g／dl以下を示した患者は43.7%を占めていた（表2）。

以上のことから、慢性期病院は急性期治療後や在宅からの急性増悪患者を受け入れ、短期間で在宅復帰させる機能を併せ持っているといえるだろう。そして、急性期治療後を担うPost acuteと、在宅患者の軽中度救急を受け入れるSub acute、これらの機能を持つ病棟が、2014年の診療報酬改定において新設された「地域包括ケア病棟」である。

## 4、「地域包括ケア病棟」について

### (1)「地域包括ケア病棟」とは

地域包括ケア病棟は、来るべき2025年（平成37年）に向けた医療提供体制の中で、急性期医療から在宅療養までを結ぶ要として期待されている病棟である。その機能は、①急性期病院からの患者の受け入れ、②在宅や介護施設に入所していて急性増悪した患者（Sub acute）の受け入れ、③在宅復帰支援、の三つが挙げられる。

たとえば、高度急性期病院でがんの手術を受けた患者に化学療法を行なったり、再発したがんの治療をするなど、従来なら急性期病院が担っていた部分を担うことになる。

### (2) 高齢者の軽中度救急患者の急増

東京消防庁が平成24年中の搬送人員の増加について、年代別に前年と比較した統計を発表したが、対前年10,310名の増加のうち、75歳以上の増加が9,987名と、ほとんどを占めている。高齢化に伴う高齢者の救急搬送患者の急増により、高齢者救急の激増が本来の三次救急の現場を直撃し、本当に高度な救急医療が必要な人たちが、適切な救急医療を受けられない事態になっている。脳卒中、心筋梗塞、がん、骨折などを発症した場合には、当然、市井の急性期病院に搬送されるが、急な発熱など、慢性期高齢者の急性増悪例等については、地域包括ケア病棟において受け入れ、対応すべきである。

### (3) 地域包括ケア病棟は、リハビリテーション2単位包括

地域包括ケア病棟には、リハビリテーションが必要な患者、急性期の術後の患者、あるいは、再発がん患者、慢性期で急性増悪したSub acuteの高齢患者などが混在する。そして、入院日数が最大2カ月であり、早期在宅復帰を目指すためにも、きちんとした治療能力と介護能力、そしてリハビリテーション力が欠かせない。地域包括ケア病棟は、1日平均2単位以上のリハビリテーション提供が必須であり、入院基本料に包括されている。今やリハビリテーションは特別なものではな

く、在宅復帰のためになくてはならない普遍的なものである。包括されても良心的な病院は、患者の早期在宅復帰に向けて、2単位にこだわらず、必要なリハビリテーションを行なうが、そうでないところは、最低限のリハビリしかしない病院もあるだろう。このリハビリテーション力の差が、地域での評価につながると考えている。

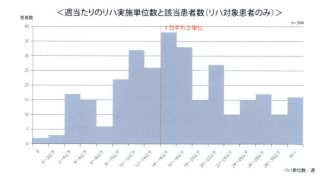

図3 地域包括ケア病棟におけるリハビリ実施状況

○ リハビリ対象患者に対するリハビリ提供単位数は、施設基準の要件となっている1日平均2単位を中心に幅広い分布を示していた。

実際に、国が平成26年度に実施した調査結果からは、地域包括ケア病棟では2単位以上のリハビリを実施している病院が多いことがわかる（図3）。

### (4) 地域包括ケア病棟は、最大で最強の病棟

今後、地域包括ケア病棟は、最大かつ最強の病棟になると見ている。四つの病床機能における高度急性期と慢性期をつなぐ機能を持つ地域包括ケア病棟の需要は、今後ますます高まるばかりであり、わずか1年ちょっとで、1200病院が届け出ていることがわかっている。

一方、急性期病床は大幅削減されると残った急性期病院は、配置を5対1にするなど、医療資源が重点配分されるだろう。つまり、地域包括ケア病棟の機能がうまくいくかどうかが、超高齢社会における日本の医療提供体制の命運を握っているといっても過言ではない。

## 5. 加速する在宅への流れ

### (1) 重度化する在宅療養患者

今後、現場がどんなに抵抗しても、医療福祉の改革は急激に進み、医療介護提供体制改革によって、入院患者はトコロテン式に押し出されて、慢性期からさらに在宅へと患者の居場所は変化し、在宅に重度の患者が激増するだろう（図4）。

平成23年（2011年）より特養で胃瘻や喀痰吸引の処置を介護職員に行なわせるというように介護保険法が改正されたが、このことは介護保険施設にどんどん重度者が押し寄せることをあらかじめ想定して対応したものである。そして日本慢性期医療協会は、介護職員に対する喀痰吸引研修会を精力的に行なっている唯一の団体である。

在宅療養患者が重度化すればするほど、充実した医療ケアがなければ患者はより快適な在宅療養を継続することは困難である。どんなに状態が悪くなっても在宅で看取るほうがよいといった硬直

化した考え方では、在宅療養への流れはうまく進まない。太平洋戦争後から現在までの60数年間で当初、在宅死が80％以上であったが、病院死がほとんどとなり在宅死は20％以下となっている。

しかし60年前の医療と現在の医療ではまったくレベルが違う。CTもMRIもエコーもない、吸引機も酸素も中心静脈栄養も末梢点滴すらなかっ

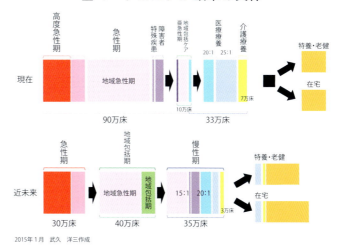

図4　トコロテン改革の実体

た。入院しても大腿部の大量皮下注射しかない時代、在宅での治療と病院での治療に大差がなかったというのも在宅死が多かった理由の一つである。たしかに病院病床数も少なかったけれども、高齢化率も極端に少なかったのである。住宅事情が悪いこと故の大家族制も維持されていた、等々の状況があったために在宅死が多かったのである。

しかしながら在宅で最期まで看取るということは、レントゲンも撮らず聴診器1本で肺炎と診断し、十分な治療もしないまま、結果として短期間での在宅看取り死が実現するということである。しかしこれは、入院すれば治るかもしれない病気に対し在宅療養を強制するということであり、改善の可能性を放棄することとなる。そもそも、治る病気は治すのが医療であり、医師は、病気の人を真剣に治療し、その命を守り病気を回復させることを理念として使命を持って働いている。

在宅療養中の患者にとっては、できるだけ長く快適に在宅療養を継続できれば、それに越したことはないのである。在宅でいる間に急性増悪したり、合併症が出たりした場合は、速やかに在宅療養後方支援病院に支援を求めて、画像診断や検査を行ない、症状の治療のために短期間の入院をして、改善したら在宅療養に戻る——この方が在宅療養を長期に継続できる可能性が高い。

## (2) 在宅療養に欠かせない「主治医」の役割

在宅療養を継続するためには、「主治医」の役割が重要な位置を占めている。そこで、在宅療養支援診療所や在宅療養支援病院が新設されたが、在宅医療を積極的に行なっている医療機関はごく一部である。

平成26年度診療報酬改定では、主治医機能の評価として、地域包括診療料が新設された。その算定要件は、病院の場合、地域包括ケア病棟を有し、在宅療養支援病院であることの二つをクリアしなければならない。診療所の場合、常勤医師が2人以上在籍していること、等の要件がある。

しかし、一部の医師は、主治医とは「9時5時主治医」のことだと思っている。9時から5時までの間に来院した患者については主治医だが、夜の8時、9時に来た患者については、どこかの救急病院にでも行ってもらおう、と思っている医師も存在する。しかし、これからの主治医機能とは、

「24時間365日あなたの主治医です」という意味である。診療所においては、常勤医師が2人いなければ、「24時間365日あなたの主治医です」とはいえない。すなわち主治医というからには、患者がどこでどんな薬をもらっているか、どんな健康食品を摂っているかといったことも含めて、その患者の生活のすべてを把握しなければならない。現在、地域包括診療料の対象は、高血圧症、糖尿病、脂質異常症、認知症の4疾病のみであるが、いずれは、すべての疾患が対象となるだろう。

## 6.慢性期医療のボトムアップ

　国は医療を効率化して、医療費を削減することを最大の目標としている。そのためには慢性期病院のボトムアップも求められることになる。これからの慢性期病院はますます守備範囲が広がり、少し前まで急性期病院が抱え込んでいた入院期間の後半3分の2程度の部分を担っていくことになる。その結果、今までのように高齢患者だけを診ていればよいというスタンスでは成り立たなくなる。慢性期病院は、Post acuteが担える診療能力が必要で、高度急性期が終わった後から在宅までが、慢性期医療の役割である。しかし慢性期病院の中にも一部ではあるが、老人収容所といわれても仕方がないような病院もあることは事実である。そのような病院では在宅患者の急変時に緊急検査をしたり、緊急画像診断をして治療することは不可能かもしれない。

　表3は、平成22年に厚生労働省が行なった横断調査の結果と、平成27年5月に日本慢性期医療協会が調査した医療提供状況の推移である。この表から、医療療養病床や介護療養病床で喀痰吸引や経管栄養が必要な重症患者が増加していることがわかる。

　今後、慢性期病院での入院期間も3分の1になり、入院患者の回転が激しくなれば、老人収容所的な病院は慢性期病院としての機能を果たすことは、早晩不可能となるであろう。

### 表3　医療提供状況の推移

| | 一般慢性期 (13:1+15:1) | | 医療療養病棟 (20:1) | | 医療療養病棟 (25:1) | | 介護療養病床 (30:1) | | 介護老人保健施設 (療養型) | | 介護老人保健施設 (従来型) | | 介護老人福祉施設 | |
|---|---|---|---|---|---|---|---|---|---|---|---|---|---|---|
| | 平成22年度 厚生労働省調査[※1] | 平成27年度 日慢協調査[※2] | 平成22 | 平成27 | 平成22 | 平成27 | 平成22 | 平成27 | 平成22 | 平成27 | 平成22 | 平成27 | 平成22 | 平成27 |
| 総数 | 11,873人 | 333人 | 14,472人 | 11,147人 | 13,521人 | 1,833人 | 16,603人 | 5,067人 | 436人 | 257人 | 24,013人 | 2,030人 | 19,785人 | 1,426人 |
| 中心静脈栄養 | 9.8% | 6.9% | 8.8% | 10.8% | 5.3% | 8.4% | 0.9% | 1.5% | 0.0% | 0.0% | 0.0% | 0.0% | 0.1% | 0.0% |
| 人工呼吸器 | 1.6% | 2.1% | 2.2% | 2.6% | 0.5% | 0.8% | 0.0% | 0.2% | 0.0% | 0.0% | 0.0% | 0.0% | 0.0% | 0.0% |
| 気管切開・気管内挿入 | 4.5% | 5.2% | 15.9% | 17.8% | 7.2% | 6.7% | 1.7% | 1.4% | 3.5% | 0.0% | 0.1% | 0.1% | 0.1% | 0.1% |
| 酸素療法 | 14.0% | 10.8% | 19.7% | 21.3% | 11.4% | 11.4% | 2.9% | 4.1% | 2.3% | 0.4% | 0.5% | 0.5% | 0.8% | 0.6% |
| 喀痰吸引 | 20.6% | 30.0% | 40.2% | 47.2% | 25.6% | 29.0% | 18.3% | 29.6% | 14.9% | 5.4% | 2.4% | 1.8% | 4.4% | 1.6% |
| 経鼻経管・胃ろう | 16.0% | 39.8% | 35.7% | 56.1% | 29.9% | 41.7% | 36.8% | 46.2% | 35.1% | 5.1% | 7.3% | 6.9% | 10.7% | 7.0% |

※1　平成22年6月実施　厚生労働省「医療施設・介護施設の利用者に関する横断調査」速報値より
※2　平成27年5月実施　日本慢性期医療協会　医療施設・介護施設の利用者に関する横断調査より

## 7. 最後に──「人為的在宅」の活用──

　高齢者単身世帯の増加、老老介護、家族構成等、一昔前とは様変わりし、誰もが皆、住み慣れた在宅で過ごせるとは限らない。また、重度心身障害や難病患者のための病床は必要であるが、介護施設で入所可能な患者は移行すべきであり、さらに介護施設から人為的在宅に移行すべきである。

　しかし、新しく人為的在宅をつくるより、病院の機能分化により削減された病院病棟を高齢者の居場所として施設化したらどうかと考え、「SNR」(Skilled Nursing Residence) を提唱している（表4）。

　SNRのメリットは、「低コスト」だけでない。そもそもが病院なので医師と看護師が常駐している。「終の棲家」とされている特養ホームには、看取りやターミナルケアが期待されているが、医師が常勤しておらず、看護配置も手薄である。その点、SNRは医師・看護師が常駐しており、ターミナルや看取りへの対応をしっかり行なうことができる。

表4　SNRの条件案

- 施設長；特定看護師
- 病院内にのみ認可
- 面積基準；6.4㎡以上、
　　　　　　4人部屋以内
　　　　　　廊下幅1.8m以上
- 看護配置；40：1
- 介護配置；30：1
- リハビリ配置；包括
- 介護保険施設とするか、
　住宅扱いで医療外部門にするか

2015年7月　武久洋三作成

### これからの在宅医療のあり方

　人間誰しも自分の家がよい。病院に入るということは、日常から非日常に移行することとなる。不安でいっぱいながら、病気となったら仕方がないとあきらめて、医師に任せて治療をしてもらうことに何の文句もない。手術や急性期の治療が終わっても歩けなかったり、まだ十分な体力が回復しなければ、Post acute の病院に転院することにも、患者本人はそれほど抵抗がない。しかし、後遺症はありながらも病状が何とか落ち着いて、ADLには多少の問題があるものの、直ちに対処しなければならない急性期の症状はない状態になっても、なぜか日常という自宅に帰ることはできない。大多数の患者は自分では自宅に帰りたいと思っているに違いない。しかるに自宅サイドのほうに問題が存在する場合が多い。

〈独居、老老、家族同居、いずれの場合もなかなかうまくいかない〉

　まずは一人暮らしの場合、これは本人が相当回復し、自立して自活できることが日常に帰る条件となる。24時間ヘルパーが来てくれる建前にはなっていても、要介護者が独居に戻るには、相当の覚悟がいるし、離れて暮らしている家族の同意を得ることは難しい。

　次に老老介護というか高齢者夫婦だけの日常に戻ろうとすると、問題は同居している相方の問題がある。病弱ではないか、体力に自信はあるか、相性はどうか、自宅周辺にサポート体制のサービスはあるか等々の諸条件を克服してからやっと、受け入れてくれることとなる。もち

ろん病気の種類にもよるが、がんの場合は比較的受け入れられて、一旦は日常に戻ることが多い。しかし高齢者特有の病気となると、全快は難しいし、治り方も中途半端で何らかの後遺症があることが多い。時間的経過とともに老化も進行するし、相方も同じように老化していく。では息子家族等との同居の場合なら、マンパワーも多いので少しは期待できるのかというと、この場合もすんなりとはいかない。

　日常の中では、おじいさんの座っていたテレビの一番よく見える居間の特等席は、入院が1週間にもなると、長男が座る場所となってしまうし、おじいさんの部屋は、片づけられて孫の勉強部屋になってしまう。

　このように、患者であるおじいさんが日常に戻る場所は、自宅の中にはなくなってしまう。さすれば医師から、退院できますよといわれても、家族からはもっと自分のことが自分でできるように回復してからでないと、受け入れは無理というような抵抗にあう。

　実をいうと、70歳以上の人は今まで医療費は1割負担でよく、高額医療費の制度もあるために、入院していても家計にはそんなに痛くない。普通なら1カ月10万円以上負担することはない。

　元気な状態でおじいさんが家にいたときでも、何やかやでその位は使っていたわけで、要するにお金の問題はたいしたことではないという家族は多い。多分おじいさんの年金の範囲内で済んでいるのに違いない。こう考えていくと、病気の後も元の日常生活に戻れる人はかなり幸運な人になる。

〈市場原理主義者が跋扈(ばっこ)している〉

　介護保険制度が始まる前に、家族介護から社会が全体で支援する体制をつくると豪語し、自助・共助・公助をうまくかみ合わせることにより、重度の要介護者であっても独居に戻れるといっていたではないか！

　しかるに利用者に対しては利用者本意といい、事業所には多種多様の事業体の参入を促して自由競争を鼓舞して来た結果はどうなったか。

　一般企業では、利益を出さないことは悪とされる。そうなると何とかして利益を出すことが至上命令となる。手間がかかって利が薄いサービスは自然淘汰されてしまう。

　過疎地で要介護者が独居を維持するなんてことは至難の技である。要するに居宅介護サービスは需要が多くある所にしか供給はないし、地域の需要はあっても効率の悪い地域には供給はなされない。

　自由競争を宣伝し、一般企業の参入を促進していけばこうなることはわかっていただろうに、社会福祉法人や医療法人も右にならえ、である。すべてこのような理屈で効率性や収益性を優先する社会になってしまえば、人住まぬ里が拡大することは当然の帰結であり、このような市場原理主義者の跳梁跋扈する現状の中で、いまさら地方創生などという念仏を唱えてどうにかなると思っているのは、ちゃんちゃらおかしい。まずは哲学から変えなければならない。

　利益を上げている企業にはある一定の責務として、不効率で収益性の悪い地域へもサービス

を提供させる義務を課すべきであろう。税金が投入されている公的保険なのだから。

　もう一つの大きな社会病理学的な問題は、介護保険の理念である「利用者本意」という点である。利用者とは、要介護者本人のことであるが、どうも実際は違うようだ。その本意は家族の本意となる。本当に要介護者のためになるケアプランになっているのであろうか。家族のいいように居宅介護サービスを希望する。少しでも安いサービスを要求するし、看護サービスより生活支援サービスを要求する。要求どおりにしていないケアマネジャーは即クビである。ヘルパーに来てもらって、掃除をして洗濯をしてお風呂を沸かし、食事の準備をしてくれて2時間でも500円にもならない。同居家族は楽ちんであり、利用者は寝たきりのまま、座ったままで見ている。これでは要介護度の改善はなく、ヘルパー利用の多い人は、改善がよくないという結果も出ている。

　まさに御用聞きケアマネジャーに成り下がってしまった。ケアマネジャーという職業に、自主性とプライドを再生するためには、利用者本意という言葉を改め、「利用者の要介護度改善に資する」ことを、サービスの選択、提供の基準にするべきである。

　そのためにはケアプランの福祉系・医療系のサービスが全体の70%を超えないという制限も必要だろう。

　また、在宅のケアマネジャーは患者の入院・入所等の結果、その職務を追われてしまう。細切れケアマネジャーを防ぐには、主治医のような主事ケアマネジャー制度を取り入れるべきである。患者がどこに行っても主事ケアマネジャーは施設ケアマネジャーとともに利用者の状態改善のその一点にかけて努力をするし、そのことが施設ケアマネジャーや各種サービスへの第三者評価にもつながる。

　もう一つ、家族の意向が利用者の意向に先行していると思うのは、ターミナル要求である。医療や福祉の現場でも、最近は入院・入所時に家族の意向をまず聞いているらしい。病状悪化のときに治療するのかしないのかを家族に聞くこと自体がナンセンスである。利用者の精神が病んでいなければ、高齢になっても自分としては何とかよくなって長生きしたいと思う。治療もしてほしくない、早く死にたいなどという人はいない。

　動物は生きている限り元気で長生きしていたいと思う。先行きを悲観して自ら死を選ぶ動物は人間のみであり、犬猫や猿などの哺乳動物でもそんな話は聞いたことがない。

　家族としても親にはできるだけ長生きしてもらいたいと考えるのが普通である。

　しかるに昨今の世情は少し変わってきている。財務省は医療費の増大に対し抑制的で、見込みのない高齢者の医療費を削りたがっているから、ターミナルや胃瘻論争を社会に吹き込んでいる。

　一方、それらの世論を背景に、家族、特に利用者が低年金者である家族が、特養にいる間に病状が悪くなっても治療せず、施設でターミナルを看取ってくれという。また、そのことが美談のようになる。現場でターミナルを要望する家族のほとんどが、年金の少ない人の家族であり、それに伴って胃瘻も決して希望しない。少し前のことだが、年金の多い高齢者が死んでも、

**4　阻害要因：ベッド確保、病床連携、医療サービス**

家族は生きているかのごとく振る舞い、役所は150歳の人の年金を払い続けた話が世間をにぎわせた。正にその反対である。

〈ターミナルは正しく治療は悪か〉

　年金の多い患者はいつまでも最善の治療を要求して死なせないようにする。生きてさえいれば家族はその年金を貰える。一方で、年金の少ない家族は、治療をターミナルの美名のもとに拒否することが多い。

　これは現場では公然の秘密である。在宅でもひどい場合は放ったらかしの状態で、介護サービスもろくに要望しないから、"自然死"に至ることもある。たしかに、まったく意識もなく、体力的に命脈の尽きたような状態の人に、胃瘻をしたり積極的な治療をする必要はない。しかし、ターミナルが正しいことで、治療することが悪のような非常識が流布され、それが正論となることを本当に高齢者は望んでいるのだろうか。

　在宅医療と一口にいっても、その在宅が自宅か人為的在宅かで様相はまったく変わってくる。自宅なら日常に帰ることになるが、サ高住や老人ホームという、他人がつくった"在宅もどき"に入ることは、患者にとって日常への回帰ではなく、病院からある種の施設に居住地が変わっただけのことであり、当人にとっては、異郷の地である。在宅医療を提供する側から見ると、自宅は一軒一軒離れていて、アクセスに時間がかかる。要するに医療のデリバリーであるから、たとえていうなら親子丼を別々の家に10軒出前するのと、食堂で10人に一斉に食べてもらうのとでは、その時間や労力の負担は明らかだろう。だからどうしても集合住宅のように患者が集まっているような所が優先される。

　2014年4月の診療報酬改定で集合住宅への在医総管のような費用は、大幅に下げられた。効率から見ると当然である。さらに在宅医療を進めようにも、開業医の平均年齢も60歳を超えているらしい。効率性の大好きな若手医師による往診専門診療所も出現しているが、これも都会に限られている。要するに在宅、特に自宅に来てくれる医師がいないのである。良い医師を選びたいと思っても、医師そのものがいない。今後、今の団塊の世代とその前の時代の医師がリタイアすれば、患者第一と考えてくれるような奇特な医師は、ほんの一握りとなるだろう。

〈団塊の世代は自宅医療を期待するな〉

　医師が急速にサラリーマン化してしまっている。患者より自分の生活を優先する。医師の理念が変わってしまったのだ。医師の教育のやり方がこのような現状を生んでいる。

　はっきりいおう。今、かろうじて自宅で療養できている高齢者は、誠に幸運であり、しかも腕のよい信頼のおける、気に入った医師が対応してくれているとすれば、それは稀有なことと悟らなければならない。

　今後、団塊の世代は、自宅医療を受けることを期待しないでもらいたい。その後も当然である。日本は急速に劣化してきている。今後はそのことをわかっている人も少なくなってくるであろう。そういう病識のない日本人の群れの中で、どのように日本人は終末を迎えるのであろう。本当に空恐ろしいことである。(「Geriatric Medicine 老年医学」投稿文より)

---

在医総管：在宅時医学総合管理料の略。規定に適合した保険医療機関が、訪問診療（往診を含む）を行なった場合、月1回に限り算定できる。

# 老人保健施設とリハビリテーション

社会医療法人若弘会　介護老人保健施設「竜間之郷」施設長　**大河内二郎**

▶介護老人保健施設（以下、老健施設）におけるリハビリテーションは、単なる機能訓練ではなく、地域社会に戻り生活する目的のために行なわれる。

▶老健施設は在宅復帰、在宅支援機能双方がある唯一の介護保険施設であり、在宅復帰の達成度から、「在宅復帰型」「強化型」などに区分されている。在宅強化型・復帰型の施設においては、入所時から在宅復帰を念頭に置いた取り組みがなされている。

▶老健施設では入所サービス及び短期入所サービスそして通所サービスすべてにおいてリハビリテーションを提供している。

▶老健施設における短期集中リハビリテーションは、入所及び通所の利用開始から3カ月間集中して行なわれるリハビリテーションである。その効果は認知機能、身体機能の改善だけでなく、入所期間の短縮など多岐に及ぶ。

▶認知症短期集中リハビリテーションは、薬剤の効果が認められなくなった高齢者でも効果がある。

▶老健施設ではICFに基づく高齢者の評価が進んでおり、この一環として社会参加を促すための取り組みとして利用者の社会参加レベルに応じたレクリエーションがなされている。

▶老健退所者は、退所に向けて大幅に機能が改善する傾向にあるが、在宅復帰後機能低下が進行するため、通所リハビリテーションや、一定期間後の再入所のリハビリテーションにより機能維持を図ることが可能である。

**KeyWord**　介護老人保健施設、在宅復帰、在宅支援、リハビリテーション、ICF、ICF staging、ケアマネジメント、社会参加、認知症短期集中リハビリテーション、通所リハビリテーション

4　阻害要因：ベッド確保、病床連携、医療サービス

## 1.介護老人保健施設と在宅復帰

　介護老人保健施設（以下老健施設）は、要介護高齢者の健康管理やリハビリテーションなどにより在宅復帰、さらに在宅生活が維持できるよう、さまざまな支援を行なう施設である。平成24（2012）年及び平成27年の介護報酬改定を通して、老健施設の中でも在宅復帰及び在宅支援の役割がさらに強調された。この在宅復帰や在宅支援の目的を達成するために、老健施設には、介護福祉士の他、医師、リハビリテーション専門職、看護師、管理栄養士、介護支援専門員、支援相談員などの多職種が常駐して各種サービスを提供している。

　介護保険制度上の施設には介護療養病床、特別養護老人ホーム、老健施設などさまざまあるが、その目的に在宅復帰及び在宅支援があるのは介護老人保健施設のみである（図1）。したがって地

域包括ケアのハブとしての機能が期待される。

### 図1　老人保健施設の介護保険における位置づけ

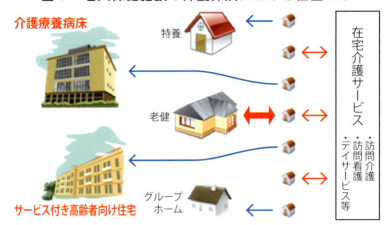

## 2.介護老人保健施設の介護報酬上の区分

　老健施設は在宅復帰率が50％以上の在宅強化型老健、30％以上50％未満の在宅復帰・在宅療養支援機能加算型、そして通常の老人保健施設の3種類に区分される。平成26年度に厚生労働省が行なった介護老人保健施設の在宅復帰支援に関する調査研究では、通常型老健で在宅復帰が向上しない理由について、在宅強化型と比較して通常型では「入所者の介護ニーズが高い」「入所者の医療ニーズが高い」等の理由が多かった。しかし、施設の要介護度別の利用者の割合や認知症高齢者の日常生活自立度別の利用者割合を見ると、在宅強化型、加算型、通常型において、大きな差は認められなかった。

　一方職員配置の観点から見ると、在宅強化型では通常型と比較して、支援相談員、理学療法士、作業療法士、介護支援専門員の100床当たり人数が多く、リハ職の配置が在宅強化型でより手厚くなっていた。そのため、属性としては同様の入所者であっても、施設の体制として入所者一人当たりに費やすことができるケア量が多いと考えられる。特に、支援相談員については、昨年（平成25年）度調査（介護老人保健施設の在宅復帰支援に関する調査研究事業）においても在宅復帰率の高い施設は支援相談員を増やし、積極的に施設外との連携をしていることが明らかとなっていた。

## 3.老人保健施設におけるリハビリテーション

　老健施設におけるリハビリテーションには、入所中に提供されるリハビリテーションと、在宅支援として行なわれる通所リハビリテーション及び訪問リハビリテーションがある。老健施設のリハビリテーションは単純な機能訓練により身体機能向上のみを目指すのではなく、在宅復帰や在宅生活の維持、そして社会参加を目指すものである。その中でも、認知症に対するリハビリテーションに特徴がある。このためリハビリテーションマネジメントの基準として必要なプロセスや内容が定められている。

> **Point** 老人保健施設におけるリハビリテーションマネジメント
>
> ①「利用者ごと」に適切な「アセスメント」を行なった上「目標」を設定し、期間を定めてリハビリテーションを実施すること。
> ②リハ関連職種だけでなく、医師、看護、介護、相談員等の多職種及び家族の参加で行なうべきこと。多職種への情報提供も重要であること。
> ③介護サービスはリハビリテーションの視点から提供されるべきこと。
> ④利用者本人による選択、説明及び同意が必要であること。
> ⑤退所後の生活を考慮して、在宅復帰に資するべきであること。
> ⑥ケアマネジメントとリハマネジメントの基本的考え方、表現が統一されていること。
> ⑦利用者のモニタリングを行なうこと。
> ⑧サービスの質の向上へとつなげること。

## 4. 認知症短期集中リハビリテーション

認知症短期集中リハビリテーション（認短リハ）は平成16（2004）年から全国老人保健施設協会が行なった研究事業に基づいてその効果が明らかとなり、平成18年に初めて介護報酬で評価されたものである[1]。当初は比較的軽度の認知症患者を対象としていたが、その後中等度の症例にも有効であることが確認された[2]。老人保健施設の利用者は、外来の認知症患者よりも長期に渡って認知症を患っている傾向があり、抗認知症薬の効果を実感できなくなった患者も多い。このような症例に期待できるのが認短リハである。さらに老人保健施設では医師やリハビリテーション職員等の多職種の協働により、効果がはっきりしなくなった抗認知症薬の中止が可能であり、かつそれを上回る効果が認短リハにより確認されている。効果は中核症状だけではなく、問題行動を含む周辺症状にも認められている。さらには入所期間の短縮や在宅復帰への効果も明らかになってきた[3]。

## 5. 介護老人保健施設と在宅復帰のためのリハビリテーションとケアマネジメント

リハビリテーションに関わる老健施設職員は、在宅生活が可能になるように、入所時及び退所時に居宅を訪問し、そのライフルスタイルを把握した上で提供する必要がある。この目的で国際生活機能分類に基づくアセスメント（ICF-staging）とケアマネジメント方式（R4方式）が用いられている（図2）[4]。

ICF-stagingの特徴は、これまでのアセスメントと異なり、以下の特徴を持っている。

① これまでのアセスメントと異なり、「見守り」「部分介助」「全介助」のように利用者の介助の程度や障害の程度を評価せず、残存機能そのものを評価している。
② ICFコードをもとにしたStaging評価であり、利用者の状態を個別に評価した上で、標準的なプランを作成できるという特徴を持っている。
③ 利用者が「普段行なっていること＝Performance」と「できること＝Capacity」を区別して評価することで、利用者が在宅で生活できる目的を持ったリハビリテーションを実施できる。
④ ADLやセルフケアの項目だけではなく、余暇、社会交流といった社会参加の項目を含んでいる。

またリハビリテーションの目標は身体の諸機能の改善だけでなく、利用者の社会参加や余暇の充実も視野に入れる必要がある。そこで平成23年度に社会参加の指標について検討し、「余暇」及び「社会交流」の指標を作成した[5]。

ICF-stagingの長所の一つは、一つのスケール上で、「利用者が普段行なっていること＝Performance」とリハ室など特殊な環境で利用者が「できること＝Capacity」を区別して評価している点である。利用者が普段日常居室で「行なっていること」は、介護職などにより把握されている。一方リハビリテーション関連職種は、リハ室という恵まれた環境で利用者ができることを評価している。この手法で評価して、利用者が「行なっていること」と「できること」に差がある場合は、特にその項目において、リハビリテーションを行ない、さらに環境

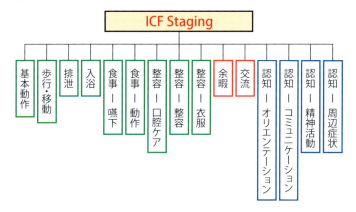

図2　ICF stagingに含まれる評価項目
〈ICFに基づいたリハビリテーションマネジメント〉

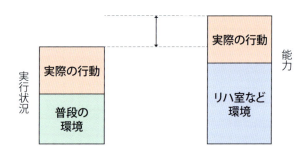

図3　行なっていること＝実行状況（Performance）と、できること＝能力（Capacity）の違い

・「行なっていること」と「できること」の違いは、「普段行なっていること」か、特殊な環境、例えば「リハ室や、ケアスタッフの指導などのより恵まれた環境」でのみできるかの違い

の調整をすることで、効果的なリハビリテーションが期待できる（図3）。

## 6.在宅復帰を達成した高齢者とその後の状態の変化

　このICF stagingは変化に対して敏感に反応することがわかっており、老人保健施設から在宅復帰した利用者について、ICF stagingの要約指標により諸機能の変化を検討した結果、入所中は五つの要約指標すべてにおいて改善を認めた。これは入所中に提供されるリハビリテーションと、施設の安全な環境の効果と考えられた。一方退所後は徐々に①移動及びADL、②食事及びセルフケア、③認知機能、の諸機能は低下が始まる。一方④社会参加は改善を示した。諸機能の低下は、入所中集中的に行なわれていたリハビリテーションの中止と、環境の変化が原因と考えられた。一方社会参加の改善は、居宅復帰により社会交流や余暇の実現によると考えられた。

（入所時、退所時、退所後1週間以内、退所後1カ月の状態の変化を表す。周辺症状は、値が小さい方が、より問題が少ない。その他の指標は値が大きい方が状態がよいことを示す）

### 図4　在宅復帰者（n=115）における五つの要約指標を用いた機能変化の把握

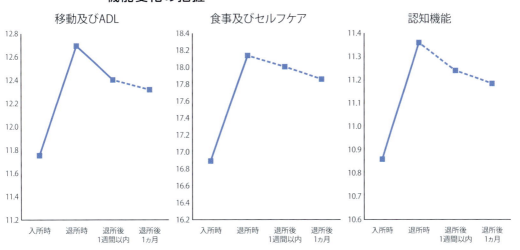
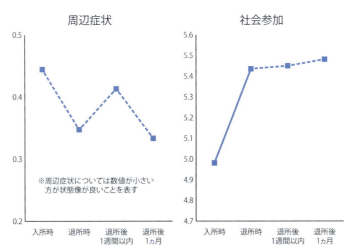

## 7. 通所リハビリテーション

　介護老人保健施設は在宅高齢者に対してもリハビリテーションを提供している。平成27年の介護報酬改定では、医師、リハビリテーションスタッフ、管理栄養士、支援相談員、介護支援専門員、看護師、介護福祉士等の多職種協働のリハビリテーションマネジメントが報酬上評価されるようになった。図4に示したとおり、在宅復帰した高齢者はその後各種機能が低下することから、通所リハビリテーションなどを活用することで機能維持をすることが望ましい。

### もっと知る

**参考文献・サイト**

1) 鳥羽研二, 認知症短期集中リハビリテーションプログラムガイド, ed. 全国老人保健施設協会. 2010, 東京: リベルタス・クレオ.
2) Toba, K., et al., Intensive rehabilitation for dementia improved cognitive function and reduced behavioral disturbance in geriatric health service facilities in Japan. Geriatr Gerontol Int, 2014. 14 (1) : p. 206-11.
3) 東憲太郎, 介護老人保健施設における認知症短期集中リハビリテーション（特集 認知症のリハビリテーション：笑顔が生まれる実践的アプローチ）. Monthly book medical rehabilitation, 2013 (164) : p. 66-71.
4) 全国老人保健施設協会, 全老健版ケアマネジメント方式-R4システム-改訂版. 2014: 社会保険研究所.
5) 大河内二郎, et al., 要介護高齢者における余暇および社会交流ステージ分類の開発. 日本老年医学雑誌, 2014. 51 (5).

# 在宅医療支援病棟のモデル的活動

国立長寿医療研究センター在宅連携医療部長　三浦久幸

> ▶ 2009年より国立長寿医療研究センターでは、病院による在宅医療支援モデル病棟として、入院患者をシームレスに受け入れる病棟を開棟した。開棟後4年までの当病棟の退院患者の追跡調査では、自宅退院率、自宅死亡率はトータルでそれぞれ91.2%、33.8%と高値を継続していた。一方、退院後の施設入所、施設死亡はこの間増加傾向を示し、長期の在宅療養についてのさらなるサポート体制が必要である。
> ▶ 自宅死亡率には疾患特異性があり、悪性腫瘍、骨関節疾患、循環器疾患では自宅死亡率が30%以下と低い一方、認知症、消化器疾患は自宅死亡率が40%以上と比較的高い。悪性腫瘍の自宅死亡率については診療所間でばらつきがあった。
> ▶ 在宅医療支援病棟の存在により、高い自宅退院率、自宅死亡率が、継続して維持され、一定の効果が確認できる。

**KeyWord** 在宅医療、在宅医療支援、自宅退院率、自宅死亡率、施設入所、退院前カンファレンス、退院前訪問、家族介護力、シームレスな連携

## 1. 在宅医療支援病棟開棟に至る背景

　在宅医療の充実が叫ばれているが、2013年8月に提出された社会保障制度改革国民会議報告書では、「病院完結型医療」から「地域完結型医療」への転換と「地域包括ケア」の充実が打ち出されている[1]。しかしながら、国内の在宅医療は、訪問看護師など従事する人材の不足により進んでいない。特に、在宅医療の充実のためには、在宅の医療・介護チームと病院医療チームとのシームレスな連携が必要とされている。

　一方で、これまでの急性期医療を中心とした病院の医療体制では、疾患を治し、とにかく入院患者を早く退院させるのに精一杯で、退院後の患者本人や家族の療養生活を考えて、十分な精神的、技術的サポートを行なうという体制がとれていないのが現状である。このため在宅医療サイドからは、「病院スタッフは、在宅のことを何も知らない」という厳しい評価すら受けている。これからは病院が「はっきりとした意図を持って」在宅療養を重視した診療・看護体制を組み、実践していかないと、在宅医療の将来の道は開かれない。

---

**病院完結型医療**：これまで青壮年期の患者を対象として行なわれてきた救命・延命、治癒、社会復帰を前提とした医療。病院を中心にした医療体系なので、こう呼ばれている。
**地域完結型医療**：高齢患者が中心となる時代の医療は、病気と共存しながらQOLの維持・向上を目指す、支える医療が重要となる。住み慣れた地域や自宅で生活するための医療、地域全体で支える医療のこと。

# 2.在宅医療支援病棟開棟と運用法の構築

　国立長寿医療研究センターでは、厚生労働省の地域ケア体制の整備事業の一環（図1）で、2009年4月に在宅医療チームと病院スタッフのシームレスな連携を目指すモデル病棟（在宅医療支援病棟）を開設し、具体的な地域の在宅医療活性化に向けての活動を開始した。

　「私たちは、高齢者の尊厳を大切にし、最期まで安心して生活ができる在宅医療を推進します」を理念に掲げ、病棟の運営においては、近隣の訪問診療を行なっている診療所の医師を「登録医」、登録医の訪問診療を受けている人の中で、当センター入院・通院歴のある人を「登録患者」とした登録制で、病棟運営を行なっている（図2）。

　登録患者であれば、どのような状態、疾患であれ、登録医の入院適応の判断に従い、入院を受け入れる。当病棟は登録患者の入院を要する際の受け皿の役割（継続支援）、当院入院中の人で初めて（もしくは近日中に）訪問診療に移行する患者への、在宅医療チームへの橋渡し介護指導などを行なう役割（復帰支援）を担っている。

　病棟のベッド数は個室8室（有料）、2人床6室の計20床からなる。看護体制は16名、7:1看護で、診療体制は登録医と入院中の病院主治医の2人主治医体制だが、総合病院の中の病棟という利点から、臓器別の専門的治療は必要に応じ受けられる。また、救急から

図1　「在宅医療支援病棟」の位置づけ

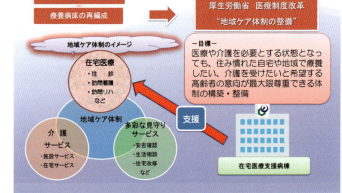

図2　在宅医療支援病棟の運用（2009年4月開棟）
－在宅ケアチームと病院チームによる切れ目のない医療・ケアの実践を目指して－

1. **登録制を用いた新しい在宅医療支援モデル**
   - 診療所医師→登録医
   - 在宅患者→登録患者
   - 登録医の判断により入院
     '継続支援'
2. **すべての在宅医療・ケアへの対応**
   - 救急から看取りまで
3. **多職種協働による在宅への退院支援**
   - 退院前カンファレンス
     '復帰支援'

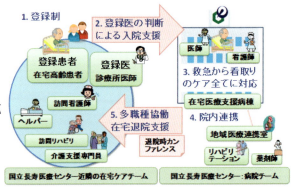

看取り、レスパイト等、入院対応が必要とされるすべての事態に対応するため、対象疾患・入院目的に制限は設けていない。入院後は**退院前カンファレンス**や必要時の退院前の自宅訪問等、多職種協働による在宅への復帰支援を行なっている。

このように在宅医療を支える一つのモデル病棟をつくり、運営を開始したが、病棟開設後4年を経過した時点での実績・活動をまとめ、今後の病院による在宅医療支援のあり方を検討した。

## 3. 在宅医療支援病棟でのナースの役割

この病棟の運営の最大の特徴は、完全プライマリー、サブプライマリー制の看護で、再入院しても担当看護師は原則、変わらない。プライマリーナースは入院中（場合によっては入院前）に自宅を訪問し、入院中の早い段階から退院後の療養を想定した看護を提供する（図3）。

図3　入院〜退院の流れ：看護に最大の特徴

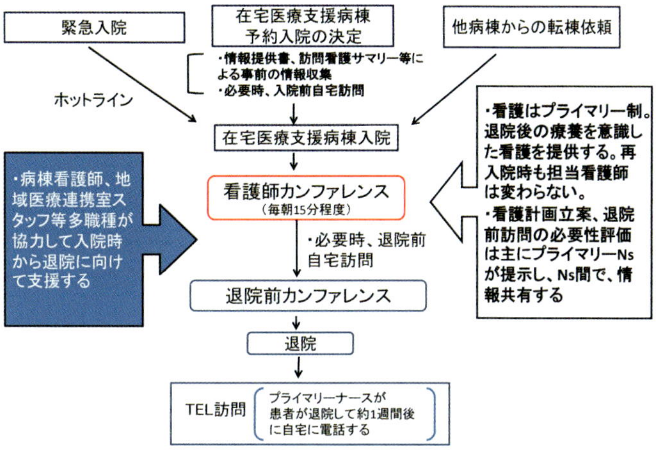

入院中家族へは、経管栄養や痰の吸引などの技術指導のみではなく、自宅で療養することや看取りについての精神的な支援を行なう。自宅訪問では、病院での患者さんの様子からは計り知れない、たくさんの情報が得られる。ベッドやトイレの位置や階段、上がり框（かまち）の高さなどのチェックだけでなく、その患者さんの大事にしている写真、好きな花、動物など、生活、人生を支える貴重な情報を得ることができる。このように、患者さんの生活を見ずに退院指導をしないように努めている。訪問時にはできるだけ、担当のケアマネジャーが同行し、医療と介護の情報共有を図るようにしている。また、退院後1週間程度を目安に患者さん宅へ電話連絡をし、自ら行なった入院中の看護の見直しにも取り組んでいる。

また、在宅医療支援病棟は患者本人、家族の思いを叶えるという意味でも重要な役割を持っている。がん患者に関しては病院側の主治医が決まっていることが多く、入院となっても病院主治医、入院する病棟はある程度固定される。しかし、通常、非がん患者の場合は、病態によって毎回、病院担当医、入院病棟などが変わるのが普通だ。その場合、終末期における希望などの情報が、入院するごとに毎回確認されるということになる。この病棟では、非がん患者の場合、担当医は病態によって変更になる可能性はあるが、入院病棟は変わらず、担当看護師も変わらない。そのため、本人、家族の希望に沿った医療提供の継続性が担保され、一度話し合われた内容は、在宅側にも病院

---

**退院前カンファレンス**：病院の医師、看護師、ソーシャル・ワーカー、理学療法士などの院内スタッフと地域のかかりつけ医、訪問看護師、ケアマネジャー、サービス提供事業所など地域の関係機関が一堂に参加し、退院後の医療内容や生活、サービス内容について情報共有するための会議。入院医療から在宅医療への引き継ぎにおいて極めて重要な意味を持つ。

側にもしっかりと申し送られるために、虚弱が徐々に進行する人生の最終段階を見越した準備を、病院側、在宅側双方で協働して行なうことができる。このような活動を続けることが、いずれは地域における看取りの文化を醸成することにつながると思われる。

## 4.病棟開棟後の経過状況（2009年度〜2012年度までの実績）

病棟開設後2009〜2012年度の4年間に、地域の在宅医（診療所）と病院の連携が開設時の登録医12人から82人に広がり、登録患者も開棟時72人から190人前後と増加した（図4）。

この病棟への入院患者は延べ1008人（22-104歳；平均78.0歳±12.2歳、男：女＝57:43）であり、平均入院日数は20.5日であった（図5）。

入院患者の基礎疾患としては神経・筋疾患（24.7％）が最も多く、悪性腫瘍（24.5%）、脳血管疾患（17.7％）、認知症（10.7%）、呼吸器疾患（8.7%）が続いた（図6）。

入院形態は時間外・休日の救急入院16.8%、時間内救急32.3%、復帰支援（他病棟からの転棟）11.2%、予約入院37.7%と、救急入院はほぼ半数であった。

また再入院率は高く、2回以上入院している人は51.8%と半数を超えていた。また、死亡退院患者を除く在宅復帰率は約91%で、自宅への復帰がスムースに行なわれていた。4年間の病棟利用患者の退院後の在宅死亡率は平均34.5%であった。この入院患者の在宅死亡率は愛知県平均（約12%）の約3倍高い割合であった。

この病棟は在宅死亡率の上昇をその目的としているわけではないが、シームレスな病診連携が、結果として在宅死亡率を上昇させる可能性があることが示された。一方で、悪性腫瘍に対する各診療所の自宅死亡率は異なり、在宅における在宅医の緩和ケアのスキルのばらつきが影響していると考えられた。

また、死亡退院を除くと、レスパイト入院患者の約94%が自宅に退院しており、在宅療養継続のためのレスパイト

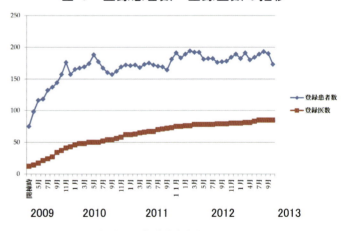

図4　登録患者数・登録医数の推移

図5　在宅医療支援病棟入院時の概要
入院数：2009年4月1日〜2013年3月31日までに延べ1008件

| 年齢（歳） | 78.0歳（±12.2） |
|---|---|
| 性別（男性：女性） | 57%：43% |
| 平均在院日数（日） | 20.5日（±17.60） |
| 入院形態（時間外・休日：時間内救急：復帰：予約） | 16.8%：32.3%：11.2%：37.7% |
| 再入院患者率 | 51.8% |

|  | 2000年度 | 2010年度 | 2011年度 | 2012年度 | 4年間 |
|---|---|---|---|---|---|
| 初回入院数 | 163 | 120 | 112 | 86 | 481 |

入院の必要性を裏づけた。このように病院側が入院適応を判断するのではなく、在宅医が入院適応を判断するため、入院のハードルが下がり、当然、再入院率は高い状況だったが、看護師の退院支援のスキルは高まった。その結果、自宅退院率は高いままで推移した。再入院を許容することで、「いつでも入院できる安心

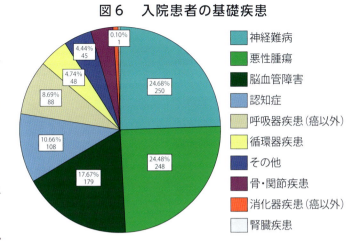

図6　入院患者の基礎疾患

感があるから在宅療養を継続できる」という気持ちが、高い自宅退院率を支えていると思われた。退院後の自宅死亡率も高く、「本人の医療・ケアについての希望を叶える」という病棟の基本姿勢が、地域の看取りの文化を醸成する効果も持っていると考えられる。

## 5. 在宅医療支援病棟と地域連携

　病棟では、在宅医療チームと病院チームとの医療スタッフの協働の一環として、退院前カンファレンスや退院前の自宅訪問を積極的に行なっている。さらに、多職種連携の促進のため、地域の訪問介護員に対して、在宅医療スタッフとの連携研修を行なうとともに、センターと在宅医、在宅患者、訪問看護ステーション間のICTを用いた情報共有化の事業・研究も行なっている。

　このように在宅医、訪問看護師、包括支援センター、介護、行政のスタッフが集まり、地域活性化に向けての活動を行なうに当たり、病棟の活動のみでなく、地域の在宅医療・介護を総合的に推進する病院の役割は重要である。このような病棟活動により、また、患者さんとのやりとりを通じ、病院スタッフ、地域スタッフとの顔の見える関係が構築されつつある。この流れの中、登録医同士の懇話会の開催、地域の訪問看護ステーションとの定期的な交流会の開催、訪問栄養士との交流を通じた研究会の発足、地域の拠点薬局からの訪問薬剤指導へのアプローチなど、地域での地に足のついた連携が促進されつつある。

## 6. 地域在宅医療支援拠点としての役割

　このように在宅医療支援病棟は、在宅患者の受け入れや、在宅復帰への支援にとどまらず、在宅看取りの支援、家族支援、医療機関間の連携支援、モニター機能・研究、多職種協働の促進在宅研修・養成、ソーシャル・キャピタル醸成など、地域の医療、介護、福祉の連携を促進し、在宅医療全体を支援する、いわゆる在宅医療支援拠点としての役割を担っている。

　急激に高齢化が進み、社会構造が変化する中で、「生活を支える」在宅医療への需要がさらに増

加すると予想される。この状況に対し、住まいをベースに医療、介護、福祉サービスを含めたさまざまな生活支援サービスが日常生活の場（日常生活圏域）で適切に提供できるような地域での体制（地域包括ケアシステム）の構築が求められている。

現在、多くの地域でこの包括ケアシステムの構築を目指した活動が行なわれている。システム構築に関わる各地域の実施主体、理念、方法はさまざまであり、システム

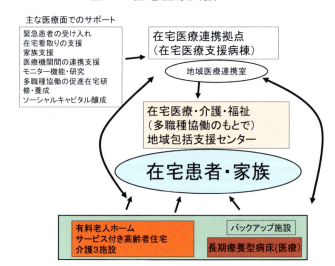

図7　在宅医療支援モデル

の中での在宅医療の位置づけもそれぞれ異なる。いずれにしても在宅医療の充実がなければ、地域包括ケアシステムの構築はできない。中心となる事業体がどこになるかも含め、地域の実情に合わせて、柔軟、適切な在宅医療の形を形成する必要がある。

在宅医療支援病棟はこの地域包括ケアシステムにおける、特に地域の医療機関や医療と介護福祉の連携促進に今後、重要な役割を果たすことになるだろう。

## 7.これからの病院による在宅医療支援

社会保障国民会議で「地域完結型医療」の推進について報告され、さらに今年度の診療報酬では、在宅療養後方支援病院加算や地域包括ケア病棟の新設など、病院が地域在宅医療を支援する体制をいかに構築するかに焦点が当たり始めている。特に200床以上の急性期病院の在宅医療支援のあり方が問われている。当センターの在宅医療支援病棟のこれまでの課題や、その解決に向けた活動内容は、これから新たに地域在宅医療支援に乗り出す医療機関、特に急性期病院の取り組みの参考になると思われる。

### MoreInfo もっと知る

**参考文献・サイト**
1) 首相官邸　政策会議　社会保障改革国民会議　http://www.kantei.go.jp/jp/singi/kokuminkaigi/
2) 三浦久幸　特集　"在宅医療支援病棟"でのナースの役割　在宅と病院をつなぐ継続した医療を支える"在宅医療支援病棟"　看護　2013, 65（12）, 66-69.
3) 洪英在、三浦久幸　在宅医療支援病棟の活動と将来像　日本在宅医学会雑誌　2013, 15（1）, 63,64.
4) 三浦久幸　特集　在宅医療の現状と今後の展望　１０．在宅医療支援病棟の試みと今後の展望　医薬ジャーナル　2013, 49（4）:125-129.
5) 後藤友子、洪英在、三浦久幸　特集　高齢者医療における在宅医療の新しい展開　Seminar 7．地域の在宅医療を支える後方支援病床、病棟の役割と今後の展開　Geriat. Med. 2013,51（5）:509-513.

# 安全・安心で質の高い訪問看護活動を目指して

愛知県立大学看護学部教授　百瀬由美子

> ▶地域包括ケアシステムの構築と効果的な運用のために、その中核的役割を担う訪問看護への期待は高まり、24時間対応や重症者・看取りへの対応、他機関・多職種との調整・連携のできる体制の整備が求められている。
>
> ▶訪問看護ステーションの機能を強化するためには、人材の確保、スタッフへの教育、地域内におけるサービスの不足・利用状況等に関する情報の共有化と連携を促進することが重要である。
>
> ▶阻害要因を克服し、質の高い在宅療養への移行及び継続のために、多様な医療・介護ニーズに対応できる高度看護実践力、他機関や多くの人との関係を調整できるコミュニケーション能力、連携や体制を構築する対応力などが訪問看護師には求められる。

**KeyWord**　訪問看護、地域包括ケアシステム、多職種連携、機能強化型訪問看護ステーション、24時間対応、意思決定支援、退院前カンファレンス、ICT、情報の共有化、家族関係の調整

## 1. 地域包括ケアシステムにおける訪問看護の役割

　日本は他の諸外国が体験することのない速さで超高齢社会を迎え、複合的な医療保健ニーズを持つ高齢者や認知症高齢者が急増し、今後も増え続けることが見込まれている。また、多死社会とな

図1　看取りの場所の不足

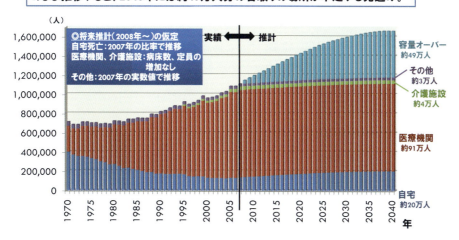

（出所）2007年までは「人口動態統計」、2008年以降は「将来人口推計」に基づき、推計

### Point　訪問看護とは

#### (1) 定義
　「対象者は在宅で主体性を持って健康の自己管理と必要な資源を活用し、生活の質を高めることができるようになることを目指し、訪問看護従事者によって、健康を阻害する因子を日常生活の中から見出し、健康の維持・増進・回復を図り、あるいは疾病や障害による影響を最小限にとどめる。また、安らかな終末を過ごすことができるように支援する。そのために具体的な看護を提供したり指導をし、健康や療養生活上の種々の相談に応じ、必要な資源の導入・調整をする。」（日本看護協会の定義）

#### (2) 訪問看護を提供する事業所
　①都道府県知事等の指定を受け訪問看護を専門に行なう「訪問看護ステーション」、②病院や診療所内に設置され、通院や往診を受ける方に訪問看護を提供している「訪問看護部門」、③定期巡回・随時対応型訪問介護看護事業所または看護小規模多機能型居宅介護（複合型サービス事業所）、④介護保険を利用しないで利用者が直接契約し、オリジナルなサービスを提供する民間企業などがある。

#### (3) 訪問看護の対象者
　①介護保険法に基づき要支援者及び要介護者と認定された者の他に、②健康保険法に基づき疾病などのため主治医から訪問看護が必要と判断された者も含まれる。②には、子どもから高齢者まであらゆる年代の者、また精神科看護を必要とする者も含まれる。

#### (4) 訪問看護が提供する主なサービス[1]
① 食事介助、入浴介助・清拭・口腔ケアなどの清潔ケア、排泄援助、運動に関して、対象者の状況に応じた療養上の助言や相談・必要な支援を行なう。
② バイタルサインを測定し症状を観察し、状態に応じた予防的支援と重症化を防ぐための助言を行なう。また、慢性疾患のある対象者に対して自己管理ができるように支援する。
③ かかりつけ医の指示により医療処置（点滴静脈注射、痰の吸引や薬の吸入、経管栄養、創傷処置、各種チューブ類の交換・管理、人工呼吸器・気管カニューレの管理、人工肛門の処置及び管理・指導、服薬に関する管理・指導、緊急時の対応など）や検査を行なう。
④ 疼痛、呼吸困難、発熱、不眠、便秘、下痢、倦怠感などの苦痛の緩和と看護
⑤ ADL拡大・運動機能の回復・低下予防のための機能訓練、褥瘡や肺炎予防、関節の拘縮予防、摂食・嚥下機能の回復のためのリハビリテーション
⑥ 家族の不安や困りごとの相談と支援
⑦ 地域包括支援センターや保健所などと連携して必要なサービスの紹介や調整、導入を行なう。
⑧ その人らしい尊厳のある療養生活を最期まで住み慣れた自宅で過ごせるよう、医療処置や看護、家族を含めた精神的支援などのエンド・オブ・ライフケアを提供する。
⑨ 認知症や精神障害も含め、退院後の療養生活が安全に、安心して送れるように入院中から在宅移行支援を行なう。

り医療機関・介護施設などの病床数や在宅死の割合が2007年時点のままで推移すると、2040年には約49万人の看取りの場所が不足すると予測され（図1）るため[2]、必要な医療や介護サービスを充実させるとともに、効率化を図ることが課題となった。

医療依存度に応じた医療の提供と在院期間の短縮化のためには、回復期リハビリテーション機関や介護保険施設、及び在宅へのスムーズな移行支援が重要である。国民の60%以上が最期まで自宅で療養したいと望んでいるものの、世帯主が65歳以上の単独世帯や夫婦のみの世帯が増加し、家族による介護が受けにくくなっている。また、医療・介護に費やす財源の逼迫も重大な問題となった。そのため、疾患を抱えても、自宅等の生活の場で療養し、自分らしい生活を続けられるためには、高齢患者の多様なニーズに応じた病院や病床機能の分化が必要となった。さらに、医療機関間、医療と介護の間の連携を強化し、住み慣れた地域における包括的かつ継続的な在宅医療・介護サービスの提供体制を整備することが重要だ。

それらの実現を目指して地域包括ケアシステムの構築が各地域で当該地域の特徴を活かし進められようとしている。このシステムを効果的かつ効率的に機能させ、安全・安心で質の高い在宅療養生活の継続を支えるためには、各機関が相互に円滑な連携を推進することが不可欠であり、調整を図る専門職として、訪問看護に対する期待は大きい。

2012年の介護保険法改正により創設された「複合型サービス事業所（平成27年に**看護小規模多機能型居宅介護**に名称変更）」[3]に加え、①在宅療養者のニーズに応じて24時間365日対応ができる、②重度の障害を持つ療養者や看取りへの対応ができる、③ステーション以外の多機関・多職種と調整・連携ができる、等の体制が整備された。地域包括ケアシステムにおける医療・介護の連携において中核的な役割を担う機能強化が期待されるが、その評価が具体的な形となったのが2014年度の診療報酬改定における「機能強化型訪問看護ステーション」である（図2）。

図2　機能強化型訪問看護ステーションの仕組み

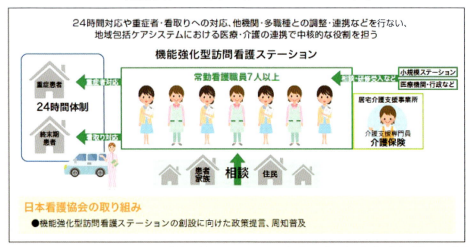

http://www.nurse.or.jp/nursing/zaitaku/shokibo/　より引用

**看護小規模多機能型居宅介護（平成27年に「複合型サービス」から名称変更）**：利用者が可能な限り自立した日常生活を送ることができるよう、利用者の選択に応じて、施設への「通い」を中心として、短期間の「宿泊」や利用者の自宅への「訪問（介護）」に加えて、看護師などによる「訪問（看護）」も組み合わせることで、家庭的な環境と地域住民との交流のもとで、介護と看護の提供を一体的に受けることができるサービス。小規模多機能型居宅介護と訪問看護など、複数の居宅サービスや地域密着型サービスを組み合わせて提供するサービス。ただし、要支援1・2の人は利用できない。

## 2. 訪問看護ステーションの機能強化を阻害するもの

地域包括ケアシステムの効果的な運用のために訪問看護ステーションの機能を強化することの重要性は認識されているが、現状では常勤看護職員の確保、増員や重症の利用者を増やすことなどステーションの規模を拡大することや、人材育成・教育には多く

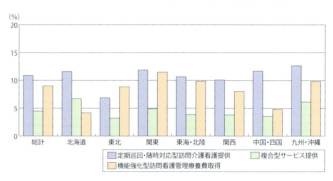

図3　サービス提供及び加算取得状況

のステーションが苦慮している。筆者らが行なった全国の訪問看護ステーションを対象とした調査[4]では、この加算算定の届け出を行なっている訪問看護ステーションは1割にも達していない（図3）。また、事業所規模を表す常勤看護職員数については、常勤看護師数4〜5人配置が869件（35.3%）で最も多く、次いで2.5〜3人配置が689件（28.0%）、6〜9人配置が662件（26.9%）の順で、平均では4.2±2.3人であった。平成25年度に全国訪問看護事業協会によって実施された「訪問看護の質の確保と安全なサービス提供に関する調査研究事業」の調査[5]においても、5人未満の訪

図4　訪問看護ステーションの機能を強化する上での困難（N=2,460）

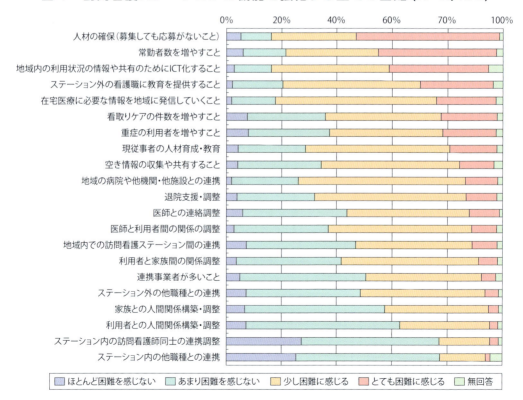

問看護ステーションが66.3％を占めており、小規模の訪問看護ステーションが約6割を占めている現状である。

　訪問看護ステーションが地域包括ケアシステムを効果的・効率的に運用するには、多機能化することが重要であり、その具体的な活動として多職種による「相談・助言機能」が求められる。しかし、現行の制度では、訪問看護ステーションには、理学療法士、作業療法士、管理栄養士、歯科衛生士等の専門職の配置が義務づけられていないなどにより、実現が困難であることが指摘されており[6]、訪問看護ステーションの機能強化の阻害要因となっている。

　また、同調査で訪問看護ステーションの機能を強化する上で困難に感じていることとして回答が多かったのは、「人材の確保」、「在宅医療に必要な情報を地域に発信していくこと」、「地域内の利用状況の情報や共有のためにICT化すること」、「常勤者数を増やすこと」、「ステーション外の看護職に教育を提供すること」などであった（図4）。これらの阻害要因の解決のためには、①常勤者を増やすための人材確保戦略とともに、②訪問看護全体の看護の質の向上のためにステーション外の看護職に対しても教育を提供できる高度実践者の育成と活用が重要である。さらに、③在宅医療に必要な情報の発信や共有が合理的かつ効果的に実施できるシステムづくりが必要といえる。

## 3.訪問看護ステーションのさらなる機能強化のために

### (1) 常勤者を増やすための人材確保戦略

　訪問看護は、訪問した家庭で利用者の病態、看護ニーズを把握し、的確なアセスメントのもとに適切な看護行為を単独で実践することが求められる。そのため、少なくとも3年程度の臨床経験が必要と判断されてきた。しかし、人材確保戦略の取り組みとして新卒及び潜在看護師を対象とした実践的教育プログラムが開発された[7]。小規模ステーションが多い現状では、新人看護師が一人立ちできるまでを支援することが困難であるが、このプログラムでは、新卒者の成長に沿った時期別の学習支援の内容と用いる教材、学習を支援する体制づくりの方法などが系統的に示されている。小規模であっても、意欲のある新人看護師や潜在看護師の活用により、人材確保の有効な手段として期待できる。

### (2) 在宅看護領域の高度実践者の育成と活用

　筆者らの調査では、訪問看護師の平均年齢は40歳半ばであり、看護実務経験年数の平均は約20年であった。このことから、豊富な看護実践経験を有しているものが多いことが推察される。また、ステーションでは年間平均4.5回の学習会が開催され、ステーション内の学習会へは86.8％が、外部研修へは91.9％が参加していた。にもかかわらず他ステーションへの看護師に対しても教育できる力量が不足している理由としては、これらの研修会は特定のテーマに限定した単一の研修会で

---

ICT(Information and Communication Technology：情報通信技術)：情報や通信に関連する科学技術の総称であり、少子高齢化、医師不足、協働教育の実現、情報の発信や共有等に対応するために、ICTの利活用は必要不可欠なものとなっており、総務省も効果的な利活用を推進している。

4　阻害要因：ベッド確保、病床連携、医療サービス

あり、教育力まで習得できる内容ではないものと思われる。すなわち、高度実践者を育成する系統的な教育カリキュラムの開発の遅れと、それを受講できる環境が十分に整備されていない。

高度実践者の育成として、大学院における在宅看護専門看護師教育課程や訪問看護認定看護師教育課程があるが、2015年8月現在で日本看護協会が公表している在宅看護専門看護師は22名、訪問看護認定看護師500名と他の専門領域と比較して少ない現状である。訪問看護全体の看護の質の向上のためには、卓越した看護実践力、相談・調整機能、教育力を備えたリーダーの育成と、これらの力量を有するスタッフを有効に活用していく体制づくりが重要である。

### (3) 情報発信と共有のためのシステムづくり

6割以上を占める小規模の訪問看護ステーションが在宅療養支援の機能を発揮する上では、単独の活動では限界があり、拠点病院となる地域医療支援病院との連携だけでなく、各ステーションが相互に連携することが求められている。個々のステーションのサービス提供の現状や利用状況等を発信、共有することにより、効率的かつ有効にサービスを提供できるようなシステムが必要であり、そのためには、正確な情報をタイムリーに把握し、共有できるＩＣＴの導入が不可欠となる。実際に試験的にＩＣＴの導入を行なったステーションにおける訪問看護師の認識の変化では、「同じ情報を書類ごとに転記したり入力する」ことや、「書類管理に要する時間の負担が減った」、「多職種間で情報の共有ができる」、「利用者の状況やスタッフの業務管理が効率的にできる」などの利点が報告されている[8]。

一方で、ＩＣＴの導入のためにかかる費用と継続性を担保することやデジタル機器の正確な操作を習得することの困難などの課題が指摘されている。これらの課題は、地域包括ケアシステムを効果的に運用するためにも、また訪問看護の質の向上にとっても必要である。行政の介入も視野に入れ、早急に解決すべき問題である。

## 4. 在宅療養への移行・継続を阻害する要因―訪問看護師の視点から

筆者らが行なった調査において、訪問看護師の視点から、在宅療養への移行が困難と感じるケースあるいは在宅療養の継続を困難にする要因についての自由記述の内容を整理したところ、以下の阻害要因が挙げられた。

---

**在宅看護専門看護師**：在宅看護分野に関して、①個人、家族及び集団に対して卓越した看護を実践する、②看護者を含むケア提供者に対しコンサルテーションを行なう、③必要なケアが円滑に行なわれるために、保健医療福祉に携わる人々の間のコーディネーションを行なう、④個人、家族及び集団の権利を守るために、倫理的な問題や葛藤の解決を図る、⑤看護者に対しケアを向上させるため教育的役割を果たす、⑥専門知識及び技術の向上並びに開発を図るために実践の場における研究活動を行なう、などの役割を果たす高度実践看護師。

**訪問看護認定看護師**：訪問看護の分野において、①個人、家族及び集団に対して、熟練した看護技術を用いて水準の高い看護を実践する、②看護実践を通して看護職に対し指導を行なう、③看護職に対しコンサルテーションを行なうという役割を担う高度実践看護師。

**地域医療支援病院**：患者に身近な地域で医療が提供されることが望ましいという観点から、紹介患者に対する医療提供、医療機器等の共同利用の実施等を通じて、かかりつけ医等を支援する能力を備え、救急医療の提供を含め地域医療の確保を図る病院として相応しい構造設備等を有する病院。逆紹介も行ない、地域の医療従事者に対する研修も行なっている。

## （1）利用者本人の病状の悪化とそれに対する対応力・管理力が不足していること

　疼痛や症状のコントロールが困難で、病状が不安定となり入退院を繰り返したり、重篤化してしまうケースが多い。また、サービスの利用に際しては、理解不足や経済的問題から利用に消極的となることもある。高度な医療を望む一方で、病状を十分に説明されずに疾患管理ができない、認知症や精神疾患により服薬等の管理が困難といった本人の病状理解の欠落が、在宅療養の継続を困難にしている。

## （2）家族介護者の不安や負担が大きく、調整が難しいこと

　老老介護、介護者の超高齢化、介護者が持病を抱えている、介護者も認知症を患っている、介護者の体調の変化や入院、家族が非協力的、経済的問題により必要なサービスを利用できない、などで家族介護者の不安や負担が大きく、在宅療養の継続が困難になっている。また、一人で介護の悩みを抱え込むといった介護者の身体的・精神的負担や、他の家族が介護に対して関心・理解が低い、家族の在宅療養に対するイメージや知識が不足している、サービスに対して閉鎖的な考え方を持っていたり、さらには家族・兄弟間の不仲、家族の人間関係や方針の違いなど、家族の関係性が悪く調整が困難な状況も見られる。

## （3）専門職の力量不足と連携が希薄であること

　病院の医療専門職者の在宅療養に関する知識や認識が低く、特に医師が在宅での生活を考慮せず治療方針が疾病を基礎とした画一的なものであったり、病棟看護師の退院指導が在宅療養に適していないことなどがしばしばある。また、医療依存度が高い利用者の、在宅で起こるであろう問題をしっかり予測したサービスの調整が行なわれず、再入院となる例もある。さらに、終末期患者の退院調整が十分に行なわれず、退院前カンファレンスも開催されないまま突然に退院となるような場合もある。このように病院と在宅療養支援機関や訪問看護ステーションとの連携の希薄による調整不足が在宅療養を困難にさせている。

　これらの問題の背景には、在宅療養を継続するために重要な在宅医が少ないことや、終末期に往診してくれる医師や24時間対応できる訪問看護師の人材不足が関与している。

## （4）制度や環境等の整備が十分でないこと

　医療依存度の高い療養者や終末期を在宅で過ごす療養者は、利用するサービスの調整が複雑かつ困難を極める。看取りへのサポート体制を整え、介護者の疲労を緩和するためのレスパイト環境の確保が難しく、さらに経済的問題も加わり頻回な訪問サービスが提供されないといったサービス利用制度の限界もある。また、地域によっては過疎で医療・サービスも脆弱化しており、住宅改修ができず住居環境の整備が不十分といった問題も阻害要因となっている。

4　阻害要因：ベッド確保、病床連携、医療サービス

## 5.阻害要因を克服するために訪問看護ができること

①医療依存度が高く、複雑で多様なニーズを有する利用者本人や家族が症状や状況を正しく理解し、的確にコントロールできるよう指導・支援すること。そのためには、前述したように対象者個人の健康障害を迅速かつ適切にアセスメントできることと、卓越した看護実践を提供できるように、継続的に研修を受け多様なニーズに応じられるよう対応力を高める努力が必要である。

②家族介護者の身体的負担軽減のためにサービスを効率よく使うことができるようケアプランを計画するとともに、個々のニーズにあったサービスの調整を経済的問題も考慮して行なうこと。その際には、家族介護者の不安を聞き出すコミュニケーション能力や家族関係を調整する力量も求められる。さらに、認知症などで対象者が治療の方針やサービスの利用について決めることが困難な場合は、家族や関係者とともに対象者の意向を尊重した倫理調整や意思決定支援を行なうことが重要である。

③在宅療養を開始する前に入院中から退院前訪問を行ない、病院内外の機関の多職種による退院前カンファレンスを企画・開催し、連携を強化する。地域包括ケアシステムの要となる訪問看護師は、退院後に起こるかもしれない問題を予測し、予防できるよう調整し、的確な在宅移行支援を行なう必要がある。時には、一時外泊を行ない外泊中に訪問看護を利用することも有効である。また、問題の発生が避けられない場合にはその影響を最小限にするための対応を整備しておくことが重要である。

④制度や環境整備が不十分であっても、当該地域の病院や施設及び他の訪問看護ステーションや関連機関と情報を共有し、連携を強化する。

### MoreInfo もっと知る

**参考文献・サイト**

1) 秋山正子ほか：在宅医療をはじめる方へ，訪問看護活用ガイド改訂版，公益財団法人在宅医療助成勇美記念財団 在宅医療と訪問看護のあり方検討委員会，p.4-10，2014．
2) 中央社会医療協議会編「わが国の医療についての基本資料」（平成23年）
3) 厚生労働省：社会保障審議会介護給付費分科会第80回資料2、複合型サービス（小規模多機能型居宅介護と訪問看護）の基準法集について，平成23年9月22日．
4) 百瀬由美子：平成26年度厚生労働科学研究費補助金（地域医療基盤開発推進研究事業）分担研究報告書，在宅療養を阻害する要因と機能強化に向けた強化ニーズの検討－訪問看護師の視点から－，p.17-18，2015．
5) 伊藤雅治：地域包括ケア時代の訪問看護に求められる機能とは － 全国訪問看護事業協会として「多機能化モデル事業」に取り組んで －，訪問看護と介護，Vol.19，No.10，p.798-802，2014．
6) 平成25年度 厚生労働省老人保健事業推進費等補助金老人保健健康増進等事業「訪問看護の質の確保と安全なサービス提供に関する調査研究事業」～訪問看護ステーションのサービス提供体制に着目して～，一般社団法人 全国訪問看護事業協会，2014．
7) 千葉県看護協会・千葉大学看護学研究科共同開発：新卒訪問看護師育成プログラム運用における学習支援マニュアル，平成25年度（暫定版），2013．
8) 横山淳一，加賀田聡子：訪問看護ステーションのICT導入による在宅療養サービス等への効果に関する調査研究，財団法人 名古屋市療養サービス事業団 平成25年度 公益助成事業成果報告書，2014．

---

退院前カンファレンス：在宅療養を円滑に開始するために、対象者が入院している病院に訪問し、多職種と協働し退院前カンファレンスを開催したり、退院時共同指導により在宅移行支援を行なうことができる。また、「特別訪問看護指示書」の交付があれば、退院直後の混乱期には2週間を限度に、毎日でも訪問看護を利用できる。

# 訪問リハビリテーション

桔梗ヶ原病院院長補佐　園原和樹

> ▶訪問リハビリテーションは、外出が困難な患者を対象として、リハビリ職種が自宅を訪問し、自宅でリハビリテーションを行なうことである。
> ▶訪問リハビリテーションは回復期から維持期におけるリハビリテーションを担い、在宅復帰後に能力低下の残る患者を支える役割があると同時に、地域包括ケアシステムにおけるリハビリテーションの中心的役割を果たすことが期待されている。
> ▶訪問リハビリテーションの効果は、退院時に残存する能力の維持に加えて、歩行及び移乗能力をはじめとした日常生活動作の改善を通じて、活動性やQOLが向上することにある。
> ▶課題は訪問リハビリテーションの事業所が少なく、サービス提供量が不足していること、リハビリ職種への教育・研修制度が不足していること、訪問リハビリテーションに関する制度が複雑であること、である。

**KeyWord**　リハビリテーション医療、訪問リハビリテーション、回復期、維持期、医療保険、介護保険、地域包括ケアシステム、地域完結型医療、共助

## 1.訪問リハビリテーションとは何か?

### (1) リハビリテーション医療と訪問リハビリテーション

　リハビリテーションの語源はラテン語の re + habilis に由来し、re は「再び」、habilis には「適した状態にする」という意味がある。よって、リハビリテーションとは「再び適した状態にすること」、「本来あるべき状態への回復」といった意味を持つ言葉と定義される。

　近年、医療の分野において、リハビリテーション医療の役割が重要視されてきた。2005年に超高齢社会を迎え、4人に1人が高齢者となった現在の日本において、患者は疾患や後遺症、老いとともに生活している。医療の目的は、疾患の治療のみに限定されず、治療後の患者の生活を支えることへと変化した。現代におけるリハビリテーション医療とは、患者が日常生活動作を自立して行ない、手段的日常生活動作を快適に遂行でき、介護量を軽減して、生活の質を高めることを目的として、運動療法、電気刺激療法、温熱療法、装具療法などの物理医学的手段を用いて診断と治療を行なう医療分野といえよう。

　訪問リハビリテーションはリハビリテーション医療の一翼を担う分野であり、介護保険法では「居宅要介護者について、その者の居宅において、その心身の機能の維持回復を図り、日常生活の自立を助けるために行なわれる理学療法、作業療法その他必要なリハビリテーション」と定義されてい

る。つまり、外出が困難な患者の自宅を理学療法士、作業療法士、言語聴覚士などが訪ね、自宅でリハビリテーションを行なうことである。

## (2) 回復に至る三つの時期

脳卒中などの疾患により機能低下を来した患者が、リハビリテーションを受けて疾患の後遺症から回復する過程には**急性期**、**回復期**、**維持期**の三つの時期が存在する。

患者が疾患を発症した後、リハビリテーションを受け、退院して日常生活に戻るまでの流れを図1に示す。赤線が患者の持つ能力（疾患発症前を100%とした相対値）であり、横軸が時間経過とともに患者がリハビリテーションを受ける場所を示している。急性期とは疾患を発症した直後の能力低下が著しい時期であり、患者は急性期病院に入院して、疾患の治療と廃用症候群の予防のためのリハビリテーションが施行される。回復期とは疾患が落ち着いたものの能力低下が残存している時期であり、患者は後方支援病院に転院して、疾患の再発予防と能力改善のためのリハビリテーションが継続される。維持期とはリハビリテーションにより能力改善を認めた患者が入院生活を終えた後の時期であり、生活の場（多くは自宅または居住系サービス事業所）

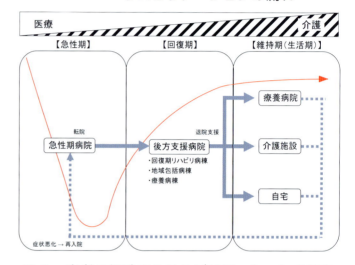

図1　保険制度におけるリハビリテーションの流れ

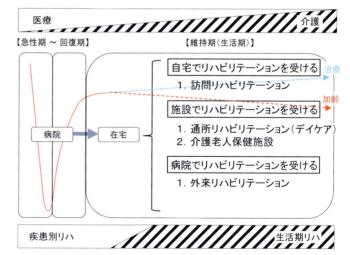

図2　患者の経験するリハビリテーションの流れ

**急性期**：急性期とは疾患の発症直後からおおむね2週間以内の時期と定義される。疾患を治療するとともに、早期離床を行ない、不動と廃用症候群の予防を目的としたリハビリテーションが施行される。

**回復期**：回復期とは急性期以降から数カ月以内の時期と定義される。疾患の再発抑制と合併症の医学的管理を行ない、疾患による機能障害の改善と日常生活動作の向上を目的とした集中的なリハビリテーションが施行される。

**維持期**：維持期とは回復期以後の時期と定義され、集中的なリハビリテーションの期間を終えて生活の場に戻った時期と一致する。入院リハビリテーションにより改善した機能を維持し、患者を日常生活の場に適応させ、社会参加を促進することを目的としたリハビリテーションが施行される。

において、残存する機能の維持と日常生活に適応して介護負担を軽減するためのリハビリテーションが施行される。

しかし、人生という長期的な視野に立つと、実際に患者が経験する時間は急性期、回復期、維持期が均一に存在しておらず、図2に示すごとく、疾患を発症した後に患者が病院に入院して治療を受ける期間は短く、その後の多くの時間を生活の場で過ごすことになる。よって、訪問リハビリテーションが担うのは回復期から維持期であり、在宅復帰後、能力低下の残る患者の人生に寄り添い、生活を支えるのがその役割となる。

## (3) 保険制度と訪問リハビリテーション

現在の日本において、国家が主体となり国民に提供される公的保険制度は医療保険制度、介護保険制度の二つである。

公的保険制度を用いてリハビリテーションを受ける場合、**医療保険と介護保険**の両者が適応となる。医療保険を用いてのリハビリテーションは、集中してリハビリテーションを受けることができる利点がある一方で、リハビリテーションを受ける期間が限定されているのが欠点である。リハビリテーションを集中して受ける期間のことを**疾患別リハビリテーション**と呼び、疾患ごとに期間が異なる。一方で、介護保険によるリハビリテーションには**通所リハビリテーション**と訪問リハビリテーションがあり、受けられる期間に制限はないが、介護保険限度額により受けることのできるリハビリテーションの量が限定されている。

訪問リハビリテーションは、現在は医療、介護両保険が適応となっているが、将来的には介護保険に一本化される可能性が高い。

## (4) 地域包括ケアシステムと訪問リハビリテーション

わが国の保険制度は、物価や人件費などの変動に合わせて、一定期間ごとに改定される。近年の改定では「医療機関の機能分化と連携」に重点が置かれてきたが、平成24（2012）年に地域包括ケアシステムの概念が介護保険制度において提唱され、平成26（2014）年には医療保険制度に導入された。その結果、介護保険制度のみならず医療保険制度においても地域包括ケアシステムの構築が重点課題となっている。

地域包括ケアシステムとは、重度な要介護状態となっても住み慣れた地域で自分らしい暮らしを人生の最後まで続けることができるよう、①住まい、②医療・看護、③介護・リハビリテーション、④保険・予防、⑤生活支援・福祉サービスが一体的に提供される地域体制のことであり、団塊の世

---

**医療保険と介護保険**：医療保険の対象者は医療を必要とするすべての人である。一方、介護保険の対象者は40〜64歳の老化が原因とされる病気（特定疾患）により介護が必要であると認定された人、あるいは65歳以上の介護が必要であると認定された人、という違いがある。

**疾患別リハビリテーション**：疾患別リハビリテーションには心大血管疾患、脳血管疾患等、運動器、呼吸器の4種類がある。現在の医療保険制度では、原因疾患に対応した適切な疾患別リハビリテーションを選択し、その疾患ごとの標準的算定日数の範囲内で、集中的なリハビリテーションを施行できる。

**通所リハビリテーション（デイケア）**：通所リハビリテーションとは、介護保険制度に基づいて運営される通所事業の一つである。通所リハビリテーション施設に通ってきた利用者に対して、食事や入浴などの日常生活支援、生活機能向上や口腔機能向上のためのリハビリテーションの提供を行なう。

代が75歳以上となる2025年に地域包括ケアシステムが構築されることを目標としている（図3）。また、地域包括ケアの提供に当たっては、それぞれの地域が持つ自助、互助、共助、公助の役割分担を踏まえた上で、自助を基本としながら互助・共助・公助の順で取り組んでいくことが必要とされている。つまり、地域包括ケアシステムとは助け合いの力を考慮した、地域を主体とする医療と介護を含めた生活支援の体制づくりのことであり、従来の病院完結型の医療から地域完結型医療への転換を意味している。

生活の場において機能回復を図る訪問リハビリテーションは、公的保険制度に基づく共助として、地域包括ケアシステムにおけるリハビリテーションの中心的役割を果たすことが期待されている。

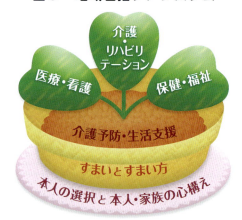

図3　地域包括ケアシステム

出典：「＜地域包括ケア研究会＞地域包括ケアシステムと地域マネジメント」（地域包括ケアシステム構築に向けた制度及びサービスのあり方に関する研究事業）、平成27年度厚生労働省老人保健健康増進等事業、2016年

## 2.訪問リハビリテーションの現状と課題

### (1)訪問リハビリテーションの効果

訪問リハビリテーションの効果について、これまで多くの文献的考察がなされており[1)2)]、一般に訪問リハビリテーションは移動や移乗、排泄動作の改善に効果があると報告されている。

脳卒中治療ガイドライン2015によると、訪問リハビリテーションにより、歩行能力の向上、活動性の増加、転倒リスクの減少が認められる。地域生活をベースにしたリハビリテーションの介入は、障害の悪化を軽減し、ＡＤＬ、日常生活関連動作の向上を促すことが期待できるだけでなく、抑うつ気分の改善、社会参加促進、ＱＯＬの改善に効果があるとされている。

訪問リハビリテーションの効果は、退院時に残存する能力の維持に加えて、歩行及び移乗能力をはじめとした日常生活動作の改善を通じて、活動性やＱＯＬが向上することにある。

### (2)訪問リハビリテーションの現状と課題 〜 訪問リハビリテーションの課題に関する調査より

以下に、2013年に実施した「訪問リハビリテーションの課題に関する調査（厚生労働科学研究費補助金地域医療基盤開発推進研究事業分担研究）」の結果を示す。長野県内にある居宅介護支援事業所（606カ所）と地域包括支援センター（117カ所）を対象として、介護支援専門員（以下、ケアマネジャー）に訪問リハビリテーションの現状についてのアンケート調査を実施し、299事業

---

病院完結型医療と地域完結型医療：　病院完結型医療とは、平均寿命が60歳代であった戦後の日本において行なわれてきた医療のことで、救命・延命・治癒・社会復帰を前提として、疾患の始まりから終わりまで病院で完結する医療のことである。
　地域完結型医療とは、平均寿命が80歳を超えた現在の日本で、今後目指すべき医療の形とされ、完治することの難しい疾患とともに生きる患者を、住み慣れた地域で支える医療・介護の体制づくりのことである。

所より回答を得た（回答率41.4％）。

アンケート結果より、訪問リハビリテーションの導入を希望した者、訪問リハビリテーションの種類（訪問リハビリテーションの提供者）、訪問リハビリテーションを導入した理由、訪問リハビリテーションを導入する際の問題点について下記に記す。

訪問リハビリテーションの導入を希望したものは、利用者本人29.3％、家族32.1％、ケアマネジャー17.5％、医師12.1％、医療関係者9.9％と、利用者本人または家族の希望が多かった。

訪問リハビリテーションの種類（訪問リハビリテーションの提供者）は理学療法士704.5名（64.2％）、作業療法士323.5名（29.5％）、言語聴覚士61名（5.5％）、看護師9名（0.8％）であった。

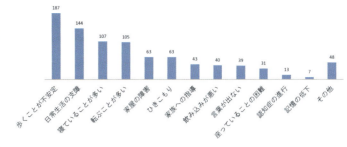

図4　訪問リハビリテーションを導入した理由

※その他：
デイケアに行きたくない、集中的なリハビリができる、居宅でのリハビリを希望、体力的に外出できない等

図5　訪問リハビリテーション導入時の問題（ケアマネジャー）

訪問リハビリテーション導入の問題

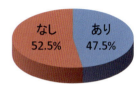

なし 52.5%　あり 47.5%

| 主治医と指示医による二重診療 | 49 |
|---|---|
| 主治医の指示の問題 | 19 |
| 事業所が少ない | 17 |
| 日程・時間調整の手間 | 12 |
| 訪問看護の併用 | 8 |
| デイケアとの併用 | 6 |
| 医療リハと介護リハの併用 | 5 |
| 費用負担が大きい | 3 |

訪問リハビリテーションを導入した理由は図4に示したとおりである。また、訪問リハを導入する際の問題点については、過去に訪問リハビリテーションを導入する際に問題があったとしたケアマネジャーが47.5％であったが、その主な理由の内訳は図5に示したように、多岐に亘っていた（なお、2013年の調査時に課題としてあげられた「二重診療」については、2015年の介護報酬改定により算定要件の変更がなされ、二重診療の問題は解消されている）。

また、訪問リハビリテーションの課題として、サービス提供量の確保、訪問リハビリテーション提供システムの再検討、利用者及び関連職種（介護支援専門員、かかりつけ医）への啓発、訪問リハビリテーションの教員及び研修制度があると指摘されている[3]。

以上より、訪問リハビリテーションの課題は①訪問リハビリテーションの事業所が少なくサービ

---

**二重診療**：以前の介護保険制度では、かかりつけ医（主治医）が患者に訪問リハビリテーションを行なうためには、主治医から訪問リハビリ事業所の医師（指示医）に情報提供を行ない、指示医が患者を診察した後にリハビリ職種に指示を出す必要があった。言い換えると、患者は主治医と指示医の2名の医師の診察（二重診療）なしには訪問リハビリテーションを利用することができなかった。しかし、平成27年の介護報酬改定において、「訪問リハビリテーションは、計画的な医学管理を行なっている医師の指示のもと、実施すること」と算定要件の変更が行なわれ、二重診療の問題は解消されている。

ス提供量が不足していること、②リハビリ職種への訪問リハビリテーションに関する教育・研修制度が不足していること、③二重診療をはじめとした訪問リハビリテーションの提供システム（訪問リハビリテーションに関する制度）が複雑であることなどである。今後、地域包括ケアシステムの一翼を担う訪問リハビリテーションを拡充していくためには、これらの課題が解決されることが必要である。

## MoreInfo もっと知る

### 参考文献・サイト
1) 荒尾雅文、脳卒中者に対する訪問リハビリはどのような項目で効果が得られるのか？ FIMで評価できるところとできないところ、理学療法科学、2013、28巻、P59-63
2) 水上正樹、訪問リハビリ開始から6ヵ月間の効果 介入時期と疾患別のFIM値の動向から、東海北陸理学療法学術大会誌、2011、27回、Page53-55
3) 野尻晋一、訪問リハビリテーション、理学療法京都、2011、40号、P36-42

# 第5章

# 在宅医療の現状 地域全体の課題

在宅医療の現状と課題·······190
東京大学高齢社会総合研究機構特任教授　辻　哲夫

1．地域全体の課題
　青森県·······199
　　　　社会医療法人「北斗」地域包括ケア推進センター長　蘆野吉和
　宮城県·······207
　　　　仙台往診クリニック院長　川島孝一郎
　千葉県·······218
　　　　千葉大学大学院医学研究院細胞治療内科学教授　横手幸太郎
　　　　千葉大学大学院医学研究院地域災害医療学寄付講座　小林一貴
　大阪府·······224
　　　　大阪大学大学院老年・総合内科学教授　楽木宏実
　　　　森ノ宮医療大学教授　前川佳敬

2．僻地における課題
　広島県を事例として·······229
　　　　広島大学医学部地域医療システム学講座講師　服部文子

# 在宅医療の現状と課題

東京大学高齢社会総合研究機構特任教授　辻　哲夫

▶日本においては世界に例のない超高齢化が進行しており、今後、後期高齢者が急激に増加する都市部の入院需要に対応して、医療提供体制の見直しが不可欠である。
▶高齢者ケアは在宅ケアを基本とし、高齢者が弱っても安心して地域で住み続けられることを目指す地域包括ケア政策が進められている。
▶このような状況のもとで、従来からの病院医療に加えて在宅医療の普及が不可欠であり、わが国の在宅医療の構造と課題を明らかにしつつ、その推進は、日本の医療の歩みとして、必然の姿であることを述べる。

**KeyWord**　超高齢社会、長命社会、病院医療の成功、支える医療、在宅医療、地域包括ケア、医療介護の総合的な改革、在宅医療・介護連携推進事業、在宅医療の構造と課題、市町村と地区医師会の役割、かかりつけ医中心の在宅医療、在宅医療推進多職種連携研修、医師のグループ化、多職種連携、バックアップ病床、住民の意識、本人・家族の選択と心構え、医療機能の分化と連携、在宅医療学

## 1.長命社会――病院医療の成功がもたらしたもの

　日本においては世界に例のない高齢化が進んでいる。
　今私たちは、人生90年時代という長命社会を迎えつつある。平均寿命は、男性80歳、女性86歳だが、65歳を迎えた人は、平均的に男性84歳、女性89歳まで生きる。人が亡くなるのが最も多い年齢は男性85歳、女性90歳だという。後期高齢者は急激に増加し、世界でまだ経験したことのない未知の社会に向かっているといってよい。とりわけ、団塊の世代が後期高齢期に入る2025年から90歳を迎える2040年頃が山場となるので、その入り口の2025年を一つの目安として、社会の常識やシステムの変容が迫られている。
　現在の日本の高齢者を巡るいくつかのデータを見てみよう。図1で1947年当時の生存率を見ると、生存率の推移を示した生存曲線はかなり等分に斜め下へ下がっていた。しかし、約50年後の1994年の生存率を見ると、若い年齢の死亡率が著しく減少している。その後のデータは図1のグラフ上にないが、75歳以降の生存率がさらに高まっている。これまでの医学医術の取り組みが大成功したといえるが、一方において、後期高齢期は集団としては虚弱化するといってよいので、虚弱な人口集団の増加する歴史であったといえる。
　現在、年間の死亡者数は年々増加しており、団塊の世代が90歳前後になる2040年（平成52年）頃にはピークに達するが、1965年ごろ（昭和40年）は、死亡者のうち75歳未満が3分の2で、今でいえば若死にが多かった。それが、現在は3割で、2040年には2割程度にまで低下すると見込まれる。

このように生存曲線や世代別死亡者数が変容していく過程で、病院での死亡率は終戦直後10%あまりだったのが、今は約80%となった。これは国民のあいだに病院信仰が定着したことの表れであると考えられる。病院での臓器別専門医による「治す医療」は素晴らしい進歩を遂げ、老いて死ぬ過程においても病院で死を迎えるのが一般的となった。

このような姿をいかに受け止めるべきか。「治す医療」である病院医療が大成功したが故に、「病院医療」に加えて、「支える医療」である「在宅医療」が必要になっている。

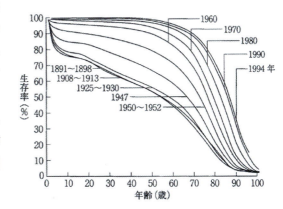

図1　日本人女性の生存率の推移[1]

## 2. 在宅ケアへのパラダイム転換——地域包括ケア

日本のケアシステムは、社会的に大きなことを学んだ。その最もわかりやすい端緒は、20年近く前のユニットケアの導入だった。それまで6人ごとの大部屋方式だった特別養護老人ホームを個室方式に切り替え、顔見知りの職員を配置したユニットごとの居間で食事をし、自由に過ごすようにすると、多くの人が閉じこもると思った予想に反して、会話の量も歩行数も増えたのである。人

図2　地域包括ケアシステム

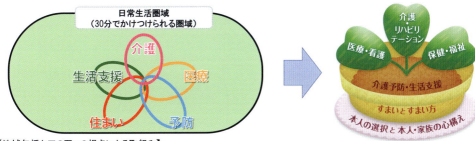

【地域包括ケアの五つの視点による取組み】
地域包括ケアを実現するためには、次の五つの視点での取組みが包括的(利用者のニーズに応じた①〜⑤の適切な組み合わせによるサービス提供)、継続的(入院、退院、在宅復帰を通じて切れ目ないサービス提供)に行なわれることが必須。

①医療との連携強化
・24時間対応の在宅医療、訪問看護やリハビリテーションの充実強化。
②介護サービスの充実強化
・特養などの介護拠点の緊急整備(平成21年度補正予算:3年間で16万人分確保)
・24時間対応の在宅サービスの強化
③予防の推進
・できる限り要介護状態とならないための予防の取組や自立支援型の介護の推進
④見守り、配食、買い物など、多様な生活支援サービスの確保や権利擁護など
・一人暮らし、高齢夫婦のみ世帯の増加、認知症の増加を踏まえ、さまざまな生活支援(見守り、配食などの生活支援や財産管理などの権利擁護サービス)サービスを推進。
⑤高齢期になっても住み続けることのできるバリアフリーの高齢者住まいの整備(国交省)
・高齢者専用賃貸住宅と生活支援拠点の一体的整備、持ち家のバリアフリー化の推進

左図及び文章:2012年7月11日　厚生労働省在宅医療連携拠点事業説明会より
右図:「<地域包括ケア研究会>地域包括ケアシステムと地域マネジメント」(地域包括ケアシステム構築に向けた制度及びサービスのあり方に関する研究事業)、平成27年度厚生労働省老人保健健康増進等事業、2016年

は、その人らしい生活習慣を繰り返すことが、ベストケアであることが確認されたのである。

　厚生労働省の政策は、明確な転換を遂げ、2025年に向けて、住まいを中心にすえた在宅ケア政策を基本とする地域包括ケアを推進すること（図2）が決定された。この背景としては、今後の後期高齢者の急増が大都市圏等都市部で進行し、従来の病院や施設中心の政策は困難ということがある。しかし、それ以上に高齢者世帯の変容が決定的な要因である。

　2025年においては、高齢者世帯の4割近くが一人暮らしで、3割強が夫婦のみ世帯、他世代（子ども等）との同居は3割に過ぎない。それも60歳の娘が90歳の親と同居するというような状況である。したがって、基本は、一人暮らしや夫婦だけの世帯ができる限り残された力を発揮しながら、在宅で生活をし続けるのを支える社会的な在宅ケアシステムが不可欠だということである。

　地域包括ケアとは、30分以内に駆けつけられるような日常生活圏域（通常中学校区）ごとに、自分の住まいに住み、一人暮らしの場合、見守り、相談、食事といった生活支援があり、必要に応じて、住まいに対して介護、看護、医療がやってくる。閉じこもらない、弱りにくい予防的な街づくりが不可欠であるが、弱ったとしてもこのような形で、できる限り自らの住まいに住み続けられるようにしようというものである。このような地域包括ケアは必然の政策であるが、大きな課題は医療政策の転換である。

## 3. 医療政策の欠落点——在宅医療

　現在の医療システムは、病院医療が中心であり、それは誠に大切なものであるが、それだけでは、限界に近づきつつある。脳卒中の事例（図3）で説明しよう。脳卒中になり高度急性期の病院に搬送されると、全員とはいえないが、劇的な手術を受け、急性期のリハビリで車いす歩行ができるようになり、回復期のリハビリで杖歩行まで回復する。素晴らしい医療が実現されたが、その人が80歳台になり、たとえば肺炎で入院した場合、かなり虚弱な年齢なので、絶対安静が続く。すると寝たきり、そして認知症となり、在宅に戻れなくなることが多い。

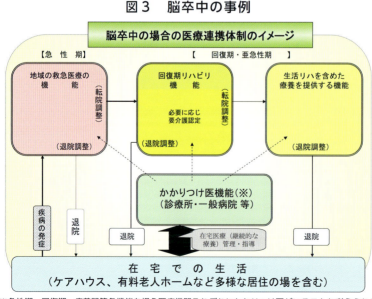

図3　脳卒中の事例

※急性期、回復期、療養期等各機能を担う医療機関それぞれにかかりつけ医がいることも考えられるが、ここでは、身近な地域で日常的な医療を受けたり、あるいは健康の相談等ができる医師として、患者の病状に応じた適切な医療機関を紹介することをはじめ、常に患者の立場に立った重要な役割を担う医師をイメージしている。

　虚弱高齢者は、何

かあると救急車で病院に行くしかない。しかし、在宅に医療が及んでおり、かかりつけの医師が、定期的な訪問診療をしてコントロールしてくれれば、肺炎もかなり予防できる。90歳の高齢者が在宅のままでよいと願う場合は、在宅で看取ることも可能である。このような在宅医療、とりわけかかりつけ医による在宅医療が普及していないことが、現在の医療政策の欠落点である。大都市圏では、在宅医療が普及しなければ、急増する後期高齢者の入院需要を病院が支え切れなくなることが危惧される。

しかし、もっと本質的なことを強調したい。日本人の半分はがんにかかり、3割ががんで死亡している。がんはわれわれの身近な普通の病気だ。がんの末期の患者は、病院では"病人役割"が課せられる。朝から寝るまで病人であらねばならない。同じ病状でも、在宅に戻ればどうだろう。足元にはペットがいて、匂いの立ち込める鍋料理も皆と一緒に食べられるし、アルコールを飲んでも叱られない。痛いというときが病人で、これを在宅医療で管理できれば、その人は笑顔のある生活者である。

医学医療の力で「人は老いたが故に死ぬのが普通である社会」が実現した。その次のステップとして、「老いても最期まで生活者として生き切れる」ように在宅医療を普及してこそ、医学医療の進歩が完成するのではないか。このことが今問われている。

## 4.在宅医療の構造と課題

在宅医療の実態は全国さまざまであるが、千葉県柏市のモデル的な取り組みを交えながら、日本の在宅医療に共通する構造を示し、その課題についてもふれたい（図4）。この場合のポイントは、介護保険により多職種連携を推進する市町村と、かかりつけ医中心の在宅医療を推進する地区医師会の役割である。

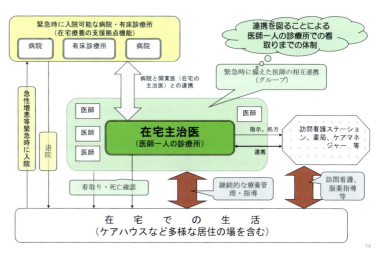

図4　在宅医療の連携イメージ

在宅医療（終末期ケアを含む）の連携のイメージ

### (1) 在宅医療を担当する医師

　第一に、在宅医療を行なう医師がいなければ話にならない。現在の医師は、おおむね病院で臓器の治療の専門医として育っているので、在宅医療の経験がなく、一般的に、そのモチベーションも弱い。在宅医療に取り組む医師が少ないことが、大きな課題である。

　在宅医療を行なえる総合医、家庭医の養成は重要であるが、日本の急速な高齢化の山場である2025年から2040年を念頭に置くと、これからのこれらの医師の養成だけでは間に合わない。一方、かかりつけの医師は、かかりつけの患者が在宅医療を求めれば対応するのが自然なことである。したがって、現在のかかりつけの開業医が、在宅医療に取り組むように仕組んでいくことが王道である。

　そこで、2010年に、診療所のかかりつけの医師が在宅医療に取り組むことを後押しする研修プログラム（在宅医療推進多職種連携研修）が開発された。これは、現在の日本の内科系、外科系の医師は、従来の医局制度のもとで、幅広い臨床経験を有しており、動機づけの研修をすれば、在宅医療に取り組める潜在的能力を持っているという考えによるものである。具体的には、在宅医療の経験の厚い医師等との同行訪問半日2回と、医師を含む多職種による緩和ケアや認知症ケアのグループワークを基本とする集合研修1.5日の、計2.5日のプログラムとなっている。地区医師会と地元市町村が主催し、歯科医師、薬剤師、訪問看護師、病院地域連携担当者、ケアマネジャー、介護士等の多職種の各関係団体が共催するという形態をとる。

　モデル的に千葉県柏市で実施したところ、在宅医療を経験したことのない地域の開業医が、研修の受講により、かなりの割合で在宅医療に取り組むようになるという行動変容を示した。また、想定を超える効果として、このような関係者の関係性のもとでの研修を通して、医師会と各団体の間の風通しが確実によくなり、市役所の担当職員の理解も確実に深まったことがわかった。このモデル的な研修プログラムは、国立長寿医療研究センター、東京大学高齢社会総合研究機構、日本医師会、厚生労働省の4者の名義で、インターネット上で公開されており、各地での研修事業の参考とされることが期待されている。[2]

### (2) 医師のグループ化

　第二に、医師のグループ化である。外来を行なっているかかりつけの開業医が、一人で在宅医療を担う場合、あまりにも負担が重くなるので、取り組めないという懸念が、一つのネックになっている。そこで、(1)にあるように在宅医療に取り組む医師を着実に増やす努力を行なう一方、主治医とワンポイントの助っ人的な副主治医が組むという方向での医師のグループ化に取り組むことが必要である。これらのことは、地区医師会が主体的に取り組まなければできない。

　長崎市のドクターネットは、この方式の先駆的取り組みであるが、柏市医師会では、これを参考にして、在宅医療に取り組む医師（週に1回、半日といった形態の医師を含む）が、在宅プライマリ・ケア委員会に参加し、定期的に勉強会をしながら、市内のブロックごとにグループ化し、いざというときの対応についてのルールを自主的に話し合うという形態をとっている。

一方、在宅医療専門の診療所の位置づけはどうかという問題がある。すべての患者に在宅医療の対応をしてくれるかかりつけ医がついているとは限らないし、患者の病状次第では、在宅医療専門の診療所が対応するほうがふさわしい場合もある。したがって、地区医師会の枠組みのもとで、かかりつけ医による在宅医療を基本としつつ、在宅医療専門の診療所はかかりつけ医のバックアップにもまわり、研修における同行訪問の受け皿になるなど両々あいまった合理的な関係性を確立することが期待される。このような医師会単位の取組が不可欠であり、これらの動きに対して診療報酬等の何らかの政策的支援を行なうことも今後の課題である。

## (3) 不可欠な多職種連携

　第三に、在宅医療は医師、歯科医師、薬剤師、看護師、リハ職、ケアマネジャー、介護職など多職種の連携が不可欠である。在宅医療は、フラットな関係の多職種連携のチーム医療であるともいえる。これをシステムとして推進するためには、そのコーディネートの責任主体が明らかでなければならない。この点については、先の医療介護の総合的な改革で、「在宅医療・介護連携推進事業」を介護保険の地域支援事業として位置づけ、平成30（2018）年4月から全市町村で実施されることとなった。これに伴い、市町村と地区医師会の責任が明らかにされたといってよく、制度的に大きく舵が切られた。

　具体的には、市町村と地区医師会が、しっかりと連携して、在宅医療を必要とする住民への相談対応、主治医等の斡旋、多職種の研修や連携ルールの策定（情報連携システムの導入を含む）などが展開することとなる。この改革により、市町村は自らの仕事として、在宅医療の普及に主体的に取り組むこととなる。柏市では、1階に市役所の医療介護の連携推進を担当する介護保険担当部門が、2階には医師会を始め三師会が入居する拠点（柏地域医療連携センター）がつくられ、モデル的な取り組みが行なわれている。

## (4) バックアップ病床の必要性

　第四に、在宅医療の対象者は、常時急変のリスクを持っており、バックアップ病床の確保及び病院と地域との連携体制の構築が必要である。今までの病院は、基本的には、治療をすれば、後は社会復帰という病院医療モデルを基本としてきた。そのため、後期高齢者など社会復帰の難しい高齢者などについて、退院直後から地域のさまざまな職種に適切につないでいくということについて、十分の認識が定着していない。その連携ルールについても、一般的にはまだ十分に確立されていない。バックアップ病床の確保は、地域によりさまざまな形態があり得る。医師会が複数市町村にまたがる場合は、都道府県保健所とも連携して、在宅医療・介護連携推進事業の一環として、地域に根差した論議を進めることが必要だ。今後は、バックアップ病床を担当する病院は、地域において重要な役割を果たすものと考えられ、特に地方では、バックアップ病床の機能だけでなく、在宅医療に取り組む開業医をバックアップする在宅療養支援病院の機能や拠点的な訪問看護体制の確保などを担い、超高齢社会の新しい地域医療の担い手として、地域に開かれたものになっていくことが期待される。

### (5)住民の意識啓発

　第五に、在宅医療に関する住民啓発が不可欠である。われわれは、病院信仰ともいえるような意識のもとで、何かあると救急車で病院に頼るのが普通である。在宅で看取るということ自体イメージできないし、そもそも、医師をはじめとする医療系の職種に、在宅でお世話になった経験も身近にないのが普通である。住民啓発の手法は、さまざまであるが、柏市では、市民全体を対象とした在宅医療に関する大きなシンポジウムの開催、地域の小さな集会での地元医師による看取りの話を交えた勉強会、「我が家」と題する広報チラシの定期的な全戸配布といった体系的な取り組みが行なわれている。

　また、福井県の坂井地区では、医師会は在宅医療ニーズにすべて答えるという優れた体制をすでに持っていた。しかし在宅医療利用件数と在宅看取りはそれほど伸びなかった。その要因として、住民の意識が問題となり、体系的な住民啓発を行なった結果、在宅医療利用件数と在宅看取り率は、大きく上昇した。厚労省の地域包括ケア政策を支える地域包括ケア研究会の報告書に「本人家族の選択と心構え」が地域包括ケアの土台をなすという趣旨の記述がある。最終的には、われわれがいかに終末期における自己決定ができるかということであり、超高齢社会においては、社会システムだけでなく、われわれの意識の変容も求められているといえる。

## 5.医療提供体制のあり方と在宅医療

　超高齢社会は、医療提供体制の変革を求めている。現在でも入院患者の半分が75歳以上であり、今後さらに後期高齢者が増加する。これまで強調してきたように、大都市圏では、入院需要が増加し、病院が受け止めきれなくなることが危惧される。何が問題か。医療提供体制のあり方である。

　日本の人口当たりの病床数は、欧米諸国に比べて著しく多い。一方、人口当たりの医師数や看護師数は、著しく少ないわけではないが、病床当たりで見ると、これら医療従事者が薄く配置され、平均的な在院日数が長いという指摘がなされている。結論からいうと、心臓や脳の手術をするような高度急性期の病床には、もっと医療従事者を重点的に配置して在院日数を短縮する一方、限られた量の医療従事者を傾斜配分する形で、一般急性期、回復期、療養期といったような病状の違いに応じて明確に病床の機能を分化させ、患者の病状に沿った質のよい医療を、効率的に連携して提供する必要がある。これを実現するためには、未曾有の日本の高齢化に応じた、さらに一歩踏み込んだ在宅医療を含めた総合的な政策展開が必要である。

## 6.医療介護の総合的な改革

　急速な高齢化に伴い増加し続けている高齢の入院患者は、もともと虚弱な集団なので、急性期の治療が終わっても慢性期の状態が続き、在宅に戻りにくい傾向にある。このような高齢者の入院件数及び在院日数の増加の圧力の中で、病院機能を分化させることは容易ではない。図5は医療介護

## 図5　在宅療養支援診療所・在宅療養支援病院等の役割

在宅療養支援診療所、在宅療養支援病院等の役割（イメージ）

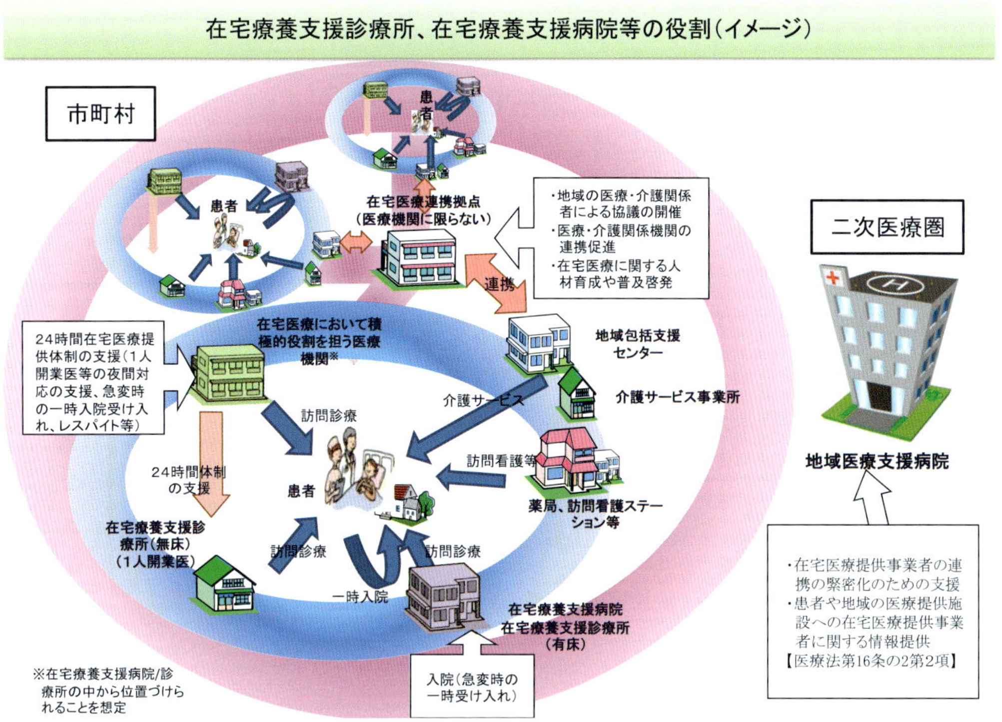

の総合的な改革が目指しているイメージを図式化したものである。円で囲まれたシステムすなわち在宅医療を含む地域包括ケアシステムを導入することで初めて、慢性期の高齢者が在宅に戻ることができ、それに応じて、病院の機能も分化連携が可能となるということである。

典型的なケースで例示すると、高齢者は、高度急性期の病院（図5では、地域医療支援病院）で治療を受けた後、①先の改革で位置づけられた在宅医療・介護連携推進事業を担当する拠点（図5では在宅医療連携拠点）の調整のもとで、かかりつけ医（図5では一人開業医）が訪問看護ステーション、介護事業所等の看護・介護系の多職種と連携するという在宅医療を含む地域包括ケアシステムで受け止め、②慢性期からの急変時には一般急性期、回復期を担う地域の中小規模の病院（図5では在宅療養支援病院）が受け入れ、治療が終われば速やかに在宅に戻し、③基本的に在宅において、かかりつけ医を基本とする地域包括ケアシステムが支える。このようにして医療機関側は、高度急性期の病院、地域の中小規模の病院及びかかりつけの診療所の合理的な機能の分化と連携が可能となる。特に、在宅医療の普及が改革実現の大きなカギとなることを強調しておきたい。

## 7.歴史の必然の流れ

　これまでの病院を中心とする「治す医療」は、長命社会の実現という素晴らしい成果をあげた。そうであるが故に、さらに一歩発展させて在宅医療の位置づけを明確化し、看護介護と連携する「支える医療」を展開することが歴史の必然である。この場合、高齢者医療が重要な役割を占める。高齢者医療の分野においては、CGAといった新しい尺度が導入され、支える医療を論理化する努力がなされている。どの分野の専門医もこのような流れを学び、そして、さらに一歩進んだ「在宅医療学」といったジャンルの確立が待たれる。超高齢化という世界史の最前線を歩む日本において、医療界が世界に先駆けて、医療のさらなる視界を切り開かねばならない。

### MoreInfo もっと知る

**参考文献・サイト**
1) 高柳涼一「予防医学」『日本内科学雑誌』93（12）,2004年から、祖父江逸郎『長寿を科学する』岩波新書　新赤版 1209,2009
2) URL：http://chcm.umin.jp/education/ipw/files/outline/uneiguide_all.pdf

---

CGA：comprehensive geriatric assessment の略。高齢者総合機能評価と訳される。①日常生活動作の評価、②精神心理機能の評価、③社会経済因子の評価、④その他（栄養、服薬状況など）の評価、の四つに大別される。

## 1. 地域全体の課題
# 青森県

社会医療法人「北斗」地域包括ケア推進センター長　**蘆野吉和**

> ▶青森県における在宅医療の取り組みは、二次医療圏によって多少の違いはあるが全体としてまだまだ低調であり、特にがん疾患など医療依存度の高い病態及び看取りを伴う在宅医療はあまり取り組まれていない。
> ▶その主な原因は、急性期医療を担う医療従事者の在宅医療及び地域連携に対する理解不足と担当患者に対する説明不足、地域連携部門の後方連携機能が不十分、訪問看護ステーション及び訪問看護師の不足、県全体としての医師不足と訪問診療医不足、地域住民の大病院志向などである。
> ▶青森県における在宅医療普及の鍵は急性期病院の医療従事者と地区医師会の意識変革にかかっている。

**KeyWord**　在宅医療、青森県、阻害因子、後方連携、看取り、地域緩和ケア支援ネットワーク、多職種連携、総合診療科、基金、グループ診療

## 1.青森県における在宅医療の現状

　平成25（2013）年度における青森県の在宅医療、特に看取りを伴う在宅医療の現状について、平成23年の在宅医療実施状況調査、在宅医療普及事業の取り組み状況に関する各圏域の関係者に対するヒアリング、及び筆者の十和田市と青森市での活動等を通して以下報告する。

　医療圏域ごとの取り組み状況に差があるももの、全体として在宅医療、特にがん疾患及び看取りを伴う在宅医療は普及していないのが現状である。

### (1)二次医療圏ごとの在宅医療の現状
#### ①下北医療圏

　この医療圏は下北半島に位置し、山を背にして海岸沿いに点在する集落が多く、交通の便の悪い過疎地域である。病院、診療所を含めて医師数は少なく、在宅医療を実施している病院は3施設、診療所は7施設（在宅療養支援診療所2施設）、訪問看護ステーションは7施設である。在宅医療を提供しているのは主に公的診療所の医師のようである。平成23年の在宅医療実施者数は1295件で、人口当たりでは1.6％と他地域に比べ最も多いものの、在宅看取りは8件と少なく、全死亡者に対する割合は0.8％、在宅医療実施者に対する割合は0.6％と少ない。一方、全がん死亡者に対する在宅医療施行数の割合は2.9％、全がん死亡に対する在宅死亡率は1.4％と県内では最も低い値となっている。

②青森医療圏

 青森市を中核とする地域で、青森市には公的急性期病院2施設を含め、中小病院や有床診療所を含む診療所も多くあり、総病床数及び高齢者施設のベッドも多い。この圏域で在宅医療を実施している医療機関は病院6施設（在宅療養支援病院1施設）、診療所66施設（在宅療養支援診療所66施設）と県内で最も多く、訪問看護ステーションは22施設で、24時間対応を含め、青森市とその周辺町村をカバーできる体制にある。しかし、青森市以外の地域は医療資源が乏しい。

 平成23年の在宅医療の実績では、その実施数は人口当たりでは0.4％と西北医療圏に次いで低く、また、在宅看取りは100件あるが、全死亡者に対する割合は2.7％、在宅医療実施者に対する割合は7.7％であった。一方、全がん死亡者に対する在宅医療施行者の割合は7.6％、在宅死亡率は2.0％と下北医療圏についで低い割合となっている。

③上十三医療圏

 中核となる都市は三沢市及び十和田市であり、それぞれに公的急性期病院が1施設、周辺町村には公的病院があるものの、医師を含め医療資源が少ない地域である。在宅医療を実施している医療機関は病院8施設、診療所15施設（在宅療養支援診療所5施設）、訪問看護ステーション16施設であり、訪問看護は24時間体制で圏域全体がカバーされていると思われる。

 在宅医療実施者数は、人口当たりでは0.5％と低いものの、在宅での看取りは200件と多く、全死亡者に対する割合は9.1％、全がん死亡者に対する割合は12.7％と県内では最も高い割合となっている。これは、地域の基幹診療所が訪問診療を行なっていること、筆者が所属する十和田市立中央病院が看取りを伴う在宅医療に積極的に取り組み、そのための地域連携が進んでいることなどが要因となっている。

④津軽医療圏

 津軽医療圏は、弘前大学医学部のある弘前市を含めた医療圏であり、冬の積雪と風雪が強いものの、他の季節は気候穏やかで比較的交通利便のよい地域である。病院や診療所を含め医療機関は多く、病院勤務医の数は青森県の中で最も多い。在宅医療を実施している施設は病院8施設（在宅療養支援病院2施設）、診療所24施設（在宅療養支援診療所非強化型22施設・強化型7施設）であり、高齢者ベッド数は県内一多い地域である。

 平成23年の在宅医療実施者数は、総数として青森県内で最も多く、人口当たりでは1.1％と青森県の三大都市を含む医療圏の中では最も高い値となっている。しかし、在宅での看取りは187件で、全死亡者に対する割合は3.6％と低く、在宅医療実施者に対する割合は3.9％であった。一方、在宅医療実施者におけるがん患者の割合は5.4％、全がん死亡者に対する在宅医療施行数の割合は16.2％と高いものの、がん在宅死亡率は3.3％と低く、がん患者の在宅医療は取り組まれているものの、最後は病院に搬送しているのが実態のようだ。

⑤西北五医療圏

 西北五医療圏は下北医療圏と同様に海沿いの過疎地域が多い圏域で、高齢化率は30.0％と県内で最も高い。医療資源の乏しい地域であるが、青森県内では津軽医療圏を含めがん死亡者数が最も

多い地域である。

　在宅医療を実施している施設は病院8施設、診療所12施設（在宅療養支援診療所4施設）、訪問看護ステーションは11施設である。

　平成23年の在宅医療実施者数は290件、人口当たりで0.2%ともっとも少ない。在宅での看取りは52件で、全死亡者に対する割合は2.6%と低いものの、在宅医療実施者に対する割合は17.9%と高い。一方、全がん死亡者に対する在宅医療施行数の割合は2.5%と低く、その在宅死亡率も3.0%と低い。しかし、在宅医療を実施したがん患者18名中15名は在宅死となっており、下北医療圏と類似したデータとなっている。

### ⑥八戸医療圏

　八戸医療圏は、青森県第二の都市八戸市を含む地域で、冬の降雪も少なく、積雪もほとんどない地域が多い。周辺町村には過疎の地域もあるが、比較的医療資源には恵まれている地域である。急性期医療の中核病院が3施設あり、診療所も多い。在宅医療は13施設の病院、24施設の診療所（在宅療養支援診療所13施設）が在宅医療を行なっており、在宅医療を専門に、あるいは積極的に行なっている診療所も複数あり、訪問看護ステーションは27施設である。

　平成23年の在宅医療実施者数は、総数として津軽医療圏に次ぐ数で、人口当たり0.7%となっている。在宅での看取りは208件で、全死亡者に対する割合では5.7%、在宅医療実施者に対する割合は8.5%であった。一方、在宅医療実施者におけるがん患者の割合は5.6%であるが、全がん死亡者に対する在宅医療施行数の割合は12.3%と比較的高く、全がん死亡者に対する在宅死亡率は5.9%であった。

表1

| 二次医療圏 | 在宅医療実施患者数 総数 | がん | 在宅死 総数 | がん | 人口あたりの在宅医療実施数 | 在宅死亡／全死亡 | 在宅死亡／在宅医療施行者 | 在宅医療におけるがん患者の割合 | 在宅がん死亡／在宅死亡者 | 在宅がん死亡者／がん死亡者 | がん在宅／がん死亡者 |
|---|---|---|---|---|---|---|---|---|---|---|---|
| 下北医療圏 | 1295 | 8 | 8 | 4 | 1.58% | 0.79% | 0.62% | 0.62% | 50.0% | 1.44% | 2.89% |
| 青森医療圏 | 1307 | 84 | 100 | 22 | 0.40% | 2.65% | 7.65% | 6.43% | 22.0% | 1.98% | 7.56% |
| 上十三医療圏 | 913 | 118 | 200 | 79 | 0.49% | 9.12% | 21.91% | 12.92% | 39.5% | 12.74% | 19.03% |
| 西北五医療圏 | 290 | 18 | 52 | 15 | 0.20% | 2.59% | 17.93% | 6.21% | 28.9% | 2.52% | 3.02% |
| 津軽医療圏 | 3474 | 187 | 137 | 37 | 1.14% | 3.63% | 3.94% | 5.38% | 27.0% | 3.20% | 16.19% |
| 八戸医療圏 | 2448 | 136 | 208 | 61 | 0.72% | 5.67% | 8.50% | 5.56% | 29.3% | 5.83% | 12.99% |

## (2) 十和田市における地域緩和ケア支援ネットワーク構築の試み

　地域緩和ケア支援ネットワーク（図1）とは、筆者が2005年12月から十和田市で取り組みを開始した、看取りを伴う在宅医療を実践する医療介護従事者の多職種連携システムである。

　取り組み開始時の地域の状況は、急性期病院である十和田市立中央病院と地域開業医との連携は

非常に悪く、訪問診療は市内ではかかりつけ医の一部が依頼に応じて行なっていただけであった。地域での看取りも、多くて年間4、5人程度。がん疾患を含め地域住民のほとんどは病院で亡くなっていた。

そこで、地域医療機関と病院の連携強化を図ると同時に、病院職員に対する意識改革（地域連携及び緩和ケアの重要性の理解、在宅医療の理解）を進め、看取りを伴う在宅医療への取り組みによる経験知の共有、在宅医療における多職種連携の構築などを進めた。

具体的な取り組みの内容とその開始時期は、①病院内での緩和ケア支援体制の確立（緩和ケアチーム創設2006年2月）、②地域医療連携の開始（2005年12月）、③がん疾患の在宅緩和ケアの開始（2006年8月）、④地域訪問看護ステーションとの連携（病院訪問看護部門の廃止2007年10月）、⑤保険薬局との連携（2007年10月）、⑥総合診療科開設（2007年10月）、⑦十和田地区地域緩和ケア支援ネットワーク協議会の開設（2008年9月）。非がん疾患の在宅看取りの推進（2009年4月）などである。

以上の取り組みを受けて3年後の2008年以降は年間50例以上の在宅看取りが行なわれるようになり、十和田市におけるがん死亡者数の約20％が自宅で亡くなる状況となった。

図1　地域緩和ケア支援ネットワーク

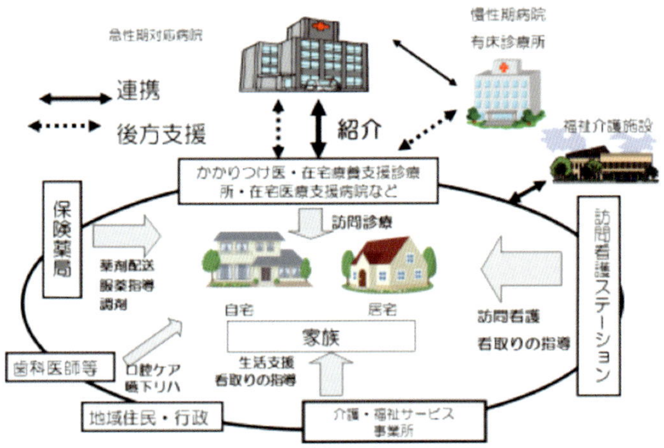

## 2.青森県における在宅医療の阻害要因

### (1)急性期病院医療従事者の意識

青森県、特に津軽圏域、西北五圏域、青森圏域、下北圏域においては医師のパターナリズムがまだ強く残っており、最後まで病院で治療を続けることが「最善の医療」であり、医師として最後まで診るのが責務であると考えている医師が多い。特にがん疾患や病状

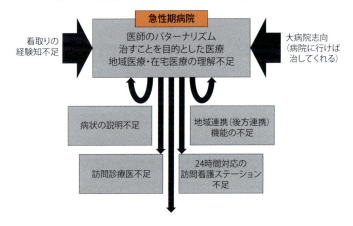

図2　青森県における在宅医療阻害要因

が進行した慢性期疾患でその意識が強く働き、その一方で、病状や今後の病状経過に関する説明がないために、緩和ケア及びがんの在宅医療が進んでいない。

　自然の経過として死を迎えることが予測される場合でも、何らかの（延命的）治療が提示される一方で、在宅医療あるいは在宅での看取りという選択肢が提示されず、受け皿があるにもかかわらず看取りを伴う在宅医療が進まない（青森医療圏など）。また在宅医療が比較的行なわれているのに在宅死が少ない（津軽医療圏）という結果となっている。

　青森県全域にいえるのは、在宅医療の対象者が増えないことが訪問診療医を含めた地域リソースの充実を阻む結果となっている。

　しかし、その一方で、病状がかなり悪化してから在宅医療を奨められ、病状や今後の病状の推移に関して十分な説明がないまま紹介される事例も増えてきている。

## (2) 急性期病院地域連携部門の体制強化の遅れ

　青森県全域においては、前方連携体制は整備されているものの、後方連携体制の整備が遅れている。この理由として、対応する職員の人材不足、特にソーシャルワーカー（SW）の不足、担当職員の在宅医療や地域医療に関する知識あるいは認識不足、地域連携室のリーダーシップ不足などがある。また、地域（青森医療圏）によっては、病床配分の極端な偏り（急性期病床が多く、連携する慢性期病床が少ない）により後方連携がうまく機能していない。その結果としての円滑な連携の遅れは在院日数の延長と、特に青森県中央病院や八戸市民病院などの大病院におけるベッド不足を招いている。

## (3) 訪問看護ステーションの不足

　青森県における訪問看護ステーション事業所数は、西北五医療圏を除くすべての医療圏において75歳以上1万人当たりの全国平均（5.6）を上回っており、特に津軽医療圏では8.9と大幅に上回っている。

　しかし、看取りを伴う在宅医療には欠かせない24時間対応の訪問看護ステーションは実態として少なく、その実態すら把握されていない。

## (4) 訪問診療医の不足

　都市圏以外の地域では医師不足、診療所医師の高齢化などにより、訪問診療する医師が極端に少なくなっている。特に下北半島や津軽半島そして日本海側の海沿いの山を背にして点在している居住地域への訪問は、移動時間が長く、公的な医療機関（診療所）では土日は医師不在のことも多い。

　また、都市圏では一人診療が多く、「24時間365日」という身体的心理的負担を考えて、在宅医療への参入を戸惑っている医師も少なくない。さらに、がんなどの医療依存度の高い病状の在宅医療を経験できる機会が少ないこと、たまに依頼があっても、病状や予後について十分な説明がないまま依頼されることも少なくないこと、病状がかなり悪化した時点での紹介も少なくないこと、後方病院としての機能を持っている急性期病院が少ないことなど、積極的に参画するには不利な状

況にあり、地区医師会が在宅医療の取り組みに難色を示す理由となっている。

### (5) 地域住民の意識

地域住民の意識としては、大病院志向がまだ強く残っており、どのような病状であっても病院に行けば何とかしてくれる、再び元気になって元どおりの生活に戻ることができるという期待感を持っている人が多い。また、がん治療を受けている人はあくまでも治すことを目標に頑張っている。

このような場合、在宅医療を奨められた際の反応は、治す希望を打ち砕かれた挫折感、「病院から見放される」、「医療から見捨てられる」という感情、不安、そして家族においては介護しなければならないという負担感などさまざまであり、承諾する人は多くない。また、地域の貧困は、介護力を低下させ、病院依存を強くする結果となっている。

### (6) 冬の交通事情など地域の環境

激しい風雪、豪雪地域の冬期間の在宅医療は、交通事情や除雪などを考慮すると、非常に危険度の高い仕事である。また、移動距離・移動時間も長くなり、経営的には割の合わない場合も少なくない。

## 3.青森県における在宅医療阻害要因への対応策

### (1) 急性期病院医療従事者の意識

病院勤務医が、高齢者を含め「生命を脅かす」病状や病態であると診断した時点で、治す治療法を提示し説明するだけでなく、病状や年齢によっては、治療を受けながらあるいは治療を受けないでどのように生活していきたいのか、本人や家族に問いかけることが重要である。また、治らない病状となったとき、あるいは病状悪化が予測されるときに、どのような場で療養したいのかを問い、希望に応じて早目に地域医療機関との共同診療を始め、適切な時期に紹介することが肝心である。それにより在宅医療のニーズは広がり、地域住民や地域医療機関及び介護機関の意識変容が起こる可能性がある。この体制をつくるためには、経営陣のトップ（病院長など）がその重要性を理解し、医局に対して積極的に働きかけ、そして説明医師をサポートする人材（看護師、MSWなど）を育成することが必要不可欠である。

また、急性期病院が在宅医療の後方病院としてしっかり機能する体制をつくること、後方病床を担当する診療科（総合診療科など）を決めておくことなども重要課題である。

### (2) 急性期病院地域連携部門の体制強化の遅れ

地域連携室の人員の強化、特に後方連携を担当するMSWの増員、病棟看護部門との連携強化が必要である。そして、入院時、できれば外来通院時から初期スクリーニングを行なうこと、また、医療圏ごとに各施設の地域連携部門の協議会を設置し、退院支援・退院調整システムの統一を図る

ための情報交換や検討会の開催なども、地域連携を深める上で効果的である。

## (3) 訪問看護ステーションの不足

　医療依存度の高い在宅医療あるいは看取りを伴う在宅医療を円滑に行なうためには24時間対応の訪問看護ステーションの存在が欠かせない。

　現状の訪問看護の実施状況（24時間対応かどうか、提供地域など）の把握、訪問看護師の教育と育成、そして24時間対応できる訪問看護ステーション事業所の開設・強化に医師会及び看護協会が積極的に取り組むことなどが必要である。

　具体的には、24時間対応の訪問看護ステーションのない地域においては、開設に必要な資金の「基金」による助成を行なうこと、その経営を安定させるため急性期病院を含めた地域の医療機関、そして行政が利用者を増やすための情報提供を積極的に行なうこと、地区医師会が訪問看護師をバックアップすることなどがある。

## (4) 訪問診療医の不足

　医師が比較的多い青森市、弘前市、八戸市においては、「24時間365日」の身体的心理的負担感を軽減するためのグループ診療あるいは連携を、地区医師会の主導で進める、あるいは医師数の多い民間病院の在宅医療の参画を進める、などの方策が考えられる。

　在宅医療の普及において、地区医師会はその中核的役割を持っている。各圏域の取り組みの違いは、県や地区医師会の幹部（特に医師会長）の姿勢や指導力の違いであると筆者は感じている。6圏域には七つの地区医師会があり、その中で最も熱心に取り組んでいるのが弘前市医師会であり、これは青森県における地域包括ケアシステム構築の都市型モデルとなり得るものである。

　そして、開業医の少ない中小都市において公的医療機関があり医師が複数いる場合には、「基金」に基づく事業として在宅医療に参入してもらう、医師が少ない場合には、都市圏の公的病院から医師を派遣し、在宅医療に参入してもらう、などの対策が考えられる。

　一方、医師が極端に少ない山間部や海沿いの地域においては、基本的には24時間対応訪問看護ステーションを充実させた上で、地区医師会あるいは公的医療機関（診療所）の医師の協力で事業を行なう体制をつくることが望ましい。

　なお、東通村は東通診療所と村の行政担当者が連携し、古くから地域包括ケアを積極的に進めている地域であり、在宅医療を積極的に行ない、村内の高齢者施設を含めた「地域内での看取り」を推進しており、青森県の過疎地モデルとなり得るものである。

---

弘前医師会：平成25年度から在宅医療推進事業として各種会議、多職種連携研修会などを開催する他、「弘前地区在宅医療支援センターそよかぜ」を医師会内に開設、専任の職員を配置し相談業務を強化させている。また、ITによる医療と介護の情報共有事業も開始している。

「基金」：消費税を財源とする地域医療介護総合確保基金のことで、各県ごとに在宅医療提供体制充実のためのさまざまな事業が取り組まれている。

東通村：地域包括ケアを積極的に進めている地域で、平成25年度では病院死8.8％、施設死14.7％、在宅死35.2％という実績を上げている。

## (5) 地域住民の意識

　地域住民の意識変容を促すためには、急性期病院の勤務医を含む医師が、病状や病状経過予測に関する説明を丁寧に行なうこと、特に進行したがん疾患及び慢性疾患などにおいては、治らない可能性、病状が悪化する可能性などについて、本人及び家族と適切なコミュニケーションを図ること、地域の医療介護のリソースや療養の場などについての情報が簡単に入手できる体制をつくることが重要である。

　そして同時に、地域における医療介護の連携体制を充実させて、実際の在宅医療の場で患者や家族の満足度や納得度の高い支援を行ない、地域における看取りの経験知を少しずつ増やすこと、人生の最終段階の過ごし方や医療についての関心を高めるための啓発活動を医師会や行政が積極的に行なうことなどが大切である。

## (6) 冬の交通事情など地域の環境

　下北半島や津軽半島などの交通不便な地域においては、冬の期間だけ、町の中心部の居宅を確保し、そこで在宅医療を行なえるような体制を組むことも一案だろう。

## (7) 在宅医療に関するデータ収集

　今後の青森県が地域包括ケアシステム構築を目指し、その中核となる在宅医療体制の整備のための具体的戦略を立てるためには、在宅医療に関する継続的なデータの集積とその解析が必要である。しかし、現状でも青森県や関係職種の団体が把握しているデータは皆無であり、在宅医療の実施状況調査も平成23年以降は行なわれていない。したがって、早急に必要なデータを継続的に収集する体制を確立することが望まれる。

　必要と思われるデータは、①訪問診療を行なっている、あるいは行なう可能性のある診療所、病院数及びその実績の把握、②認知症、がん疾患、神経難病、小児疾患などそれぞれの訪問診療を行なっている診療所、病院数及びその実績の把握、③在宅医療の後方病床として機能することが可能な病院・有床診療所の病床数の把握、④訪問看護ステーションの看護師数及びその実績（24時間対応を含め）の把握、⑤地域での口腔ケアの実態の把握、⑥地域での嚥下リハビリテーション、訪問リハビリテーションの実態の把握、⑦居宅及び居宅系施設での看取りの実態の把握、⑧看取りが可能な居宅・居宅系施設数の把握、などである。

# 1. 地域全体の課題
# 宮城県

仙台往診クリニック院長　川島孝一郎

> ▶最期まで家で暮らせるということは家で看取られることである。在宅看取り率が指標となる。
> ▶仙台市は政令指定都市中在宅看取り率が最も高い（25％）。しかし国民の希望（約60％）には程遠い。
> ▶宮城県は全国平均（18.5％）よりは高いが、15位（19.7％）であり改善が求められる。県内市町村の在宅看取り率の高低差が大きく、どの地域でも、同じように在宅で最期の日まで生活できることが求められる。
> ▶24時間往診体制の堅持が在宅看取り率の向上になる。
> ▶阻害要因の筆頭は、病院医師、在宅医師ともに在宅医療についての説明が稚拙であること。
> ▶退院先の「近医自宅」は6年間、ほぼ2割のままで増えていない。病院医師が在宅医師に患者を返さないと在宅看取りは困難である。退院させても自院に通院させていては、結局、最後は入院して病院死となる。地域医療連携室ではなく転院調整室に成り下がっている病院がある。
> ▶在宅緩和ケアと緩和ケア病棟のうち、在宅を第一選択と説明せず、同等に説明する割合が、6年間変わらず6割のままである。病院医師が、まず在宅緩和ケアができることをしっかり説明できるようにすることが喫緊の課題である。

**KeyWord** 在宅看取り率、24時間対応体制の堅持、医師の説明責任、やらない医師ほど文句が多い

## 1. 宮城県の在宅医療提供体制の現状

　宮城県は35市町村で構成され、平成24年3月現在の人口は2,316,283人、65歳以上の高齢者人口は517,925人で、高齢化率は22.3％である。在宅一人暮らしの高齢者数は84,226人で、65歳以上の人口に占める割合は16.3％となっている。県庁所在地である仙台市には、県全体の4割を超える人口が集中している。

　宮城県は、四つの医療圏（仙南、仙台、大崎・栗原、石巻・登米・気仙沼）に分かれており、仙台医療圏に人口の63％が集中している。患者が自らの居住する医療圏内の医療機関で受療する割合（依存率）は、外来ではすべての圏域で70％以上の充足率となっているが、高齢化の進展に伴い仙台医療圏以外の地域では、診療所等の医療施設数が県平均を下回るなど、身近な生活圏内で十分な医療を確保することが難しい状況がある。また、入院では多くの患者が仙台医療圏に流出して

いる。

　県内の病床数は、一般病床が人口10万に対し707.1（全国平均705.6）、療養病床は140.1（全国平均260.0）と、特に療養病床数が大きく下回っている。また、病床利用率においては、平成22年調査報告では、宮城県全体で、一般、療養のいずれの病床でも全国値を下回っている。

　訪問診療を提供している医療機関は、平成24年8月現在で全病院141カ所中48カ所（34%）、全診療所1,435カ所中216カ所（34%）、在宅医療を後方支援する在宅療養支援病院は6カ所、在宅療養支援診療所128カ所が届出されており年々増加傾向にあるが、人口10万人当たりで見ると、全国平均を下回り、地域差が見られる。介護保険における請求事業所数で見ると、訪問看護ステーションは、103カ所、訪問看護を実施する病院・診療所は48カ所あり、人口10万人当たりの訪問看護事業所数は4.4で全国平均5.3を下回っている。訪問歯科診療は、在宅療養歯科支援診療所として届出している施設が57カ所であり、歯科診療所に占める割合が5.4%と全国平均を下回っている。宮城県地域医療計画における、在宅医療の数値目標は次のとおりである（表1）。特に在宅死亡率の目標値を30%としている。

表1

| 指　標 | 現　況 | 平成29年度末目標 | 備　考 |
|---|---|---|---|
| 在宅療養支援診療所数 | 128カ所<br>各医療圏<br>5.4カ所/10万人 | 10.3カ所<br>/10万人 | 東北厚生局データ |
| 訪問看護ステーション数 | 103カ所<br>各医療圏<br>4.4カ所/10万人 | 5.3カ所<br>/10万人 | 県保健福祉部調査 |
| 在宅死亡率 | 19.7%（県全体）<br>25.0%（仙台市） | 各医療圏<br>30% | 県保健福祉部調査 |
| 在宅医療に必要な連携を担う拠点の設置 | なし | 人口10万人に1カ所程度 | |

http://www.pref.miyagi.jp/uploaded/attachment/211355.pdf

　宮城県は平成25年度に「第三期宮城県地域医療再生計画（総額15億円）」を策定した。この計画は国の「地域医療再生臨時特例交付金（平成24年度第1次補正予算分）」を活用し、これまでの宮城県地域医療再生計画、第二期宮城県地域医療再生計画、宮城県地域医療復興計画及び第二期宮城県地域医療復興計画において措置された事業以外の事業として、自家発電装置の上層階設置、地域医療学等の寄附講座の設置による医師確保対策、介護と連携した在宅医療推進体制を整備する在宅医療推進事業、在宅医療連携体制の先行事例を県全域に普及するための研修会の開催、その他震災をはじめとした計画策定時からの状況変化に対応した新たな取り組みなど、医療提供体制の再構築に必要な事業を展開している。

## 2.在宅死亡率の現状

　宮城県では、在宅での死亡率が年々増加傾向にあり26年度は19.7%（表2）、特に仙台市においては25.0%であり全国政令指定都市中第1位である（表3・図1）。

1. 地域全体の課題　宮城県

### 表2　都道府県別在宅死亡率 2014年平成26年

| 順位 |  | 死亡者総数 | 自宅死亡者数 | 老人ホーム死亡者数 | 自宅死亡率 | 自宅+老人ホ死亡率 | 順位 |  | 死亡者総数 | 自宅死亡者数 | 老人ホーム死亡者数 | 自宅死亡率 | 自宅+老人ホ死亡率 |
|---|---|---|---|---|---|---|---|---|---|---|---|---|---|
|  | 全国 | 1273004 | 162598 | 73338 | 12.8% | 18.5% | 24 | 18 福 井 | 8817 | 1077 | 539 | 12.2% | 18.3% |
| 1 | 13 東 京 | 111023 | 18622 | 6945 | 16.8% | 23.0% | 25 | 23 愛 知 | 62426 | 7557 | 3779 | 12.1% | 18.2% |
| 2 | 28 兵 庫 | 54147 | 8793 | 3647 | 16.2% | 23.0% | 26 | 10 群 馬 | 21441 | 2279 | 1493 | 10.6% | 17.6% |
| 3 | 14 神 奈 川 | 74387 | 11700 | 5228 | 15.7% | 22.8% | 27 | 47 沖 縄 | 11361 | 1498 | 500 | 13.2% | 17.6% |
| 4 | 29 奈 良 | 13835 | 2278 | 808 | 16.5% | 22.3% | 28 | 02 青 森 | 17042 | 1853 | 1132 | 10.9% | 17.5% |
| 5 | 20 長 野 | 24751 | 3069 | 2252 | 12.4% | 21.5% | 29 | 38 愛 媛 | 17529 | 2210 | 816 | 12.6% | 17.3% |
| 6 | 22 静 岡 | 38342 | 5047 | 3077 | 13.2% | 21.2% | 30 | 33 岡 山 | 21051 | 2365 | 1263 | 11.2% | 17.2% |
| 7 | 37 香 川 | 11503 | 1459 | 873 | 12.7% | 20.3% | 31 | 44 大 分 | 14065 | 1229 | 1195 | 8.7% | 17.2% |
| 8 | 30 和 歌 山 | 12609 | 1688 | 860 | 13.4% | 20.2% | 32 | 03 岩 手 | 16274 | 1889 | 845 | 11.6% | 16.8% |
| 9 | 31 鳥 取 | 7076 | 836 | 581 | 11.8% | 20.0% | 33 | 45 宮 崎 | 13110 | 1141 | 1056 | 8.7% | 16.8% |
| 10 | 25 滋 賀 | 12266 | 1864 | 592 | 15.2% | 20.0% | 34 | 11 埼 玉 | 61269 | 7505 | 2642 | 12.2% | 16.6% |
| 11 | 12 千 葉 | 53975 | 8351 | 2436 | 15.5% | 20.0% | 35 | 35 山 口 | 17910 | 1846 | 1041 | 10.3% | 16.1% |
| 12 | 06 山 形 | 15031 | 1672 | 1322 | 11.1% | 19.9% | 36 | 17 石 川 | 12190 | 1129 | 779 | 9.3% | 15.7% |
| 13 | 24 三 重 | 19525 | 2479 | 1398 | 12.7% | 19.9% | 37 | 08 茨 城 | 30341 | 3413 | 1206 | 11.2% | 15.2% |
| 14 | 27 大 阪 | 81652 | 12279 | 3892 | 15.0% | 19.8% | 38 | 43 熊 本 | 20461 | 1904 | 1205 | 9.3% | 15.2% |
| 15 | 04 宮 城 | 22854 | 3355 | 1156 | 14.7% | 19.7% | 39 | 36 徳 島 | 9853 | 991 | 506 | 10.1% | 15.2% |
| 16 | 09 栃 木 | 20755 | 2792 | 1293 | 13.5% | 19.7% | 40 | 05 秋 田 | 15095 | 1459 | 764 | 9.7% | 14.7% |
| 17 | 26 京 都 | 25507 | 3672 | 1331 | 14.4% | 19.6% | 41 | 42 長 崎 | 17091 | 1538 | 939 | 9.0% | 14.5% |
| 18 | 34 広 島 | 29463 | 3799 | 1935 | 12.9% | 19.5% | 42 | 16 富 山 | 12584 | 1177 | 634 | 9.4% | 14.4% |
| 19 | 19 山 梨 | 9755 | 1218 | 664 | 12.5% | 19.3% | 43 | 39 高 知 | 9984 | 1058 | 279 | 10.6% | 13.4% |
| 20 | 32 島 根 | 9369 | 945 | 853 | 10.1% | 19.2% | 44 | 46 鹿 児 島 | 21413 | 1771 | 1089 | 8.3% | 13.4% |
| 21 | 15 新 潟 | 28316 | 3097 | 2203 | 10.9% | 18.7% | 45 | 41 佐 賀 | 9792 | 789 | 484 | 8.1% | 13.1% |
| 22 | 07 福 島 | 23495 | 3213 | 1136 | 13.7% | 18.5% | 46 | 40 福 岡 | 49317 | 4636 | 1771 | 9.4% | 13.0% |
| 23 | 21 岐 阜 | 21658 | 2711 | 1259 | 12.5% | 18.3% | 47 | 01 北 海 道 | 60018 | 5345 | 1631 | 8.9% | 11.6% |

### 表3　政令指定都市別在宅死亡率 2014年平成26年

| 順位 |  | 死亡者総数 | 自宅死亡者数 | 老人ホーム死亡者数 | 自宅死亡率 | 自宅+老人ホ死亡率 |
|---|---|---|---|---|---|---|
| 1 | 52 仙 台 | 8266 | 1460 | 609 | 17.7% | 25.0% |
| 2 | 65 神 戸 | 14830 | 2681 | 929 | 18.1% | 24.3% |
| 3 | 50 東京都区部 | 75626 | 13453 | 4357 | 17.8% | 23.6% |
| 4 | 55 横 浜 | 30038 | 4891 | 2146 | 16.3% | 23.4% |
| 5 | 60 浜 松 | 7623 | 969 | 810 | 12.7% | 23.3% |
| 6 | 56 川 崎 | 10134 | 1698 | 666 | 16.8% | 23.3% |
| 7 | 67 広 島 | 9950 | 1519 | 713 | 15.3% | 22.4% |
| 8 | 59 静 岡 | 7392 | 1079 | 526 | 14.6% | 21.7% |
| 9 | 63 大 阪 | 27138 | 4490 | 1134 | 16.5% | 20.7% |
| 10 | 61 名 古 屋 | 20387 | 2697 | 1446 | 13.2% | 20.3% |
| 11 | 62 京 都 | 13924 | 2135 | 668 | 15.3% | 20.1% |
| 12 | 66 岡 山 | 6388 | 784 | 494 | 12.3% | 20.0% |
| 13 | 54 千 葉 | 7799 | 1185 | 358 | 15.2% | 19.8% |
| 14 | 64 堺 | 7647 | 1163 | 295 | 15.2% | 19.1% |
| 15 | 57 相 模 原 | 5459 | 667 | 285 | 12.2% | 17.4% |
| 16 | 53 さいたま | 9578 | 1143 | 495 | 11.9% | 17.1% |
| 17 | 70 熊 本 | 6418 | 721 | 300 | 11.2% | 15.9% |
| 18 | 69 福 岡 | 11052 | 1343 | 367 | 12.2% | 15.5% |
| 19 | 58 新 潟 | 8080 | 741 | 437 | 9.2% | 14.6% |
| 20 | 51 札 幌 | 17668 | 1914 | 378 | 10.8% | 13.0% |
| 21 | 68 北 九 州 | 10511 | 910 | 348 | 8.7% | 12.0% |

### 図1　死亡の場所別死亡率経年変化　在宅（自宅＋老人ホーム）

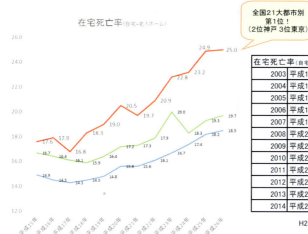

| 在宅死亡率(自宅+老人ホ) | 全国 | 宮城県 | 仙台市 |
|---|---|---|---|
| 2003 平成15年 | 14.9 | 16.7 | 17.6 |
| 2004 平成16年 | 14.5 | 16.4 | 17.9 |
| 2005 平成17年 | 14.3 | 16.1 | 16.8 |
| 2006 平成18年 | 14.5 | 15.9 | 18.3 |
| 2007 平成19年 | 14.8 | 16.4 | 19.0 |
| 2008 平成20年 | 15.6 | 17.2 | 20.5 |
| 2009 平成21年 | 15.6 | 17.3 | 19.7 |
| 2010 平成22年 | 16.1 | 17.9 | 20.9 |
| 2011 平成23年 | 16.7 | 20.0 | 22.8 |
| 2012 平成24年 | 17.4 | 18.3 | 23.2 |
| 2013 平成25年 | 18.2 | 19.3 | 24.9 |
| 2014 平成26年 | 18.5 | 19.7 | 25.0 |

H23震災による死亡数を除いて補正

病院死亡率は逆に低下しており、仙台市は政令指定都市中病院死亡率64.9%と最も低い（図2）。

### 図2　死亡の場所別死亡率経年変化　病院

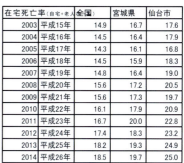

| 病院死亡率 | 全国 | 宮城県 | 仙台市 |
|---|---|---|---|
| 2003 平成15年 | 78.9 | 76.2 | 75.6 |
| 2004 平成16年 | 79.6 | 76.9 | 76.4 |
| 2005 平成17年 | 79.8 | 77.2 | 76.9 |
| 2006 平成18年 | 79.7 | 77.5 | 75.6 |
| 2007 平成19年 | 79.4 | 76.5 | 72.5 |
| 2008 平成20年 | 78.6 | 75.7 | 71.1 |
| 2009 平成21年 | 78.4 | 75.4 | 70.9 |
| 2010 平成22年 | 77.9 | 75.0 | 71.3 |
| 2011 平成23年 | 77.2 | 72.6 | 69.7 |
| 2012 平成24年 | 76.3 | 73.8 | 67.6 |
| 2013 平成25年 | 75.6 | 72.8 | 66.0 |
| 2014 平成26年 | 75.2 | 72.0 | 64.9 |

H23震災による死亡数を除いて補正

5　在宅医療の現状　地域全体の課題

宮城県は第6次地域医療計画において目標とする在宅死亡率を30％としている（表1）。県全体として目標値に達することはかなり困難であろうが、仙台市は平成26年度において25％であり、平成29年度末には目標値に近い数値となることが考えられる。

同じく平成29年度末において、病院死亡率が60％を切ることが一つの目標となろう。

### 図3　死亡の場所別死亡率経年変化　自宅死亡率

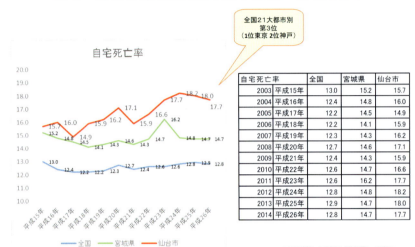

図3は自宅での死亡率であるが、宮城県・仙台市ともに伸び悩み、ピーク時を下回っている。

### 図4　死亡の場所別死亡率経年変化　在宅（老人ホーム）死亡率

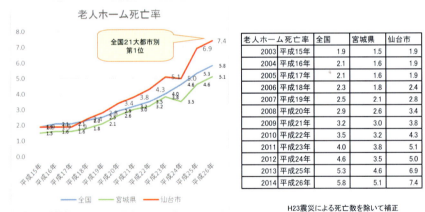

しかし図4に示すように、老人ホームの死亡率は仙台市においては政令指定都市中最も高い（7.4％）。

## 図5　死亡の場所別死亡率経年変化　介護老人保健施設

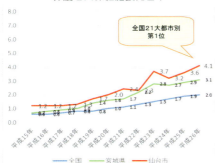

図5は介護老人保健施設での死亡率である。当該施設は『在宅』ではないが、仙台市においては政令指定都市中最も高い。

## 図6　死亡の場所別死亡率経年変化　診療所

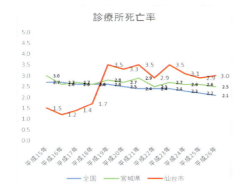

図6は有床診療所における死亡率である。宮城県・仙台市ともに全国平均よりは高い数値を示した。

　県内市町村別の在宅死亡率（表4：平成25年）を見ると、最も高い大河原町（28.4％）から、最も低い涌谷町（4.9％）まで、在宅死亡率の高低差が顕著である。仙台市の在宅死亡者数の多さ（総死亡者数8082名中在宅死2015名）によって県全体の在宅死亡率がかさ上げされていることがよくわかる。

　それに引き換え、石巻市（16.1％）・登米市（15.5％）・気仙沼市（14.8％）・大崎市（14.1％）等、比較的死亡数が多いところなのに在宅死亡率が低いため、県全体の在宅死亡率（19.2％）を下げてしまっている市町がまだまだ多い。

　「最期まで家で暮らしたい。」という県民の希望が叶う市町村と、叶わない市町村の落差がはげしいことがわかる。

表4 宮城県市町村別在宅死亡率 2013年平成25年

| 市町村名 | 死亡者総数 | 老人ホーム死亡者数 | 自宅死亡者数 | 自宅+老人ホーム死亡率 | 自宅死亡率 |
|---|---|---|---|---|---|
| 県全体 | 22,214 | 1,014 | 3,255 | 19.2% | 14.7% |
| 1 大河原町 | 197 | 19 | 37 | 28.4% | 18.8% |
| 2 大衡村 | 68 | 11 | 7 | 26.5% | 10.3% |
| 3 仙台市 | 8,082 | 557 | 1,458 | 24.9% | 18.0% |
| 4 名取市 | 531 | 21 | 98 | 22.4% | 18.5% |
| 5 柴田町 | 383 | 27 | 56 | 21.7% | 14.6% |
| 6 村田町 | 144 | 16 | 14 | 20.8% | 9.7% |
| 7 亘理町 | 357 | 22 | 49 | 19.9% | 13.7% |
| 8 栗原市 | 1,113 | 56 | 162 | 19.6% | 14.6% |
| 9 岩沼市 | 375 | 17 | 55 | 19.2% | 14.7% |
| 10 大郷町 | 130 | 8 | 16 | 18.5% | 12.3% |
| 11 東松島市 | 391 | 19 | 52 | 18.2% | 13.3% |
| 12 富谷町 | 247 | 11 | 33 | 17.8% | 13.4% |
| 13 白石市 | 482 | 21 | 60 | 16.8% | 12.4% |
| 14 多賀城市 | 454 | 14 | 59 | 16.1% | 13.0% |
| 15 石巻市 | 1,693 | 36 | 236 | 16.1% | 13.9% |
| 16 登米市 | 1,155 | 13 | 166 | 15.5% | 14.4% |
| 17 塩釜市 | 619 | 21 | 74 | 15.3% | 12.0% |
| 18 利府町 | 238 | 14 | 22 | 15.1% | 9.2% |
| 19 気仙沼市 | 861 | 24 | 103 | 14.8% | 12.0% |
| 20 七ヶ浜町 | 166 | 6 | 18 | 14.5% | 10.8% |
| 21 大和町 | 251 | 3 | 33 | 14.3% | 13.1% |
| 22 蔵王町 | 205 | 13 | 16 | 14.1% | 7.8% |
| 23 大崎市 | 1,535 | 24 | 193 | 14.1% | 12.6% |
| 24 川崎町 | 142 | 5 | 15 | 14.1% | 10.6% |
| 25 山元町 | 186 | 2 | 24 | 14.0% | 12.9% |
| 26 角田市 | 382 | 7 | 44 | 13.4% | 11.5% |
| 27 松島町 | 188 | 3 | 22 | 13.3% | 11.7% |
| 28 美里町 | 370 | 7 | 41 | 13.0% | 11.1% |
| 29 色麻町 | 98 | - | 10 | 10.2% | 10.2% |
| 30 女川町 | 109 | 4 | 7 | 10.1% | 6.4% |
| 31 加美町 | 352 | 6 | 29 | 9.9% | 8.2% |
| 32 南三陸町 | 183 | - | 18 | 9.8% | 9.8% |
| 33 丸森町 | 250 | 4 | 17 | 8.4% | 6.8% |
| 34 七ヶ宿町 | 32 | 1 | 1 | 6.3% | 3.1% |
| 35 涌谷町 | 245 | 2 | 10 | 4.9% | 4.1% |

## 3. 24時間往診体制（いつでも往診する）の堅持が最も重要である

図7は以下の点で重要なデータである。

図7

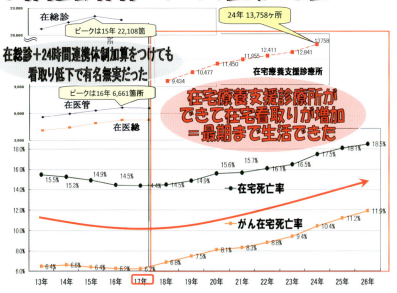

（1）平成17年までは寝たきり老人在宅総合診療料（在総診）に22108カ所もの診療所が登録し、さらに24時間連携体制加算（医師が往診しなくても訪問看護や病院に連絡するだけで済む加算）をつけても、年々在宅死亡率は低下していた。点数だけもらい（収入だけ増やして）実

際には在宅看取りにならない有名無実な診療報酬であった。
（２）平成 18 年から実際に 24 時間の往診体制が義務化された在宅療養支援診療所の制度がスタートしてからは、年々在宅死亡率が向上し現在も上昇している。
（３）以上、過去の教訓から、「24 時間往診が大変！」という声が医師から出たとしても耳を貸してはならない。この声に迎合・妥協すると平成 17 年以前の状態に戻るだけである。
（４）24 時間往診体制は在宅医療の根幹であることを肝に銘ずべし！

　大体、在宅に行きたがらない医師ほど文句をつけるものである。もし、自らの医療の行動範囲に距離や時間の制約があるならば、キチンと療養者・家族に対してその旨を告げ、了承してもらう説明を十分に行なうことのほうが重要である。説明をおろそかにしておきながら、自分の都合のよいように制度を改悪しようとすることは許されない。

## 4.在宅看取りの阻害要因に関する調査

　退院支援計画等は平成 19 年 26.3%（n=213）から、52.9%（n=34）と 2 倍に増加した（p<0.01）。しかし、宮城県の施設のみで比較をしてみると、平成 19 年 61.5% から平成 25 年 52.9% とむしろ減少傾向にあった（図8）。

　地域医療連携室の機能についての医師の評価は、「十分に機能していると思う」が 17.8%（n=213）から、38.9%（n=36）と倍増した（p<0.01）。「思う」と「どちらかというと思う」との回答を合わせると、前回 66.6% が今回 88.9% と、22.3% 高くなった。しかし、宮城県のみで比較をしてみると、「十分に機能していると思う」は、37.0% から、38.9% とほとんど変化はなかった（図9）。

　在宅医療について十分な知識や理解があるかについて、「ある」が 5.6%（n=213）から 16.7%（n=36）に、「どちらかというとある」が 31.0% から 66.7%、「ある」と「どちらかというとある」を合わせると、36.6% だったのが、83.4% と大きく増加した（p<0.05）。しかし、宮城県のみで比較をしてみると、「在宅医療について十分な知識や理解がある」は、18.5% から 16.7%、「どちらかというとある」は、63.0% から 66.6% とほとんど変化はなかった（図10）。

　在宅医療について十分な知識がある医師、看護師は未だ少なく、医師による退院後の説明も、「十分している」が 20.3% から 1 割ほど増えたものの、33.3% にとどまっている。宮城県のみで比較をしてみると、37.0% から、33.3% とやや減っている（図11）。

　「在宅緩和ケアと緩和ケア病棟いずれを第一選択として説明するか」についても、「同等に説明する」が、57.0% から 61.7% でほとんど変化はなかった。宮城県のみで比較をしてみても、61.6% から 61.7% と変化はなかった（図12）。

　在宅適用可能な退院患者の転帰は、平成 19 年調査で「疾病傷病による通院困難者」に対して、約 5 割が転院、約 2 割がそのまま自院で通院し何かあれば入院という結果であり、7 割の方の在宅復帰が叶わないという状況であった。平成 25 年調査では他病院転院の割合が減ったものの、退院施設以外の医師が主治医となって在宅療養を行なう「近医自宅」は、17.1% から 20.2% と、約 2 割にとどまる。宮城県のみでも「近医自宅」は 18.1% から 20.2% とほぼ 2 割のままであった（図13）。

### 図8 退院支援（退院計画）についての病院としての取り組みはありますか

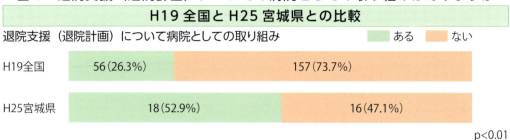

p<0.01

退院支援の取り組みが「ある」と答えたのが前回の26.3%から今回は52.9%と約2倍に増えていた。

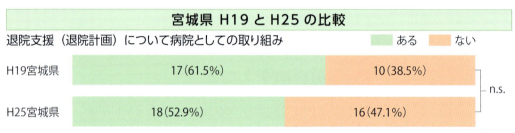

n.s. : not significant

宮城県のみで比較してみると、「ある」が前回の61.5%から52.9%とやや減っていた。

### 図9 在宅復帰支援の過程で、地域医療連携室は十分に機能していると思いますか

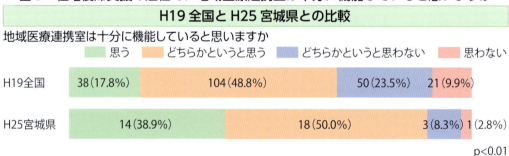

p<0.01

「思う」との回答は前回17.8%に対し、今回は38.9%と増えている。

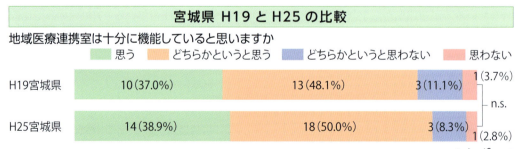

n.s. : not significant

宮城県のみで比較してみると「思う」は37.0%から38.9%とほとんど変化はなかった。「思う」と「どちらかというと思う」の合計は、前回の全国66.6%から今回の宮城88.9%と、22.3%高くなった。

### 図10　先生は在宅医療について十分な知識や理解がありますか

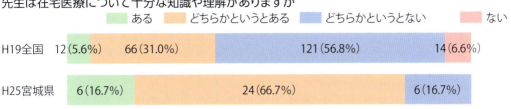

「思う」が前回の5.6%から16.7%と増えており、「どちらかと思う」も合わせると、36.6%から83.4%と大きく増加した。

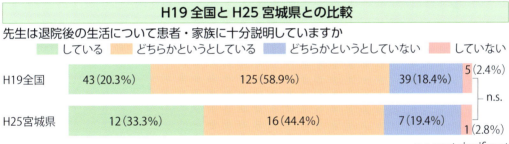

宮城県のみで比較してみると「ある」は18.5%から16.7%、「どちらかというとある」が63.0%から66.7%とほとんど変化はなかった。

### 図11　先生は退院後の生活について患者・家族に十分説明していますか

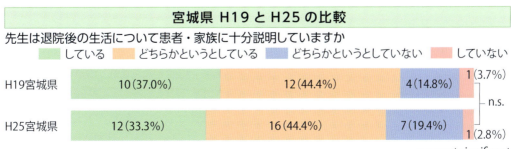

「している」が前回の20.3%から33.3%と増えているが、「どちらかというとしている」も合わせると、79.2%から77.7%と変化は見られなかった。

宮城県のみで比較をしてみると「している」が37.0%から33.3%とやや減っている。

### 図12　A．在宅緩和ケアとB．緩和ケア病棟についての説明をどのようにしていますか

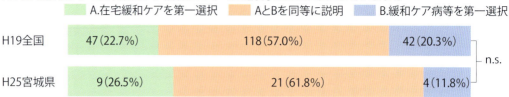

「A．在宅緩和ケアを第一選択、B．緩和ケア病棟を同等に説明している」が57.0%から61.8%でほとんど変化はなかった。

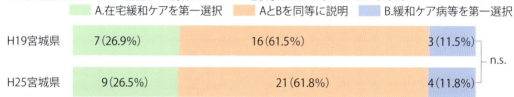

宮城県での比較でも、「A．在宅緩和ケアを第一選択、B．緩和ケア病棟を同等に説明している」は61.5%から61.8%と変化はなかった。

### 図13　在宅適用可能な退院患者の転帰

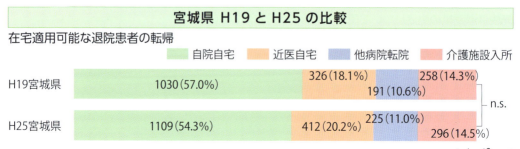

25年度宮城県では、他病院への転院（11.0%）は、全国（48.8%）に比べ、顕著に低下している。その反面、近医に返すのではなく、自院に通院させ続けている割合が多く、病－診連携がいまひとつ改善していない。

25年度宮城県では19年度とほぼ変化なく、他病院への転院は低い傾向が顕著である。これは、全国で最も療養型病床が少ないことが原因の一つと見られる。

## 5. 結論

　6年間経過したが、宮城県では退院先の「近医自宅」はほぼ2割のままで増えていない。病院医師が在宅医師に患者を返さないと在宅看取りは困難であり、退院させても自院に通院させていては、結局、最後は入院して病院死となる。

　在宅緩和ケアと緩和ケア病棟のうち、在宅を第一選択として説明せず、同等に説明する割合は、6年間で変化せずほぼ6割のままである。病院医師が、まず在宅緩和ケアができることを知り、内容を患者家族に説明できることが喫緊の課題である。

　在宅療養支援診療所の動向については、以下のグループに分かれる。

(1) 在宅医療から縮小・撤退しようとしているグループ（縮小・撤退）

　　自身の体力や他院との連携が大変で、縮小、撤退に向かおうとしている。医師自身も高齢化していること、また地方では連携先もなく、高齢の医師が孤立無援になっている恐れがある。

(2) これから在宅医療に新規参入しようとしているグループ（新規参入）

　　他のグループに比べると、認知症、がんについての知識や医療技術の習得を大変だと感じている。在宅医療について相談できる医師も求められており、先輩医師の積極的な支援が望まれる。さらに、多職種との連携も大変と感じており、地域の関係者の支援も必要である。

(3) 在宅医療の予定がないグループ（予定なし）

　　在宅医療についての知識や医療技術の習得が負担になっている。第一歩を踏み出せそうな入門編的な講習会も有効ではないかと考えられる。また、他のグループに比べて、自院の看護職員の確保、訪問看護ステーションとの連携を大変と感じている。医師と看護職員が協働できる体制が整えば、在宅医療に踏み出せる可能性もある、等の違いが見える。

　しかしこの状況でも、在宅死率において宮城県は上位15位であり、仙台市は政令指定都市第1位である。ただし国民の希望（60％）にはまだまだ及ばない。第6次地域医療計画に掲げた目標値（在宅死率30％）に近づく努力が必要である。

　図1に示すように、在宅療養支援診療所が発足してからは在宅死率の年々の向上がある。根幹を成す『24時間往診体制』の堅持こそが、在宅医療引いては国民の希望に沿う在宅看取りにつながることを力説しておきたい。

## 1. 地域全体の課題
# 千葉県

千葉大学大学院医学研究院　細胞治療内科学教授　**横手幸太郎**
千葉大学大学院医学研究院　地域災害医療学寄附講座　**小林一貴**

> ▶ 千葉県は東京都に隣接し人口増加傾向にある都市部と、房総半島一帯の過疎化傾向にある郡部地域を有し、それぞれの地域特性から在宅医療の阻害要因も多様となる。
> ▶ 都市部急性期病院で在宅退院支援を受けた患者・家族において、退院時の主に病状変化等に対する不安は経時的に軽減する一方、経済的な不安は比較的持続する傾向がある。
> ▶ 郡部地域における在宅診療の普及状況は、大病院の有無や輪番体制／診療情報共有システムの整備状況などによって近隣市町村間でも大きく異なっており、それぞれの地域特性に応じた普及対策が必要である。

**KeyWord**　千葉県、都市部、郡部地域、在宅退院支援、満足度アンケート、千葉県医師会、在宅医療にかかる実態調査、自宅等死亡診断率、輪番体制、診療情報共有、地域特性

## 1. 千葉県の特徴と課題

　世界に前例のない高齢化が進展する中、地域における病院の患者診療・収容能力が飽和しつつあることが懸念され、身体機能が低下した高齢者を療養する場として在宅医療の必要性が高まっている。しかし、現在、病院診療から在宅医療への移行は十分円滑に行なわれているとはいえない。病院入院患者が在宅医療へ移行しにくい原因（以下、阻害要因と表す）としては、移行後の経済・介護負担や病状悪化への不安、在宅医療・介護資源の不足などさまざまな要因が想定される。さらに、在宅医療を取り巻く環境は、都市部と郡部など地域によって異なる特性を有し、その普及にはそれぞれに適合した戦略が必要と考えられる。

　千葉県では、今後全国でも有数の高齢者人口の増加が見込まれる中、逆に在宅医療資源の不足が示されている[1]（図1）。加えて首都圏にありながら、人口が急増する都市部と過疎化が進む郡部が共存するという特徴を有している[2]（図2）。

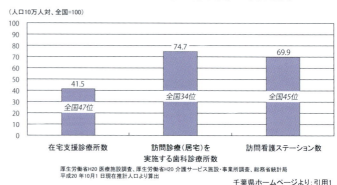

図1　千葉県の在宅医療資源の充足度

厚生労働省H20 医療施設調査、厚生労働省H20 介護サービス施設・事業所調査、総務省統計局
平成20年10月1日現在推計人口より算出

千葉県ホームページより：引用1

## 図2 千葉県の都市部と郡部地域の人口動態

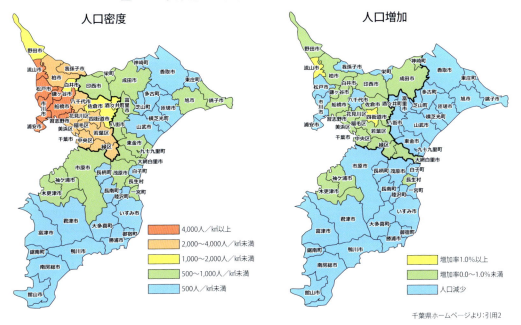

千葉県ホームページより:引用2

　このような背景のもと、われわれは千葉県地域において①在宅退院支援を受けた千葉大学医学部附属病院（以下、当院）入院患者の転帰と背景因子解析及び在宅退院となった患者・家族に対する退院前後の不安要因についてのアンケート解析、そして②千葉県医師会員に対する在宅医療実態調査の地域別サブ解析を行なった。これらのデータより、患者・家族と医療者、そして各地域間の対比という観点から阻害因子について検討した。

## 2.患者・家族側の阻害要因:退院支援対象者のデータベース及びアンケート解析より

　千葉市中心部の急性期高次機能病院である当院に入院し、地域医療連携部の在宅退院支援を受けて退院した患者531例（平均年齢65.5歳、悪性腫瘍患者51.0％）について最終的な退院先及び背景因子を検討したところ、在宅退院できたのは375例（70.6％）であり、他は転院や退院前死亡となっていた。在宅退院できなかった群は、できた群と比較するとやや高齢であり、悪性腫瘍、脳・心血管系及び呼吸器系疾患の割合が高く、支援期間も約2倍長く要していた。

　次に在宅に退院した40歳以上の患者家庭を対象に、「現在もしくは療養終了時」及び振り返りによる「退院時」の満足度（不安感・不満度）を、対比的に5段階評価で回答する形式の郵送アンケートを行なった（有効回答87/342件、25％）。調査項目は、①経済的負担感、②介護負担感、③病状変化への不安、④在宅医療状況への不安、⑤介護サービス状況への不安、⑥事前の説明への満足度、⑦全体の満足度、の7項目とした（図3）。

　「退院時」と「現在」を比較すると、7項目すべてについて有意に不安や不満が改善していた。特に③の「病状変化への不安」は、退院時の不安感が最も高いのと同時に、現在における改善度も

最も大きかった。

一方、①の「経済的負担感」は、退院時から現在へかけての改善度が小さかった。

さらにサブ解析として、3年以上の長期にわたり介護を行なった群と1年未満の短期介護であった群の比較を行なったところ、長期介護群ほど特に経済・介護負担や在宅診療状況への不安に関して改善が乏しく「現在の満足度」が低い傾向が見られた。

**図3 在宅退院支援患者における退院時と調査時の満足度比較**

（平均介護期間 26.3か月 [n=83]）

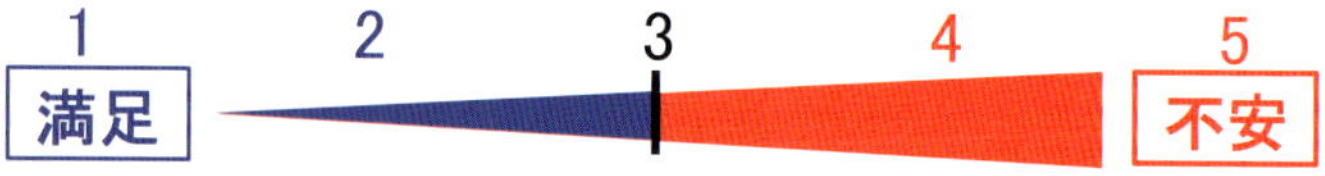

1 満足 — 2 — 3 — 4 — 5 不安

| 質問項目 | n | 退院時平均 | 現在平均 | 変化平均 | Wilcoxon順位和 P |
|---|---|---|---|---|---|
| 経済負担 | 86 | 3.1 | 2.5 | -0.58 | 0.0005 |
| 介護負担 | 85 | 3.6 | 2.6 | -0.94 | <0.0001 |
| 病状変化 | 83 | 3.8 | 2.7 | -1.14 | <0.0001 |
| 在宅診療 | 79 | 3.3 | 2.3 | -0.92 | <0.0001 |
| 介護サービス | 80 | 2.9 | 2.3 | -0.54 | <0.0001 |
| 事前説明 | 85 | 3.4 | 2.4 | -1 | <0.0001 |
| 在宅全般 | 73 | 3.5 | 2.4 | -1.07 | <0.0001 |

原則的に早期退院を求められる急性期病院におけるこれらの検討からは、まず急変リスクを伴う基礎疾患を有し、医療の必要性が高いほど在宅退院が困難になること、そして退院時の患者・家族の懸念も「退院後の病状変化」に対して最も強いことがうかがえた。このことは、同様の全国アンケート調査に基づく既報の中で、自宅療養困難となる主な理由として病状悪化・急変への不安が挙げられていることとも一致する[3)4)]。加えてわれわれのアンケート結果からは、医学的な要素への不安は経験を積むことで軽減されてくる一方、金銭的・体力的な負荷や居宅療養のサポートに関わることは、やはり期間が長くなるほどに負担や不満が積算されていくことが推察された。

また興味深いことに、介護サービスに関しては退院時より唯一3点未満（やや満足傾向）を示しており、現在の満足度も上位であった。このことは、退院支援において介護サービスの事前説明が特に手厚く行なわれていることを反映しているものと考えられる。

これらの結果から、患者・家族の主観的な在宅移行阻害要因である「事前の不安・不満」の軽減を図るには、退院後の具体的な見通しとサポートの提供が有用であると推察される。すなわち退院前の説明において、療養・介護サービス内容はもとより、今後の経験による不安軽減についても十分説明し、かつ長期に及び得るケースには先々のサポート準備を厚くするなど「将来を見通せる支援」が重要と考えられる。

## 3.医療者側の阻害要因:千葉県医師会「在宅医療にかかる実態調査」地域別サブ解析より

一方、医療従事者側に由来する阻害要因とその地域特性について、千葉県内の地域別に解析を行なった。方法としては、地域医療再生基金による事業の一環として平成25年に千葉県医師会が会員医師に対して行なった25項目の「在宅医療にかかる実態調査」[5)]データベースを用いた（有効回答1742/3087件、56.4％）。

在宅診療医がかかりつけ患者の死亡診断書を作成・提出、すなわち死亡を把握した数は、県東部

の郡部に多かった。中でも匝瑳市では、死亡場所が在宅(患者自宅及び介護施設)であったケースが突出して多く、隣接する旭市において逆に病院・有床診療所死亡が多いことと好対照を示した。また、県最南部の安房地区では在宅／病院死亡の両者ともに多いという特徴を示していた(図4)。これら3地域のうち、旭市と安房地区はそれぞれ県内有数の大規模病院(約1000床)を有する一方、匝瑳市の医療機関は小規模病院数件と診療所という構成であった。

そこで次に、これらの特徴的な3地域において在宅医療にすでに従事している医師の割合(千葉県全体では26.5%)を都市部と比較検討したところ、匝瑳市及び安房地区では回答中半数以上の医師会会員が在宅医療に取り組んでおり、この数値は都市部や旭市の約2倍に上った。

また、これらの施設に「在宅医療を行なっていて困る理由」を尋ねたところ、いずれの地域でも「多忙」や「24時間体制」を挙げる医師が多かったが、一方で匝瑳市では他の地域と異なり、「医師や他職種、病院などとの連携の問題」及び「地域の在宅医療資源不足」を挙げた施設がほぼ皆無であった(図5)。さらに"将来的にも在宅医療をやりたくない"と回答した施設にその理由を尋ねたところ、比較的多いのはやはり「多忙」や「他職種不足」そして「健康不安」であったが、匝瑳市では他地域と比べ「馴染まない」が最多で「関心がない」と合わせると過半数を占めており、やはり環境的な阻害理由は挙が

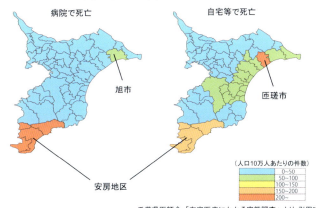

図4 在宅診療医による死亡診断書提出数(平成24年)

千葉県医師会:「在宅医療にかかる実態調査」より:引用5

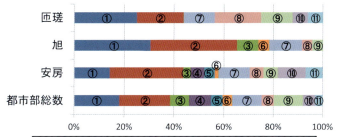

図5 在宅医療に従事していて困る理由

①多忙 ②24時間体制 ③病院連携不備 ④他医師連携不備
⑤他職種連携不備 ⑥地域資源不足 ⑦他職種不足
⑧後継者不足 ⑨有事入院困難 ⑩依頼少数 ⑪その他

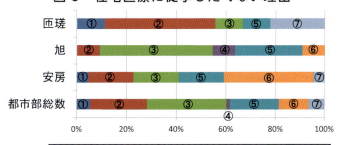

図6 在宅医療に従事したくない理由

①関心がない ②なじまない ③多忙 ④支援なく低報酬
⑤多職種不足 ⑥健康不安 ⑦その他

りにくいという特徴を示した（図6）。

これらの検討から、千葉県の郡部地域における自宅看取りを含めた在宅医療の普及状況は、各地域の背景や特性により近接する地域間でも大きく異なること、その要因としては大規模病院の有無や医療者間連携／在宅医療関連資源の整備状況などの影響が推察された。

調査結果全般からは、医療者側の在宅医療阻害要因として「多忙」、「24時間体制」、「他職種・施設間の連携不足」、「在宅医療関連資源不足」などやはり一般的に問題となりやすい要素が示された。一方匝瑳市では、大規模病院の不在などを背景に、在宅診療で通常問題となりやすい連携や資源の点が比較的整備されて阻害要因となりにくく、結果的に高い従事率を維持している可能性がうかがえた。

実際、匝瑳市ではITを用いて患者情報を共有するシステムを整備し、参加診療所で輪番を組んで24時間在宅診療支援体制を構築・運用している。同市医師会で立ち上げから中心的に取り組んでいる医師らによると、もともと各医療職から患者まで地元出身者が多くを占める小規模コミュニティーであり、さらに各医療職種の間で定期的に相互交流の場を設けるなど「顔の見える関係性」の構築に努めていることが、この体制を地域ぐるみで成功させている要因ではないか、とのことであった。また、やはりイニシアチブを取る医師の存在も重要であるとの印象を受けた。

匝瑳市で認められるこれらの要素は、いずれも地域在宅医療の重要な促進要因と考えられるが、一方で都市部はもとより、郡部地域内でも違う特性を持つ自治体にそのまま適応できるものでもない。本検討では、在宅医療の促進／阻害要因は各地域特性に応じて生じることが示されており、在宅医療を広く促進させるためにはそれぞれの特性を把握し、個々に適切な対応を講じていくことが必要と考えられる。

## 4. 今後の対策と課題

今回の千葉県における検討から、在宅医療の普及を阻害する要因は、患者／医療者といった立場や環境の違い、さらに個々の病状や地域の特性によりさまざまに異なることがあらためて示された。またそれぞれの検討からは、①急性期病院からの在宅退院時における（各種サービス内容や経験による習熟見込みなどの）十分な事前説明や、長期療養対策といった「将来を見通せる支援」、②郡部地域の小規模自治体における、関係者の意欲と「顔の見える関係」に立脚した地域ぐるみの患者情報共有・要事輪番対応システム、などの対策が、在宅医療の阻害要因を減じ、普及を促進する上で有用であると考えられた。

ただし、これらの方策はそれぞれ固有の条件下において有効なものであり、背景が異なれば阻害要因とその対応策もまたさまざまに異なってくる。いずれにおいても、阻害あるいは促進につながる要因を立場ごと、地域ごとにできるだけ客観的に明らかにしていくことが、千葉県をはじめ全国の自治体・地域・医療機関における適切な対策を可能にし、在宅医療の推進につながるものと考える。

また特に千葉県における次の検討課題としては、大規模病院を有しつつ在宅診療従事率も高い安

房地区の特性と環境について分析することで、千葉県の郡部地域における医療体制の一つの参考となることが期待される。

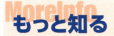
### 参考文献・サイト
1) 千葉県ホームページ：https://www.google.co.jp/url?sa=t&rct=j&q=&esrc=s&source=web&cd=4&cad=rja&uact=8&ved=0ahUKEwjGxZSF57TJAhXJOJQKHWa7Ad8QFggtMAM&url=https%3A%2F%2Fwww.pref.chiba.lg.jp%2Firyou%2Fchiikiiryou%2Fdocuments%2Fsiryou1_2.pdf&usg=AFQjCNFMMIV5F6m75USbeQZTJK5BtDfccg&sig2=F11qYBLT1-_SDRQ5HrKHVg&bvm=bv.108194040,d.dGo
2) 千葉県ホームページ：https://www.pref.chiba.lg.jp/toukei/toukeidata/joujuu/nenpou/2008/index.html
3) 終末期医療に関する調査等検討会（編）：今後の終末期医療の在り方．中央法規出版．pp.61-64．2005．
4) 三浦久幸：在宅医療支援病棟の試み．医学の歩み．239（5）：537-540．2011．
5) 在宅医療にかかる実態調査報告書；平成25年12月：千葉県医師会ホームページ：http://www.chiba.med.or.jp/personnel/cmgsc/ffsurvey.html

## 1. 地域全体の課題
# 大阪府

大阪大学大学院老年・総合内科学教授　楽木宏実
森ノ宮医療大学教授　前川佳敬

> ▶在宅医療が充実するためには、在宅医療を受けている患者の急性期病院への入院をある程度確保する必要がある。しかしながら、急性期病院から入院を断られる事例がある程度存在する。その要因を救急受け入れ病院の立場から明らかにし、対応策を検討した。
> ▶病院における要因として、基礎疾患についての専門医不在、医学的理由、人員不足、退院先を探せないなどがあり、医療より介護が問題となることが多かった。
> ▶在宅医における要因としては、入院目的が不明確である事例、患者・家族に急変時や終末期の対応を説明されていない事例、病状説明がされていない事例、入院の適応がないと考えられる事例の存在が挙げられた。
> ▶患者・家族における要因として、家族の協力が得られない事例の指摘があった。
> ▶これらの結果から、在宅医療の標準化とその周知（研修）の重要性が示され、急性期病院の役割の理解と、在宅患者の入院について目的を明確にし、救急入院要請時に病院と在宅医が相互理解を簡潔に得ることができるシステム構築、患者・家族への啓発活動の対策の重要性を今後の課題として明確にできた。

**KeyWord**　在宅医療、在宅患者、病状急変時、急性期病院、入院確保、入院阻害要因

## 1.調査の背景

　大阪大学医学部附属病院が位置する北摂地域には、1960年代に多数の若い核家族が入居した千里ニュータウンがある。日本初の大規模ニュータウンであり、2010年の高齢化率はすでに30％を超えている。この地域は、大阪府の中でも急性期医療病院が多数開設され、現状で医療過疎的な感覚は医療関係者も地域住民も持っていない。しかしながら、実際には孤立死や老老介護・認認介護が相当数存在し、将来への不安はきわめて大きい。ニュータウン再開発計画に沿って都市構造は新しくなりつつあるが、高齢化の進行が止まるほどではなく、在宅医療をはじめとする新しい医療・介護システムの設計が求められる。

　必要なのは医療施設の整備だけではない。在宅医の増加、在宅医と急性期病院の連携、既存の開業医の医院外医療への参画、医療と介護の連携、住民の啓発などさまざまなことが求められる。被

---
**在宅医療**：在宅で行なう医療のこと。外来・入院についで第三の医療としてとらえられている。
**急性期病院**：急性疾患や慢性疾患の急性増悪などで緊急・重症な状態にある患者に対して入院・手術・検査など高度で専門的な医療を提供する病院。

災地において急性期病院の再整備と同時に進められるべき在宅医療の整備を考える場合、急激な高齢化が進んでいる大阪府の北摂地域における在宅医療の現状と阻害要因、その解決への糸口を調査研究することは有意義である。

調査開始に当たり、事前に大阪大学医学部附属病院と連携のある在宅医に、在宅医療サイドから見た本地域における在宅医療推進の阻害因子について聞き取りを行なった。その結果、在宅患者の病状急変時に、急性期病院で入院受け入れが難しい場合があることを問題点として指摘された（図1）。在宅医療推進には一定のレベルで急性期病院への入院を確保する必要があることは自明である。そこで、その現状を把握するとともに、在宅医からの紹介患者の入院を阻害する要因を明確にし、今後の対応の現実性を検討した。

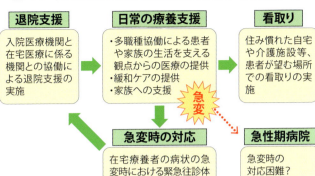

図1．在宅患者の病状急変時における受け入れ

## 2.アンケート調査方法と結果

本学近隣7市の救急受け入れ病院53病院にアンケート調査を実施し、33病院（62%）からアンケート回答を得た。33病院のうち、2次救急指定病院は20病院（61%）、平均病床数は238床（37〜613床）、在宅療養支援病院は1病院（3%）であった。一般病院は13病院（39%）、平均病床数は248床（49〜969床）、在宅療養支援病院はなかった（図2）。

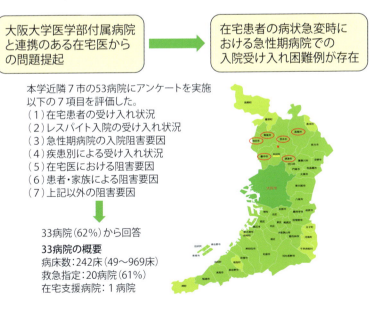

図2．在宅医療展開の障壁調査の背景

---

在宅患者：医療機関に入院せず、自宅で療養している患者。

### (1) 在宅患者の受け入れ状況

　満床の場合を除けば、すべての病院で原則は在宅患者を受け入れる体制であった。救急指定病院（2次）の在宅患者受け入れ状況は、平均12.6件／月（1～35人／月）受け入れていた。今後の受け入れは、現状維持が70%、増やす予定が25%、無回答が5%であった。一般病院の在宅患者受け入れ状況は、平均5件／月（0～20人／月）受け入れていた。今後の受け入れは、現状維持が66%、増やす予定が31%、無回答が3%であった。

### (2) レスパイト入院の受け入れ状況

　病院全体では、16%の病院は受け入れが困難、84%の病院は受け入れる体制であった。2次救急指定病院のレスパイト入院の受け入れ状況は、平均0.7件／月（0～3人／月）受け入れていた。今後の受け入れは、現状維持が70%、増やす予定が5%、減らす予定が5%、今後も受け入れないが20%であった。一般病院のレスパイト入院の受け入れ状況は、平均3.5件／月（0～30人／月）受け入れていた。今後の受け入れは、現状維持が54%、増やす予定が38%、減らす予定が8%であった。

### (3) 急性期病院の入院阻害要因

　病院の施設上の問題として、基礎疾患についての専門医不在（認知症、神経難病、緩和医療など）が一番大きい問題として挙げられた（20件）。次に医学的理由（在宅医や患者の求める医療に対応できないなど）15件、専門医以外の人員不足（医師、看護師）11件、退院先を探せない（介護力や医療処置の理由で在宅に戻せそうにない）9件が、阻害要因として挙げられた。また、在宅患者の受け入れを決定する際の医学的な治療の問題と介護の問題の比重を比較したところ、52%の医療機関で介護の問題の比重が高かった。

### (4) 疾患別による受け入れ状況

　癌の終末期にある患者は、34%の病院で専門医不在のために受け入れ不可であった。認知症患者は、13%の病院は受け入れ不可であり、特に周辺症状があると56%の病院で受け入れは不可であった。ALS患者は、53%の病院は専門医不在などで受け入れ不可であった。ALS以外の神経難病患者も、31%の病院は専門医不在などで受け入れ不可であった。整形外科疾患や脳血管疾患などでADLが極度に低下している患者では、19%の病院は受け入れ不可であった。

### (5) 在宅医による阻害要因

　入院目的が不明確であることが56%と最も多く、患者・家族に急変時や終末期の対応を説明されていないが34%、病状説明がされていないが31%、入院の適応がないが28%と多かった。

## (6) 患者・家族による阻害要因

　入院受け入れを判断する要因として、入院期間、転院先の確保、在宅復帰の環境整備、在宅医の協力、家族の協力、これらの中で優先順位の高い判断材料として94％の病院が、家族の協力が得られないことを挙げた。他に、76％の病院が退院後の在宅での受け入れ態勢が不十分であること、64％の病院で入院期間が長期になった際の受け入れ先確保に対する協力が不十分であることを挙げた。

## (7) 上記以外の阻害要因

　自由記載のアンケート項目で、入院期間が2週間以上や1カ月以上になると入院基本料が下がり、そのような患者が増えると平均在院日数も上がってしまい急性期病棟（10：1）の維持が困難になること、入院期間の長期化、受け入れのために空床を維持することが困難であることが挙げられた。

## 3. まとめ

　在宅医療を普及させるために、今回明らかにできた障壁（図3）の解決に向けて、患者・家族、在宅医、病院に対して、以下のような活動が提案できる（図4）。
① 患者・家族に対して、パンフレットなどを用いた在宅医療に関する啓発活動を行なう。
② 在宅医に対して、入院依頼の際に共通した連絡シートを用いる体制づくりをする。
③ 在宅医と病院の連携会議などを発足させ、講演会などを通して病院勤務医への在宅医療の理解を深める。

図3．急性期病院が考える在宅患者の入院阻害要因

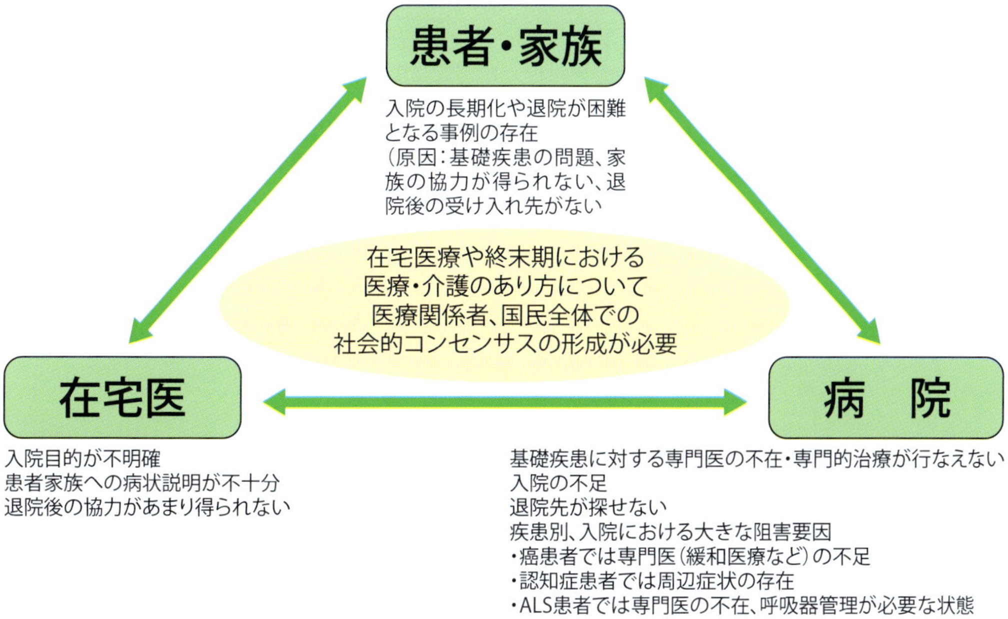

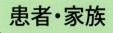

④病院の在宅患者受け入れ可能な条件を明確にする。

　他地域で同様の取り組みをしている例や、本地域でも類似の取り組みとして脳卒中地域連携パスなどがあり、今後、具体的な取り組みも可能と考えられる。これらによって、入院目的が不明瞭な入院を減らし、基礎疾患の専門医が不在でも急性疾患に対応してもらえる体制を病院に構築することで、在宅患者の病状急変時における急性期病院での入院受け入れ困難例を減少できると考える。

　以上の調査検討結果は大阪府北摂地域を対象としたものであるが、地域の高齢化率が進んだ地域を対象としており、被災地の復興における在宅医療の展開で同様の問題を生じることがあると考える。実際得られた結果と課題は、地域の特性だけではないものがほとんどであり、被災地における在宅医療の展開に資することを期待する。

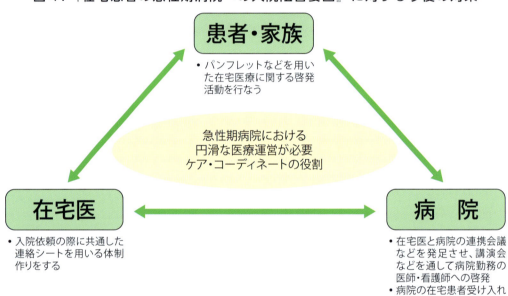

図4.『在宅患者の急性期病院への入院阻害要因』に対する今後の対策

## 2. 僻地における課題
# 広島県を事例として

広島大学医学部地域医療システム学講座講師　服部文子

▶僻地の高齢患者の在宅医療ニーズは高くなく、在宅療養を希望する人の割合は30～40%である。
▶在宅医療について住民の認知度が高いほど、在宅医療を希望する割合は高くなるため、住民への啓蒙活動は在宅医療推進には重要な課題である。
▶僻地では独居の高齢者が多い。独居の高齢患者は自宅での療養を希望する人は少なく、入院での医療を希望する人が多い。
▶僻地では、患者宅へのアクセスが遠く、移動距離・時間が長いため在宅医療を行なう上で効率が悪い。
▶医療スタッフ、介護スタッフともに高齢化が進んでおり、医師のみでなく医療従事者の確保が困難になりつつある。

**KeyWord**　過疎地、在宅医療、意思決定、療養場所の希望、独居高齢者

## 1. 過疎地とは

　全国に過疎地といわれる地域は797市町村あり（全市町村の46.4%）、その人口は日本全体の8%である。過疎地と定義される要件の一つに、高齢化率が32%以上であることが含まれている。過疎地においては、交通の便は悪く、自家用車がないと通常の生活はできない。山の中の、車も通れないような道の先の不便な家に住んでいる人もいる。過疎地の多くの住民にとって、病院までの道のりは遠い。ましてADLが低下した高齢患者であれば、通院そのものが困難である。したがって過疎地の高齢者にこそ、在宅医療は必要であり、そのニーズは高いと考えられがちである。しかし、そのニーズはあまり高いものとはいえないのが現実である。

## 2. 療養場所の希望に関するアンケート調査

　広島県内の東西2カ所の中山間僻地で在宅医療のニーズ及び在宅医療サービスの認知度を調査した。広島県神石高原町は人口約1万弱（総面積381.8km$^2$ 人口9,678人、高齢化率45.4%）で農業を主産業とした地域である（図1）。医療機関は3施設あり（病院1、個人開業医院2）、訪問看護ステーション2、入所可能な介護施設6（特養2、老健1、グループホーム3）である。一方の広島県山県郡北広島町は総面積646.2km2、総人口約19000人であるが、そのうち芸北地区は人口約3000人弱で林業、観光業（スキー場）を主産業とする山間地で、そこには2診療所が存在す

るだけで入院施設はない。この二つの地区の特徴として、入院可能な病院の有無、そして在宅医療サービスの充実度の違いがある。

北広島町芸北地区では、積極的な在宅医療推進が行なわれており、啓蒙も盛んな地区である。同地区の雄鹿原診療所に現診療所長が平成13年に赴任した際には、芸北地区の住民のほとんどが、自宅から遠い地区外の医療施設で亡くなっていた。そのことを問題視した診療所長は、積極的に在宅医療を推進した。地区内

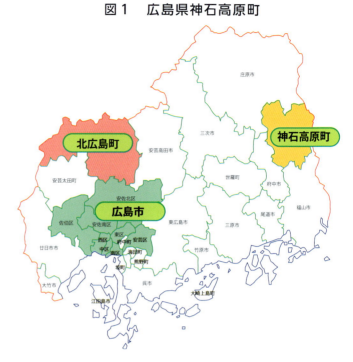

図1　広島県神石高原町

にある介護施設（特養）のベッドを利用し、自宅で看きれない場合は施設で、介護を主体とした終末期医療と看取りの体制を構築し、実践した。また、地区内外で在宅医療、終末期に関する講演活動を実践し、その結果4年後には、15％前後だった地区の在宅看取り率は54％と驚異的に増加し、全国でも有数の在宅看取り率を誇る地区となった。したがって同地区は在宅医療推進が進んでおり、住民への啓蒙も十分になされた地区と考えられる。

一方、神石高原町では、唯一の入院施設である町立病院が訪問診療を行なっているものの、常勤医不足のため、原則往診はしない。病状悪化の際には入院を勧めることが多い。

この二つの過疎地において在宅医療サービスの認知度と療養場所の希望を問うアンケート調査を行ない、結果を比較した。

## 3.アンケート調査の結果

神石高原町で行なった調査（有効回答数1059）では、訪問診療・訪問看護といった在宅医療サービスを、実際に利用したことがある、あるいは知識として知っている人は全体の51.8％、内容を知らない人、あるいは全く知らない人は48.2％（図2）と、在宅医療サービスの認知度については、対象者の約半数が認知しており、半数は知らなかった。

また療養場所として自宅を希望する人は全体の26.9％であり、42.6％の人が病院での療養を希望していた。在宅療養を希望し、それが実現可能と答えた人（全体の12.3％)のうち68％の人は訪問看護・訪問診療といった在宅医療サービスについて知っているか、あるいは利用したことがあると答え、その割合は全体より高かった。このことから在宅医療サービスの拡充や啓蒙が在宅療養

を希望する患者を増やすことにつながる可能性があると結論づけた。

　その後、芸北地区を在宅医療サービスの充実と啓蒙という介入がなされた地区として、同様に自身の療養場所の希望を問うアンケートを行ない（有効回答数315）、神石高原町での結果と比較した。芸北地区では、訪問看護・診療といった在宅医療サービスを知っていると答えた人は約80％であり（図2）、同地区における啓蒙活動の結果によると思われた。一方、在宅療養を希望する人の割合は36.4％と、神石高原町で行なった調査よりは多かったが、40％に満たない結果であった。

　療養場所として病院を希望する人の割合は、神石高原町42.6％、芸北地区では18.5％　と異なったが、地域に入院可能な病院があるかどうか、すなわち地域の医療環境が療養場所の希望に影響していると考えられた。

　広島県の中山間過疎地という限られた地域での調査ではあるが、いずれの調査においても在宅医療のニーズは高くなかった。さらに、この結果から在宅医療に関して国民を啓蒙し、それが国民に浸透したとしても、国民がそれを希望する割合はそれほど高くならない可能性が高いと推察せざるを得ない。

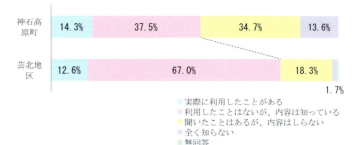

図2　訪問看護・訪問診療の認知度

## 4. 一人暮らしの高齢者のニーズ

　高齢社会白書では、毎年一人暮らし高齢者の増加を報告している。過疎地域においては、多くの若い世代は遠く離れた都会で仕事や家庭を持って生活しており、高齢者のみの世帯は多い。神石高原町においては、高齢のみの世帯は全体の44％であり、高齢者単身世帯は全体の約25％に及ぶ。平成24年に神石高原町で行なった調査では、独居の人は他の家族構成の人に比べ、自宅での療養を希望する人は少なく13.2％にすぎず、50％以上の人が病院での療養を希望していた（図3）。その人たちからは、「一人では家におれない」、「介護してくれる者がいない」といった不安の声が上がっていた。

　平成27年度には独居高齢者は推計600万人を超えるとされているが、おそらく在宅医療のニーズは同様に低いであろうと予想される。現在の医療介護の体制であれば、実際にはADLが低下した独居高齢患者ができるだけのサービスを

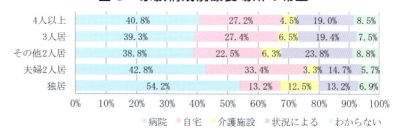

図3　家族構成別療養場所の希望

受けながら在宅で過ごすことは可能である。しかし、それを本人の希望なく、無理に押し付けることはできないし、するべきでない。在宅医療の充実を図るさまざまな施策が推進されているが、一方で、在宅での療養を望まない人々が安心して療養できる場所も、在宅医療と同様に模索され、その場所づくりが推進されるべきであろう。

## 5.僻地におけるその他の課題

### (1)在宅医療を支える人材の不足
　人口減少が止まらない過疎地においては、特に若者世代は都市部に出ているか、在住にしていても勤務先は都市部であることが多い。医療施設、介護施設においても、スタッフの高齢化が進んでおり、医師に限らず看護師や介護士も常に人材不足の状態である。

### (2)非効率性
　過疎地においては、人口密度が低く、病院と患者宅、患者宅間の距離は非過疎地に比べてはるかに長く、移動に時間がかかる。患家まで20km以上の距離を30分以上かけて訪問することは稀ではない。訪問診療・訪問看護は半日で3件程度が限度である。これは在宅介護サービス事業者においても同様で、移動にかかる時間が長い。すなわち1件当たりのコストは高いはずなのだが、介護・診療報酬はそれを反映していないという問題がある。このことは過疎地における在宅医療の障壁になっていると思われる。

# 第6章

# 被災地の課題とそこから得られた知見

被災地における地域医療の現状 ································································ 234
　　　　　　　　　　　　　　国立長寿医療研究センター在宅連携医療部長　三浦久幸
在宅被災世帯の支援から得たもの（石巻市）············································· 240
　　　　　　　　　　　　　　　　　　　　　医療法人社団鉄祐会理事長　武藤真祐
　　　　　　　　　　　　　　　　　　　　　医療法人社団鉄祐会管理部　塩澤耕平
在宅療養患者の被災（釜石市）································································ 246
　　　　　　　　　　　　　　　　　　　　釜石ファミリークリニック院長　寺田尚弘
仮設住宅における高齢者の健康・生活機能調査······································· 253
　　　　　　　　　　　　　　東北大学加齢医学研究所老年医学分野准教授　冲永壯治
離島における認知症高齢者の支援 ···························································· 260
　　　　　　　　　　　　東京都健康長寿医療センター研究所研究部長　粟田主一
居宅介護支援事業所················································································· 266
　　　　　　　　　　　　　　東京都健康長寿医療センター研究所研究員　菊地和則
死を見すえた在宅医療推進のために························································· 275
　　　　　　　　　　　　　　　　　　　　　　　　日本大学医学部助教　三澤仁平
復興のまちづくりと高齢者の健康増進····················································· 283
　　　　　　　　　　　　　　　　　東京大学大学院医学系研究科准教授　近藤尚己
気仙沼の地域医療と生活ケアの"進化" ················································· 289
　　　　東京都健康長寿医療センター研究所『気仙沼支援医療・福祉関係5団体』代表　髙橋龍太郎
被災高齢者の被災後の生活への適応について·········································· 295
　　　　　　　　　　　　　　　　　　　　　　　株式会社政策基礎研究所　大塚理加
高齢者の閉じこもり―被災地仮設住宅の調査結果から―···························· 301
　　　　　　　　　　　　　文京学院大学人間学部心理学科准教授　山﨑幸子

# 被災地における地域医療の現状

国立長寿医療研究センター在宅連携医療部長　三浦久幸

▶東日本大震災後の在宅医療・ケアのニーズを探るために、①被災3県における自治体、地域包括支援センター、社会福祉協議会、及び住民へ、在宅医療や介護についてのニーズと意識調査、②被災地からの要望に基づき、調査及びデータ分析による支援、③被災地の在宅医療の支援状況の記録と、事例分析・質的分析による課題抽出を行なった。

▶被災地の仮設住宅、みなし仮設の高齢者には、「身体機能の低下」、「認知症等精神疾患」、「閉じこもり」など、震災後、年単位の時間が経過してなお、健康面、社会生活面、社会経済面、地域環境面において、多くの課題が存在する。

▶「閉じこもり」の調査では、13.7％に認められ、平常時の地域高齢者の割合に比して高い。また、生活機能の低下については仮設住宅以外での住民についても生じていた。

▶被災地で在宅医療が有効に機能するためには、病院機能を充実させ、救急医療を含む地域医療の構築が何よりも重要である。

▶これらの対応には見守りや虚弱高齢者の早期発見、閉じこもりに対するソーシャルネットワークの構築等、フォーマル、インフォーマルサポートによる地域包括ケアの充実が必要である。日常の地域包括ケアの構築が、震災時の対応にも最も有力である。

**KeyWord** 東日本大震災、被災地、地域包括支援センター、社会福祉協議会、仮設住宅、閉じこもり、ソーシャルネットワーク、地域包括ケア

## 1.東日本大震災の被災地調査の目的

　研究班全体では、在宅療養の阻害要因を包括的に抽出し、被災地の課題と合わせ、解決への論点整理を行ない、系統的知識、実技、連携など、統合的在宅医療推進のノウハウの集大成を行なう。被災地の在宅医療体制の課題を明確にし、地域高齢者に対する地域性に配慮した的確な医療体制の構築のあり方を検討することを目的とした（表1）。

　研究班は以下のように3グループで構

表1　東日本大震災の被災地調査の目的

目　的
被災地の在宅医療体制の課題を明確にし，
地域高齢者に対する地域性に配慮した
的確な医療体制の構築のあり方を検討する．

研究グループ
グループ1：被災地全体の在宅医療・ケアのニーズを探る．
　　被災3県における自治体，地域包括支援センター，社会福祉協議会，及び住民への在宅医療や介護についてのニーズおよび意識を調査
グループ2：地域高齢者の実態把握と適切な介入方法を探る．
　　被災地からの要望に基づき，調査及びデータ分析による支援
グループ3：被災地の在宅医療事例から，在宅医療の課題を探る．
　　①被災地の在宅医療の支援状況の記録
　　②被災地の在宅医療の事例分析，質的分析から今後の課題を抽出

成した。グループ1：被災地全体の在宅医療・ケアのニーズを探ることを目的とし、被災3県における自治体、地域包括支援センター、社会福祉協議会、及び住民への在宅医療や介護についてのニーズと意識を調査した。グループ2：地域高齢者の実態把握と適切な介入方法を探る。被災地からの要望に基づき、調査及びデータ分析による支援を行なった。グループ3：被災地の在宅医療事例から、在宅医療の課題を探る。被災地の在宅医療の①支援状況の記録、②事例分析・質的分析から今後の課題の抽出を行なった。

## 2.各被災地調査グループの調査内容

### (1)グループ1

①被災地における在宅医療・ケアの適切な利用に関する調査
対象：被災3県の全地域包括支援センター・社会福祉協議会・自治体
調査方法：郵送。
調査内容：仮設住宅等の設置状況や高齢者の実態、高齢者のニーズや社会資源、権利擁護の必要性等の質問紙調査

②被災地の医療と暮らしに関するWeb調査
対象：被災3県に在住する20歳～74歳までの住民4000名。
調査方法：Web調査。
調査内容：在宅医療及び医療システムに関する意識の統計的社会調査。

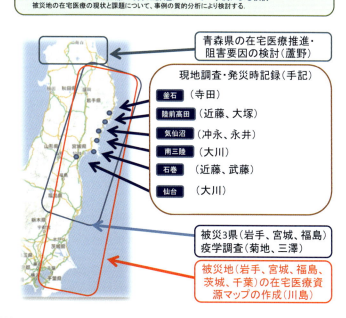

図1　被災地調査グループの調査内容

---

地域包括支援センター：平成17（2005）年の介護保険法改正で制定され、各区市町村に設置された、地域住民の保健・福祉・医療の向上、介護予防マネジメント、虐待防止などを総合的に行なう機関。社会福祉士、保健師、主任ケアマネジャーが配置され、それぞれの専門性を生かして連携しながら業務に当たる。

## (2)グループ2

被災地の医療機関や自治体、先行している研究チーム等との協力により実施。

①石巻仮設住宅調査:地域住民の健康状態を把握したい医療機関と共同実施。

　対象:石巻市開成仮設住宅南境第7団地の住民

　調査方法:留置法

②石巻市住民調査:他機関や自治体との共同研究。これまで自治体で実施した調査データを用い、保健施策への貢献を目的とし、データの地図化を実施。

③陸前高田市住民調査:他機関や自治体との共同研究。自治体の要望で保健施策への貢献を目的とし地図化を実施。

④仙台市(発災1カ月後)、南三陸町(発災7カ月後)における生活機能の観点での調査

⑤宮城県石巻市網地島において、島に暮らす認知症高齢者の在宅支援体制の構築を目的にケース検討会議、面接と訪問による相談を実施。支援期間は、平成23年11月8日より平成25年3月31日。

## (3)グループ3

①被災地における医療支援について

　震災直後の被災地への医療支援者の手記による、主に震災直後の在宅医療の現状の把握。

②被災地における在宅医療の現状と課題について―事例による検討―

　被災地の在宅医療の現状と課題について、事例による質的分析により検討した。

# 3.各被災地調査グループの調査結果

## (1)グループ1

①被災地における在宅医療・ケアの適切な利用に関する調査

　仮設住宅・みなし仮設等に居住する高齢者が支援を必要とする理由として、「身体機能の低下」、「認知症等精神疾患」、「閉じこもり」の三つが多くなっていた。地域包括支援センター調査の結果からは、仮設住宅・みなし仮設等が設置されていると、虐待を受けている高齢者や成年後見を必要とする高齢者がいるという回答が多くなることが明らかとなった。被災地の地域包括ケアについては、市町村、地域包括支援センターはうまくいっていると回答したが、社会福祉協議会はうまくいっているかどうかの評価がわからないとする回答が最も多かった。

②被災地の医療と暮らしに関するWeb調査

　調査期間は、2013年2月6日から2月12日であった。インターネット調査業者に登録されて

---

みなし仮設:一般的に「仮設住宅」というと、災害発生後に応急的に設置されるプレハブ住宅を指すが、東日本大震災では、プレハブの応急仮設住宅の設置に加えて、国や地方自治体が民間の賃貸住宅を借り上げ、被災者に応急仮設住宅として提供する対策が進められた。被災者が自力で賃貸住居を見つけて入居した場合でも、仮設住宅に準じたものと見なした。これらの賃貸住宅が「みなし仮設」と呼ばれている。

いるモニター4,689名へ調査依頼を行ない、回答者数2,160名であった（回収率：46.1％）。
医療制度満足度・社会意識について、現在の医療制度に半数以上の対象者が満足していた。現在の生活に満足している対象者は44％であり、8割以上の対象者が今後の生活に不安を感じていた。現在の健康状態は8割の人がよいと回答したが、1割は、精神的健康がよくない状態であった。過去1年間に医療機関を受診した頻度は、「月に1回程度」「年に数回」合わせて65％程度であった。往診や訪問診療などの在宅医療を経験したことのある対象者は1.8％のみであった。県別分析については、宮城県に居住する対象者は、他の県に比して、近くに医療機関があることに対する安心感を覚えていた。今後の医療で重要と感じている項目は、いずれの県においても、夜間休日診療救急医療体制や高齢者施設の整備であった。
年齢階級別分析については、若年者層に比して、高齢者層が医療提供に対して安心感を覚えていた。最期まで自宅で療養できないとする理由は、若年者は経済的負担、高齢者は介護家族負担を主な要因としてあげた。地域診療所と病院との連携や在宅医療の整備に関しては、高齢者が重要性を認識しているようだが、他の年代ではあまり重要な項目としては考えていない状況であった。

## (2) グループ2

被災地の医療機関や自治体、先行している研究チーム等との協力により実施。

石巻市内の仮設住宅での調査からは、中年齢層で社会参加が際立って乏しく、心理的不安を抱えている者が多いことがわかった。同地域での高齢者を対象としたより詳しい留め置き・訪問調査からは、震災後、年単位の時間が経過してなお、健康面、社会生活面、社会経済面、地域環境面において、仮設住宅で生活する高齢者に多くの課題が存在することが明らかになった。精神的ストレスについては、宮城県岩沼市で2012年春に行なわれた調査と調査結果が類似しており、いまだ多くの人が強いストレスを感じていることが示された。さらに、終末期における療養のあり方に対して、仮設住宅居住者がどんな要望を持っているかについて貴重なデータが得られた。同仮設住宅での閉じこもりについての調査では、13.7％に認められ、平常時の地域高齢者の割合に比して高かった。栄養状態調査では、食環境に関する困難者は見られず、肥満、過体重の問題を抱えている人が多かった。

現在、さらに宮城県気仙沼市（本吉、唐桑地区）の仮設住宅調査のため関係期間との調整を行なっている。

陸前高田市で実施している訪問による悉皆調査（全数調査）からは、社会的に孤立しており、多量飲酒をしている住民を同定できる等、公衆衛生活動上有益なデータが得られることがわかった。

仙台市（発災1カ月後）、南三陸町（発災7カ月後）における生活機能の観点での調査からは、生活不活発病を主な原因とする住民の生活機能の低下が認められた。このような生活機能の低下は仮設住宅の住民だけでなく、津波の直接的な被害のなかった場所の自宅生活者にも生じていた。今後の在宅医療においてはＩＣＦ（国際生活機能分類＝WHOが提唱する健康状態を系統的に分類するモデル）を基本とする統合モデルとしての考え方が重要である。

また、宮城県石巻市網地島において、島に暮らす認知症高齢者の在宅支援体制の構築を目的にケー

ス検討会議、面接と訪問による相談を実施した。毎月１回のケース検討会議と、必要に応じて実施される島内診療所での面接相談及び高齢者宅への訪問を行なった。平成23年11月8日〜平成25年1月22日までに15回のケース検討会議を開催し、実人数20例の認知症関連疾患を有する高齢者の支援を行ない、医療資源が乏しい過疎高齢地域における認知症高齢者の在宅支援モデルの構築を試みた。

また、研究班では今後起こり得る大規模複合災害における在宅医療・介護のあり方等について、これまで示されてきた災害医療の基本理念を補完する分類（被災地域分類：一次被災地域、二次被災地域、安全地域）を提案した。その分類に沿って「在宅療養支援ＭＡＰ」と「災害時医療介護ＭＡＰ」の使用法を検討した。

### (3) グループ3

被災地における医療支援について

震災直後の被災地への医療支援者の手記によって、主に震災直後の在宅医療の現状の把握を行なった。さらに、被災地における在宅医療の現状と課題について、事例による検討を並行して行なった。これらを通じて、被災直後にかかわらず、地域医療の構築が何よりも重要であることが示された。特に在宅医療を継続し支えていく病院機能が重要であることも示された。

一方で、病院の負担軽減や、病院に受診できない人に対しての在宅医療の重要性が明らかであった。さらに被災地支援の多職種を統合するコーディネーターが必要であることも示された。

## 4.調査結果から得られた課題と対策

グループ１の、被災地における在宅医療・ケアの適切な利用に関する調査では、①仮設住宅・みなし仮設等に居住している高齢者を対象とした介護予防、認知症予防、社会参加を促進すること、②仮設住宅・みなし仮設等に居住している認知症高齢者等への虐待の防止、成年後見制度の活用などの権利擁護活動を推進すること、③住宅（入所施設を含む）や経済的問題など、生活基盤を支えるための社会資源の整備を進めること、④高齢者の生活を支えるためのネットワークを強化して、地域包括ケアをより一層推進させることが重要であると考えられた。

また、Web調査を通じて、①県や地域の年齢構成を踏まえ、被災状況に合わせた医療提供体制を整備すること、②被災地において、自宅で最期まで療養できるには、本人へのケアだけでなく、介護者や家計に対する支援を行なうこと、③被災地の在宅医療や地域医療を推進するためには、若年者への啓発など住民に対する理解を求めることが重要であると考えられた。

グループ２では、震災後年単位の時間が経過してなお、健康面、社会生活面、社会経済面、地域環境面において、仮設住宅で生活する高齢者に多くの課題が存在することが明らかになった。このことから、今後長期にわたり的確な調査を実施しつつ、必要な支援策、街づくり政策を実施していき、その成果の評価と新たな課題の抽出に役立てていく必要がある。

また、被災地の事例検討により明らかになったのは、被災直後にかかわらず、地域医療の構築が

何よりも重要であることだ。特に在宅医療を継続し支えていく病院機能の重要性や、被災地支援の多職種を統合するコーディネーターの必要性が示された。

　調査結果をこれからの活動に生かすためには、見守りや虚弱高齢者の早期発見、閉じこもりに対するソーシャルネットワークの構築等、フォーマル、インフォーマルサポートによる地域包括ケアの充実が急がれる。日常の地域包括ケアの構築が、震災時の対応に最も有効なのである。

# 在宅被災世帯の支援から得たもの（石巻市）

医療法人社団鉄祐会理事長 **武藤真祐**
医療法人社団鉄祐会法人管理部 **塩澤耕平**

- ▶東日本大震災後、筆者らは医療不足が深刻であった石巻市に医療拠点を設置して、在宅医療を提供している。
- ▶行政・医師会などとの連携のもと、在宅医療・介護の情報連携を通したチームケアの実現にも取り組んでいる。
- ▶在宅被災世帯の支援から得られた知見をもとに、高齢者の健康・生活を包括的に支えるプラットフォームづくりも試みている。
- ▶すべての取り組みにおいて、ICT技術を活用している。

**KeyWord** 超高齢社会、在宅医療、ICT、情報連携、在宅被災世帯、アセスメント、コミュニティ支援、石巻、地域包括ケアシステム

## 1. 東日本大震災後の祐ホームクリニックの取り組み

　2011（平成23）年3月11日の東日本大震災では、多くの尊い命が奪われた。この歴史的災害に、私たちは在宅医療の提供、在宅医療と介護の連携、並びに在宅被災世帯の生活復興に取り組んできた。私たちの石巻での活動を報告することで、一層の被災地復興、さらには災害医療の発展に少しでも役立つことを願っている。

　医療法人社団鉄祐会祐ホームクリニックは、2010年1月東京都文京区に開設された。2016年4月現在、東京は文京区と練馬区、墨田区そして宮城県石巻市に4診療所を構え、延べ患者数は約3,000人、現患者数は950人を超える。開業後、地域の高齢者の様子、特に社会的孤立状態を目の当たりにした私たちは、「年を重ねても安心して暮らすことのできる地域コミュニティモデルの創造」に取り組むことを決め、一般社団法人高齢先進国モデル構想会議を2011年1月に設立し、活動を開始した。その矢先、2011年3月に東日本大震災が起きた。

## 2. 在宅医療が求められていた石巻

　震災時、宮城県石巻市では街の沿岸部をはるかに越えて津波が押し寄せた。2011年5月時点で、石巻では100カ所以上の避難所で、約1万人が避難生活をしていた。そして、医療が必要であっても、主治医不在になった人、服薬が途絶えている人、車を流され通院困難となった人などが多く見られた。すでにその頃には、高齢者の身体機能も認知機能も相当低下していることが見受けられ、慢性期医療の需要の高まりが予想された。

また震災によるショックからのうつ、PTSD 等の心の問題が表面化し始めていた。これらの問題に対して、アウトリーチ型の医療が求められていた。これらの状況から、在宅医療の需要はかなり高いことは明らかだったが、地域医療も大変な打撃を受けており、高まる需要に応える医療提供は困難であった。

私たちは、医師会や開業医、病院、介護事業者、行政等と相談を重ね、その結果、自らが在宅医療診療所を開設することがベストと判断した。とはいえ、開設までには解決しなければならない問題が山積しており、2011 年 9 月 1 日に「祐ホームクリニック石巻」を開設できたのは奇跡的といっていい。現在は 200 人余りの患者さんへ在宅医療を提供している。

石巻の診療所の患者さんの中には、仮設住宅に住んでいる人、グループホームなどの高齢者施設で診療を受けている人などさまざまだ。震災という衝撃に加え、長い避難生活や転居を余儀なくされたことで身体・認知機能が低下している人も少なくない。市内の基幹病院である石巻赤十字病院から紹介された患者さんの中には、癌ターミナル期を自宅で療養することを希望する人も多い。

被災して自分の家に二度と戻ることができない患者さんもいる。しかし、仮設住宅であっても、そこを「自宅」ととらえ、安心している患者さんの顔は明るい。終末期の場所は、わが家でなくとも、自分の自由な意志が尊重される空間であることが大切なのだ。

## 3.在宅診療へICT の活用

開業当初は、24 時間 365 日の在宅医療体制を敷くために、多くの支援医師のサポートを受け、バトンリレーのように診療体制をつないでいった。現地採用した職員も不慣れな中、何とか実施できたのは、もちろん、力強い支援医師やスタッフの努力である。そして、それを支える東京都文京区の祐ホームクリニックからの医師やマネジメントスタッフの長期派遣、教育も含めたノウハウ移転、そしてICT の活用が背景にあった。ICT は、電子カルテ、在宅医療支援 SaaS を活

図 1

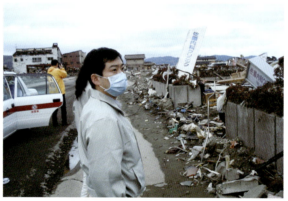

---

PTSD:Post Traumatic Stress Disorder(心的外傷後ストレス障害)の略称。強烈な精神的ストレスや事件がダメージとなり、時間がたってからも、その経験に対して強い恐怖を感じるもの。震災などの自然災害、火事、事故、暴力や犯罪被害などが原因になるといわれている。(引用:厚労省 HP http://www.mhlw.go.jp/kokoro/know/disease_ptsd.html より)
アウトリーチ型:Outreach (手を伸ばす行為)という意味で、ビジネスや福祉などの支援の方法で使われる。福祉分野では、施設などに利用者が訪れる形の支援でなく、居宅訪問や関連機関連携により支援機関側から対象者に対してアプローチする方法のこと。
ICT:Information Communication Technology (情報通信技術)の略称。パソコンや携帯電話などの端末のことではなく、インターネットや SNS など通信での情報交換を前提とした情報システム、及びサービスのことを指す。
在宅医療支援 SaaS:SaaS (サース)とは Software as a Service (サービスとしてのソフトウェア)の略。主にネットワークを介して業務に必要なシステム機能を利用できるサービスのこと。これにより、サーバーを個別に保有する必要がなく、設備投資やサーバーメンテナンスの手間が大幅に軽減される。Salesforce などがこの一例である。在宅医療支援 SaaS は 2012 年に医療法人社団鉄祐会と富士通株式会社が共同開発した在宅医療に特化した業務支援システム。患者管理、スケジュール管理、ルート作成など在宅医療業務に特化した SaaS 型のオペレーションシステム。

用した。特に在宅医療支援SaaSは、スケジュールやルートの作成、患者管理や書類の作成、日々のタスク管理など、「医療の質の担保」、「医師の負担軽減」、「オペレーションの最適化」、「リスクマネジメント」の観点から大変有益であった。

### 図2 当医院では院内ICTシステムの構築から開始した

診療現場と事務スタッフの業務連携を促進し、「医療の質向上」「オペレーションの最適化」「リスクマネジメント」を目的とした、ICTシステムを積極的に活用した在宅医療のオペレーションを実現した

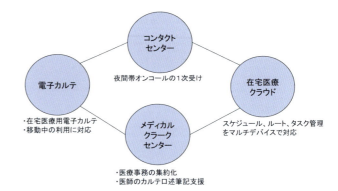

## 4.在宅医療・介護のチームケアのためのICT情報連携

　さらに、在宅医療は診療所単独では成り立たない。患者さんが安心して療養生活を送るためには、多職種での連携が不可欠だ。具体的には、訪問看護ステーション、保険薬局、ケアマネジャー、訪問ヘルパー、また急性期病院との情報連携、高齢者施設の場合にも同様にケアマネや介護職員など、関連する多くの医療と介護事業者と患者情報を共有した上で、それぞれの専門性を持って患者さんを包括的に支えていくことが望ましいあり方である。

　そこで私たちは、在宅医療・介護領域の多職種による情報連携に取り組むこととし、2012年8月より、連携先の医療・介護事業者とともに活動を開始。その後、参加事業者が増え、認知度や期待が高まるにつれ、地域包括ケアシステムの一翼を担い得るものとして、より公益性・中立性・透

### 図3 多職種・患者・家族間の情報連携ICTシステムを構築した

■高齢者を支えるために必要な在宅医療・介護情報ネットワーク(Care Network to Patients)

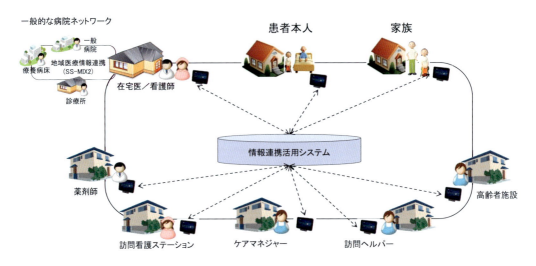

総務省 平成24年度補正予算「ICT超高齢社会づくり推進事業」として石巻市で実施

明性が高く、地域に開かれた組織となる必要が出てきた。

　そこで行政や医師会や基幹病院等と相談を重ねた結果、これまでの実績が評価され、2014 年 7 月、「石巻在宅医療・介護情報連携協議会」が発足した。本協議会は、石巻市医師会員を中心に、地域の医療・介護事業所が運営を担う。地域の医師会、薬剤師会、歯科医師会、また市や保健所等もオブザーバー参加することで、地域の医療政策と密接に連携をしながら推進をしていく体制となっている。今後は、石巻市の地域包括ケアシステム構想の在宅医療・介護分野の核となり得る強固なネットワークを目指したい。

## 5.在宅被災世帯の健康・生活を支えるRCI

　震災の直後、宮城県石巻市では 5 万人の人が自宅に甚大な被害を受けた。その多くが、応急仮設住宅や民間賃貸仮設住宅へ転居したが、被災住宅での生活を続ける人も数万人規模で存在していた。これら「在宅被災世帯」は、自宅が（行政の判定区分による）「全壊」「大規模半壊」であってもなお居住していた。多くの家で情報網・ライフラインが寸断されて、危険な状態にあった。

　これらの人々は、在宅医療だけでは到底支えることはできなかった。医療や介護のみならず、生活を支えなければならなかった。そこで、診療所開設から 1 カ月後の 2011 年 10 月、看護師や社会福祉士、NPO と連携し、在宅被災世帯への支援を開始した。具体的には、「石巻医療圏 健康・生活復興協議会（略称 RCI）」を設立、石巻市及び女川町において、津波被害を受けた世帯を一戸一戸訪ね、住民の健康面、生活面のアセスメント訪問を実施した。住民の情報は専門家によって包括的に精査され、支援要否を判定していった。

### 図 4　支援が届いていない在宅被災世帯を訪問し、サポートした

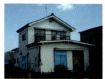
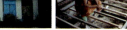

## 図5　コミュニティ再生活動を実施、住民による継続の仕組みをつくった

心身の回復のための「地域とのつながり構築」活動を実施

- 交流の場への誘いだし、または役割依頼を通じて、孤立懸念者を交流の場へ引き出す
- その過程で活動の担い手となる人材（住民）を発掘、育成する
- 行政、NPO、住民とで機能を補完し合い地域コミュニティ再生活動の仕組みを構築する

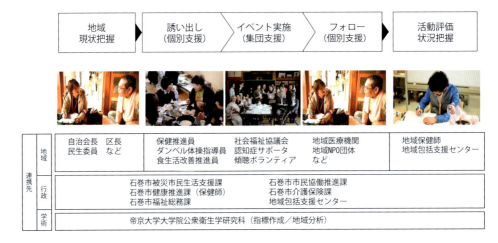

その結果、さまざまな在宅被災世帯の状況が浮かび上がってきた。精神的な自覚症状や身体的な症状が発生している、疾患があるのに通院や服薬が途絶えている、介護サービスが途絶えている、などの健康面・介護面での問題が多く見られた。また、失職や二重ローンといった経済的問題、職や住まいの課題、家族・コミュニティを喪失して一人では立ち直るのが困難など、多様なソーシャル問題も浮かび上がった。

これらに対して、医療や介護、福祉の面から、サポートを行なった。物資支援、買い物支援、通院の移動手段支援、コミュニティ支援などの生活サポートも行なった。アセスメントの活動は10月から2013年3月まで1年半続いた。全体で、約2万世帯を訪問し、約1万世帯のアセスメントを行なった。そしてそのうち3分の1の世帯が専門家の支援を必要としていた。

2013年4月からは、アセスメントを通して浮かび上がってきた「コミュニティから孤立」の問題に取り組んだ。地域の保健師と連携して住民の孤立が懸念されるコミュニティに対する介入を行ない、健康づくり・つながりづくりを中心とした地域コミュニティ支援を行なってきた。このとき大切にしたのは「自立」である。地域が地域の力で地域を支えるような仕組みをつくりたいと、「担い手づくり」を主眼に関わってきた。これまでに15以上のコミュニティの立ち上げを支援し、そのうち5団体は、すでに住民が活動主体となり自走をしている。

---

地域コミュニティ：地域にあるつながりを形成する単位のこと。地域の自治会やボランティア活動などがこれらを担うものとして期待されている。これらが有効に機能している地域は、平時は比較的住民の心身が健康であり、災害時の復興も早いという研究もある。
http://csx.sagepub.com/content/44/1/30.short (Daniel P. Aldrich)

## 6.平時よりの持続可能な仕組みづくりで緊急時に備える

　石巻の経験から、高齢社会を支える仕組みをつくる私たちの活動に対して「本来ならば、行政の職務ではないか」との指摘を多数受けた。平時であればそうかもしれない。しかし今回のような想定外の大惨事に対応できるように行政の仕組みがつくられているかといえば、必ずしもそうではない。さらに、これから未曾有の**超高齢社会**に突入するわが国では、住民が抱える問題は多岐にわたり、それらに対応できるよう行政の仕組みがより手厚く、幅広くなっていくかというと、現在の国の財政状況から考えにくい。それならば、民間が、行政の仕組みを補完する役割を担うほかない。

　長寿国家日本において、年を重ね、身体・認知機能が低下した高齢者の生活を支えるためには、医療や介護サービスのみならず、住まいや移動、食事、そして社会参加や生きがい提供など、心豊かに活力ある生活を送るためのサポートが必要である。そのためには在宅医療を中心に、医療・介護・生活を含めたサポート**プラットフォーム**を確立し、孤立しがちな高齢者とその家族が求めるサービスを、持続可能な仕組みで提供していく社会システムを構築しなければならない。それが「高齢先進国モデル」につながる。

---

**超高齢社会**：人口の21％以上が65歳以上である社会のこと。日本は2013年時点で25％である。国際連合の調査によると、アジア諸国の先進地も急速に高齢化が進行する。特に、韓国・タイ・シンガポールも2030年には超高齢社会になると推計されている。

**プラットフォーム**：Platform（土台）のこと。さまざまな仕組みを一つの共通の土台のもとで、有機的に組み合わせて使うことを示している。たとえば、在宅患者を中心としたプラットフォームがあれば、医療・介護の状況を鑑みて、食事や運動のサービスメニューを変えることができるようになる。

# 在宅療養患者の被災（釜石市）

釜石ファミリークリニック院長　寺田尚弘

> ▶ 在宅療養患者の被災状況の分析及び被災症例から明らかとなった被災超急性期の課題について、そして、その後の仮設住宅期における在宅医療の需要、看取りの場としての仮設住宅の課題について述べる。
> ▶ 自宅で津波の直接被害を受けた在宅療養患者の死亡率は、一般住民の死亡率を大きく上回っており、在宅療養患者が災害弱者であることを改めて認識する必要がある。
> ▶ 震災後の仮設住宅期では、震災後1年程度は被災者の新規在宅医療申込み者数は減少したが、その後上昇に転じた。生活環境の激変に伴う緊張の限界と心身の疲弊が原因と考えられる。
> ▶ 同じ被災者でも自宅療養者と仮設住宅療養者では看取りの場に大きな差が見られ、仮設住宅での看取りには困難な要因が存在することが明らかになった。

**KeyWord**　在宅医療、東日本大震災、被災、災害弱者、筋萎縮性側索硬化症（ALS）、仮設住宅、看取り

## 1.在宅療養患者の被災状況

### (1)直接被災による生死を分けた要因について

　在宅療養患者の多くは高齢者であり、その中でも要介護度の比較的高い患者、すなわち日常生活に際して何らかの支援や介護を必要としている人々のような群にあっては、今回の大震災のような突発的、大規模な災害に際して迅速な避難行動が困難であったであろうことは想像に難くない。事実、当時当院より在宅療養を受けていた患者は市内に307名おり、うち発災時浸水地域にいた患者は98名であったが、98名中57名が救命され、41名が死亡した。市内の在宅療養患者総数に占める死亡者の割合は13.3％に上り、当時の釜石市の人口に占める死亡者割合2.6％を大きく上回っている。在宅療養患者が一般に比べ大規模災害においては弱者であることがわかる（表1）。

表1　当院在宅療養患者の被災状況

| 総数 | 被災した患者数 | | |
|---|---|---|---|
| | | 救命された数 | 死亡した数 |
| 307 | 98 | 57 | 41 |
| 在宅療養者総数に占める死亡数の割合 | | | |
| 13.3％ | | | |
| 人口 | 死者・行方不明者数 | | 死亡率 |
| 39,996 ※1 | 1,041 ※2 | | 2.6％ |

※1：平成23年2月
※2：平成24年11月

要介護度：介護サービスの必要度を区分したもので、病気の重さと必ずしも一致するものではない。必要度が小さい段階から大きい段階へ、要支援1, 2、要介護1～5の7段階に区分される。

次に被災在宅療養患者の生死を分けた要因を「年齢」、「要介護度」、「直近の海岸線から被災場所（自宅）までの距離」に設定し調査した（表2）。

要因の上段「全体」は釜石市内全体を表しているが、市内に散在する浸水地区の地理的条件のバイアスを避けるため、「鵜住居・片岸地区」を抜き出したものが各要因の下段である。

表2　被災住宅療養患者の分析

| | | 救命された患者 | 死亡した患者 |
|---|---|---|---|
| 人数 | 全体 | 57 | 41 |
| | 鵜住居・片岸地区 | 33 | 17 |
| 平均年齢 | 全体 | 87.9 | 83.4 |
| | 鵜住居・片岸地区 | 84.3 | 84.4 |
| 平均介護度 | 全体 | 3.2 | 3.3 |
| | 鵜住居・片岸地区 | 3.3 | 3.4 |
| 海から自宅までの平均距離(m) | 全体 | 526 | 684 |
| | 鵜住居・片岸地区 | 1,081 | 1,249 |

図表2で見られるとおり、直接被災した在宅療養患者の平均年齢、平均要介護度に関して、救命された群と死亡した群には差は見られなかった。それ以外の要因として「海から自宅までの平均距離」を設定したが、予想に反して「全体」及び「鵜住居・片岸地区」両方において死亡した群は、救命された群に対して平均距離は長かった。なぜ海からの距離が長い方がより死亡率が高かったのかについては、明らかにできなかったが、十分な距離があるとの思いから避難行動の初動が遅れ、すなわち「ここまで津波はこない」という思い込みがあったことを数人の当事者から聴取した。

さらに平均要介護度では救命群と死亡群に有意な差は生じなかったが、要介護度別の内訳を要介護3～5に関して調べたところ、要介護3、4に比べ要介護5の死亡率が高いことがわかった（図1）。要介護3、4の患者と要介護5の患者の避難行動には、その困難さに差異が存在することが推測された。

これは当たり前の結論に見えるが、要介護3や4と要介護5との開きの大きさは考察すべきである。一つは、要介護5とは要介護4を超える要介護度を一括したものであるという意味であり、実質要介護7や要介護9は存在するはずである。防災・減災の指標として要介護度を用いるかどうかは別として、どのレベルまでであればどのような援助で救命が望めるかの研究は、要介護度に代表される生活機能評価のさらなる分析、この場合でいえば要介護5のさらなる検証が、避難を介助する介護力との相対評価の中で検証されることが必要だ。

また死亡者数41名のうち要介護3～5の患者は28名、要介護2以下は13名であった。ある程度ADLは保たれていると考えられる患者も死亡者数の32％を占めるという事実は、生死を分けた要因が要介護度のみに依存しないことを示している。身体的避難能力のみならず、後述するような避難の必要性を認識する能力の欠如もまた生死を分けた要因である。

図1　被災在宅療養患者の介護度別救命率

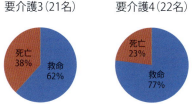
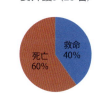

要介護3（21名）　要介護4（22名）　要介護5（25名）

## (2)直接被災した在宅療養患者に関わる特記事項

### ①主介護者の死亡

死亡した在宅療養患者41名に関して、主介護者死亡について調べたところ、患者の要介護度が上がるにつれて主介護者死亡も上昇していることがわかった（図2）。患者の避難行動の介助に際しての死亡かどうかは把握できなかったが、患者介護度との相関関係が推測される結果となった。

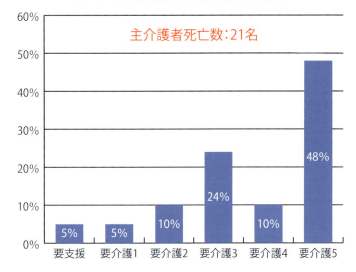

図2　介護度別主介護者死亡割合
主介護者死亡数：21名

### ②独居世帯、老老世帯、認認世帯の被災

在宅療養患者死亡のうち、独居、老老、認認世帯の死亡も散見された。日常生活動作の点からは避難行動が不可能ではないと考えられる症例もあり、いくつかの要因は今後の課題である。

問題は正確な情報が世帯にもたらされていたかどうかである。地震後の停電下で、情報源はラジオや防災無線であった。ラジオをつけることができたか、防災無線が聞き取れたかどうかも今後の重要な問題であるが、いずれにしてもそこでは客観的な事実と避難を促す警報が繰り返し伝えられていたはずである。避難行動を取らなかった高齢者には、客観的情報の意味するところと、それに基づいて次に自分がとるべき行動の間に介在する判断に、迷いや誤りが生じていた恐れがある。

彼らの避難行動の判断材料の一つに「近隣周囲の状況把握」が加えられていたかどうか疑問である。最も重要な情報は自分たちが即座に家を出て逃げるべき対象となっているかどうかであり、これには近隣周囲の協力が不可欠ある。「逃げろ！」という声掛けが奏功した状況も多くあったことを考えると、高齢者の迷いや判断ミスを補強し得るものとしての地域の力は、重大な意味を持つ。

ただし、誘導や救助は、それを行なう人のリスクを増大させ得ることは前掲の図2のみならず、救助に戻ったが故に帰らぬ人となった話が枚挙に暇がないことでも明らかである。助かるべき人が落命しないために、救助者の避難行動に関するガイドライン等について、次の大災害の前に提示されるべき緊急の課題である。

## (3)症例から抽出された課題

在宅療養患者の実際の被災事例を検証することで浮かび上がる課題を抽出してみる。

---

主介護者：要介護者を主に介護する人。配偶者、子、子の配偶者の順に多く、この三者で約6割を占める（平成22年厚生労働省『国民生活基礎調査』より）。

## <症例>

患者：66歳　男性
疾患：筋萎縮性側索硬化症（ALS）
経過：平成11年発症・確定診断となり、入院治療を経て平成15年自宅退院。退院後より訪問診療が開始された。胃瘻を用いた栄養、人工呼吸器、在宅酸素療法が施行されており、ADLは要介護5の寝たきり全介助の状態。コミュニケーションは不能。
主介護者：妻
自宅：持ち家　直近の海岸線から約1300 m内陸側に立地

## <災害訓練>

　平成15年より定期的に自宅で災害訓練を実施してきた。主治医、ケアマネ、訪問看護師、リハビリ、救急隊、人工呼吸器機器会社等が参加し、「夜間に起こった突然の停電」を想定し、停電発生時の家族の行動手順の確認、非常用電源等の機器の接続・動作確認、主治医、訪問看護師への連絡及び救急要請までを実施項目とした。救急隊とは搬出路の確認などを行なってきた。

## <3.11　被災の経過①>

13：30：当院より訪問診療（〜13：45）
14：30：作業療法士が訪問し、リハビリ開始。
14：46：強い揺れ、直後より停電。介護者及び作業療法士で訓練どおりの手順を実施。人工呼吸器の外部バッテリーの接続、在宅酸素の緊急用ボンベへの接続を完了し、正常な稼働を確認ののち、救急要請。
15：10：救急車到着。

## <3.11　被災の経過②　15:10〜>

- 救急隊3名、介護者（妻）、作業療法士の5名で搬送準備を開始するも、外で待機していた救急隊員より津波の襲来を告げられる。
- 患者をストレッチャーに移したところで屋内浸水が始まる。
- 救急隊は介護者を2階に誘導、作業療法士は患者と呼吸器が流されないように保持していたが、患者が水没すると同時に津波にのまれる。2階へと流れ込む水流に乗ってかろうじて避難。
- 直後より家が流され始め、道路を挟んだ向かいのビルに衝突して止まるも、家の圧潰が始まる。
- 救急隊は衝突したビルに乗り移り、次いで作業療法士も避難。
- 最終的に患者、介護者ともに死亡。

## <当症例から抽出される課題>

- 定期的な非常時訓練、発災時望み得る最大のマンパワーをもってしてもなすすべもない災害があり得る。

---

**筋萎縮性側索硬化症（ALS）**：進行性の神経難病で、筋力の低下を伴い、進行すると上下肢の機能障害、構音障害、嚥下障害、呼吸障害などが生じる。
**胃瘻**：経口摂取が困難な患者に対し、腹壁経由で胃に瘻孔を作成し、チューブを留置した上で食物や水分、薬剤を流入させる方法。
**在宅酸素療法**：慢性呼吸不全など酸素を十分に取り込むことのできない患者に、自宅で酸素供給機器を用いて行なう治療。

- 災害訓練の前提、設定が今回の規模を想定していなかった。そもそも実施されてきたのは「停電時訓練」であって、大災害を想定した「自主避難訓練」ではなかった。停電は復旧にせよ電力会社の自家発電機の到着にせよ、遠からず解消するものと考えており、それゆえ最終防衛ラインをアンビューバッグ（手動で人工呼吸を行なうバッグ）や救急搬送においていた。
- 救急搬送によらない自主避難を考えた場合、人工呼吸器をはじめとした機器類を使用する患者のための避難マニュアル策定には多くの障壁がある。バッテリーの持続時間の改善や軽量化、仮に避難所までたどり着いたとしても、その避難所のインフラ整備、その避難所からのヘリ搬送の可能性など課題は山積している。
- 現状、この症例のような重症度の患者がこの規模の災害に遭遇した場合、介護者や関連職種が準拠すべき指針は存在していない。

## 2.仮設住宅期における在宅医療の需要と看取りの場

### (1)仮設住宅期における在宅医療の需要

　震災により失われたものは「アイデンティティ」「つながり」「場」であると考えてきた。個に付随するものを「アイデンティティ」と表し、関係性に付随するものを「つながり」と表した場合、コミュニティを含めた「つながり」もまた「場」に包摂される概念であろう。復興がこれらの再構築であることを考えると、シンプルな表現でありながら「アイデンティティ」や「場」は、人が生活していくために欠かすことのできない本質的な基盤である。そして健康もまたこれらの上に成りたっていることは、健康の社会的決定要因の概念を持ち出さずとも現場にて明白な事実である。

　発災以降の劇的な生活環境の変化の中で、被災地の在宅医療の需要がどのように変化したかを調査した。調査は直接被災者のみならず、医療費の自己負担分が減免されている世帯を対象とした。

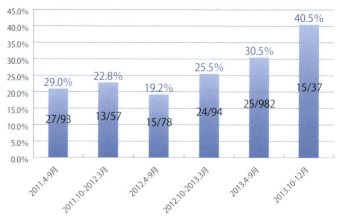

図3　平成23年4月〜25年12月（6カ月毎）訪問診療申込者数に占める被災者の割合

　発災直後の平成23年4月から平成25年12月までの2年9カ月の間に、当院の訪問診療を申し込んだ患者数は441人であり、うち119名

---

健康の社会的決定要因：人々の健康状態を規定する社会的条件。平和や住居、教育、収入など。
医療費の自己負担が減免されている世帯：①住宅が全半壊、全半焼またはこれに準ずる被災をした方　②主たる生計維持者が死亡したり、重篤な傷病を負った方　③主たる生計維持者が行方不明である方　④主たる生計維持者が業務を廃止・休止した方　⑤主たる生計維持者が失職し、現在収入がない方　⑥原発の事故に伴い「警戒区域」、「計画的避難区域」及び「旧緊急時避難準備区域」に関する指示の対象になっている方　⑦特定避難勧奨地点に居住しているため、避難を行なっている方

(27%)が被災者であった。

図3は平成23年4月以降6カ月ごとの訪問診療申し込み患者に占める被災者の割合の推移を見たものである。震災後1年から1年半で最も需要が少なくなり、その後徐々に上昇している。被災に伴う生活環境の変化や仮設住宅環境における患者本人の心身の廃用進行と、それを支えてきた介護者の心身の限界が通院困難をきたし、訪問診療につながったと考えられる。

## (2) 看取りの場としての仮設住宅

平成23年4月から平成25年12月までの間に訪問診療を開始した被災患者119名の申し込み時点での療養場所は、自宅が47名、仮設住宅（<u>みなし仮設住宅</u>を含む）が43名であった。同期間内に自宅療養被災者の19名、仮設住宅療養被災者の15名が死亡した（図4）。図5は自宅療養被災患者と仮設住宅療養患者の死亡場所を調べたものである。19名の自宅療養被災患者のうち自宅死亡は10名（53%）であったのに対し、15名の仮設住宅療養患者のうち仮設住宅での死亡は3名（20%）であった。物理的な療養環境の劣悪さ、介護者の心身の負担のみならず、そもそも自宅と異なり仮設で療養を継続する、あるいは死を迎えることに対する心理的・精神的違和感、抵抗感が患者にも家族にもそして医療者にも存在した結果と考えられる。

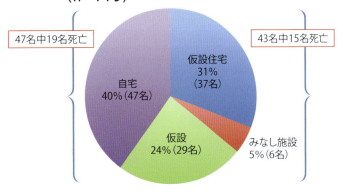

図4 平成23年4月〜25年12月 訪問診療申し込み時の被災者の療養の場（n=119）

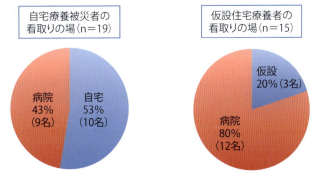

図5 震災後訪問診療を開始した被災患者の看取りの場

（仮設にはみなし仮設住宅を含む）

# 3. 被災地の復興と地域包括ケアシステム

在宅療養患者の被災について、急性期及び仮設住宅期の課題をいくつかの視点からまとめた。通院困難な在宅療養患者は同時に災害に対して弱者であり、大規模な災害時の避難を想定した療養に課題は多いことが明らかになった。また震災は健康がどのような環境のもとに成り立っているのか

---

みなし仮設住宅：被災者が入居する、仮設住宅に準じるものとみなされた民間の賃貸住宅。

を、われわれに知らしめる機会となった。被災地の健康課題は年を追うごとに新たな局面を見せる。さまざまな社会課題と渾然一体となっており、解決すべき裾野の広大さを感じずにはいられない。被災地における地域包括ケアシステムの構築は、復興を内包してはじめて意味を持ったものとなるのであり、その実現に努力する必要がある。

# 仮設住宅における高齢者の健康・生活機能調査

東北大学加齢医学研究所老年医学分野准教授　**冲永壯治**

> ▶東日本大震災の犠牲者は高齢者が多くを占める結果になった。これは日本の超高齢社会を背景とした、新「弱者刈り取り現象」である。その後の仮設生活においても、同様の現象が危惧された。
>
> ▶本調査から、仮設に暮らす高齢者の健康・生活機能の諸問題が、地域間の比較によって浮き彫りになった。Physical health と mental health において比較的良好な地域には、地域で支える伝統的なソーシャル・キャピタルが根づいていた。在宅医療を展開するに当たり、このような地域の資源を発掘・活用・発展させて協働することが成功のポイントであろう。
>
> ▶3年間の調査を通じて、高齢者が次第に仮設生活に順応する様子も一部で認められた。しかし、次に待つのは災害公営住宅への移住であり、やっと仮設生活に慣れてきた後の、地域ネットワークのリセットが待っている。災害公営住宅では都市型の生活様式となり、隣近所という概念が希薄になる。災害公営住宅でいかに在宅医療を推進して高齢者の生活の質を保つかという課題は、高齢化が加速する日本の大都市においても同様であり、奇しくも被災地が未来の超高齢社会のモデルとなっている。したがって、ここに蓄積された知見をもとに災害公営住宅の高齢者に介入して、よりよい道を拓いていく試みは極めて重要な意味を持つ。

**KeyWord**　東日本大震災、大規模災害、応急仮設住宅、災害公営住宅、在宅医療、基本チェックリスト、ソーシャル・キャピタル、地域包括ケアシステム

## 1. 津波災害の超急性期と急性期における高齢者

　阪神淡路大震災では圧死・焼死が多く、東日本大震災では溺死が多かった。死因の違いはあるものの、どちらの震災においても犠牲者の多くは高齢者であった。超高齢社会のわが国では「弱者刈り取り現象」の標的は高齢者となる。この直接死因が問題となる超急性期の次は急性期、すなわち避難初期である。東日本大震災後の避難所では、劣悪な衛生環境に置かれた高齢者にさまざまな健康問題が生じた。現在の超高齢社会における、医療・福祉あるいは家族や地域社会といった高齢者の在宅を支えているシステムが一挙に崩壊した結果、そのような事態が避難所で起きてしまったのである。避難所が受難所でもあったことは、在宅を可能としているその基盤が実は大変重要な役割を演じていること、そしてそれは必ずしも盤石なものではないことを物語っている。

---

**弱者刈り取り現象**：大規模災害では逃げる力が弱い者が犠牲になる。これを「弱者刈り取り現象（harvesting effect）」という。弱者とは一般的には乳幼児や女性、高齢者を指すが、超高齢社会では高齢者が多数となる。

# 2.仮設住宅における高齢者の健康・生活機能調査

## (1)大規模災害後の慢性期としての"仮設期"

　「弱者刈り取り現象」は本来大規模災害の超急性期に起こるものとされてきたが、その現象の第2波が避難所で生じた。そして第3波が慢性期である仮設生活にも生じることは、阪神淡路大震災からの報告で予想できた。しかし地震災害と津波災害との相違から、どのような問題が生じるかは未知であり、東日本大震災後の仮設に暮らす高齢者を対象とした観察研究は欠くことはできない。その研究の目的は、①その先にある災害公営住宅での生活の質と健康管理の確保に有用な介入手段を提示し、②そして高齢化のトップランナー日本が将来豊かな国であるための手立てを探ることである。

## (2)仮設在住高齢者を対象としたコホート研究の概要

> 調査機関：東北大学、気仙沼市
> 対 象 者：東日本大震災後に宮城県気仙沼市が設置した仮設住宅に住む65歳以上（津波到
> 　　　　　来時）の高齢者すべて
> 調査期間：平成24～26年度、各年度に1回、計3回調査
> 調査方法：①アンケート調査（留め置き調査）、②握力測定、③認知機能調査

　第1回調査時において、調査対象者は2,149名であり、そのうち参加に同意をした方は1,576名（73.3％）であった。第2回の調査協力者は1,214名、第3回調査では1,060名であった。この間に全体の仮設人口は減少しており、それを反映する数値となっている。

　アンケート調査に用いたアンケート票は震災後、東北大学大学院医学系研究科が実施した「東日本大震災被災者の健康状態等に関する調査研究」に用いたアンケート票を基に作成したものであり、A4版で15ページのボリュームで、包括的に高齢者を評価できるように工夫されている。留め置き調査であり、調査員がアンケートを回収する際、左右2回ずつ握力を測定する。また別の日に仮設集会所等において認知機能調査を実施した。方法はMSP（物忘れ相談プログラム）と称される、タッチパネルを用いた信頼度の高い認知機能スクリーニングテストである。

## (3)第1回調査における横断的解析結果
### ①地方社会の多様性
　気仙沼市は333平方キロメートルで東京23区の半分強の面積を有し、人口は6万8千人程度で高齢化率は33％である（平成25年度統計）。平成の市町村合併も加味して、気仙沼市の仮設地域を特徴のある以下の4地区に分類した。

---

**コホート研究**：特定の集団を長期間、追跡調査する疫学研究の手法の一つ。
**留め置き調査**：調査員が対象者を訪問し、調査票の記入を依頼。後日再訪問し、調査票を回収する調査方法。再訪問の際、記入内容を確認したり、新たな質問をすることもできる。

ⓐ気仙沼市街地区は産業の中心地であり、遠洋・沖合漁業の一次産業を基盤として冷凍・加工・流通等、二次・三次産業が発達している。

ⓑ本吉地区は気仙沼市街地区の南側に位置し、古くは金山で栄えた。現在は養殖などの沿岸漁業や農業が盛んである。

ⓒ唐桑・大島地区はそれぞれ半島・島嶼であり、さまざまな漁業が盛んであるが、アクセスの点で負担が大きい。

ⓓ岩手県地区は、気仙沼市街地区に仮設地が不足したため、その地区で遠隔地に移住できる被災者が入居した。したがって比較的健康な群といえるが、住み慣れない県外に暮すことを余儀なくされた状況でもある。

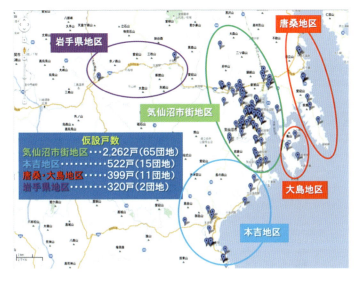

図1　気仙沼市が設置した応急仮設住宅の地区分布
（ポイント表示は仮設設置場所を表す）

以上の4地区間で高齢者の健康・生活機能の特徴を探索した。各地区間で、年齢、性別に関する有意差は認めず、backgroundとしては比較的均一な集団であった。

## ②基本チェックリストによる4地区間の比較

高齢者の健康状態を、介護予防マニュアル「**基本チェックリスト**」によって9項目、すなわち手段的ＡＤＬ（3項目）、社会的ＡＤＬ（2項目）、運動（3項目）、転倒（2項目）、栄養（2項目）、口腔機能（3項目）、閉じこもり（2項目）、認知症（3項目）、うつ（5項目）の評価を試みた。チェックされた項目が多いほど"問題あり"となる。

統計学的有意性を見てみると、運動項目において岩手県地区が良好で、唐桑・大島地区がそれに続いていた。前述の通り、岩手県地区の高齢者は比較的健康状態がよい群であると思われるが、社会的**ADL**が低い傾向にあり、孤立や引きこもりといった問題が危惧された。栄養項目においては唐桑・大島地区が優れていた。本吉地区においてうつ傾向が見られたが、この地区の被災者には農業従事者が比較的多く、先祖代々の農地を手放さざるを得ない農家もあった。

---

基本チェックリスト：市区町村が実施する「介護予防事業（地域支援事業）」において、要介護認定で非該当（自立）の人や要介護認定を受けていない人で、介護が必要となる可能性があると予想される人に対して行なうもの。自己記入して項目別の合計点が一定以上となった場合、最寄りの市区町村窓口や地域包括支援センターに行くよう指示する。リストは9項目、25の細項目から成り、包括的に高齢者の生活機能をチェックできる。

ADL：Activity of daily living（日常生活動作）。日常生活を営む上で実際に繰り返し行なっている行為・行動のことで、「できる」行為・行動ではなく、実際に「している」ことを指す。具体的には食事、排泄、整容、移動、歩行、入浴など。手段的日常生活動作（Instrumental Activity of daily living =IADL）は日常生活を送る上で必要な動作、ADLより複雑な、買い物や洗濯、掃除などの家事、金銭管理、服薬管理などを指す。

<各機能に特化した評価法による地区間の検討>

　アテネ不眠尺度において唐桑・大島地区でよい傾向がみられたが、ストレス・不安の尺度であるＫ６においては有意差をもって唐桑・大島地区が優れていた。運動機能の指標であるMSF（Motor Fitness Scale）では岩手県地区、唐桑・大島地区が有意に優れていた。なお、認知機能を表すMSP値に関しては、各地区間で有意な差は認められなかった。

③唐桑・大島地区を特徴づける社会的背景

　上記の解析では、唐桑・大島地区において、身体的精神的に健康・生活機能が優れている傾向が

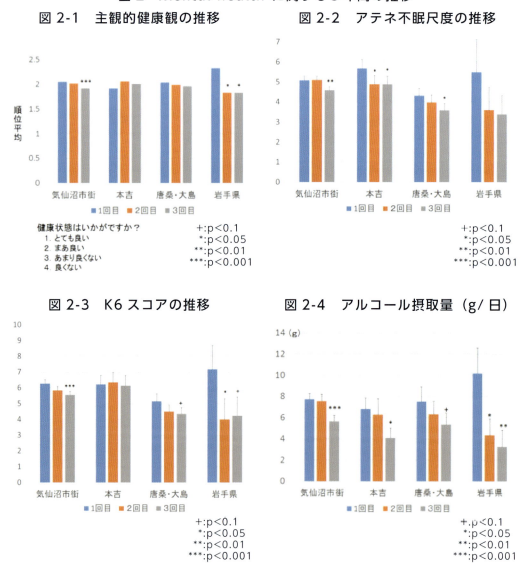

図2　Mental health に関する3年間の推移

図2-1　主観的健康観の推移　　図2-2　アテネ不眠尺度の推移

図2-3　K6スコアの推移　　図2-4　アルコール摂取量（g/日）

アテネ不眠尺度：世界保健機構（WHO）が中心になって設立した「睡眠と健康に関する世界プロジェクト」が作成した不眠症判定法。8項目の質問からなり、各項目を4段階評価（0〜3点）する。6点以上で不眠症の疑い。

見受けられた。アンケート票を網羅的に解析して、特に唐桑・大島地区を特徴づける項目を探索した。すると、互助、信頼、挨拶、協働といった、人と人との社会的なつながりが仮設生活においても保持され、実行されていることが大きな特徴であることが判明した。

## (4) 3回の調査による縦断的な解析結果
### ①Mental healthに関する変化

縦断的な解析は、3回の調査すべてに回答した仮設在住高齢者を対象に行なった。したがって各

図3　Physical health に関する3年間の推移

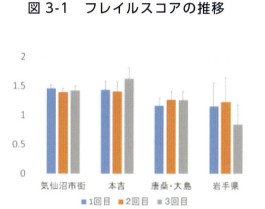

図3-1　フレイルスコアの推移

1. 椅子に座った状態から何もつかまらずに立ち上がっていますか？
2. 15分位続けて歩いていますか？
3. 6ヵ月間で2～3kg以上の体重減少がありましたか？
4. 週に1回以上は外出していますか？
5. (ここ2週間)わけもなく疲れたような感じがする。

+:p<0.1
*:p<0.05
**:p<0.01
***:p<0.001

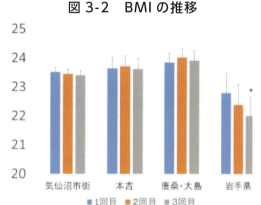

図3-2　BMIの推移

+:p<0.1
*:p<0.05
**:p<0.01
***:p<0.001

図3-3　握力の推移

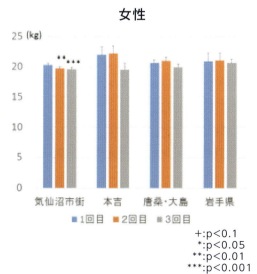

女性

+:p<0.1
*:p<0.05
**:p<0.01
***:p<0.001

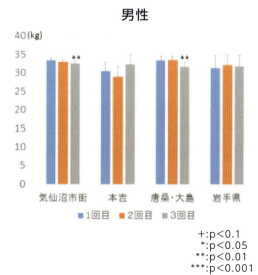

男性

+:p<0.1
*:p<0.05
**:p<0.01
***:p<0.001

項目で解析対象人数が異なる。

　主観的な健康観に関しては気仙沼市街地区、岩手県地区で改善傾向が見られた。アテネ不眠尺度においては、ほぼ全地区で改善傾向がみられた。ストレス・不安尺度のK6スコアにおいては本吉地区以外で改善傾向があった。アルコール摂取量は全地区で減少傾向であった。全体的に精神的な健康状態は改善傾向にあり、仮設生活に順応していることがうかがわれる。しかし調査期間中に仮設を出た方も多く、残った高齢者には「仮設生活が許容できる」といった選択が働いている可能性がある。以上の結果からは、精神的に安定化してきているものの、よい傾向とはいい切れず、さらなる精査が必要である。また、アテネ不眠尺度とK6のグラフから、唐桑・大島地区の精神的な健全性は3回の調査を通じて保存されていることがわかった。

### ②Physical healthに関する変化

　フレイル関連項目を基本チェックリストから5項目選択してスコア化した。その結果、3回の調査を通じて有意な差は観察されなかった。またBMI、握力においても同様に有意な変化は認めなかった。全体的にフィジカルな面においては、低下傾向は観察されなかった。

## 3.仮設という特異な在宅形態における高齢者の健康・生活機能

### (1)被災地におけるソーシャル・キャピタルの意義
#### ①仮設社会のソーシャル・キャピタル

　気仙沼市は宮城県の北端に位置する一地方都市であり、主たる産業は漁業関連であるが、市を構成する社会は一様ではなく、それぞれの地区の特性が高齢者の健康に深く関わっていることが本調査から知ることができた。特に耐災害性という観点からは、交通の便が不良である半島・島嶼地域の高齢者において、心身の健全性が保たれている傾向があった。同時にその地域では住民間の相互作用が多面的に働いており、ソーシャル・キャピタルがうまく運用されていた。岩手県地区においては、ソーシャル・キャピタルが途絶されてしまった環境下にあり、社会的ADLに問題がありそうである。一方サラリーマンが多い市街地や津波からの復興が難しい農耕地では、高齢者がさまざまな心身の問題を抱えている傾向があった。

#### ②仮設生活と在宅医療

　ソーシャル・キャピタルの重要性が改めて再認識されたとはいえ、健康や生活機能に問題を抱える地域に対して、それらを健全化させるソーシャル・キャピタルを投入させる考えには慎重であるべきであろう。地域に自然発祥したソーシャル・キャピタルには必然性があること、見方を変えると、特殊な地域社会にフィットした高齢者のみが利用できるソーシャル・キャピタルであることを念頭におくべきである。しかし、健康維持や介護予防に有用なソーシャル・キャピタルで、どの地

---

K6：米国のKesslerらによって、うつ病・不安障害などの精神疾患をスクリーニングすることを目的として開発され、心理的ストレスを含む何らかの精神的な問題の程度を表す指標。6つの質問について5段階（0～4点）評価し、合計点数が高い程精神的な問題がより重い可能性があるとされている。

フレイル：高齢者に好発する老年症候群のFrailty（脆弱）を日本語化したもの。後期高齢者における要介護の原因のトップがフレイルであり、介護予防、健康長寿に関して欠かせない概念である。

BMI:Body Mass Index. 体重（kg）÷｛身長（m）｝$^2$。「メタボリック・シンドローム」が流行語となるとともにBMIの概念が普及した。肥満指数とも訳されて体重過多の指標とされがち（BMI＞25）だが、フレイルにおいては痩せ（BMI＜18.5）が重要となる。

ソーシャル・キャピタル：社会関係資本。信頼関係、規範、ネットワークといった個人や集団に構造的に内在するもの。

域にも受け入れやすく、根づきやすいものが必ずあると思われる。それは高齢者にヘルスリテラシーを促す性格を持つものであり、その結果健康志向のマインドを抱いた高齢者が次に必要とするものは"正しい"介護予防法の獲得である。そこに深く関わっていけるのは地域の在宅医に他ならない。病院での慌ただしい診療よりも、総合診療を身につけた在宅医による健康指導の方が、結果的に費用対効果に優れた医療になる。すなわち、フレイルから逃れて要介護度を減少させる効果が期待できるのは、ソーシャル・キャピタルを通じたヘルスリテラシーと、それを正しく導く在宅医療である。

## (2) 在宅医療における老年医学という視点の必要性

避難所では、社会保障に包まれていた高齢者がその支えを失い、過酷な衛生環境の中で、高齢者特有の疾患を発症させていた。その状況を老年医学という視点で観ることがもっとできていれば、肺炎、褥瘡、深部静脈血栓等の疾患や、低栄養・廃用・フレイルの進行によるADLの低下や要介護化などが予防できたかもしれない。同様に仮設の高齢者においても、老年医学的観点から本調査を解釈することで予防すべき項目が見て取れた。一般的に、在宅医療の対象のほとんどは高齢者であり、介護予防をその高齢者にオーダーメイドするためには、在宅医が老年医学に習熟していることが不可欠である。目の前の高齢者が今何を必要としているのか、医療を超えて幅広く考える力が要求されることは、本調査における健康問題の多様性を見ても明白である。

## (3) 災害公営住宅における高齢者の介護予防

### ①災害公営住宅で予想される高齢者の健康問題

本調査が終了する頃、仮設から災害公営住宅への移転が始まった。多くの高齢者にとって、そこは"終の棲家"となる。代々受け継いだ家、あるいは額に汗して得たマイホームは津波が押し流した。思い出の詰まった土地や家屋を失った後の、災害公営住宅の暮らしは予定外の老後である。そして多くは老老ないし独居という状態で団地暮らしが始まる。そこでかつての近所付き合いが再構築されるかは不明であるが、見知らぬ人々の集合となる災害公営住宅では、むしろ難しいといわざるを得ない。また、家族・親類あるいは社会との関わりが断たれた状態の高齢者にとって、引きこもり、うつ、アルコール依存といった問題が生じる可能性もある。

### ②今後の在宅医療の取り組み方

災害公営住宅の、このような危惧に対して重要なことは、行政を核としつつ、ソーシャル・キャピタルを見据えた相互扶助システムを醸成させ、そのシステムを活用した在宅医療を推進することである。集団に根づいたネットワークが、自然に健康管理の役割を果たして介護予防に貢献することになるが、個人のレベルにおいては社会の中の自分の役割を自覚することになる。高齢者が自ら運営するネットワークのなかで、在宅医は多職種からの情報をもとに個別の介護予防方法を"処方"し、疾患に対してはきめ細かい医療を展開していく。このような災害公営住宅に特化した地域包括ケアシステムが構築できれば、その手法は将来の日本の各地で有効であろう。

---

ヘルスリテラシー：健康に関する適切な意思決定に必要な基本的健康情報やサービスにアクセスし、調べ、理解し、効果的に利用する個人的能力のこと。

地域包括ケアシステム：高齢者の尊厳の保持と自立生活の支援の目的のもとで、可能な限り住み慣れた地域で、自分らしい暮らしを人生の最期まで続けるための、地域の包括的な支援・サービス提供体制。

# 離島における認知症高齢者の支援

東京都健康長寿医療センター研究所研究部長　粟田主一

- ▶東日本大震災後、宮城県石巻市網地島において、島内の診療所を拠点とする認知症の相談事業と多職種による事例検討会を開始した。
- ▶事例検討会を通して、専門職のスキルアップと住民による生活支援のネットワークの必要性が痛感されるようになり、専門職を対象とする認知症アセスメントと初期支援の研修会、住民を対象とする普及啓発用パンフレットの作成、講話、映画会などのイベントが企画され、網地島版の初期集中支援チームが形づくられた。
- ▶医療サービスや介護サービスが不足している離島や中山間地域においては、保健医療福祉介護の専門職が定期的に現地を訪問し、そこに暮らす人々と集い、協働した活動を継続していくことが、認知症の人を含む高齢者にやさしい地域づくりの第一歩になる。

**KeyWord** 離島、認知症、事例検討会、認知症アセスメント、認知症初期集中支援チーム、普及啓発、生活支援、中山間地域

## 1. 東日本大震災と認知症支援

　平成23年3月11日の東日本大震災は、東北地方の沿岸地域に暮らす人々の生活環境を大きく変えた。人々は、住み慣れた家、通い慣れた場所、仕事や役割、長い年月をかけて築き上げた人間関係を失い、新たな住まい、居場所、仕事、役割、人間関係、そして地域社会をつくり出すための長い道のりを歩むことになった。

　筆者は、平成23年5月より、被災地における認知症医療・介護の実態調査を行なうとともに[1-4]、宮城県石巻市牡鹿地区の健康調査に参加することになった。調査の過程で、石巻市牡鹿総合支所保健福祉課の保健師より、網地島における認知症支援の要請を受け、同年11月8日より島内の診療所において認知症高齢者の相談事業を開始した。また、平成24年度より、網地島を起点に石巻市の沿岸地域における認知症支援体制構築に関する調査研究を実施することになった[5]。

## 2. 網地島の地勢と人口動態

　網地島は、牡鹿半島鮎川港の南西約5kmに位置する、総面積は6.80km²、周囲20.7kmの離島である。東には金華山、北西には田代島、南方に広大な太平洋が眺望され、島の大部分が南三陸国定公園特別地域に指定されている。平成23年3月11日に発生した東日本大震災では、地震・津波による死者行方不明者はなかったが、漁協や民家など約30棟が被害を受けた。また、港周辺は地震に伴い約1.5メートルの地盤沈下に襲われた。

島の南北両端には二つの集落（網地浜、長渡浜）がある。近海及び遠洋漁業が盛んであった昭和30年代前半には、両集落合わせて3,000人以上の人々が暮らしていたという。しかし昭和35年以降、200海里水域実施の影響を受けてから人口が減少しはじめ、昭和60年代には商業捕鯨が全面禁止となってさらに人口が減少し、平成になると総人口は1,000人をきり、東日本大震災直前の平成23年2月の時点では総人口は484人であった。

平成26年9月30日現在の住民基本台帳上の総人口は405人、65歳以上の高齢者人口は284人（70.1％）、75歳以上の後期高齢者人口は187人（46.2％）、総世帯の約3割が高齢者単身世帯である。震災後は、登録上の住所から離れて暮らす人も増えているので、実際の人口はさらに少ない。性別・年齢階級別人口の分布を図2に示す。

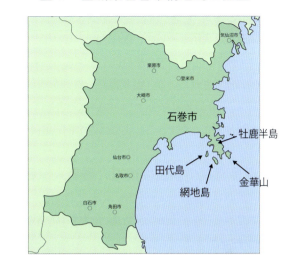

図1　宮城県石巻市網地島の位置

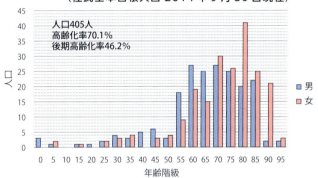

図2　網地島の性別・年齢階級別人口分布
（住民基本台帳人口 2014年9月30日現在）

## 3.網地島の医療、介護、住まいに関する社会資源

網地島の医療、介護、住まいに関する社会資源は、すべて、島の中央にある廃校になった小学校を活用したものである。以下にその概要を記す。

### (1)無床診療所網小医院

常勤の医師は不在だが、本土の医療機関より、内科、外科、整形外科、脳神経外科、泌尿器科の医師が交代で来島し、外来診療、往診・訪問診療、訪問看護などの医療サービスを提供している。検査設備には、血液検査、尿検査、心電図、内視鏡、超音波、X線CT装置があり、画像検査の結果は遠隔画像転送システムで栃木県の本院の専門医によって判読されている。簡易手術も可能である。

### (2)網小歯科診療所

同診療所に併設されており、歯科医師、歯科衛生士、歯科技工士が月に1～2回来島して治療を行なっている。

### （3）網地島デイサービスセンター

　健康管理、入浴サービス、創作活動、リハビリ、体操等を行なうことによって、自立促進、社会的孤立の解消、心身機能の維持向上を図るとともに、家族の身体的・精神的負担の軽減を図ることを目的に運営されている。要介護者・要支援者は「通所介護サービス」または「介護予防通所介護サービス」、介護認定を受けていない高齢者は「生きがいデイサービス」の事業を通して、この施設を利用することができる。実施は週2回、定員20名。

### （4）医療機関併設型小規模介護老人保健施設「網小」

　要介護認定を受けた人が状態に応じて自立した在宅生活を営むことができるように、家庭復帰のためのリハビリテーション、看護・介護を中心とした医療的ケア、日常の生活支援を提供している。定員は17名。

### （5）網地島高齢者生活福祉センター

　日常生活に不安がある人や軽度の見守りが必要な高齢者（特に一人暮らしや夫婦のみ世帯の高齢者）に対して、住居を提供し、相談指導等の援助を行なうことによって、高齢者福祉の増進を図ることを目的とする施設である。定員は最大8名。震災時には、家屋の被害を受け、生活が不安定になってしまった高齢者を積極的に受け入れた。

## 4.網地島における認知症支援の体制づくり

### （1）網地島における認知症支援の状況

　石巻市は、これまでにもさまざまな認知症関連事業を実施してきたが、網地島では実施されていない事業が多く、離島であるがゆえに支援が届きにくいという状況があった。また、高齢化率が著しく高い網地島においては、すでに網小医院を拠点にして、認知症が懸念される高齢者に対する外来診療、往診・訪問診療、訪問看護、デイサービス、介護老人保健施設、高齢者生活福祉センターなどの支援が提供されていたが、認知症疾患の診断や病態評価、認知症の行動・心理症状（Behavioral and Psychological Symptoms of Dementia, BPSD）については十分に対応することができなかった。

### （2）東日本大震災後の状況

　東日本大震災後、多くの被災地で、BPSD等のために症状悪化を認める認知症高齢者が急増した[1]。網地島もまた同様の事態に直面したが、島の唯一の診療所である網小医院（廃校になった小学校に開院）では、認知症疾患の診断や病態評価、BPSDへの対応が十分にできず、職員にも疲弊が見られたという。

## (3) 個別事例の検討会の開催

平成23年11月8日より、毎月1回、筆者（東京都健康長寿医療センター医師）が訪問し、網小医院を拠点にして、認知症に関する相談事業とともに、診療所の看護師、地域包括支援センターの介護支援専門員、石巻市の保健師、居宅介護支援事業所の介護支援専門員、みやぎこころのケアセンターの保健師が定期的に集まり、個別事例の検討会を開催するようになった。検討会では、医師による診断的な評価とともに、診断後の支援のあり方について検討した。

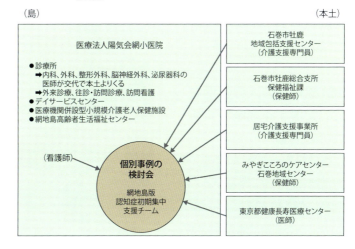

図3　網地島における認知症支援体制づくりの拠点

## (4) 専門職の研修

検討会を重ねるにしたがい、訪問看護師、市の保健師、地域包括支援センターや居宅介護支援事業所の介護支援専門員らが、認知症が疑われる高齢者を地域の中で総合的に評価し、初期支援を提供できるスキルを身につける必要性が痛感されるようになった。そこで、認知機能障害や生活障害を評価するためのアセスメントシート（The Dementia Assessment Sheet for Community-based Integrated Care System, 21-item; DASC-21）[6]を活用しながら、認知症の人の認知機能障害、生活障害、BPSD、身体合併症、社会的状況等を総合的にアセスメントするためのテキストを作成し、認知症の人や家族が直面している課題を理解し、効果的な初期支援を実施するための研修会を開催した。

## (5) 認知症初期集中支援チーム

これらのプロセスを経て、地域包括支援センター職員や訪問看護師が、地域の中で必要に応じて認知症の人の総合アセスメントを行ない、必要に応じて医師とともに家庭訪問（アウトリーチ）を行なう。それを医学的診断につなぎ、それらに基づいてチーム員会議の中で支援プランを検討して在宅支援を実践するという、いわば網地島版の「認知症初期集中支援チーム」[7]が形づくられた。

しかし、島には単身の高齢者が多く、介護保険サービスを含め、単身の認知症高齢者を支えるための社会資源は著しく不足している。認知症とともに生きる単身高齢者や夫婦のみの高齢者を支えるためには、

---

DASC-21：認知症に気づき、認知症と診断するためには、まず「認知機能障害」と「生活機能障害」を評価しなければならない。DASC-21はそのためのテストである。短時間で行なうことができ、軽度のものも検出できるなどの特長がある。

認知症初期集中支援チーム：認知症が疑われる人やその家族を訪問し、アセスメント、家族支援など初期の支援を包括的、集中的に行ない、自立支援のサポートをするチームのこと。このチームづくりは厚生省が今力を入れている事業の一つだが、網地島では先進的に取り組んでいたということになる。

食事の準備、服薬管理、金銭管理、買い物、家事などの生活支援[8)]のネットワークを島の中につくり出すことが不可欠の課題となった。

## (6) 認知症の人の生活を支援する地域づくりの活動

高齢化率が70%を超え、単身高齢者世帯が3割を超える網地島に暮らす人々にとっては、このような課題は他人事ではない。島民全体の近未来像がそこにある。そのようなことから、定期的に開催される個別事例の

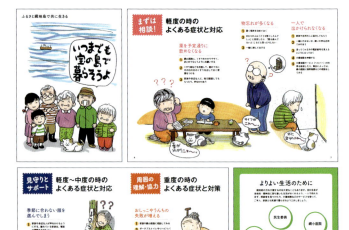

図4　岡野雄一さんにご協力いただき作成した認知症の普及啓発用パンフレット（網地島版）

検討会の中で、島民全員が認知症のことを理解するためのパンフレットを作成し、これをすべての住民に配布するとともに、認知症の講話や映画会などのイベントを開催しようというアイデアが発案されるようになった。

また、こうした活動を通して、すでに独居高齢者の買い物支援などを行なっていた網地島漁業協働組合婦人部の方々とのつながりもでき、少しずつではあるが、認知症の人の暮らしを支える地域づくりが進められるようになってきた。

## 5.周辺地域への波及効果

このような認知症支援体制づくりは、局所的なものではあるが、地域の特性に応じた、地域発の活動であり、そのような活動は今日の日本のすべての地域において求められているものである。網地島で開始された個別事例の検討会は、保健師の異動と連動して、平成25年より石巻市の沿岸地域

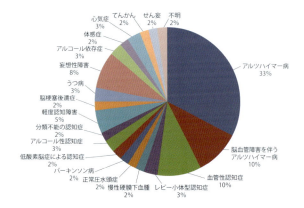

図5　個別事例の検討会で検討された主診断別割合（網地島、牡鹿、雄勝）
(2011.11-2015.1, N=60)

に波及し、平成27年度からは石巻市の認知症初期集中支援推進事業として発展しつつある。平成23年11月から平成27年1月までに、網地島と周辺沿岸地域で支援された事例の診断別内訳を図5に示す。本事業が、アルツハイマー型認知症のみならず、多様な神経・精神疾患の診断と診断後支援に対応していることがわかる。

## 6. 社会資源に乏しい離島や中山間地域における認知症支援体制づくりへの道筋

　東日本大震災を契機にして、認知症とともに生きる高齢者への支援ニーズが可視化され、新たな地域づくりに向けた認知症支援体制の構築過程を紹介した。

　このようなプロセスは、医療資源や介護資源が不足している離島や中山間地域での認知症支援体制づくりを考えるための重要なヒントになるだろう。すなわち、専門職の少ない地域においても、定期的に訪れる多様な専門職とそこに常駐する専門職が定期的に集い、個別事例の検討を重ねながら認知症支援体制づくりを開始する道筋がある。その際に特に留意すべきことは、その地域に現存する社会資源と、その地域に暮らす人々の暮らしの現状を深く理解し、そこで働く専門職と、そこに暮らす人々の活動を基礎にして、支援体制づくりをゆるやかに進めていくことであろう。

　こうした活動は、周辺地域にも波及効果をもたらし、広範かつ普遍的な地域づくりに発展する可能性を秘めている。古典的な方法ではあるが、認知症の人を含む高齢者にやさしい地域づくりの第一歩となるものだ。

### MoreInfo もっと知る

**参考文献・サイト**

1) 東京都健康長寿医療センター：地域の潜在認知症患者の早期診断に関する調査研究事業．平成23年度老人保健事業推進費等補助金老人保健健康増進等事業報告書（研究代表者粟田主一）．
2) 粟田主一：災害時における高齢者の精神科医療の課題．Geriat. Med. 50: 301-304, 2012.
3) 粟田主一：災害時精神医療の現状．老年精神医学領域の問題点と課題．老年精神医学雑誌．23: 204-208, 2012.
4) 粟田主一：災害時における高齢者の精神科医療．日本臨床 71: 1864-1869, 2014.
5) 粟田主一：被災地の認知症高齢者の在宅支援体制：宮城県石巻市網地島における実践を通して．Geriat. Med. 52:131-136, 2014.
6) 粟田主一ほか：地域在住高齢者を対象とする地域包括ケアシステムにおける認知症アセスメントシート (DASC-21) の内的信頼性・妥当性に関する研究．老年精神医学雑誌 26: 675-686, 2015.
7) 鷲見幸彦：認知症初期集中支援チームについて．日本老年医学雑誌, 52: 138-146, 2015.
8) 粟田主一：認知症の人の暮らしを支える「生活支援」とは何か．老年精神医学雑誌, 26: 487-492, 2015.

---

**中山間地域**：平野の外縁部から山間地を指す。日本では中山間地域が国土面積の73%を占めている。

# 居宅介護支援事業所

東京都健康長寿医療センター研究所研究員　菊地和則

▶ 大規模災害で被災した高齢者が最初に行くのは避難所であるが、避難所を出た後は必ずしも仮設住宅に行くとは限らず、みなし仮設、親戚宅や自費でのアパート賃貸などさまざまな形で避難生活を送る。そのため行政や地域包括支援センターが高齢者の所在を把握できなくなり、支援につなげることができない例が少なからずある。

▶ 被災した高齢者のニーズとしては、「身体機能の低下」、「閉じこもり」、「認知症等精神疾患」の三つが多く見られる。そのため、高齢者の所在を早期に把握し、ニーズに合わせて居宅介護支援事業所や医療機関など適切な支援機関につなげる必要がある。

▶ 被災地は、医療機関が比較的整備された大都市部から、医療機関が不足している地域までさまざまである。医療機関が不足している地域であっても、介護支援専門員（ケアマネジャー）が在宅での看取りを経験していると、高齢者の在宅生活を継続していける可能性が高くなる。介護支援専門員が在宅での看取りを経験していくための支援が必要とされている。

**KeyWord**　居宅介護支援事業所、介護支援専門員（ケアマネジャー）、ケアマネジメント、地域包括支援センター、地域包括ケア、権利擁護、連携

## 1.高齢者への大規模災害の影響

### (1) 高齢者と大規模災害

　わが国は、東日本大震災だけでなく阪神淡路大震災など多くの大規模な自然災害を経験してきた。それは高齢者にとって大切な家族を亡くしたり、家や仕事をなくしたりするなど過酷な経験となる。さらに、その後の避難生活も高齢者にとっては厳しいものとなる。たとえば、厚生労働省は東日本大震災の際に、要援護高齢者が避難所で適切な支援を受けられるように[1]、また避難所における高齢者虐待の防止について[2] 事務連絡を出して注意を喚起していた。

　これまでの先行研究では被災直後の急性期から避難所、そして仮設住宅での生活と、時間の経過に従い高齢者のニーズは変化していくことが示されている[3]。換言するならば、高齢者を支援する

---

**要援護高齢者**：要援護高齢者とは、主に介護保険制度が始まる前に寝たきり高齢者や認知症高齢者など現在の要介護高齢者に相当する者の総称として用いられていた用語である。要援護者という場合は高齢者だけでなく障害者などの支援を必要とする者の総称として用いられている。

**高齢者虐待**：高齢者虐待防止法には、身体的虐待、放棄・放任、心理的虐待、性的虐待、経済的虐待の５種類が規定され、虐待により生命または身体に重大な危険が生じている高齢者を発見した場合の通報義務と、虐待を受けたと思われる高齢者を発見した場合の通報の努力義務が定められている。

専門職は、それぞれの時期にどのようなニーズがあるのかを適切に把握し、関係機関と連携をとる必要がある。

### (2) 避難所閉鎖後の問題

　避難所の生活はプライバシーが守られないし、認知症などの要介護高齢者に十分なケアを提供できず、病状が悪化するなどの問題がある。また、今まで健康だった高齢者も被災をきっかけとして健康状態が悪化することもある。一方、避難所にいることにより、その存在が把握されるために支援を受けられるという側面もある。

　しかし、被災後一定の時間が経過すると仮設住宅などの建設が進み、避難所は閉鎖され、高齢者は仮設住宅などに移動する。この時、高齢者は必ずしも仮設住宅に移動するとは限らない。自治体が民間のアパート等を借り上げるみなし仮設、高齢者が自費でアパートなどを借りたり、親戚宅などに身を寄せたりすることもある。このことが被災高齢者支援における問題を生じさせる。

### (3) 避難した高齢者への支援の困難

　東日本大震災から1年半が経過した平成24年9月～10月に、震災で大きな被害を受けた岩手県・宮城県・福島県（以下、被災3県）の全地域包括支援センター（392カ所）に対して、被災地における在宅医療・ケアの適切な利用に関する郵送調査を行なった[4]（有効回収数135票・39.0%）。この時期、すでに避難所は閉鎖され、被災高齢者は仮設住宅等に移っていた。しかし、避難所を出て仮設住宅等に入った場合、プライバシーを確保される反面、アルコール依存、孤立化、閉じこもり、抑うつなどの問題が表面化したり[5]、仮設等に入居したことで支援が届きにくくなる、近隣住民同士のつながりがとぎれてしまう、病院、商店など暮らしに必要な機関へのアクセスが困難になることもある[6]。さらに独居の場合、仮設等で孤立してしまうケースもある[7]。つまり、避難所から出れば生活を再構築できる、というわけではない。

　地域包括支援センター調査から、東日本大震災で被災した高齢者への支援の困難さとニーズが明らかとなった。担当地域の中に仮設住宅が設置されていたのは、回答があったセンターの約4割であった。仮設住宅が設置されている場合、そこに支援が必要な高齢者がいると回答したのは約6割であった。しかし、仮設住宅に支援が必要な高齢者がいるかどうかわからないという回答も約2割あり、センターが支援を必要とする高齢者の存在を把握していない例が少なからずあった。

　みなし仮設について同様の質問をしたところ、担当地域内にみなし仮設があるという回答は5割弱で、わからないという回答は1割以上あった。みなし仮設がある場合、そこに支援が必要な高齢者がいるという回答は約7割あったが、わからないという回答も1割以上あった。

　その他の親戚宅や自費でのアパート賃貸などの場合、そのような形で避難している高齢者がいると回答したセンターは約半数であった。しかし、わからないという回答も3割近くあった。いると回答があった場合、そこに支援が必要な高齢者がいるという回答は約6割であったが、わからないという回答も約2割あった。

　これらのことから、避難所を出た後の高齢者の行き先はさまざまであり、センターで高齢者の避

難先を十分に把握できていない例が少なからずあることが明らかとなった。特に親戚宅や自費でのアパート賃貸などは転居先の把握が困難である。これは被災した高齢者が必要な支援を受けられない状態にある可能性を意味しており、避難所を出る際に転居先を確認することの重要性を示している。

なお、仮設住宅、みなし仮設、親戚宅やアパート賃貸など、どのような形で避難していても、センターが把握していた高齢者のニーズは、「閉じこもり」、「身体機能の低下」、「認知症等精神疾患」の三つが多かった。これらに共通している特徴は、自ら支援を求めることが困難であることだ。換言するならば、被災した高齢者の、避難所を出た後の所在を地域包括支援センターなどで把握していないと、ニーズがあるにもかかわらず支援を受けることができず、要介護化や病状悪化などにつながる可能性が高い。

> **Point　地域包括支援センターと居宅介護支援事業所**
>
> 　地域包括支援センターと居宅介護支援事業所は、ともに介護保険法を設置の根拠法とするが、両者の役割には大きな違いがあり、それぞれの役割を果たしながらの連携が求められる。
>
> 　地域包括支援センターは地域住民の心身の健康の保持及び生活の安定のために必要な支援を行なうことにより、その保健医療の向上及び福祉の増進を包括的に支援することを目的とする施設であり、その支援対象は当該センターの担当区域に居住するすべての高齢者となる。センターは市町村が設置する場合と社会福祉法人等に委託される場合がある。委託した場合であっても、市町村は地域包括支援センターを支援する必要があり、いわゆる「丸投げ」のようなことをしてはならない。主な業務は介護予防ケアマネジメント、総合相談支援、権利擁護、包括的・継続的ケアマネジメント支援や地域のネットワークづくりなどである。
>
> 　地域包括支援センターは、高齢者や家族が相談に来るのを待つのではなく、積極的に地域に出向いて実態把握を行ない、支援を必要とする高齢者を見つければ必要な支援につなげること、たとえば、介護が必要であれば要介護認定申請の支援を行なうことなどが求められている。
>
> 　認知症などで判断能力が低下し、自らの判断で介護サービスを利用できなかったり、虐待を受けてサービスを利用できなかったりする場合は、サービス利用の支援、虐待対応、必要があれば市町村長による**成年後見申立**の支援などを行ない、居宅介護支援事業所が行なうケアマネジメントにつなげたり、医療機関の受診につなげたりするなどしてサービスを利用できるようにする。
>
> 　被災した高齢者に関していえば、高齢者の所在とニーズの有無を早期に確認し、必要に応じて要介護認定を受ける支援をして、居宅介護支援事業所のケアマネジメントにつなげたり、医療機関の受診につなげたりする必要がある。

**成年後見制度**：成年後見制度は法定後見制度と任意後見制度の二つがあり、前者は認知症などにより判断能力が低下した人に対して家庭裁判所が成年後見人等（成年後見人・保佐人・補助人）を選任し、不動産や預貯金などの財産を管理したり、身のまわりの世話のために介護サービス利用の契約を結んだりするものである。なお、成年後見の申立は親族だけではなく、市町村長も行なうことができる。
後者は本人が十分な判断能力があるうちに、将来、判断能力が不十分な状態になった場合に備えて、あらかじめ自らが選んだ代理人（任意後見人）に、自分の生活、療養看護や財産管理に関する事務について代理権を与える契約（任意後見契約）を結んでおくものである。

居宅介護支援事業所は要介護認定（要支援認定を含む、以下、同様）を受けた要介護者等を対象とし、当該要介護者等からの依頼により契約を結んでケアマネジメント（居宅介護支援及び介護予防支援の業務の一部受託を含む）を行なう。換言するならば、支援対象は要介護者等で当該事業所と契約を結んだ者になる。

## 2.居宅介護支援事業所

### (1)ケアマネジメントとケアマネジャー

　介護保険制度では、介護サービスを利用する場合、居宅介護支援事業所の介護支援専門員（ケアマネジャー）が行なうケアマネジメントを利用する。ケアマネジメントではアセスメントによって利用者のニーズ、利用者や家族の希望などを把握する。また主治医意見書を参考にして必要なサービスを組み合わせ、居宅サービス計画等を作成してサービスを利用する。しかし、実際に作成する居宅サービス計画等は地域の社会資源の整備状況や利用者の自己負担の上限、介護保険の利用限度額の上限などにより制約を受ける。

### (2)高齢者の健康状態悪化・機能低下時の在宅生活継続に関連する要因

　冒頭に述べたとおり、被災した高齢者のニーズは時間の経過とともに変化していく。そこで研究2年目の平成25年11月に被災3県の全居宅介護支援事業所（1,660カ所）に対して在宅生活のための医療と福祉の連携に関する郵送調査を行なった[8]（有効回収数823票・49.6%）。

　被災3県は医療機関や介護サービス提供機関が比較的整備された大都市部から、医療機関や介護サービス提供機関が少ない地域までさまざまある。また、在宅の要介護者等が在宅生活を中断するのは、高齢者本人の病状や認知症の悪化だけでなく、家族介護者の介護困難、家族が入院・入所を希望する、あるいは虐待など、高齢者本人だけでなく家族の事情も大きく影響する。そこで高齢者の健康状態悪化・機能低下時にも在宅生活を継続するための要因を調べた。

　その結果、医療機関や地域包括支援センターとの連携がとれている方が、在宅生活を継続できる割合が高いことが明らかとなった。しかし、地域的に医療機関が不足していたり、地域包括支援センターとの連携が十分にとれていなかったりする例も散見される。そこで連携以外の在宅生活継続の要因を検討したところ［図1、()内は事業所数、以下、同様］、居宅介護支援事業所に在宅での看取りを経験した介護支援専門員がいると、健康状態悪化・機能低下時にも在宅生活を継続できる割合が有意に高いことが明らかとなった。

　また、被災3県では地域的に医療機関が不足しているところもあるため、医療機関の整備状況を「十分にある」、「ある程度ある」、「あるが少ない」の三つに分け、それぞれについて在宅での看

---

**ケアマネジメント**：要支援者の場合は原則として地域包括支援センターが介護予防ケアマネジメントを行ない、要介護者は居宅介護支援事業所がケアマネジメントを行なう。ただし、センターの介護予防ケアマネジメントの業務の一部を居宅介護支援事業所に委託することができる。居宅介護支援事業所にケアマネジメントを依頼せず、利用者本人あるいは家族が居宅サービス計画を作成するセルフ・ケアマネジメント、あるいは費用の償還払いによりサービスを利用することもできる。しかし、そのような形でサービスを利用しているのは少数である。

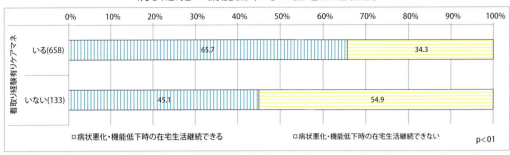

図1　在宅での看取りを経験した介護支援専門員と病状悪化・機能低下時の在宅生活継続

取りを経験した介護支援専門員がいるかどうかの違いにより、高齢者の健康状態悪化・機能低下時にも在宅生活の継続ができるか検討したところ、医療機関が「十分にある」と「ある程度ある」と回答した居宅介護支援事業所では、在宅での看取りを経験した介護支援専門員がいる方が、在宅生活を継続できている割合が有意に高かった。また、「あるが少ない」と回答した居宅介護支援事業所でも、看取りを経験した介護支援専門員がいる方が在宅生活を継続できている割合が高い傾向にあった（図2）。

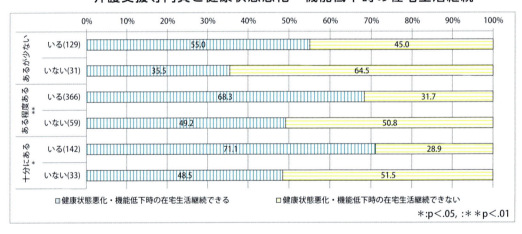

図2　医療機関整備状況ごとに見た在宅での看取りを経験した介護支援専門員と健康状態悪化・機能低下時の在宅生活継続

　在宅での看取りは健康状態悪化・機能低下のまま在宅での生活を継続することを意味している。そして医療機関との連携だけでなく、さまざまな介護サービスとの連携も必要とされ、また家族介護者への支援も必要となる。よって在宅での看取りを経験することは、介護支援専門員の専門性を向上させ、その経験が在宅生活継続に役立っているのではないかと考えられる。介護支援専門員は積極的に在宅での看取りに取り組むことが求められる。

　地域包括支援センターは包括的・継続的ケアマネジメント支援の一環として、在宅での看取りを行なう介護支援専門員を支援する準備が必要である。特に看取りを初めて行なう介護支援専門員の場合、相談できる介護支援専門員が身近にいないこともあるだろう。そのような場合には、地域包

---

包括的・継続的ケアマネジメント支援：地域包括支援センターは、事例に関する相談、地域ケア会議、研修会の開催、地域のネットワークづくりなどを通して、居宅介護支援事業所の介護支援専門員を支援する包括的・継続的ケアマネジメント支援の役割を担っている。この中に、在宅での看取りを進めるための研修会などを企画していくことも考えられるだろう。

括支援センターがケアマネジメント支援により対応していかなければならないが、そのためにも地域包括支援センターのケアマネジメント支援を積極的に活用できる体制を構築する必要がある。

在宅看取りを経験した介護支援専門員が身近にいる場合は、事例検討などによりその知識や経験を介護支援専門員が共有できれば、在宅生活継続につながる。

## 3. 地域包括ケアにおける医療と介護の連携

### (1) 居宅サービス計画等に位置づけられる訪問介護と訪問看護

研究3年目の平成26年9月～10月にかけて、被災3県の全訪問介護事業所（1,307カ所）と全訪問看護ステーション（322カ所）を対象とした地域連携に関する郵送調査を実施した[9]（訪問介護事業所：有効回収数475票・36.3％、訪問看護ステーション：有効回収数143票・44.4％）。

訪問介護と訪問看護は介護支援専門員が作成する居宅サービス計画等に位置づけられるものであり、医療と介護の連携の中心的な役割を果たす。よって**訪問介護と訪問看護**の連携がうまくいくことは、居宅介護支援事業所が行なうケアマネジメントにとって非常に重要である。

### (2) 訪問介護事業所

居宅サービス計画等は要介護者等のニーズに基づいて作成されるため、訪問介護を利用している要介護者等が必ずしも訪問看護を利用しているとは限らない。調査の結果、3割近い訪問介護事業所では訪問看護との連携がなかった。訪問看護との連携がある事業所を対象として、連携の程度と要介護者等の健康状態悪化・機能低下時の在宅生活継続の関係を検証したところ、連携がとれている方が在宅生活の継続ができている割合が多い傾向にあった（図3）。

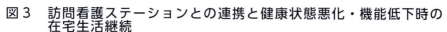
図3　訪問看護ステーションとの連携と健康状態悪化・機能低下時の在宅生活継続

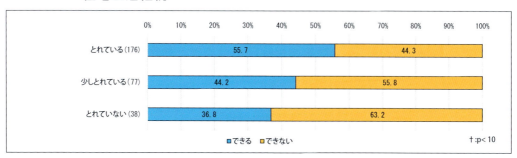

また、居宅介護支援事業所と同様に、訪問介護事業所に在宅での看取りを経験した訪問介護員（サービス提供責任者を含む）がいる場合、在宅生活を継続できる割合が有意に多かった。このことから、訪問介護事業所でも積極的に在宅での看取りに取り組むことが専門性の向上に資すると考えられる（図4）。

**訪問介護と訪問看護**：介護保険のサービスは訪問介護や通所介護などの福祉系サービスと訪問看護や通所リハビリテーションなどの医療系サービスがある。医療系サービスの場合、その利用には医師・歯科医師の指示が必要となる。

図4 在宅での看取りを経験した訪問介護員と病状悪化・機能低下時の在宅生活継続

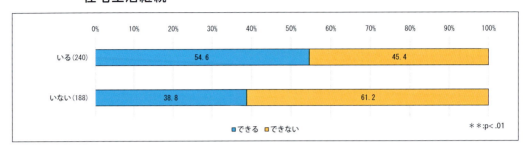

### (3) 訪問看護ステーション

　訪問看護の場合、在宅での看取りを経験した看護師がいるステーションは9割以上であった。また、要介護者等の病状悪化・機能低下時の在宅生活継続については、訪問介護事業所との連携の程度による有意差はなかった。これは病状悪化や機能低下時には訪問看護の役割が大きくなるため、訪問介護事業所と評価の違いが生じたのではないだろうか。

### (4) 連携のあり方

　訪問介護事業所と訪問看護ステーションに、連携に関する14項目の同じ質問をした。そのうち4項目は、自らが相手に対して行なっている連携を評価する項目であり、4項目は同じ内容であるが、相手が自分に対して行なっている連携を評価する項目である。そこでそれぞれの4項目の合計得点を計算し、両者の得点差を出して自分から相手への連携を高く評価しているか、あるいは相手から自分への連携を高く評価しているかを見た。

　訪問介護の場合、訪問看護からの連携の評価の得点が高い方が、訪問看護との連携が「とれている」という回答が多くなっていた。しかし、「訪問看護からの連携の評価が高い」と「得点差なし」では「とれている」の差はわずかであった。また、「とれている」と「少しとれている」を合わせると「得点差なし」の割合が最も多く9割を超えていた（図5）。

図5　訪問介護における連携評価の得点差と訪問看護との連携

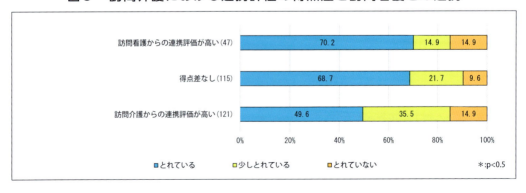

連携に関する質問項目：調査では、①連携相手の役割と業務内容を理解しているか、②連携相手が求めている情報を理解しているか、③連携相手が求めている情報を適切に提供しているか、④連携相手がどのような連携を求めているか考えているか、の4項目について、立場を入れ換えて自分がしているか（4項目）、相手がしているか（4項目）を評価してもらった。

訪問看護ステーションでは有意差は認められなかったが、「得点差なし」が「とれている」という評価が8割と最も高かった。また、「少しとれている」を合わせても「得点差なし」が最も多くなっていた（図6）。

図6　訪問看護ステーションにおける連携評価の得点差と訪問介護との連携

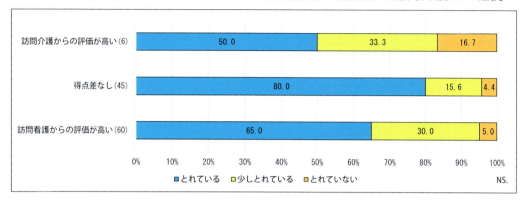

これらの結果から、連携は双方が等しく連携の取り組みをしている場合に最もうまくいくと考えられる。なぜなら、連携は一方の取り組みだけでは機能せず、両者の取り組みがうまくかみ合って成立すると考えられるからだ。一方、連携のより客観的評価方法の確立が課題として浮かび上がった。

## 4.被災地における居宅介護支援事業所の役割と課題

　最後に、3年間の東日本大震災の被災地調査から明らかとなった居宅介護支援事業所の役割と課題について述べたい。

①居宅介護支援事業所によるケアマネジメントは、利用者からの依頼（契約）により行なわれる。そのため、地域包括支援センター（市町村等を含む、以下、同様）は避難所を出た被災高齢者の居所を早期に把握し、訪問するなどしてニーズの有無を確認しなければならない。そして要介護認定を受け、ケアマネジメントを利用する支援、医療機関受診の支援、必要に応じて成年後見の市町村長申立支援を行なうなどサービス利用につなげる必要がある。

②被災3県は地域的に医療機関が少ない地域があるが、医療機関の整備は一朝一夕になるものではない。そのため居宅介護支援事業所の介護支援専門員は、限られた社会資源を有効に活用してケアマネジメントを行なう必要がある。介護支援専門員に在宅での看取りの経験があると、医療機関が少ない地域であっても要介護者等の病状悪化・機能低下時にも在宅生活を継続できる可能性が高くなる。在宅での看取り経験の有無は、訪問介護事業所でも同様に在宅生活継続に影響していた。このことから、在宅での看取りを積極的に経験していくことが、高齢者ケアに関わる専門職の力量を向上させ、要介護者等の在宅生活継続につながると期待される。そして地域包括支援センターは介護支援専門員や訪問介護員が在宅での看取りを行なうための支援体制をつくる必要がある。

③訪問介護と訪問看護の連携は地域包括ケアの基本であり、両者の連携を促進する必要がある。地域包括支援センターは地域のサービス提供機関のネットワークづくり、研修などを通して、連携を促進するための取り組みを行ない、居宅介護支援事業所が行なうケアマネジメントを支援する必要がある。もちろん、訪問介護と訪問看護だけでなく、すべてのサービスやボランティアなども含めて、連携を促進していく必要があることはいうまでもない。

以上が被災地の再生を考慮した在宅療養における居宅介護支援事業所の役割であり、居宅介護支援事業所がその役割を果たせるようにするために必要な支援であると考えられる。

## MoreInfo もっと知る

### 参考文献・サイト

1) 厚生労働省「高齢者の要援護者の避難所等における適切な支援について（平成23年3月28日）」，2011
2) 厚生労働省「高齢者の避難所等における高齢者虐待の防止について（平成23年3月29日）」，2011
3) 津村智恵子：大震災と高齢者の人権擁護－阪神淡路大震災と東日本大震災から－，高齢者虐待防止研究．2012:8（1）:8-13.
4) 東京都健康長寿医療センター研究所・立教大学・国立長寿医療研究センター：被災地における在宅医療・ケアの適切な利用に関する研究報告書．2013.
5) 千田睦美：避難所・仮設住宅での高齢者たち，高齢者虐待防止研究．2012:8（1）:20-22.
6) 日本社会福祉士会：（社）日本社会福祉士会の被災地支援活動～震災直後から1年の活動を振り返る～，地域ケアリング.2012:14（6）:23-35
7) 坪松真吾：日本精神保健福祉士協会としての災害支援活動の展開～東日本大震災における取り組みを中心として～，地域ケアリング.2012:14（6）:14-22
8) 東京都健康長寿医療センター研究所・立教大学・国立長寿医療研究センター：在宅生活のための医療と福祉の連携に関する調査報告書―居宅介護支援事業所調査―．2014.
9) 東京都健康長寿医療センター研究所・立教大学：訪問介護事業所と訪問看護ステーションの地域連携に関する調査報告書．2015.

# 死を見すえた在宅医療推進のために

日本大学医学部助教　三澤仁平

▶東日本大震災後のわれわれにとって、いかに死を見すえた生き方を追求できるかが重要であり、死を認識できる場としての在宅医療が求められる。

▶死を見すえた在宅医療推進のための社会システムを構築していくには、われわれの考え方、生き方、価値観など精神構造を理解した上で、地域コミュニティの醸成を目指し、制度やシステムを構築していくことが望ましい。

**KeyWord**　死、地域コミュニティ、待つということ、在宅医療、社会調査、被災3県、居宅介護支援事業所、在宅療養支援診療所、地域包括ケアシステム

## 1. "死" に向き合うための在宅医療と地域包括ケアシステムの行方

　東日本大震災でわれわれは物理的にも精神的にも困難を経験し、大きな悲しみに包まれた。だが、われわれはこのような悲しみを嘆いているばかりではなく、むしろこの経験から多くのことを学び、次の世代につなげていかなければならない。

　東日本大震災から受け取ったメッセージの一つとして考えられるのは、"人は死ぬ"ということである。震災という大きな事象を経験することによって、昨日まで平凡な日常を送っていたのが突如一変し、生と死があっという間に転換する不条理さをわれわれは感じさせられたのである[1]。つまり、否が応でも死に向かう生を再考するきっかけを背負わされたといえよう。

### (1) 自宅での死を経験しなくなった

　では、なぜ東日本大震災を契機として"死"をあらためて見直させられることになったのか。いい換えれば、なぜわれわれは、これまで"死"をなかったことのように捨ててきてしまったのか。その理由として考えられるのが、身近な死の経験喪失だろう。人々がもっとも死を意識するのが、自分以外の誰かの死であると思うが、それをより顕著に感じる機会や場といえば、家族の誰かが自宅で死ぬことであろう。自宅における死の割合の推移を見てみると、戦後すぐは8割ほどが自宅で亡くなっていたが、近年では病院など自宅以外での死が圧倒的に多くなり、自宅での死亡は2割程度になっている[2]。このように身近な死がなくなったことは、"死"に対するわれわれの価値意識を変容させた。

　身近な死の経験喪失の背景には、モダニズム的な考え方を基礎とした合理性や発展を追求することで、戦後から高度経済成長期にかけて経済的に豊かになったことが大きいだろう。だが、東日本大震災の経験から学ばなければならないことは、われわれ人間は、発展を目指して環境や経済、社会をコントロールする術を手に入れ続けていくことではなく、人は弱く、はかなく、そして死にいたる社会的動物であるということを再認識しなければならないということである。

## (2) 死を眼前にできる場としての自宅

　つまり、われわれ人間は死ぬということを身近に再認識・体験できる"場"を用意しなければならない。その場として考えられるのが、在宅であり、その場における医療が在宅医療であるといえよう。在宅医療とは、自宅等（居住空間）で行なわれる医療であり、使用される医療技術は、他の医療現場で利用されるものと変わりはないものとされている[3]。高齢者数が現代よりもますます増加することが予想されることや、自宅で療養したいと回答した国民が6割以上いること、さらには要介護状態になっても自宅や子ども・親族の家での介護を希望する人が4割を超えているという調査結果から、厚生労働省は在宅医療を推進しようとしている[4]。このように、高齢化などの問題や国民の希望を背景にヘルスケア的観点からこの在宅医療を推進していくことの意義を説明することができる。だが、ヘルスケア的観点からばかりでなく、死ぬという事象を眼前にできる場としても、いい換えれば、われわれ自身の生き方を再認識できる場としてとらえた場合でも、在宅における医療を整備することは、将来のわが国の生き方や指針の礎づくりにもつながる。

## (3) どのような在宅医療提供体制をつくるのか

　では、そのような在宅医療を推し進めるためには、どのような社会環境をわれわれはつくっていけばよいのだろうか。その一端として考えられるのが、厚生労働省が提唱している地域包括ケアシステムであろう[5]。地域包括ケア研究会によれば、地域包括ケアシステムをよりよく推し進めるには、システムを利用する当事者と彼らが居住する地域コミュニティによる下支えが重要であるという[6]。だが、利用者や地域コミュニティと、彼／彼女らが利用するケア提供サービスや医療提供サービスとの関係、またはこれらサービス間の関係が明確でないという問題がある。さらに、諸サービス間との関係という点では、多施設・多職種連携が近年叫ばれているものの、連携を行なうことによる利用者への効果、つまり、療養生活が継続して行なえるのかどうか、または看取りが行なえるのかどうかが明確ではない。

　そこで、死を見すえた在宅医療を推進するに当たり、利用者の視点として利用者主体、そしてサービス提供者の視点としてケア提供主体、さらに医療提供主体という3主体に焦点を当て、他主体との連携関係がどのように、在宅での療養生活または看取りができるかどうかに影響しているのかを、地域コミュニティとの関連から明らかにしていきたい。とりわけ、東日本大震災によって大きな影響を受けた被災3県にとっては、どのような在宅医療提供体制、社会システム・コミュニティを構築していくのかは重要な課題である。だからこそ、これらで得られた知見をもとに、死に向き合うための在宅医療を支える地域コミュニティや地域包括ケアシステムをはじめとした社会システムのあり方について検討することは非常に意義のあることと考えられる。

## 2.調査方法

### (1) 3主体を対象とした社会調査
#### ①利用者主体を対象とした調査
　被災3県に住む一般住民を対象としたインターネットによる調査（以下、一般住民調査）のデータを用いる。この調査対象は20〜74歳までの、インターネット調査会社に登録しているモニター男女4689名である。調査期間は2013年2月6日から2月12日まで実施した。2160名の回答を得た（回収率：46%）。

#### ②ケア主体を対象とした調査
　居宅介護支援事業所を対象とした調査（以下、居宅介護調査）のデータを用いる。この調査対象は被災3県すべての居宅介護支援事業所1660カ所（岩手県404カ所、宮城県622カ所、福島県634カ所）で、自記式による悉皆郵送調査である。各県のホームページから、2013年7月1日時点での居宅介護支援事業所の一覧を確認し抽出した。調査は2013年11月11日から11月30日にかけて実施した。828施設から回答を得た（回収率：50%）。ただし、一部の事業所が休止中などであったため、823施設を分析対象とする。

#### ③医療提供主体を対象とした調査
　在宅療養支援診療所を対象とした調査（以下、支援診調査）のデータを用いる。調査対象は、被災3県すべての在宅療養支援診療所408カ所（岩手県89カ所、宮城県138カ所、福島県181カ所）で、自記式による悉皆郵送調査である。東北厚生局ホームページにおける保険医療機関・保険薬局の管内指定状況から、2013年11月1日現在で「支援診」の届出受理がなされている診療所を抽出した。調査は2014年1月24日から2月14日にかけて実施した。102診療所から回答を得た（回収率：25%）。

### (2) 変数
　在宅で療養生活または看取りができるかどうかの評価について（＝療養可能性）、①一般住民調査では、現在の状況をふまえて自宅で療養できると思うかを「最期まで療養できると思う／最期まで療養できないと思う／わからない」で評価した。②居宅介護調査では、担当している高齢者の健康状態や機能低下があったとき、在宅生活の継続がうまくできると思うかどうかを、「十分にできる／だいたいできる」を「療養できる」、「あまりできない／まったくできない」を「療養できない」とした。③支援診調査では、担当在宅療養者のうち、2013年1年間で自宅看取りを行なった人数を「0人／1〜9人／10人以上」とした。

　他主体との連携の程度の評価について、①一般住民調査では、住んでいる地域で医療と介護の一貫したサービスが受けられるかを「やや不安を感じる／とても不安を感じる」を「連携不安あり」、「まったく不安を感じない／あまり不安を感じない」を「連携不安なし」とした（＝連携不安）。②

---

居宅介護支援事業所：介護支援専門員（ケアマネジャー）が作成した居宅介護サービス計画（ケアプラン）がプランどおりに行なわれるよう各介護サービス事業者との連絡調整を行なう。また本人や家族からの在宅介護サービスなどについての質問や相談に答える。
悉皆郵送調査：調査対象全体を漏れも重複もなく調査する方法。全数調査などとも呼ばれる。代表的なものに国勢調査がある。

居宅介護調査では、在宅医療にかんする居宅介護支援事業所と医療機関との連携がどれくらい取られているかを「取れている／十分に取れている」を「連携あり」、「少し取れている」を「連携ややあり」、「まったく取れていない／あまり取れていない」を「連携なし」とした（＝連携程度）。③支援診調査では、在宅療養支援診療所と居宅介護支援事業所との連携の程度を「できている」を「連携あり」、「ややできている」を「連携ややあり」、「あまりできていない／できていない／連携がない」を「連携なし」とした（＝連携程度）。

地域コミュニティの評価について（＝地域コミュニティ）、①一般住民調査では、近所の人はあなたが何かあったときに助けてくれるかどうかを「強くそう思う／どちらかといえばそう思う」を「手助けあり」、「どちらともいえない」、「どちらかといえばそう思わない／まったくそう思わない」を「手助けなし」とした。②居宅介護調査では、居宅介護支援事業所がサービスを提供している地域について近所の助け合いがあるかどうかを「あてはまる／ややあてはまる」を「手助けあり」、「あまりあてはまらない／あてはまらない」を「手助けなし」とした。③支援診調査では、在宅療養支援診療所がサービスを提供している地域について近所の助け合いがあるかどうかを「あてはまる／ややあてはまる」を「手助けあり」、「あまりあてはまらない／あてはまらない」を「手助けなし」とした。

### (3) 分析方法

①一般住民調査、②居宅介護調査、③支援診調査それぞれの調査について、地域コミュニティごとに、他主体との連携の程度に関する評価を説明変数に、在宅で療養生活または看取りができるかどうかの評価を目的変数として、独立性の検定によって解析した。**統計学的有意水準**は5％とした。

## 3. 地域コミュニティ別に見た連携と療養可能性・看取りとの関係

### ①一般住民調査（利用者主体）

被災3県に居住する一般住民は、現状を踏まえて1割強の人が自宅で療養できると回答していた。医療と介護の連携に対しては3分の2近くの住民が不安であると感じていた。地域コミュニティで手助けしてくれると思っている住民はおよそ28％であった（表1.1）。

次に、地域コミュニティ別に連携不安と療養可能性との関係を見た場合（表1.2）、わずかではあるが、手助けをし

表1.1　一般住民調査の記述統計量

|  | $n$ | ％ |
|---|---|---|
| **療養可能性** | | |
| 療養できる | 272 | (12.6) |
| 療養できない | 1183 | (54.8) |
| わからない | 705 | (32.6) |
| **連携不安** | | |
| 連携不安あり | 1401 | (64.9) |
| 連携不安なし | 759 | (35.1) |
| **地域コミュニティ** | | |
| 手助けあり | 599 | (27.7) |
| どちらともいえない | 830 | (38.4) |
| 手助けなし | 731 | (33.8) |

**統計学的有意水準**：統計上、ある事象が起こる確率が偶然とは考えにくい（有意である）と判断される確率。通常は5％。厳密を要する場合は1％。危険率。

てくれるコミュニティに居住し連携不安がないと回答した人（24%）の方が、地域コミュニティで手助けがない、もしくはどちらともいえないと回答したところに住み連携不安がないと回答した人よりも（それぞれ20%、17%）、自宅で療養できると答える割合が高いことが明らかになった。

② 居宅介護調査（ケア主体）

居宅介護支援事業所で担当する高齢者が健康状態や機能低下があったときの在宅生活の継続は、6割以上がうまくできると回答した。また在宅医療における医療機関との連携の程度についても57%の事業所で連携がうまくいっていると回答した。またサービスを提供している地域に関しては6割以上が手助けのある地域コミュニティであると回答した（表2.1）。

地域コミュニティ別に連携と療養可能性との関係を見ると（表2.2）、手助けがある地域コミュニティの場合は連携があるほど療養がうまくいっていると感じている傾向が見られたが統計学的には有意ではなかった。しかし、地域コミュニティで手助けが乏しいところは、連携がうまくいっている事業所ほど高齢者の自宅生活療養がうまく

表1.2 一般住民調査における地域コミュニティ別に見た連携不安と療養可能性との関係

| 地域コミュニティ：手助けあり | | | | |
|---|---|---|---|---|
| | 療養できる | 療養できない | わからない | 合計 |
| 連携不安あり | 42（12%） | 203（60%） | 93（28%） | 338（100%） |
| 連携不安なし | 63（24%） | 108（41%） | 90（34%） | 261（100%） |
| 合計 | 105（18%） | 311（52%） | 183（31%） | 599（100%） |

$x^2=23.8, df=2, p<.001$

| 地域コミュニティ：どちらともいえない | | | | |
|---|---|---|---|---|
| | 療養できる | 療養できない | わからない | 合計 |
| 連携不安あり | 37（7%） | 387（55%） | 198（38%） | 522（100%） |
| 連携不安なし | 52（17%） | 136（44%） | 120（39%） | 308（100%） |
| 合計 | 89（11%） | 423（51%） | 318（38%） | 830（100%） |

$x^2=21.8, df=2, p<.001$

| 地域コミュニティ：手助けなし | | | | |
|---|---|---|---|---|
| | 療養できる | 療養できない | わからない | 合計 |
| 連携不安あり | 40（7%） | 347（64%） | 154（28%） | 541（100%） |
| 連携不安なし | 38（20%） | 102（54%） | 50（26%） | 190（100%） |
| 合計 | 78（11%） | 449（61%） | 204（28%） | 731（100%） |

$x^2=23.7, df=2, p<.001$

表2.1 居宅介護調査の記述統計量

| | $n$ | % |
|---|---|---|
| **療養可能性** | | |
| 療養できる | 498 | (61.7) |
| 療養できない | 309 | (38.3) |
| **連携程度** | | |
| 連携あり | 458 | (56.8) |
| 連携ややあり | 268 | (33.3) |
| 連携なし | 80 | (9.9) |
| **地域コミュニティ** | | |
| 手助けあり | 500 | (63.6) |
| 手助けなし | 290 | (36.7) |

表2.2 居宅介護調査における地域コミュニティ別に見た連携程度と療養可能性との関係

| 地域コミュニティ：手助けあり | | | |
|---|---|---|---|
| | 療養できる | 療養できない | 合計 |
| 連携あり | 199（70%） | 86（30%） | 285（100%） |
| 連携ややあり | 93（60%） | 61（40%） | 154（100%） |
| 連携なし | 26（58%） | 19（42%） | 45（100%） |
| 合計 | 318（66%） | 166（34%） | 484（100%） |

$x^2=5.3, df=2, p<.07$

| 地域コミュニティ：どちらともいえない | | | |
|---|---|---|---|
| | 療養できる | 療養できない | 合計 |
| 連携あり | 96（67%） | 48（33%） | 144（100%） |
| 連携ややあり | 50（49%） | 53（51%） | 103（100%） |
| 連携なし | 13（43%） | 17（57%） | 30（100%） |
| 合計 | 159（57%） | 118（43%） | 277（100%） |

$x^2=10.8, df=2, p<.01$

いっていると感じていることが有意に明らかになった。

③支援診調査(医療提供主体)

2013年の1年間で自宅看取りを行なわなかったケースはおよそ3割近くあったが、10人以上も看取ったケースも同じく3割近く見られた。居宅介護支援事業所との連携がうまくいっているかの評価について、3分の1の診療所で連携があると回答した。サービスを提供する地域コミュニティで手助けがあると感じている診療所は7割以上あった（表3.1）。

地域コミュニティ別に連携の程度と看取り人数との関係を見ると（表3.2）、手助けがある地域コミュニティでは連携があるほど看取り人数が多くなっており、統計学的にも有意な関連が見られた。

表3.1 支援診調査の記述統計量

|  | n | % |
|---|---|---|
| 療養可能性 | | |
| 0人 | 27 | (28.7) |
| 1～9人 | 41 | (43.6) |
| 10人以上 | 26 | (27.7) |
| 連携程度 | | |
| 連携あり | 31 | (33.0) |
| 連携ややあり | 33 | (35.1) |
| 連携なし | 30 | (31.9) |
| 地域コミュニティ | | |
| 手助けあり | 73 | (73.7) |
| 手助けなし | 26 | (26.3) |

表3.2 支援診調査における地域コミュニティ別に見た連携程度と看取り人数との関係

| 地域コミュニティ：手助けあり | | | | |
|---|---|---|---|---|
|  | 0人 | 1～9人 | 10人以上 | 合計 |
| 連携あり | 2 ( 9%) | 8 (36%) | 12 (55%) | 22 (100%) |
| 連携ややあり | 5 (21%) | 13 (54%) | 6 (25%) | 24 (100%) |
| 連携なし | 9 (53%) | 8 (47%) | 0 ( 0%) | 17 (100%) |
| 合計 | 16 (25%) | 29 (46%) | 18 (29%) | 63 (100%) |

$x^2=18.5, df=4, p<.001$

| 地域コミュニティ：手助けなし | | | | |
|---|---|---|---|---|
|  | 0人 | 1～9人 | 10人以上 | 合計 |
| 連携あり | 1 (17%) | 3 (50%) | 2 (33%) | 6 (100%) |
| 連携ややあり | 4 (50%) | 1 (13%) | 3 (38%) | 8 (100%) |
| 連携なし | 4 (40%) | 4 (40%) | 2 (20%) | 10 (100%) |
| 合計 | 9 (38%) | 8 (33%) | 7 (29%) | 24 (100%) |

$x^2=3.2, df=4, p<.520$

## 4.地域コミュニティの醸成を目指して

東日本大震災を経験したわれわれが、いかに死を見すえた生き方をしていくか、そのための場として考えられる在宅医療を推し進めていくために、どのような社会システムを構築していくことが望ましいか。在宅医療を進める社会システムである地域包括ケアシステムの考え方を基礎として、利用者だけではなく、ケア提供主体、医療提供主体という3主体に焦点を当て、他主体との連携関係がどのように在宅での療養生活または看取りに影響しているのかを、地域コミュニティとの関連から検証してきた。

### (1)利用者とサービス提供者の間の実感のズレ

まず在宅医療の利用者主体としての一般住民は、現在の状況をふまえて、自宅で最期まで療養できると思っているのは1割程度であった。さらに医療と介護の連携に対しては6割以上もの住民が不安を感じ、しかも連携に不安を覚える人ほど療養できるとは思えないという結果であった。一

般住民にとっての在宅医療における自宅療養は、まだまだ夢物語であるといわざるを得ない。厚生労働省による終末期に関する意識調査結果からは、国民の7割が居宅で人生の最期を過ごしたいと願っているが[7]、今回の調査で希望と現実との間に大きな乖離があることが明らかとなった。

　では、これらの事実を素直に受け止めて、医療と介護の連携を増やすように社会の制度を構築すればよいのかといえば、そう簡単でもない。というのは、一般住民は、医療と介護の連携に大きな不安を感じているが、ケア提供主体である居宅介護支援事業所や、医療提供主体である在宅療養支援診療所においては、連携ありと連携ややありを含めれば7割近く、またはそれ以上の事業所、診療所が連携はうまくいっていると判断しているように、一般住民の意識とのずれが見られるからである。

　しかもさらにやっかいなのは、連携がうまくいくことで、ケア提供主体では在宅における高齢者の在宅生活継続がうまくいくという結果や、医療提供主体では看取り数が増えているという結果からも、在宅という臨床の場では、連携を進めることが、実感として利用者へプラスの効果をもたらしているとサービス提供者に感じさせてしまっているという点である。これでは、地域包括ケアシステムの構築をサービス提供者側からの視点で検討する姿勢を後押しするだけになってしまう危険性がある。つまり、在宅医療を進めていくに当たって、連携をすることはもちろん非常に重要な要素と考えるが、利用者の実感を伴わない、システムありきの方策になってしまう。

## (2) 地域コミュニティは一朝一夕には醸成されない

　このような問題に対処する方法として考えられるのが、地域コミュニティの存在であろう。もちろん、この地域コミュニティは何にでも有効に作用する魔法の弾丸ではないし、そのように思うことは非常に危険である。だが、少なくとも今回の調査では、利用者主体としての一般住民で、手助けをしてくれるコミュニティに居住し、連携不安がないと回答した人は、自宅で療養できると答える割合が、手助けの乏しい地域コミュニティの住民に比して、わずかではあるが高いという結果が得られた。

　さらには、ケア提供主体でも地域コミュニティで助け合いがあると在宅での療養がうまくいく割合が高い傾向が見られ、医療提供主体でも地域コミュニティで助け合いがあると看取りの人数は増加していることが結果として出ている。以上のことからも地域コミュニティをいかに醸成していくのかが重要であることは間違いない。

　だが、やはり気をつけなければならないのは、助け合いあふれる人間関係の豊かな地域コミュニティは一朝一夕で醸成されるものではないという点だ。ある地域コミュニティを醸成する／できるのは何であろうか。それは外在的な要因によるのではなく、内在的で自発的な要因によるものが大きい。つまり、われわれ外部の人間が意図して制度やシステムを用いることによって、豊かな地域コミュニティが醸成されるのではなく、当該地域に居住する住民たちの価値を背景とした、歴史的かつ文化的営みによってこそ地域コミュニティは醸成される。いい換えれば、われわれ人間が社会を統制できるという幻想から脱却し、われわれの身体に内在する価値や文化を再考する必要があるということであろう。

　その意味では、地域包括ケアシステムという社会システムを構築して在宅医療を推進し、人々に"死"という存在を再認識してもらうには、人々の価値や文化に基づいた地域コミュニティという枠組みを注意深く検討して、社会システムに導入しなければならない。

つまり、在宅医療という観点から、人々に、人は死ぬということを気づかせること、死は身近であることを意識づけるには、現代社会に生きるわれわれの考え方、生き方、価値観などシステムの基礎にある形而上学的な検討をしながら、地域包括ケアシステムなどの社会システムづくりをしていかなければならないということだ。

### (3) 待つことしかできない

死を見すえた在宅医療を行なうためには、人々の価値や文化に基づいた地域コミュニティを構築していけばよいとしても、モダニズム的な考え方で、制度などから外在的に地域コミュニティを醸成させる社会システムを構築してしまっては、現状と何ら変わるところはない。このような傲慢な考えではなく、むしろ、われわれ日本人の精神性を理解し、創発的に地域コミュニティが醸成されるのを待つしかないのだろう。たしかに、東日本大震災で大きな被害を受けた地域にとっては、地域住民の健康や快適な在宅生活を保つためにも、積極的に外在的に働きかけることで地域コミュニティを構築したい、とても待ってなどいられないという気持ちは痛いほどよくわかる。

しかし、そうではあっても、外在的に働きかけるのではなく、あくまで自発的、創発的に、その地域に寄り添った地域コミュニティがつくり上げられなければならない。今われわれにできることは、待つということなのである。待つことは偶然を当てにすることでもないし、何かが訪れるのをただ受け身で待つのでもないが、とはいえ偶然に期待するものはあり、だからこそ、それでも自らを開いたままにしておくしかないのである[8]。そして、待った上で生まれてくる地域コミュニティを地盤としながら、その地域に根ざした地域包括ケアシステムをはじめとした制度や社会システムを構築していくことが望ましいだろう。

近年、生きていく上での寄る辺として健康が認識されていることが指摘されているように[9]、日本人の精神性を表すさまざまな概念が示されている。それらの多様な概念間の整理を行なうことで、在宅医療の行方についての包括的な議論を展開する必要があることを最後に付け加えておきたい。

## もっと知る

### 参考文献・サイト

1) 篠山紀信：現場紀信－篠山紀信が撮る東日本大震災．日経コンストラクション．521：6-27．2011．
2) 厚生労働省：人口動態調査．http://www.mhlw.go.jp/toukei/list/81-1.html（2014年7月14日閲覧）．2014．
3) 和田忠志：在宅医療とは何か．佐藤智編　明日の在宅医療第1巻在宅医療の展望．17-40．2008．
4) 厚生労働省：在宅医療の推進について．http://www.mhlw.go.jp/stf/seisakunitsuite/bunya/0000061944.html（2015年1月27日閲覧）．2015．
5) 厚生労働省：地域包括ケアシステム．http://www.mhlw.go.jp/stf/seisakunitsuite/bunya/hukushi_kaigo/kaigo_koureisha/chiiki-houkatsu/（2015年1月27日閲覧）．2015．
6) 三菱UFJリサーチ＆コンサルティング：「＜地域包括ケア研究会＞地域包括ケアシステム構築における今後の検討のための論点」の公表について．http://www.murc.jp/thinktank/rc/public_report/public_report_detail/koukai_130423（2015年1月27日閲覧）．2013．
7) 厚生労働省：終末期医療に関する意識調査等検討会報告書及び人生の最終段階における医療に関する意識調査報告書について．http://www.mhlw.go.jp/stf/shingi/0000042968.html（2015年1月27日閲覧）．2014．
8) 鷲田清一：「待つ」ということ．角川選書．2006
9) 三澤仁平：地域における医療資源がもたらす主観的健康感への影響—健康観の視点からの検討—．保健医療社会学論集．22（1）：69-81．2011．

# 復興のまちづくりと高齢者の健康増進

東京大学大学院医学系研究科准教授　近藤尚己

▶ 高齢者にとって、社会関係の維持は、精神的・身体的な健康の維持のために極めて重要である。避難生活中から新たな生活の場へと移るあらゆる場面において、周囲との交流機会を増やす仕組みが不可欠である。

▶ 災害時も、コミュニティ内の人々同士の結束や信頼・互酬性が高いほど、健康が維持されやすい。東日本大震災に関する調査では、仮設住宅へ震災前のコミュニティごとに入居した場合よりも、くじ引きでばらばらに入居した場合の方が、入居後社会的支援を受けにくく、精神的に不健康になる可能性が高いことがわかった。仮設住宅の住民同士の信頼感が低いなど、ソーシャル・キャピタルが低い仮設住宅ほど、健康面で問題があると感じている高齢者が多いこともわかった。また、高齢者の閉じこもりについては、外出する理由がないこと、公共交通機関がない、買い物環境までの距離が遠いことなど、社会関係を阻害している地域の物理的な環境が強く関連していることもわかった。

▶ 災害復興期における高齢者の健康増進には、交通システムなど地域環境を改善したり、社会参加機会を提供することにより、閉じこもりや精神的なリスクを減らすような「まちづくり」が必要である。

▶ また、望ましいまちづくりには幅広い多職種や官民の連携が不可欠である。これには地域のガバナンス強化が求められる。社会的・医療的ニーズが高い住民の状況をよく把握している専門職として、医療従事者にも積極的な参画が求められる。

**KeyWord**　ソーシャル・キャピタル、コミュニティ、復興、社会疫学、レジリエンス、まちづくり、買い物環境、仮設住宅、閉じこもり、社会関係

## 1. 社会関係・コミュニティと高齢者の健康

　家族や近隣住民とのネットワーク、そしてその間でやり取りされる社会的なサポートが高齢者の健康の維持に極めて重要であることが知られている。そのインパクトは、現在の日本人男性の平均余命を押し下げている最大の要因である喫煙に匹敵するという報告もある[1]。

　したがって、被災地においては、避難生活の場における社会関係の状況を把握し、人々のつながりを強化することで、コミュニティのソーシャル・キャピタルを高める「まちづくり」が重要な課題となる。たとえば、近隣の住民同士の顔の見える関係を増やすような交流活動の促進や、高齢者

---

ソーシャル・キャピタル：直訳すれば「社会資本」だが、インフラなどの社会資本と区別するために「人間関係資本」などと訳されることもある。定義としては人々の信頼関係や人間関係（社会的ネットワーク）だが、人々の協調行動を起こすものを指す。パットナムの定義「信頼・規範・ネットワークといった社会の仕組みの特徴であり、人々の協調行動を促進することで社会の効率を高めるもの」がよく知られている[18]。ソーシャル・キャピタルが豊かな地域ほど、災害時の被害が少なく、またその回復（レジリエンス）も高いことが知られている[19]。

の外出を阻害する要因（たとえば交通の不便や買い物環境の悪さ）の除去といったものである。

東日本大震災では、仕事や役割を失ったことにより生活が不活発になったり、震災にまつわるストレスなどにより、特に高齢者の身体とこころの健康度の低下が、発生直後から懸念されていた。これを緩和するために、「まちづくり」はどう貢献でき、どうあるべきか。東日本大震災後に筆者らが行なってきた実証研究の知見を踏まえつつ、復興期におけるまちづくりによるソーシャル・キャピタルの醸成の重要性とその手法について考える。

## 2. 長引く避難生活と健康

同震災から1.5年が経過した平成24年9月から10月にかけて、石巻市内の一つの仮設住宅団地において、全入居者を対象とした訪問調査を行なった。対象者は高齢者234名であり190名から回答を得た（回収率81％）[2]。

その結果、重度の精神的ストレス状態を示すK6スコアが15点より高い割合は、2010年の国民生活基礎調査の年齢別データと比較すると、特に30歳から70歳の女性、60歳以上の男性で、仮設住宅の住民における抑うつの割合が特に高かった（図1）[3]。

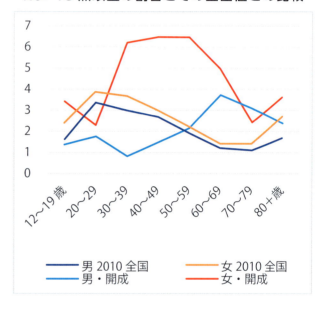

図1　石巻市開成地区仮設住宅住民におけるK6＞15点以上の割合とその全国値との比較

また、「相談相手がいない」「震災後運動する機会が減った」「地域活動に参加していない」といった項目が、年齢・性別・受療状況・機能障害の程度の影響を除いても統計的に有意に重度抑うつ（K6スコア≧15）と関連していた[4]。

## 3. 避難生活者の外出を阻害する要因：買い物環境に着目

このように、多くの高齢の被災者が閉じこもりがちな生活を送っており、それが抑うつリスクと関係している可能性が見い出された。高齢者が閉じこもりがちになる理由として、同調査からは、「行く場所がない」「交通が不便」「外出する気分にならない」「経済的理由」などが明らかになっている[5] [6]。

そこで、高齢者の閉じこもりと関連する要因をさらに評価するため、まず、多くの高齢者の主要な外出理由である「買い物」に着目した検討を行なった。利用したのは岩手県陸前高田市の健康推

進課が中心となって実施した「第3回健康生活調査」のデータであった。その結果、居住地から買い物施設やサービス提供場所までの道路距離が遠いほど、高齢者の外出頻度が少ないという関連が見られ、特に800m以上になると、そのリスクが顕著になることが示された（表1）[7)][8)]。

避難生活を送る多くの高齢者にとって、買い物は、単に必需品を手に入れるという行為にとどまらず、人が集まる場所に行き、知人等と交流をするという社会参加の機会になっている。災害後の買い物環境の維持や改善が重要である。

表1 食料品小売店舗または買い物バス停車場までの距離による外出が少ないリスクを示すオッズ比 (Hirai et al, 2014; 平井, 近藤, 2014より)

| | | 男性 | | | | | 女性 | | | | |
|---|---|---|---|---|---|---|---|---|---|---|---|
| | | n | オッズ比 | 95%信頼区間 | | 有意確率 | n | オッズ比 | 95%信頼区間 | | 有意確率 |
| | | | | 下限 | 上限 | | | | 下限 | 上限 | |
| 距離 | -399m | 176 | 1.000 | | | | 205 | 1.000 | | | |
| | 400-799m | 220 | 0.991 | 0.572 | 1.719 | 0.976 | 305 | 0.914 | 0.571 | 1.462 | 0.707 |
| | 800-1199m | 228 | 1.259 | 0.738 | 2.146 | 0.398 | 282 | 1.611 | 1.021 | 2.542 | 0.040 |
| | 1200m+ | 403 | 1.523 | 0.947 | 2.451 | 0.083 | 508 | 1.609 | 1.064 | 2.435 | 0.024 |

年齢，所得の種類，疾病で調整

## 4. 仮設住宅への入居は災害前のコミュニティごとに

阪神淡路大震災では、同じ集落出身者同士でまとまって仮設住宅に入居した場合の方が、くじ引きでバラバラに入居した場合よりも仮設住宅の自治や高齢者の健康が保たれることが経験的に示され、東日本大震災でも多くの被災地域でこの方式が採用された。

宮城県岩沼市の仮設住宅の住民調査データの分析では、震災前のコミュニティごとに集団入居した場合の方が、くじ引きにより入居した場合よりも社会サポートの授受が10%以上多く、さらに、サポートの受領及び提供がある方が、精神的ストレスの保有リスクが低いことが示された[9)]。

## 5. 仮設住宅団地のソーシャル・キャピタルとメンタルヘルス

仮設住宅内の住民同士のソーシャル・キャピタル、すなわち、住民同士の信頼関係や助け合いの規範、結束の強さも住民の健康に影響を与える可能性がある。

石巻市、岩沼市、大槌町の仮設住宅調査のデータを分析したところ、年齢、性別、通院の有無、就業状況、自治体の違いにかかわらず、居住する仮設住宅における他の住民への信頼感が薄い人ほど、統計的に有意に主観的健康感が悪いことが判明した[10)]。

---

オッズ比：ある事象の起きる確率（p）と起きない確率（1-p）の比を「オッズ」と呼ぶ。オッズ比とは、ある事象の、一つの群ともう一つの群とにおけるオッズの比である。ある事象のA群において生じる確率をp、B群において生じる確率をqとする。その場合、当該事象出現のA群とB群におけるオッズ比は、p/(1-p)÷q/(1-q)=p(1-q)÷q(1-p)である。オッズ比が1の場合、当該事象の生じる確率がA群とB群で同じであることを意味する。オッズ比が1より大きい場合、事象がA群でより生じる確率が高く、B群で生じる確率が低いことをあらわす。オッズ比が1より小さい場合、事象がA群でより生じる確率が低く、B群で生じる確率が高いことを意味する。

## 6. 仮設住宅でのソーシャル・キャピタルの醸成—「はまらっせん農園」の取り組み

　陸前高田市にある県立高田病院は、震災後、仮設住宅の住民向けの共同農園を中心とした交流プログラム「はまらっせん農園」を運営してきた。仮設住宅に隣接した用地を借用して耕し、仮設住宅の住民に広く開放するこの活動により、利用者同士の交流の機会が生まれている。

　はまらっせん農園参加者 12 名、自身の畑での農作業をしている人 8 名、どちらも行なっていない人 19 名の計 39 名を半年間追跡調査した結果、はまらっせん農園に参加している人の骨密度の維持・改善の程度が、不参加や自宅農園組よりも統計的に有意に良好であった。さらに、はまらっせん農園参加者のみで前後比較を行なった「生きがい感」尺度のスコアはすべての人で改善傾向を示した[11]。

## 7. 地域ガバナンスの重要性

　保健・福祉における復興のまちづくりには、交通・治安・住居・教育・就労・そして社会関係といった各要素を、いかに効果的に効率よく、そして協調強化していくかが大切だ[12]。世界保健機関「健康の社会的決定要因に関する特別委員会」の最終報告書によれば、これを達成するためには、保健や福祉の分野だけでなく、幅ひろい部署や民間組織・住民組織同士の有機的な連携が不可欠であるとしている[13]。

## 8. 陸前高田市「保健医療福祉復興未来図会議」

　東日本大震災において大きな被害を受けた陸前高田市は、震災直後の 2011 年 3 月 27 日より、支援団体や関係機関との情報共有と伝達の場として、「保健医療福祉包括ケア会議」を開催してきた。現在では「保健医療福祉復興未来図会議」と名称を改め、同市健康推進課を中心として、各支援NPOや研究者、自治体各部署とが月 1 回、約 2 時間の会合を継続している[14) 15) 16)]。

　同「未来図会議」は当初、関係機関同士の情報共有を趣旨としていたが、次第に復興に向けたまちづくりのあり方に関する意見交換と議論の場となっていった。

　会議の主な成果の一つとして「はまってけらいん・かだってけらいん運動」（地元の言葉で、「集まりましょう・語りましょう」という意）がある。地域の社会関係の醸成のための規範形成をねらい、同運動名を記したのぼり旗やステッカーなどを市内各所に配布し、普及を図った。これは、住民同士の語らいと交流を促進するというねらいだけでなく、各ステークホルダー（利害関係者）や組織同士の連携の促進も意図したものである[17]。

　「未来図会議」には以下のようなさまざまなメリットがある。
① 復興計画の保健医療福祉面からの定期的、継続的な推進評価体制の確保
② 保健医療福祉関連の活動の見える化、方向性の共有、エンパワメント
③ 関係者、関係機関、関心を持った一人ひとりの、顔の見える関係性づくり

④ 社会的なリスクに対するポピュレーションアプローチの推進
⑤ 対策の重要性や効果の共有
⑥「はまってけらいん、かだってけらいん運動」などの活動の提言と推進
⑦ 人財育成

　このような取り組みは、人的・物質的・金銭的資源が乏しい状況において、参加者の有機的な連携を深めることにより、効率を高め、復興のための地域ガバナンス強化へとつながる。

## 9.まとめ

　高齢者の社会参加の推進は、被災地に限らず全国的な課題となっている。地域サロン事業など、住民同士の直接の交流機会を増やす取り組みが行政主体で実施されてきている。そのような活動が、被災地での仮設住宅や今後の復興住宅においても重要である。

　一方で、そのようなソフトな仕組みづくりだけでは不十分である。サロン活動のような取り組みの自主組織の育成やコーディネーションには多大な労力を要する。そのため、人手が足りない被災地では、ニーズをカバーしきれない。

　さらに、高齢者が社会的に不活発になる理由には、交通アクセスや買い物環境など、物理的な側面も大きい。交流機会を増やすと同時に、そこにアクセスできる環境整備が求められる。陸前高田市では、民間のスーパーマーケットや生活協働組合が買い物バスのルートを調整したり、移動販売を実施したりすることにより、買い物環境が著しく改善した地域が存在する。資源が乏しい状況においては、このような官民のパートナーシップによるまちづくりを積極的に推進していくことが求められよう。

　災害後の保健や介護の復興において、健康セクター単独で達成できることは少ない。多職種・官民のパートナーシップによるまちづくりを促進するためにも、各組織同士の顔の見える関係を継続していき、地域全体を大きな視野でとらえた活動が必要だ。

　医療従事者は、地域の医療ニーズや社会的・健康的なニーズが最も高い人々の状況を知る立場にいる。そういう立場の人間として、まちづくりの連携活動にも積極的に参加すべきである。

　このようなパートナーシップは、災害への備えの段階においても意義深い。たとえば、仮設住宅へのコミュニティごとの集団入居などは、災害発生後の、行政リソースが極めて限られた中で行なうのは困難を極める。各部門が連携して、事前にそのプランを作成しておくなどのそなえができるといいだろう。

---

ポピュレーションアプローチ：アプローチの対象を高いリスクを持つ人だけに限定せず、集団全体を対象としてアプローチし、集団全体のリスクを下げていこうとする考え方や手法。

ガバナンス：統治。ガバメントが法的拘束力のある上からの統治を意味するのに対して、ガバナンスは組織や社会のメンバーが主体的に合意形成を図るシステムのこと。

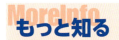

## 参考文献・サイト

1) Holt-Lunstad J, Smith T B, and Layton J B (2010). "Social Relationships and Mortality Risk: A Meta-analytic Review," PLoS Med. 7 (7) :e1000316.
2) 近藤尚己、山崎幸子、三澤仁平、三浦久幸、平井寛、大塚理加、増野華菜子、井上まり子 (2014a) 平成 25 年度分担研究報告書「被災地における在宅医療および介護予防施策の在り方を検討するための疫学調査」
3) 近藤尚己 (2013)." 東日本大震災復興期における高齢者の健康状態および社会参加状況に関する調査結果 ," Geriatric Medicine.52:147-152.
4) 近藤尚己、山崎幸子、三浦久幸、大塚理加、増野華菜子、長純一 (2014b) 平成 25 年度分担研究報告書「東日本大震災被災地仮設住宅における抑うつ症状と関連する心理社会・環境要因」
5) 大塚理加 (2014)." 仮設住宅居住高齢者における介護リスクとソーシャルサポートの関連 ," Geriatric Medicine. 52 (2) :153-156.
6) 近藤尚己、大塚理加、増野華菜子 (2014c) 平成 25 年度分担研究報告書「東日本大震災の仮設住宅に居住する高齢者の外出を阻害する要因」
7) 平井寛、近藤尚己 (2014) 平成 25 年度分担研究報告書「陸前高田市における買い物環境と高齢者の外出頻度の少なさの関連の検討」
8) Hirai H, Kondo N, Sasaki R, Iwamuro S, Masuno K, Otsuka R, et al. (2014). "Distance to retail stores and risks for being homebound among older adults in the city severely affected by 2011 Great East Japan Earthquake," Age and Ageing. Epub Ahead of Print. doi: 10.1093/ageing/afu146
9) Koyama S, Aida J, Kawachi I, Kondo N, Subramanian S V, Ito K, et al. (2014). "Social Support Improves Mental Health among the Victims Relocated to Temporary Housing following the Great East Japan Earthquake and Tsunami," Tohoku Journal of Experimental Medicine. 234:241-247.
10) 永田智子、増野華菜子、芦田登代、寺本千恵、松永篤志、近藤尚己 (2014). 仮設住宅居住の高齢者の主観的健康感に影響する要因―被災地 3 か所の統合データから―. 第 73 回日本公衆衛生学会学術総会. 宇都宮. 2014 年 11 月 5 − 7 日.
11) Takahashi S, Ishiki M, Kondo N, Ishiki A, Tohriyama T, Takahashi S, et al. (2015). "Health effect of farming program to foster community social capital of temporary housing complex of the 2011 Great East Japan Earthquake," Disaster Medicine and Public Health Preparedness. in press.
12) 川上憲人、本英樹、藤尚己 (編) (2015). 社会と健康：健康格差解消に向けた統合科学的アプローチ . 東京：東京大学出版会 .
13) WHO Commission on Social Determinants of Health (2008). Closing the gap in a generation: health equity through action on the social determinants of health. Final Report of the Commission on Social Determinants of Health. Geneva: World Health Organization.
14) 佐々木亮平、岩室紳也 (2014a) 東日本大震災で求められている公衆衛生活動とは〜復興を生き階にノーマライゼーションの加速を、地域保健、45 (8)：42-47
15) 佐々木亮平、岩室紳也 (2014b) 未来図を描く公衆衛生活動 in 陸前高田④〜公衆衛生は触媒産業, 公衆衛生, 78 (3)：188-192
16) 佐々木亮平、岩室紳也 (2015)：東日本大震災で求められている公衆衛生活動とは〜少しずつみえてきたポピュレーションアプローチの成果, 地域保健, 46 (2)：47-53
17) 大橋加奈、近藤尚己 (コメント) (2015)." 陸前高田市における東日本大震災からの復興未来図（ソーシャル・キャピタル醸成の場としての未来図会議）," 保健師ジャーナル . 71　No.2（2015 ②）:150-156.
18) Putnam RD, Leonardi R, Nanetti RY. (1992) Making democracy work: Civic traditions in modern Italy. Princeton: Princeton University Press. [河田潤一訳『哲学する民主主義　―伝統と改革の市民的構造』NTT 出版、2001 年]
19) Aldrich DP. Building Resilience: Social Capital in Post-Disaster Recovery. University of Chilago Press; 2012.

# 気仙沼の地域医療と生活ケアの"進化"

東京都健康長寿医療センター研究所『気仙沼支援　医療・福祉関係5団体』代表　高橋龍太郎

> ▶ 医療・福祉資源が不足がちであった気仙沼市においては、震災発生後早期から病診連携のもとに在宅療養を支援するチーム（JRS）が結成され、地域在住の虚弱・要介護高齢者の病状悪化、機能低下予防に直接的、間接的な力を発揮した。
> ▶ これをきっかけに、病院・医療機関と診療所の連携、医療と介護の連携、あらたな地域医療・生活ケアを支えるツールの開発、介入の組織化が進んでいる。
> ▶ 復興過渡期から安定期への橋渡しをしながら、在宅、施設ケアの質の向上に寄与する地域内外の連携体制が生まれている。

**KeyWord**　在宅死亡率、在宅療養支援診療所、訪問看護ステーション、緊急消防援助隊、トリアージ、DMAT、気仙沼巡回療養支援隊（JRS）、みやぎ医療福祉情報ネットワーク（MMWIN）、気仙沼・南三陸地域在宅医療福祉推進委員会、気仙沼・南三陸「食べる」取り組み研究会、気仙沼在宅ワーキンググループ、気仙沼支援　医療・福祉関係5団体

## 1. 気仙沼市の在宅医療

　東日本大震災で被害の大きかった東北沿岸部は、医療、福祉分野の人材不足が深刻で、気仙沼市においても同様の課題を抱えている。そのような中、震災前の在宅医療の状況はどうだったであろうか。宮城県が発表した2010年の県内各地域における在宅死亡率を見ると県平均17.9%、仙台市20.9%に対して気仙沼市16.5%と低めの状況にあった[1]。また、医療従事者（医師）数も全国平均230.4、宮城県平均222.9（人口10万人当たり）に対して気仙沼医療圏では121.0とほぼ半数にとどまっている[2]。

　一方、在宅医療のインフラである在宅療養支援診療所数や訪問看護ステーション数は人口10万人当たりで県平均に近いかそれを上回っている[1]（図1、2）。このことは、急性期医療と在宅医療・生活ケアとの有機的な連携、そしてそれを利用する市民の意識に課題があった可能性を示している。

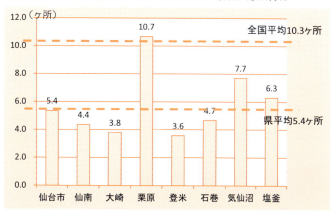

図1　宮城県内の在宅療養支援診療所数[1]

---

**在宅死亡率**：厚生労働省の人口動態統計には「在宅死亡率」という項目はなく、死亡場所別の死亡率が出ている。一般に在宅死亡率という場合の「在宅」とは自宅（グループホーム、サービス付き高齢者住宅を含む）、老人ホーム（養護老人ホーム、特別養護老人ホーム、軽費老人ホーム、有料老人ホーム）、介護老人保健施設も含まれる。これらの死亡者数を全死亡者数で割ったものが在宅死亡率になる。最近増加している在宅死亡の多くは、自宅以外での死亡である。

このたびの震災経験を経て、気仙沼市においては、その前から始まっていた萌芽的医療活動と震災という強いられた状況変化を背景として、在宅医療を含む地域医療の"進化"が見られる[3]。ここでは、関係者から得た資料や証言、支援活動を通じて学んだ内容をもとに、この"進化"の過程を見ていく。

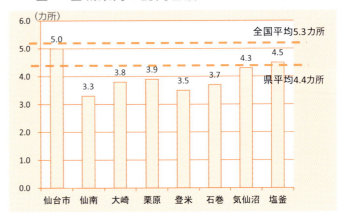

図2 宮城県内の訪問看護ステーション数[1]

## 2. 発災後の医療救護活動

　気仙沼地区には全国9都府県から約4000余名の<u>緊急消防援助隊</u>が派遣され、中でも東京消防庁の火災防御・人命救助活動は、翌3月12日早朝気仙沼・本吉広域防災センターに到着した第一次派遣隊に始まって、延べ1750名の隊員によって43日間にわたって継続され、救援活動の要の役割を果たした[4]。

　医療の中心的機能を担う気仙沼市立病院では、事前の災害訓練経験を踏まえ、発災直後から<u>トリアージ</u>ポスト設置、外部支援の受け入れ態勢などが迅速に整えられた。その後、市立病院の医師である災害医療コーディネーターと東京DMAT（Disaster Medical Assistance Team＝災害派遣医療チーム）が協力しながら連絡・連携体制を構築し、災害対策本部の会議にも参加しつつ、行政の災害対応に連動した医療救護活動がなされた[5]。

　一方、停電などを想定した連絡方法の確保、「赤色」のオーバートリアージや「黄色」が大半を占めたトリアージ見極

表1　医療救護活動の教訓

| |
|---|
| ・停電などを想定したアナログ・デジタル双方からの連絡方法の確保 |
| ・「赤色」のオーバートリアージや「黄色」が大半を占めたトリアージ見極めの精緻化 |
| ・「標準的規模」の災害訓練の限界 |
| ・ツイッター・m3などSNSやインターネットを活用した情報入手と発信の有用性 |

表2　精神科領域における支援活動の課題

| |
|---|
| ・生活歴を含む病歴聴取の困難性 |
| ・種類や投与量のばらつきなど不安定な薬剤処方 |
| ・経験のある直接支援者の不足 |
| ・他の地域医療担当者・専門職、一時的ボランティアとの連携不足 |

---

<u>緊急消防援助隊</u>：阪神・淡路大震災の教訓から誕生した災害発生時の消火・救助・救急のための消防機関。市町村単位で運営され現在全国におよそ4000隊を擁する。大規模災害や特殊な災害が発生したとき、被災地の要請を受けて現地に駆けつけ、消火・救助活動を実施する。

<u>トリアージ</u>：災害や事故現場で一時に大勢の負傷者が発生したとき、重症度によって治療の順番を決めること。非常事態に陥ったとき、最善の結果を得るための優先度選別。

めの精緻化、「標準的規模」の災害訓練の限界、ツイッター・ｍ３などSNSやインターネットを活用した情報入手と発信の有用性、など今後に生かせる教訓が得られた（表1）。特に、今回の被害者の多くは津波による死亡で、超急性期医療をターゲットとするDMATの役割が十分果たせず、むしろ透析医療、感染症防御、心身機能低下予防、薬剤確保といった虚弱高齢者や慢性疾患を持つ高齢者への対応、遺体検案作業などが中心となった[6)][7)][8)]。

連携に関しては、医療救護班と「こころのケアチーム」との情報共有不足、行政機関保健師の避難所張り付きによって生じた困難（地域情報の不足、地域医療ニーズの掌握困難など）、医薬品の無料配布・医療の無料化による地域医療への影響など、重要な課題も指摘されている[8)]。

精神科領域では、これら地域医療における問題点とは異なる課題（病歴聴取困難、不安定な薬剤処方、支援者不足、他の地域医療担当者・ボランティアとの連携不足）も浮き彫りにされている[9)]（表2）。

## 3.地域医療と生活ケアの"進化"

気仙沼市では、震災前から始まっていた施設や在宅での医療的生活ケア支援が震災をきっかけに大きく前進したといえる。その動因は、偶発的な要素もあるが、何といってもそれまで連携の乏しかった医療機関間、医療と介護間、そして在宅・施設を超えた多職種間のコミュニケーションが具体的課題に向けて密につながってきことだ。

発災により、地域医療を支えてきた医師会会員の医療機関の多くは被災し（44機関中全壊29カ所、一部損壊8カ所、被害なし7カ所）、被害を逃れたところでは、その数年前から準備していた「災害時マニュアル」に沿って、発災直後から黄色ののぼりを立てて診療を継続し、また避難を強いられた会員も避難所において可能な診療を再開した[10)]。

その後、今までの介護サービス提供が困難になる中、要介護高齢者の褥瘡や生活機能低下が顕著となり、これら医療的な生活支援、生活ケアを支えるため、3月25日には戸別訪問による健康調査と訪問診療看護を目的とする「気仙沼巡回療養支援隊（JRSと略される）」が立ち上げられ、気仙沼全域を対象とするローラー作戦が開始された[7)][11)]。この組織は医療救護班とは別個に運営されたもので、地域で生活する療養者への支援を目的とした。

JRSの活動により、要介護高齢者などの健康状態が把握され、福祉避難所への移動の可否、訪問診療・訪問看護の必要性の評価、保健行政の再

表3　地域医療"進化"のきっかけとなった「気仙沼巡回療養支援隊」の意義

| |
|---|
| ・手薄になっていた要介護高齢者などの健康状態の把握 |
| ・福祉避難所への移動の可否判断 |
| ・訪問診療・訪問看護によるフォロー必要性の評価 |
| ・保健師の配置など保健行政の再調整 |
| ・中核医療機関である市立病院の退院調整機能強化 |
| ・医療機関と在宅・施設をつなぐ関係者間連携の促進 |

気仙沼巡回療養支援隊：JRSと略される。被災後13日目に、気仙沼市立病院横山医師、SHARE沢田医師、JMAT派遣の永井医師らが中心となって、避難所だけでなく自宅で医療・ケアのニーズ（褥瘡患者など）のある人々を支援するためつくられた在宅医療の支援チームである。本部長は以前から気仙沼で在宅医療を進めてきた村岡氏。在宅医療チームと健康相談チームからなり、2011年9月末まで活動を続けた。

調整、市立病院の退院調整機能強化、などが進んだ。また、病院での退院調整の意義が関係者間で深く認識され、組織ごとの縦割りを超えた横の連携が格段に改善されたといえる[11]（表3）。

このような地域医療、在宅医療の展開の中から、今後に向けた新たな取り組みが始まっている。一つは、在宅医療・生活ケア支援と病診連携を視野に入れた情報連携基盤「みやぎ医療福祉情報ネットワークMMWIN（Miyagi Medical and Welfare Information Network）」の構築である。医療・福祉情報の多元的共有化を目指すこの取り組みは、2012年6月7日に設立され7月1日より気仙沼圏及び石巻圏の病院、薬局、介護福祉施設、在宅医療介護の現場等にて、医療・介護福祉情報基盤の実運用を随時開始している。現在、気仙沼市を含め宮城県全体に拡大しつつある[12]。

表4　復興過渡期における気仙沼地域医療・生活ケアの新たな変化（組織名は一部省略）

- 医療福祉情報の多元的共有化をめざす「みやぎ医療福祉情報ネットワークMMWIN」の構築
- 医師会の部会「気仙沼・南三陸地域在宅医療福祉推進委員会」を市立病院地域連携室との協働で運営
- "全身病に関わる口腔ケアの重要性"という視点から「気仙沼・南三陸「食べる」取り組み研究会」を組織
- 在宅ケア他職種連携支援システムの運用をめざす「気仙沼在宅ワーキンググループ」活動
- 専門職支援を通して復興過渡期から安定期への橋渡しを目指す「気仙沼支援　医療・福祉関係5団体」活動

また、震災後の2011年8月、気仙沼市医師会の部会として「気仙沼・南三陸地域在宅医療福祉推進委員会」が設置された。これは、より一層医療・福祉・保健の連携と在宅療養支援・生活支援を推進するための組織である。委員会の機能強化を目指す市立病院地域連携室との協働や有床診療所という入院機能を持つ診療所開設の意義は大きい[13]。

さらに、気仙沼歯科医師会や他の歯科医師会会員、歯科衛生士など関係専門職の人々は、震災前から介護事業所や在宅での口腔ケアを推進しているが、発災後に支援活動に加わった鶴見大学歯学部の医師らとともに訪問介入、研修会を継続的に実施して、2013年には「気仙沼・南三陸「食べる」取り組み研究会」を発足させ、"全身病に関わる口腔ケアの重要性"という視点から気仙沼での地域医療、在宅・施設ケアの前進に大きな貢献をしている[14]。

医療職主導の運営を排した多職種連携の"緩やかな"集合体「気仙沼在宅ワーキンググループ」も立ち上げられ、毎回、多数の関連職種の活発な討議、研鑽の場となっている[15]（表4）。

# 4. 本吉地区の震災対応と地域医療の展開

合併によって気仙沼市になった本吉地区にはもともと本吉病院があったが、建物自体が津波の被害を受け、一時医師不在となって医療提供が困難になった。病院にとどまった看護師長ら看護師と外部からの支援医師によって診療が継続される中、2名の医師が着任し、震災発生2年後に入院医療を再開した。このような困難な状況の中、山梨県牧丘病院からの支援を受けつつ、本吉総合支所の保健師らと連携して仮設住宅の住民への医療支援、在宅医療の展開が進められていった。

現在、在宅医療の対象となっている患者数は震災前の数倍以上となっている。このような本吉地

表5　気仙沼市における震災前後の要介護高齢者数、要介護認定率の推移[17]

| | 要支援1 | 要支援2 | 要介護1 | 要介護2 | 要介護3 | 要介護4 | 要介護5 | 合計 | うち1号被保険者 | 高齢者人口 | 認定率 |
|---|---|---|---|---|---|---|---|---|---|---|---|
| 平成18 | 292 | | 1,062 | 527 | 406 | 414 | 461 | 3,162 | 3,058 | 21,022 | 14.55 |
| 平成19 | 268 | 324 | 586 | 573 | 428 | 413 | 474 | 3,066 | 2,968 | 21,543 | 13.78 |
| 平成20 | 237 | 371 | 609 | 538 | 487 | 418 | 486 | 3,146 | 3,048 | 21,946 | 13.89 |
| 平成21 | 224 | 450 | 616 | 599 | 503 | 419 | 461 | 3,272 | 3,174 | 22,326 | 14.22 |
| 平成22 | 352 | 391 | 709 | 634 | 473 | 437 | 467 | 3,463 | 3,363 | 22,575 | 14.90 |
| 平成23年1月末 | 469 | 385 | 781 | 630 | 417 | 432 | 461 | 3,575 | 3,469 | 22,428 | 15.47 |
| 平成23 | 449 | 393 | 744 | 601 | 386 | 420 | 433 | 3,426 | 3,320 | 22,019 | 15.08 |
| 平成24 | 541 | 487 | 780 | 656 | 468 | 454 | 405 | 3,791 | 3,681 | 21,263 | 17.31 |
| 平成25 | 458 | 572 | 694 | 695 | 543 | 417 | 410 | 3,789 | 3,699 | 21,865 | 16.92 |

図3　気仙沼市における震災前後の要介護高齢者数、要介護認定率の推移[17]

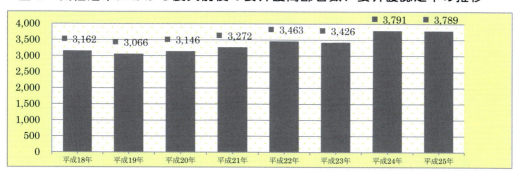

区での在宅医療、地域医療の広がりには、看護師の絆の強さ、リハビリ専門職の地域での地道な活動といった基盤形成が重要な背景要因となったといえよう。

## 5.復興過渡期の支援、「幻滅期」を越えて

　ＤＭＡＴや医療救護班などの災害医療支援チームが6月30日で撤退し、「気仙沼巡回療養支援隊（JRS）」の活動も9月で終了した。災害発生以降のコミュニティの回復過程でこの時期（2カ月〜1、2年）は「幻滅期」と呼ばれることがある。この名称は、被災者の忍耐が限界に達して援助の遅れや行政の失策への不満、怒りが現れ地域の連帯や共感が失われる危険性が高いことに由来する[16]。

　発災直後から現地入りしボランティア活動をしていたネットワークを中心に、「幻滅期」に入った9月頃から"緩やかな外部支援組織の連合体"立ち上げの構想が出てきた。目的は、組織だった支援活動が撤退した後に、医療・介護・福祉専門職支援を通して安定期への橋渡しをすることにある。2011年の後半期に各団体がそれぞれ行なっていた医療相談、子ども健診、福祉施設支援、研修会などを統合し、2012年1月15日、気仙沼市長を表敬訪問した後、「気仙沼支援　医療・福祉

関係5団体（略して5団体）」が発足した。当初のメンバーは、東京都健康長寿医療センター研究所、日本老年医学会、日本老年行動科学会、日本臨床発達心理士会、医療法人社団つくしんぼ会、である。

　主な活動内容は、医療・介護・福祉専門職向けの研修会、子ども・障害児相談、地域高齢者との交流会、一般市民向け健康講話、体操普及指導員養成教室などで、行政担当者や医療・福祉関係者と年間計画を打ち合わせた後、おおよそ月1回、週末に事業を実施している。発災後4年になろうとしている2014年12月には、地域高齢者に対する包括的な健診を実施し、その結果に基づいて、2015年春には認知機能低下予防、運動機能維持・改善のプログラムを提供する予定となっている[8]。

　気仙沼も他の地域と同じように少子高齢化が進んでいたが、震災後は、若年層の流出による少子高齢化の加速という新たな要素が加わった。また、生活様式の変化、生業産業の衰退などにより、高齢者の虚弱化リスクが増大し、それに向けた対策が急がれる。震災前後の要介護認定者数、要介護認定率を見ても、このたびの震災がいかに高齢者の虚弱化を進行させたかがわかる[17]（表5、図3）。このような状況にあって、5団体の活動は虚弱化への対策に貢献し得るものといえる。

## MoreInfo もっと知る

### 参考文献・サイト

1) 宮城県発表、県内の在宅医療：第5編 第2章 第11節 在宅医療
　http://www.pref.miyagi.jp/uploaded/attachment/211355.pdf
2) 宮城県発表、第6次宮城県地域医療計画（中間案）
　http://www.pref.miyagi.jp/uploaded/attachment/115943.pdf
3) 「復興半ばも、"進化"した医療」、日経メディカル、2014年3月号、p60 - 61.
4) 東日本大震災　消防活動の記録、気仙沼・本吉地域広域行政事務組合消防本部、2012.9
5) 気仙沼市　東日本大震災における災害対応とその検証（概要版）、気仙沼市／三菱UFJリサーチ＆コンサルティング、2012.1
6) 成田徳雄：気仙沼市の医療救護活動、「東日本大震災における保健医療救護活動の記録と教訓」、上原鳴夫編、pp106 - 111、じほう、2012.12
7) 気仙沼市立病院東日本大震災活動記録集　今を生きる　ともに未来へ、気仙沼市立病院記録集編集委員会、気仙沼市立病院、2012.3
8) 東日本大震災支援プロジェクト　平成23年・24年度気仙沼医療圏における震災対応に関する検証『気仙沼支援　医療・福祉関係5団体』・その他の関連団体による支援に関する記録、気仙沼支援　医療・福祉関係5団体、2013.10
9) 連記成史：東日本大震災の精神医療における被災と対応：被災地における精神科病院の立場から、連記成史氏より提供されたパワーポイント資料より
10) 大友仁：気仙沼市医師会　東日本大震災後の対応、宮城県医師会東日本大震災記録誌、pp51 - 63、宮城県医師会、2013.9
11) 横山成邦：気仙沼巡回療養支援隊の活動、「東日本大震災における保健医療救護活動の記録と教訓」、上原鳴夫編、pp112 - 116、じほう、2012.12
12) みやぎ医療福祉情報ネットワーク協議会、http://mmwin.or.jp/
13) 森田潔：診療所探訪／生まれ育った地域への想いは震災を経てますます強く、アステラスメディカルネット、2012.8 配信
14) 飯田良平ほか：鶴見大学歯学部医療スタッフによる南三陸および気仙沼における支援活動、歯界展望、122：788 - 789、2013
15) 村岡正朗ほか：気仙沼で見た、「ヒューマンネットワーク」と「多職種連携支援システム」、日経デジタルヘルス、2014.7.31
16) 命を守る知識と技術の情報館：被災者のコミュニティの回復過程、http://www.coe-cnas.jp/group_psyc/manual/manual01/02.html
17) 気仙沼市高齢介護課：http://www.city.kesennuma.lg.jp/www/contents/1395729175863/files/t4.pd

# 被災高齢者の被災後の生活への適応について

株式会社政策基礎研究所　**大塚理加**

▶被災高齢者の被災後の状況への適応について、生活への適応プロセスとその要因を明らかにするために、仮設住宅に居住している高齢者20名へのインタビュー調査を行なった。その結果以下の2点が明らかとなった。
▶地域や家族の支援は、高齢者が自分の役割を見い出すことを促進し、困難な状況へ立ち向かうためのエンパワメントとなっていた。
▶おおむね仮設住宅入居後1年を境として、必要とする支援内容は変化する。支援物資の必要性は下がり、精神的支援の重要性はピアサポートから支援員や外部からの支援へと変化していた。

**KeyWord**　被災高齢者、高齢期の適応、エンパワメント、地域・家族の支援、インタビュー調査、東日本大震災

## 1.被災高齢者の被災後の生活への適応における課題

　高齢期は多くのライフイベント（退職や子どもの独立等）への適応が必要な時期とされている。東日本大震災の被災高齢者は、通常の加齢によるライフイベントに加え、さらに大きなネガティブなライフイベント、すなわち家族、親戚や子ども、友人との死別、失業、住居の喪失等に遭遇した。このような被災後の状況から生活を立て直していくこと、被災後の生活への適応には多くの困難があると考えられる。

　平成24（2012）年度の仮設住宅における訪問調査の実施時に、同じような状況の中でも、比較的適応のできている高齢者とそうでない高齢者がいることに気づいた。しかし、質問紙調査ではその違いを明らかにできなかった。

　そこで、被災高齢者へのインタビュー調査を行ない、被災高齢者の生活への適応プロセスや、その関連要因を明らかにすることを試みた。

## 2.被災高齢者へのインタビュー調査

### (1)方法

　東日本大震災において甚大な被害があったA市の社会福祉協議会職員、被災者への支援団体（NPO等）、仮設住宅の自治会長や役員と住民等に対して、2014年5月、6月、該当地域の被災状況や現在の避難生活について、ヒアリングを行なった。この結果をもとに、仮設住宅居住の高齢者へのインタビュー調査の準備を行ない、10～12月、3回全8日間の訪問にてインタビュー調

査を実施した。インタビュー調査は、仮設住宅に住む高齢者 20 名を対象とし、対象者の希望により、自宅か自治会館において、半構造化した設問でインタビューガイドに沿って実施した（表1）。所要時間は、1人当たり 30 〜 120 分程度であった。

表1．インタビューガイド

被災状況について、差しさわりのない範囲で教えて下さい。
1. 被災後の生活での困りごとは何でしたか。
2. そのための支援で役立ったものは何ですか。また役立たなかったものは何ですか。どのような人間関係が役立った（心地よかった）ですか。
3. 自治体の対応はどうでしたか。満足できるものでしたか。満足できない場合はどうあればいいと思いましたか。
4. 現在の生きがい（楽しみ、生活のハリ）は何ですか。そういったものを促進するものは何ですか。
5. ボランティアや支援に入ったNPOについて、どのような思いがありますか。

## (2) 結果

インタビューはグラウンデッド・セオリー・アプローチを用いて分析しており、まだ緒に就いたばかりであるが、現在までの分析過程において明らかになったところは以下のとおりであった。ま

図1　被災高齢者における地域・家族の支援についての関連図

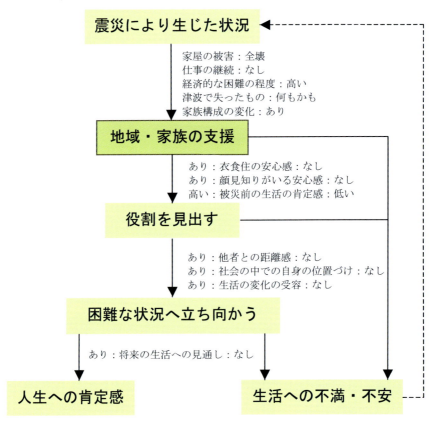

た、この結果は1地域の仮設住宅でのインタビュー調査の分析であるため、他の被災地にあてはまるとは限らない。今後、さらに分析を深めるためには、別の被災地等でのインタビュー調査を行ない、本研究での結果と比較検討する必要がある。

　カテゴリーは、状況として「震災により生じた状況」、行為／相互行為として「地域・家族の支援」「役割を見い出す」「困難な状況に立ち向かう」、帰結として「人生の肯定感」「生活への不満・不安」が挙げられた。コアカテゴリーとして、『地域・家族の支援』が抽出された。「震災により生じた状況」への『地域・家族の支援』が安心感を得られるまであると、社会の中での「役割を見い出す」ことができた。「役割を見い出す」ことができると、被災後の「困難な状況に立ち向かう」行動が起こせ、「人生の肯定感」とつながっていた。『地域・家族の支援』が十分に受けられない場合や、「役割を見い出す」こと、「困難な状況へ立ち向かう」ことができない場合には、「生活への不満・不安」がある状況となっていた（図1）。

　以下に、状況、行為／相互行為、帰結に分けて、各カテゴリーの内容を記す。

## 〈状況〉
### 震災により生じた状況

　インタビュー対象者全員が、住居全壊の被害にあっていた。また、被災前に就労していた高齢者は、専業農家や工場経営の自営業であり、農地や工場が流されたため、仕事の継続ができなかった。避難状況はさまざまで、空港に避難したり、親戚の家に直接避難したりしていた。逃げ遅れて、家ごと流されたり、避難する車ごと流されたりした事例では、救助されて病院で治療した後、避難所や仮設住宅へと移り住んでいた。全員が「何もかも流された」状況であった。また、2名の女性が、震災直後に配偶者を亡くしていた。また、子世帯と同居していた場合は、仮設住宅の広さでは同居できないため、単身での入居となっていた。

　このように、被災後の高齢者の状況としては、住居の喪失、経済的な困難や家族構成の変化が見られた。特に高齢者は、自身の就労の難しさから、経済状況の改善に困難を感じていた。また、仮設住宅での同居の難しさから、老老世帯や単身世帯での生活を余儀なくされる等の状況が見い出された。

## 〈行為／相互行為〉
### ①地域・家族の支援

　被災後、避難所で生活した人もいたが、多くは兄弟姉妹や子の家で避難生活を送っていた。被災のショックで当時のことはあまり覚えていない人もおり、被災直後の生活の語りは少なかった。被災地以外や被害が少ない地域の兄弟姉妹や子からは、仮設住宅ができるまで、一緒に暮らして生活全般の面倒を見てもらったり、物質による支援を受けていた。配偶者が健康を害した事例では、子が配偶者の介護や本人の生活の支援をしていた。知人からの物資の支援についても多く語られた。

　地域の支援としては、近い居住区での仮設住宅の入居であったため、顔見知りがいる安心感が挙げられた。配偶者が死亡した住民には、地域の人たちが葬儀等の支援をしていた。また、仮設住宅

入居後1年ぐらいは、住民が週に1回のお茶会を自主運営した。集会所に集まって被災者同士が話をすることで、「なんもかんもない」中で「助けられた」と語っていた。

家族を亡くし、避難生活で同居家族とも別居となった事例では、引きこもりとなったため、このような支援を受けられる場への参加ができなかった。この事例では被災者は、被災前の生活へ復帰できないことを嘆き、しかも現在の生活が受け入れられず、希望を見い出せないままであった。支援者の一人は、このような状況を、震災後から「時が止まったままになっている」と表現した。

②役割を見い出す

地域や家族の支援が十分にあると、地域の中での役割や、家族や親族の中での役割を見い出すことができた。親戚の農家に避難していた人は、自分にできる農業の手伝いをすることで癒されて、徐々に元気になった。その後も兄弟姉妹の中で自分の役割を見い出したり、地域の中で役割を果たしたりして、被災後の生活を受け入れていく様子がうかがえた。仲のよい友人の相談相手、といった私的で小さな役割でも、他者との関係をつくっていけるような役割を持つことが、被災後の生活の受容には重要であった。

対象地区は、被災前は風光明媚な地区であり、広い敷地の大きな家に居住していた人が多く、仮設住宅の居住スペースへの適応は難しかった。また、専業農家が多い地域であったため、被災前の就労がなくなり、経済的な困難や将来の生活への不安は大きいと考えられた。しかし、兄弟姉妹や子が近くに住んでいること、交通の便がよく買い物や通院が便利なこと、知り合いで集まりやすいこと等の長所を語る人が多く、震災から3年半が過ぎ、現在の生活全般への受容が進んでいる印象であった。また、仮設住宅への不満は残っても、昔からの知り合いとの関係の復活等、被災前の生活と現在の生活の連続性が見い出されている場合は、現状の改善に取り組んでいた。

③困難な状況に立ち向かう

被災生活の中で、配偶者を失った場合には、葬儀の手配や死亡後の手続き等の状況を乗り切るべく、自らの資源を駆使していた。経済的な困難も、居住はできなくなった所有地を開墾し、農作物を売る等、解決への努力をしていた。そして、復興住宅の入居の詳細が決まり、将来の生活の見通しが立つと、自らの人生への肯定感が得られ、具体的な生活目標が語られていた。

該当地区の仮設住宅の規定では、夫婦と子1名の家族3名では、仮設住宅の割り当ては2LDKである。広い家での生活をしてきた高齢者夫婦にとって、成人した子との同居は困難であった。子を独立世帯としてもらうよう自治体と交渉したが、空き部屋が出ているにもかかわらず認めてもらえなかった。このようなケースで、かつ復興住宅への入居の詳細が決まっていない場合、現在の生活への不満や将来への不安が大きくなっていた。同じように住居状況の改善を望んでいても、復興住宅への入居が具体的に決まっている場合は、これまでの人生での出来事を肯定的に語り、将来の生活ビジョンも明確であった。

〈帰結〉

①人生への肯定感

被災者には総じて、これまでの人生を振り返り、肯定的な語りが多くみられた。これまでの出来

事に、どのように対応したか、家族や親戚にどう尽くしてきたか等、自己肯定感が感じられる語りが多かった。また、人間関係をうまく形成することについても、「昔から上手だった」という語りもあれば、被災後の生活で「（いろいろなことを）学んだ」という語りもあった。現在の自己について肯定感が感じられる語りをする人は、今後の生活にも意欲的で、希望を持っていた。

②生活への不満・不安

困難な状況に立ち向かう中で、その結果に満足できない場合は、生活の不満や将来への不安を抱えていた。そのような場合は、「あんな思い（被災時の状況での困難）をして生き延びたのに、こんな目にあうとは」「あのとき助からなければよかった」といった現状への不満を訴えており、人生への肯定感が低くなることが見い出された。

## 3.被災高齢者の生活の適応における関連要因

分析から得られた結果について、インタビュー対象となった仮設住宅の状況と合わせて考察する。

### (1)地域・家族の支援の重要性

今回のインタビューから、被災後の時期により、必要な支援が異なる可能性が示唆された。

被災直後には、精神面への対応や物質的な支援が重要である。被災直後の衣食住の支援による安心感は、精神的・身体的健康に重要であり、これらの支援にはとても助けられたという語りが多かった。また、仮設住宅には地区ごとの入居であったので、顔見知りが近くにいるという安心感も重要であることが見い出された。これらの支援が、被災直後の急性期の適応に有効であった。

仮設住宅入居後1年を経過する頃から、求められる支援に変化がみられた。支援物資等の必要性が低くなり、仮設住宅での生活に適応するための精神的な支援（イベント等）や、生活を継続するための経済面の支援が重要となっていた。

また、仮設住宅の生活が長引くにつれ、仮設住民同士でのトラブルも生じていた。トラブルに巻き込まれたくないという理由で、集会所に行きたくない高齢者もおり、長期にわたる集団生活での課題となっていた。このような人間関係への対応については、新たなカテゴリーとなると考えられ、今後も分析を継続させていきたい。

### (2)被災高齢者のエンパワメントに必要な要因

近隣の家族と行き来がある高齢者、子や親戚等からの物資や手助け等の手段的支援や精神的支援を受けている高齢者は、精神面の安定が見られ、自立への意向が高くなっていた。このような現象は多くの事例で見られた。このような精神面の安定には、家族や友人、親戚等の周囲の人たちの中での自らの立ち位置のようなものの確立から始まり、他者との関係の中で役割を持つことが重要であった。つまり、地域や家族からの支援は、被災高齢者のエンパワメントに有効であった。

被災直後の状況下において、ピアサポート（同じような立場の人によるサポート）を受けられる環境づくりが必要である。今回インタビューを実施した仮設住宅では、入居直後は、集会所が住民

たちの拠り所となっており、知り合いに会える場所、また支援物資の配給場所、情報を得る場所として機能していた。

しかし、仮設住宅での生活が長期にわたると、集まる場所も集会所のみではなくなり、気の合う仲間と集まるプライベートな場所としての機能は減少していた。仮設住宅入居後1年以降は、集会所はイベントのある場所、支援員へ相談をする場所、自治会の本拠地、比較的公的な住民同士の集まりをする場所として機能していた。無償で置かれている健康器具の利用のために訪れる人も多く、その際にその場に居合わせた人や支援員とおしゃべりをするのが気を遣わなくてよい、という声も聞かれた。仮設住宅では他者との距離が近くなり、これまでお互いに知らなかったプライベートな部分がわかり、負担となっている様子がうかがえた。そのため、たまに同席した人と話す程度のお互いに負担とならない人間関係も、寂しさを紛らわすためには重要となっていた。

これらのことから、集会所の役割は、入居1年後あたりを境として変化すると考えられる。入居1年を過ぎた頃から、仮設住宅の生活もそれなりに安定し、支援物資も充足してくる。そして、仮設住宅の自治会を中心に、復興住宅等への移転についての近隣住民での話し合いや自治体への交渉が行なわれる。そうなると仮設住宅で生活している住民同士での意見調整が必要になる。そのような環境での精神的支援としては、ピアサポートより、支援員や外部からのボランティアの支援が有効になる。しかし、ボランティアによる支援は、この時期には減少してくる。

被災地では、復興住宅への移転が進んでおり、ここでも新しいコミュニティの形成が課題となる。今後は住民同士が集まる場（集会所等）の設定と、地域住民以外の精神的な支援者が、長期にわたり安定して供給される必要がある。そのためには、自治体による集会所の設置・維持や精神的な支援のシステムづくり、継続的な傾聴ボランティア等が欠かせない。

### (3) 人生への受容

インタビューでは、自らの人生を振り返り、肯定的な評価をしている語りが多かった。このことは、高齢期の適応に重要である。人生への受容に関する語りの分析をさらに精緻に行ない、人生の肯定感がどのように醸成されるのか、具体的に究明していきたい。

# 高齢者の閉じこもり ——被災地仮設住宅の調査結果から——

文京学院大学人間学部心理学科准教授　山﨑幸子

▶ 高齢者の閉じこもりは、外出頻度が週1回未満で要支援・要介護認定を受けていない高齢者と定義づけられる。閉じこもり状態は長引くことによって廃用症候群や寝たきりに至る。また、家に閉じこもるというその状態ゆえに、周囲から認知される機会が少なく在宅医療を阻害するものと考えられる。

▶ 閉じこもりでなくなることが、ゆくゆくは在宅医療にもつながりやすくなる。被災地の仮設住宅入居の高齢者を対象とした調査から、閉じこもりを予防するためにはソーシャル・キャピタルを良好に保つ働きかけが有用であることが見出された。被災地に限らず、閉じこもりの予防・解消、及び在宅医療につなげていくためにも地域づくりが課題である。

**KeyWord** 閉じこもり、仮設住宅、ソーシャル・キャピタル、介護予防、地域のつながり、うつ傾向、心理的要因、運動習慣、自己効力感

## 1. 高齢者の閉じこもり

### (1) 閉じこもりとは

　高齢者の閉じこもりは、「寝たきりなどではないにもかかわらず、家からほとんど外出せずに過ごしている状態」[1]とされ、老化の一側面と考えられている。図1は閉じこもりの概念図である[2]。これは、高齢者が家に閉じこもる生活によって活動性が低下し、廃用症候群（生活不活発病）を発生させ、さらに心身の活動力を失っていく結果、要介護状態や寝たきりにつながるという過程を示している。なお、閉じこもりの判定基準は、要介護認定で要支援・要介護と判定された人を除く、外出頻度が週1回未満とされることが一般的である[3]。

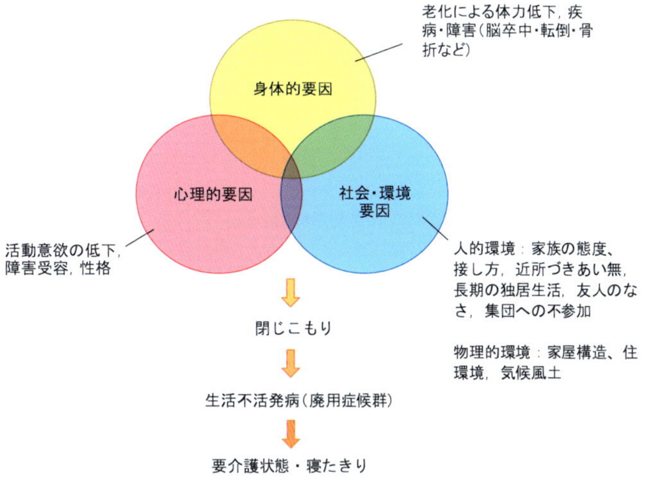

　高齢者の閉じこもり状態は、今現在、在宅医療が必要な高齢者というよりも、将来的に心身の機能低下や要介護状態に至った際に在宅医療へつなげることが、家から出ないと

図1　閉じこもりの概念図（竹内、2001を改変）

いう状態ゆえに難しく、阻害要因となる可能性が高いものといえる。したがって、閉じこもり状態そのものを予防、解消することによって、在宅医療の阻害となっている要因の一つが解消される。

### (2) 閉じこもりに関連する要因

図1にもあるように、閉じこもりは身体、心理、社会・環境要因が複雑に絡み合って引き起こされるものである。これまでに報告されている、地域高齢者を対象とした閉じこもりの関連要因として、以下のものがある。身体的要因では、歩行能力の低下[4]、下肢の痛み[5]、**手段的自立**の低下[6]、生活体力の低下[7]などが挙げられる。心理的要因では、日常生活動作能力（ADL）に対する**自己効力感**の低さ[4]、外出に対する自己効力感の低さ[8]、**転倒不安**による外出制限があること[9]、**健康度自己評価**が低い[5]などがある。社会・環境要因では、**老研式活動能力指標**の低さ[10]、家庭内の役割が少ないこと[5]、同居家族との会話が少ないこと[11]、近所づきあいの少なさ[5]などが報告されている。介護予防の視点から、閉じこもりの予防や解消においてこれらの要因を除去する手法などの検討がなされている。しかしながら、効果が十分に確立された介入手法はない現状にある。

ここでは、閉じこもりの予防や解消に向けて、被災地の仮設住宅に居住する高齢者の調査結果から得られた知見について提示する。

### (3) 被災地における閉じこもり

2011年3月11日の東日本大震災により、仮設住宅での生活を余儀なくされた高齢者は非常に多い。災害により家族や家を失い、生きる意味を失った仮設住宅や在宅の高齢者の孤独死や閉じこもりなどの問題発生が懸念されている[12]。特に、コミュニティの形成が不十分なまま新しい仮設住宅での生活を余儀なくされ、高齢期において新たな適応を求められることは大きな負担であり、地域に馴染めず閉じこもりに至ることが想定される。また、被災地における震災以降の要介護認定者数が増加している[13]ことからも、閉じこもりを把握し、支援策を検討することが必要である。

そこで、被災地の仮設住宅に入居する高齢者に対する調査を行ない、**閉じこもりの出現割合**とその関連要因について検討した。

---

**手段的自立**：日用品の買い物をする、食事の支度をする、乗り物を使って外出する、など日常生活を送る上で必要な動作のうち、日常生活動作能力（Activities of Daily Living；ADL）よりも高次なものをさす。Instrumental Activities of Daily Living；IADLと略される。

**自己効力感**：自分がある状況において必要な行動をうまく遂行できるかという見込み・信念を指す。たとえば、外出に対する自己効力感では、「おっくうなときでも、外出できる」「歩きにくい所や滑りやすい所を通る場合でも、外出できる」などによって測定される。

**転倒不安**：これまでに転倒したことがあるか否かにかかわらず、転倒してしまうのではないかと不安を抱くこと。

**健康度自己評価**：高齢者本人による、自らの健康観に基づいた健康度の評価のこと。単一項目で測定することができ、「あなたは、普段ご自分で健康だと思いますか」という問いに対し、「非常に健康だと思う」「まあ健康であると思う」「あまり健康ではないと思う」「健康ではないと思う」の4件法で回答を求める。

**老研式活動能力指標**：人が生活していくための機能（生活機能）の中でも、高齢者が自立して生活するために必要な高次の機能を測定する評価指標である。古谷野ら16）によって開発された。先述の手段的自立に加え、知的能動性、社会的役割の3下位尺度により構成される。

**閉じこもりの出現割合**：地域に在住する高齢者のうち、閉じこもり高齢者の占める割合を指す。これまでの報告結果から、おむね10-15％程度であり、年齢が高くなるほど閉じこもりの出現割合も高くなることがわかっている。

## 2. 石巻市の仮設住宅での調査

2012年9月、宮城県石巻市の仮設住宅に入居している高齢者234人に対し、質問紙調査を実施したところ、閉じこもり（外出頻度が週1回未満）の出現割合は、有効回答数146人中、20人（13.7％）、前期高齢者（90人）では12人（13.3％）、後期高齢者（56人）では8人（14.3％）であった[14]。被災地のデータではないが、地域高齢者における閉じこもりの出現割合は、山﨑ら[7]によると8.0％であり、この仮設住宅の閉じこもり出現割合は高めであることがわかる。

また、閉じこもりの関連要因として、外出の目的に「友人や知人の家」を挙げた割合は、非閉じこもり高齢者の方が閉じこもり高齢者よりも有意に多く（閉じこもり高齢者は10.5％、非閉じこもり高齢者は38.4％）、仮設住宅内の集会所で人と話す割合についても、閉じこもりで該当する人が少なく（閉じこもり高齢者は5.0％であったのに対し、非閉じこもり高齢者では25.2％）、同じ仮設住宅に居住する者であっても、そのコミュニティへのつながりの差異が確認された。

そこで、仮設住宅内のコミュニティの結束に力を入れてきたと想定される地域では、閉じこもりの出現割合が低いのではないかという仮説を立て、別地域にて実態調査を行なった。

## 3. 震災から3年半後の気仙沼A仮設住宅での調査

調査は震災から約3年半後の宮城県気仙沼市にあるA仮設住宅であった。A仮設住宅地区は、入居当時はいずれも知人関係にない地区であったが、自治会長等が仮設住宅内のつながりを重視し、震災直後から尽力してきた地区である。具体的な働きかけについては、仮設住宅の自治会長に対するインタビューにより、以下のものが挙げられた。

- 住民の交流に重点を置き、特に独居者を孤立させないことに注力
- 定期的な集まりを頻繁に開催
- 支援物資は必ず仮設住宅の住民全員に配布。その際、少しでも皆が知り合いになるよう引き渡しを集会所で実施。ただし、集会所に来ない人が孤立しないよう、必ず自治会のメンバーが訪ねて直接手渡し、対面するよう試みた
- 震災当初、自治会長が朝と夕方に見回り・声かけの実施
- 震災から少し落ち着いてきた時期以降は、親睦を深めるため旅行等を企画・実施

### (1) 調査の概要

2014年11月、A仮設住宅に居住の60歳以上の全高齢者268人を対象とし、調査を実施した。対象地域は7班に分かれており、各班長が対象者を訪問し調査票を配布、後日、回収した。調査に関しては、自治会長から事前に、入居者に対し調査の協力依頼が口頭で行なわれた。調査実施完了者は259人であり、回収率は96.6％であった。調査内容は、性別、年齢、要介護認定状況などの基本属性のほか、通院の有無、外出頻度、運動習慣、ソーシャル・キャピタル、うつ傾向等であった。有効回答は、男性105人（40.5％）、女性154人（59.5％）、平均年齢73.3 ± 8.0歳であった。

---

ソーシャル・キャピタル：地域（コミュニティ）において、そこに居住する人々が持っている相互の信頼感や互酬・互助意識、ネットワークへの積極的な参加など、社会的組織の特徴。

一人暮らしは57人（22.0%）、要支援・要介護認定者は34人であった。

## （2）閉じこもりの出現割合

閉じこもりの出現割合を表1に示した。その際、全高齢者259人と要介護認定者を除外した255人で年代別に出現割合を算出した。全対象者では、閉じこもり高齢者は14人（5.5%）であった。年代別でみると、60-74歳は3人（2.0%）、75歳以上は11人（11.0%）であった。要介護認定者を除外した場合は、閉じこもり高齢者は5人（2.3%）であり、60-74歳では3人（2.0%）、75歳以上では1人（2.7%）であった。

表1　閉じこもりの出現割合

|  | 全対象者 (n=259) | | 要介護認定者を除外 (n=255) | |
| --- | --- | --- | --- | --- |
|  | 閉じこもり | 非閉じこもり | 閉じこもり | 非閉じこもり |
| 全体 | 14（05.5） | 239（94.5） | 5（02.3） | 216（97.7） |
| 60-74歳 | 3（02.0） | 150（98.0） | 3（02.0） | 144（98.0） |
| 75歳以上 | 11（11.0） | 89（89.0） | 1（02.7） | 72（97.3） |

欠損値あり　　　　　　　　　　　　　　　　　　　　　　　　　　　n（%）

閉じこもりの出現割合は、要介護認定者を含む全対象者で5.5%であり、要介護認定者を除外した場合は2.3%であった。先述のとおり、震災の約1年半後に仮設住宅の要介護認定者を除外した高齢者に対する調査[14]では13.7%であり、A地区における閉じこもりの出現割合は極めて低いといえる。また、この値は震災と関連がない地域と比較しても低い。この点については二つのことが考えられる。

第一に、震災から経過した年数が影響している可能性がある。閉じこもりはその状態が長引くと生活不活発病や要介護状態をもたらす[3]が、A仮設住宅の閉じこもり高齢者においては、その状態が長引くことによって施設入所などを余儀なくされた可能性がある。A地区調査は震災後3年半が経過しているため、この影響を考慮する必要がある。

第二に、本調査の主たる目的でもあった仮設住宅内のつながり、すなわちソーシャル・キャピタルの影響が挙げられる。この点については次節のソーシャル・キャピタルの調査結果にて言及する。

## （3）A地区におけるソーシャル・キャピタルの実態

調査対象地域におけるソーシャル・キャピタルの値を表2に示した。一般地区におけるソーシャル・キャピタルの程度と比較するため、同じ指標を用いた先行研究[15]の値を列記した。おおむねすべての項目で、A地区対象者が「該当する」と答えた割合が高かった。特に、「近所の人はお互いに助け合う気持ちがあるか」が、A地区では全対象者の38.2%、要介護認定者除外した場合でも37.1%であったのに対し、先行研究では24.2%であり、A地区の住民の互助精神の高さがうかがえる。ともに震災から立ち直ろうとする仮設住宅の住民であるからこその互助と信頼の高さが、屋外や地域へ出やすくし、ひいては先述のとおり、閉じこもりの出現割合を減少させている可能性がある。

また、この仮設住宅におけるソーシャル・キャピタルの高さは、地域づくりについて自治会長等を筆頭に入居当初からさまざまな工夫がなされており、こうした働きかけが功を奏した結果と考えられる。すなわち、地域の基盤が整っていれば、出かける先が確保され、人との交流も生まれるために閉じこもりに至りにくいといえる。

表2 ソーシャル・キャピタルの割合

| | 全対象者<br>(n=259) | 要介護認定者を除外<br>(n=255) | 先行研究※ |
|---|---|---|---|
| 近所の人はお互いに助けあう気持ちがあるか（互助と信頼） | 38.2 | 37.1 | 24.2 |
| 町の人は子どもだけで危険なことをして遊んでいるのを見かけると注意をするか（社会の責任感） | 25.8 | 23.2 | 27.4 |
| 住んでいる地域に愛着があるか（地域への愛着） | 29.8 | 28.2 | 27.6 |
| 近所の人とよく話をするか（対人的なつながり） | 43.6 | 40.2 | 38.3 |
| 町の人は高齢者への優しさがあるか（地域の優しさ） | 20.9 | 22.0 | 14.9 |

※本橋ら[15]の値を転記。
表中の値は、先行研究[11]にならい、「よくある」と回答した割合を示した。

## （4）A仮設住宅の高齢者における閉じこもりの関連要因

閉じこもりに関連する要因を検討した結果、統計的に有意であったもののみを表3に示した。なお、ソーシャル・キャピタルの項目については、有意差の有無にかかわらず、すべての項目の結果を示した。

全対象者では、閉じこもりの関連要因として有意な差が認められたのは、膝痛（あり）、運動習

表3 閉じこもりの関連要因

| | 全対象者 (n=259) | | | 要介護認定者を除外 (n=255) | | |
|---|---|---|---|---|---|---|
| | 閉じこもり | 非閉じこもり | p | 閉じこもり | 非閉じこもり | p |
| 膝痛（あり） | 9 (60.0) | 205 (89.1) | ** | 3 (60.0) | 184 (88.9) | * |
| 運動習慣 | | | | | | |
| （週1回以上） | 2 (13.3) | 159 (68.2) | *** | 1 (30.0) | 151 (71.9) | * |
| 健康度自己評価 | | | | | | |
| （健康） | 5 (33.3) | 160 (67.5) | ** | 2 (40.0) | 152 (71.0) | n.s. |
| 互助と信頼（あり）※1 | 10 (66.7) | 210 (90.5) | ** | 3 (60.0) | 190 (90.9) | * |
| 社会の責任感（あり）※2 | 8 (61.5) | 143 (63.0) | n.s. | 3 (75.0) | 134 (65.4) | n.s. |
| 地域への愛着（あり）※3 | 11 (86.4) | 181 (79.0) | n.s. | 3 (60.0) | 190 (90.9) | * |
| 対人的なつながり（あり）※4 | 7 (50.0) | 198 (85.0) | ** | 3 (75.0) | 187 (88.6) | n.s |
| 地域の優しさ（あり）※5 | 14 (93.3) | 199 (87.3) | n.s. | 5 (100.0) | 181 (87.9) | n.s. |

欠損値あり　　　　　　　　　　　　　　　　　　　　　　　　　　　　　　　　n (%)
\* p<.05, \*\* p<.01　\*\*\* p<.001　n.s. no significant
全体（要介護認定者含む）において有意であった項目について列記した
※1：近所の人はお互いに助け合う気持ちがありますか　※2：町の人は子どもだけで危険なことをして遊んでいるのを見かけると注意をしますか　※3：住んでいる地域に愛着がありますか　※4：近所の人とよく話をしますか　※5：町の人は高齢者への優しさがありますか

慣（週1回以上）、健康度自己評価（健康）であった。ソーシャル・キャピタルでは互助と信頼（あり）、対人的なつながり（あり）であった。要介護認定者を除外した場合では、閉じこもりの関連要因として有意な差が認められたものは、膝痛（あり）、運動習慣（週1回以上）、互助と信頼（あり）、地域への愛着（あり）であった。

　閉じこもりの関連要因として、要介護認定者を含む全対象者、及び、要介護認定者を除外した場合のいずれにおいても、膝痛があることや運動習慣が週1回以下であることなど、身体機能や運動する習慣が関連していた。ソーシャル・キャピタルでは、「互助と信頼」があることは、非閉じこもりと比して閉じこもりは有意に少なかった。先述の通り、ソーシャル・キャピタルが強い地域であれば閉じこもりの出現を抑えることができるものの、その中で閉じこもっている高齢者は、住んでいる仮設住宅において、互助精神がなく信頼関係にないと考えており、そのために、外出が少なくなっている可能性がある。

### (5) 閉じこもりを維持する要因
#### ——閉じこもり高齢者に対するインタビュー調査から——

　閉じこもりの維持要因を検討するため、仮設住宅の閉じこもり高齢者（70代、女性）にインタビューを行なった。この女性は配偶者と同居しており、震災前から専業主婦である。要介護認定は受けておらず、身体的な能力としては自立している。ややうつ傾向にあり（K6にて8点）、ソーシャル・キャピタルは低かった（1項目のみ該当）。インタビュー結果を整理し、表4にカテゴリー分類したものをまとめた。

　インタビューから、ソーシャル・キャピタルが高い地域であっても、人間関係がわずらわしいと考え、家に閉じこもる高齢者の様子がわかる。ここには、もともとの本人のパーソナリティの影響に加え、インタビューの語りでも認められたように、≪外出の必要のなさ≫も関連していると思われる。つまり、人づき合いが苦手であり、身体的にやや機能低下があったとしても、生活していくためには外出しなければならない必須のことがあるかどうかが、閉じこもりに至るか否かに関連するといえ

表4　閉じこもり高齢者に対するインタビューから得られた「閉じこもりを維持する要因」

| カテゴリー | 発話の内容 |
|---|---|
| 人づき合いの困難さ | ・外に出た方が体にいいとは思っているけど、人づき合いがわずらわしい<br>・昔からの友人もいないので、誰と何をしたらいいのかがわからない<br>・もともと趣味もなかったので人と話すことがない |
| 身体的阻害要因 | ・体も昔のように動かない<br>・膝も痛くなりやすく長い間歩くことをためらう |
| 外出の必要性のなさ | ・買い物はあの人（配偶者）がやってくれるため、出かけなくても困らない<br>・娘夫婦が野菜など必要なものを届けてくれる |
| 将来の不安 | ・これだけ狭い部屋にいると、やる気がなくなるときがある。前はもっと広い家だった。この先が不安<br>・最初はやることがいっぱいあったからそれどころじゃなかったけど、これだけ長引いて新しい家も決まっていても、入居が延びている。いつ引っ越せるかもわからない。元気も出ない |

---

K6：Kesseler[17]らにより開発された抑うつ・不安を測定する評価尺度である。6項目、5件法から構成され、過去1カ月間の抑うつ・不安状態を測定する。

る。本人の自立を促すためにも、対人関係のみならず外に出る仕掛けについて工夫していくことが必要である。また、≪将来の不安≫など精神的な側面の影響も示唆された。

　A地区においてはソーシャル・キャピタルが高く、閉じこもりの出現割合が低かったことからも、多くの高齢者が閉じこもることなく互助関係の中で生活していた。しかしながら、その中でも、人づきあいを苦手とするような高齢者の場合は、閉じこもりを維持・促進することが否めない。地域のソーシャル・キャピタルを強固にし、広く閉じこもりを防いでいくとともに、このような人づき合いを苦手とするような高齢者に対しては、心理、身体面からのアプローチが今後の課題である。

　今回の調査は、震災以降から継続して測定した調査ではないこと、また、他の仮設住宅と比較していないため、この調査対象地域の閉じこもり出現割合の低さが、ソーシャル・キャピタルによるものか否かについて一般化することには注意を要する。しかし、地域のつながりを強める働きかけにより、閉じこもりの出現を抑制し得る。被災地に限らず、一般地域においても、ソーシャル・キャピタルを強固にすることは閉じこもりの予防や解消につながり、さらには、将来的な在宅医療にもつながりやすくなると考えられる。

## もっと知る

### 参考文献・サイト

1) 安村誠司．新しい介護保険制度における閉じこもり予防・支援．老年社会科学, 27,4. 453-459, 2006.
2) 竹内孝仁．『老人保健の基本と展開』．医学書院. 1992.
3) 安村誠司．地域ですすめる閉じこもり予防・支援；効果的な介護予防の展開に向けて．第1版，中央法規出版, 48-61, 2006.
4) 藺牟田洋美・安村誠司・藤田雅美・新井宏朋・深尾彰　地域高齢者における「閉じこもり」の有病率ならびに身体・心理・社会的特徴と移動能力の変化．日本公衆衛生雑誌,45,9. 883-892, 1998.
5) 渡辺美鈴・渡辺丈眞・松浦尊麿・樋口由美・渋谷孝裕・臼田寛・河野公一　生活機能の自立した高齢者における閉じこもり発生の予測因子．日本老年医学会雑誌, 44,2. 238-246, 2007.
6) 鳥居順子・宮内清子・澤田忠幸　愛媛県の高齢者の外出頻度の実態とその関連要因．四国公衆衛生雑誌,50,1,126-132, 2005.
7) 山﨑幸子，橋本美芽，藺牟田洋美，繁田雅弘，芳賀博，安村誠司．都市部在住高齢者における閉じこもりの出現率および住環境を主とした関連要因．老年社会科学, 30,1: 58-68, 2008.
8) 山﨑幸子，藺牟田洋美，安村誠司，他．地域高齢者の外出に対する自己効力感尺度の開発．日本公衆衛生雑誌 57 (6) :439-447, 2010.
9) 渡辺美鈴・渡辺丈眞・松浦尊麿・樋口由美・河村圭子・河野公一　基本的日常生活動作の自立している地域高齢者の閉じこもり状態像とその関連要因．大阪医科大学医学会雑誌, 62,144-152, 2003.
10) 原口由紀子・尾﨑米厚・岸本拓治・矢倉紀子・岡本幹三・嘉悦明彦　地域高齢者における「閉じこもり」の頻度と指標間の一致度に関する研究．日本衛生學雑誌,61,1. 44-52, 2006.
11) 山﨑幸子・藺牟田洋美・橋本美芽・繁田雅弘・芳賀博・安村誠司　都市部在住高齢者における閉じこもりの家族および社会関係の特徴．日本保健科学会誌,11,1,154-156, 2008.
12) 酒井明子．【災害後の医療の課題-東日本大震災の経験を活かして-】東日本大震災急性期における高齢者の健康問題が及ぼす影響と看護（解説／特集）．Geriatric Medicine, 50,3: 309-312, 2012.
13) 河北新報．要介護認定者が急増／自力生活に不安拍車．2012年8月17日．
14) 山﨑幸子．仮設住宅入所高齢者における閉じこもり，うつ傾向の出現割合と関連要因．Geriatric Medicine, 52 (2) ,161-164, 2014.
15) 本橋豊，金子善博，山路真佐子．ソーシャル・キャピタルと自殺予防．秋田県公衆衛生学雑誌 1：21-31, 2005.
16) 古谷野亘，柴田博，中里克治,芳賀博，須山靖男．地域老人における活動能力指標の測定-老研式活動能力指標の開発-．日本公衆衛生雑誌，34,109-114, 1987.
17) Kesseler RC, Andrews G, Colpel J, Hiripi E, Mroczek DK et al. Short screening scales to monitor population prevalence and trends in nonspecific psychological distress. Psychological Medicine, 32, 959-976, 2002.

# 第7章

# 在宅医療の全国展開

1．地域包括ケア
　　在宅医療の全国展開とその展望 ......................................................................... 310
　　　　文部科学省高等教育局医学教育課企画官（前・厚生労働省医政局在宅医療推進室長）　佐々木昌弘
　　日本医師会と在宅医療 ........................................................................................ 322
　　　　　　　　　　　　　　　　　　　　　　　　　　　日本医師会常任理事　鈴木邦彦
　　地域格差と地域診断―地域包括ケアの観点から― ............................................ 330
　　　　　国立研究開発法人科学技術振興機構社会技術研究開発センターアソシエイトフェロー　長島洋介
　　　　　　　　　　　　　　　　　　　　　　　　　　医療法人アスムス理事長　太田秀樹

2．全国展開のための調査
　　在宅医療実地踏査・指導 .................................................................................... 342
　　　　　　　　　　　　　　　　　国立長寿医療研究センター在宅連携医療部長　三浦久幸
　　　　　　　　　　　　　　　　　　　　国立長寿医療研究センター研究員　後藤友子
　　在宅医療連携拠点事業の活動性の評価 ............................................................... 347
　　　　　　　　　　　　国立長寿医療研究センター長寿看護・介護研究室長　大島浩子
　　在宅医療・介護連携推進拠点の継続評価 ........................................................... 356
　　　　　　　　　　　　国立長寿医療研究センター長寿看護・介護研究室長　大島浩子

## 1. 地域包括ケア
# 在宅医療の全国展開とその展望

文部科学省高等教育局医学教育課企画官（前・厚生労働省医政局在宅医療推進室長）　佐々木昌弘

- ▶全国のすべての市町村で在宅医療・介護連携推進事業に取り組むことになった。同時に、地域医療構想づくりも全都道府県で始められた。
- ▶在宅医療の充実に向けて、医療と介護の連携を強化するためのさまざまな医療計画が構想され、推進されている。
- ▶これまでの在宅医療の推進策の変遷をたどる。
- ▶小児や障害者の在宅医療も展望する。

**KeyWord**　第7次医療計画、第7期介護保険事業計画、医療介護総合確保推進法、在宅医療連携拠点事業、地域医療構想策定ガイドライン、日常生活圏域、地域医療介護総合確保基金、小児在宅医療

## 1.在宅医療の新たな展開

　平成27（2015）年4月からの3カ年計画である第6期介護保険事業計画において、全国1,742のすべての市町村（特別区を含む）で、在宅医療・介護連携推進事業（図1）に取り組むこととなった。ついに、在宅医療の全国展開が、医療と介護の連携の形で達成される目途がついたのである。

### 図1　在宅医療・介護連携推進事業
（介護保険の地域支援事業、平成27年度〜）

- 在宅医療・介護の連携推進については、これまで医政局施策の在宅医療連携拠点事業（平成23・24年度）、在宅医療推進事業（平成25年度〜）により一定の成果。それを踏まえ、介護保険法の中で制度化。
- 介護保険法の地域支援事業に位置づけ、市区町村が主体となり、郡市区医師会等と連携しつつ取り組む。
- 実施可能な市区町村は平成27年4月から取組を開始し、平成30年4月には全ての市区町村で実施。
- 各市区町村は、原則として（ア）〜（ク）の全ての事業項目を実施。
- 事業項目の一部を郡市区医師会等（地域の医療機関や他の団体を含む）に委託することも可能。
- 都道府県・保健所は、市区町村と都道府県医師会等の関係団体、病院等との協議の支援や、都道府県レベルでの研修等により支援。国は、事業実施関連の資料や事例集の整備等により支援するとともに、都道府県を通じて実施状況を把握。

○事業項目と取組例

**（ア）地域の医療・介護の資源の把握**
- 地域の医療機関の分布、医療機能を把握し、リスト・マップ化
- 必要に応じて、連携に有用な項目（在宅医療の取組状況、医師の相談対応が可能な日時等）を調査
- 結果を関係者間で共有

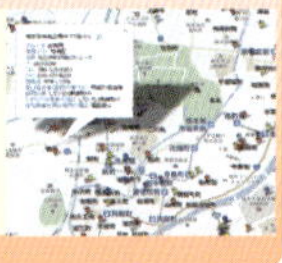

**（イ）在宅医療・介護連携の課題の抽出と対応策の検討**
- 地域の医療・介護関係者等が参画する会議を開催し、在宅医療・介護連携の現状を把握し、課題の抽出、対応策を検討

**（ウ）切れ目のない在宅医療と在宅介護の提供体制の構築推進**
- 地域の医療・介護関係者の協力を得て、在宅医療・介護サービスの提供体制の構築を推進

**（エ）医療・介護関係者の情報共有の支援**
- 情報共有シート、地域連携パス等の活用により、医療・介護関係者の情報共有を支援
- 在宅での看取り、急変時の情報共有にも活用

**（オ）在宅医療・介護連携に関する相談支援**
- 医療・介護関係者の連携を支援するコーディネーターの配置等による、在宅医療・介護連携に関する相談窓口の設置・運営により、連携の取組を支援

**（カ）医療・介護関係者の研修**
- 地域の医療・介護関係者がグループワーク等を通じ、多職種連携の実際を習得
- 介護職を対象とした医療関連の研修会を開催等

**（キ）地域住民への普及啓発**
- 地域住民を対象にしたシンポジウム等の開催
- パンフレット、チラシ、区報、HP等を活用した、在宅医療・介護サービスに関する普及啓発
- 在宅での看取りについての講演会の開催等

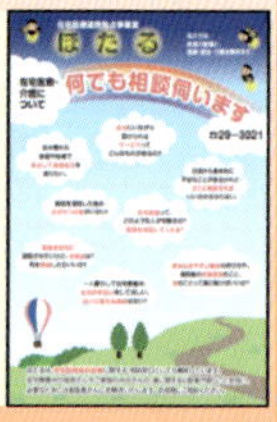

**（ク）在宅医療・介護連携に関する関係市区町村の連携**
- 同一の二次医療圏内にある市区町村や隣接する市区町村等が連携して、広域連携が必要な事項について検討

## 図2　地域医療構想

○ 平成26年の通常国会で成立した「医療介護総合確保推進法」により、平成27年4月より、都道府県が「地域医療構想」を策定。（法律上は平成30年3月までであるが、平成28年半ば頃までの策定が望ましい。）
　　※「地域医療構想」は、2次医療圏単位での策定が原則。

○「地域医療構想」は、2025年に向け、病床の機能分化・連携を進めるために、医療機能ごとに2025年の医療需要と病床の必要量を推計し、定めるもの。

○ 都道府県が「地域医療構想」の策定を開始するに当たり、厚生労働省で推計方法を含む「ガイドライン」を作成。平成27年3月中に発出予定。

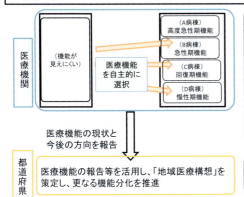

さらに、在宅医療を地域医療全体の中で位置づけることを含んだ地域医療構想（図2）づくりも同じタイミングで、全都道府県で進めていくこととなり、平成28年度中には策定が完了する見込みである。同構想は、医療計画の一部として医療法で規程されている。

そして平成30年度には、第7次医療計画と第7期介護保険事業計画が同時にスタートすることとなり、地域包括ケアシステムの中での在宅医療と、医療提供体制の中での在宅医療が一体となって、全国各地で推進され、何より国民に利用されていくという新たな展開を迎える時代が到来する。

## 2. 医療介護総合確保推進法

平成26年6月に制定された改正医療法や改正介護保険法を含む一括法（医療介護総合確保推進法、表1）は、効率的かつ質の高い医療提供体制を構築するとともに、地域包括ケアシステム（図3）を構築することを通じ、地域における医療及び介護の総合的な確保を推進することを目的としている。

つまり在宅医療は、同法に基づく医療介護一体改革において目指すこととなった、「医療提供体制の（再）構築」と、「地域包括ケアシステムの構築」との橋渡しという重要な役割を果たすことが期待されている。

同法案の提出に向けて、平成25年12月に社会保障審議会医療部会が意見をまとめたが、その中で在宅医療の充実、医療と介護の連携の推進について専門的視点から提言がなされた。その内容は、平成26年の法改正にとどまらず、大局的な内容となっていることから、一部を筆者が編集した上で引用する。

## 表1　医療介護総合確保推進法の概要

**趣旨**

持続可能な社会保障制度の確立を図るための改革の推進に関する法律に基づく措置として、効率的かつ質の高い医療提供体制を構築するとともに、地域包括ケアシステムを構築することを通じ、地域における医療及び介護の総合的な確保を推進するため、医療法、介護保険法等の関係法律について所要の整備等を行う。

**概要**

1. 新たな基金の創設と医療・介護の連携強化（地域介護施設整備促進法等関係）
   ①都道府県の事業計画に記載した医療・介護の事業（病床の機能分化・連携、在宅医療・介護の推進等）のため、**消費税増収分を活用した新たな基金を都道府県に設置**
   ②**医療と介護の連携を強化**するため、厚生労働大臣が基本的な方針を策定
2. 地域における効率的かつ効果的な医療提供体制の確保（医療法関係）
   ①医療機関が都道府県知事に**病床の医療機能（高度急性期、急性期、回復期、慢性期）**等を報告し、都道府県は、それをもとに**地域医療構想（ビジョン）**（地域の医療提供体制の将来のあるべき姿）を医療計画において策定
   ②**医師確保支援**を行う地域医療支援センターの機能を法律に位置付け
3. 地域包括ケアシステムの構築と費用負担の公平化（介護保険法関係）
   ①在宅医療・介護連携の推進などの**地域支援事業の充実**とあわせ、**予防給付（訪問介護・通所介護）を地域支援事業に移行し、多様化**　※地域支援事業：介護保険財源で市町村が取り組む事業
   ②**特別養護老人ホーム**について、在宅での生活が困難な中重度の要介護者を支える機能に重点化
   ③**低所得者の保険料軽減を拡充**
   ④**一定以上の所得のある利用者の自己負担を2割へ引上げ**（ただし、一般の世帯の月額上限は据え置き）
   ⑤低所得の施設利用者の食費・居住費を補填する**「補足給付」の要件に資産などを追加**
4. その他
   ①診療の補助のうちの**特定行為を明確化**し、それを手順書により行う看護師の研修制度を新設
   ②**医療事故に係る調査の仕組み**を位置づけ
   ③医療法人社団と医療法人財団の合併、持分なし医療法人への移行促進策を措置
   ④介護人材確保対策の検討（介護福祉士の資格取得方法見直しの施行時期を27年度から28年度に延期）

**施行期日（予定）**

公布日。ただし、医療法関係は平成26年10月以降、介護保険法関係は平成27年4月以降など、順次施行。

## 図3　地域包括ケアシステム

○地域包括ケアシステムの法律上の定義
　　　（一昨年の社会保障プログラム法、昨年の医療介護一括法）

**地域の実情に応じて**、高齢者が、可能な限り、住み慣れた地域でその有する能力に応じ自立した日常生活を営むことができるよう、医療、介護、介護予防、住まい及び自立した日常生活の支援が包括的に確保される体制をいう。

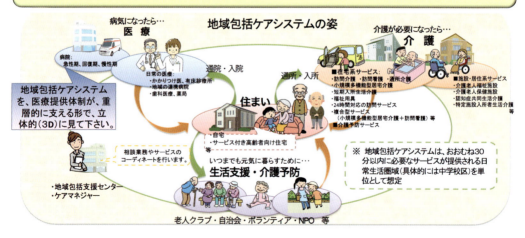

## ≪在宅医療の充実、医療と介護の連携の推進等≫

### (1) 在宅医療の充実

① 医療機能の分化・連携の推進により、入院医療の強化を図ると同時に退院後の生活を支える在宅医療、外来医療及び介護サービスを充実させる必要があり、また、地域包括ケアシステムの構築のためには、医療と介護の連携をさらに推進し、医療・介護サービスの提供体制を一体的に整備していく必要がある。

② 在宅医療の提供体制は、在宅医療を受ける患者の生活の場である日常生活圏域での整備が必要であることから、国、都道府県の支援のもと、市町村が主体となって地域の医師会、歯科医師会、薬剤師会、看護協会、栄養士会等と協働して推進する必要がある。

③ 地域包括ケアシステムの構築に必要となる在宅医療の提供体制（在宅医療を担う病院、診療所、薬局及び訪問看護事業所等）については、市町村の意向を踏まえ、都道府県と市町村で協議を行ない、都道府県は、市町村間の調整及び分析を行なった上で、適切な圏域を設定し、医療計画の中に在宅医療の提供体制の整備目標を定めることが必要である。

④ 在宅医療の提供体制の充実に係るこうした都道府県と市町村の連携と役割分担について、医療計画を推進していく中で改めて明確にする必要がある。

⑤ また、在宅医療の提供体制の充実のためには、在宅医療に取り組む人材の確保及び育成を推進する観点から、医師、歯科医師、薬剤師、看護師、栄養士等に対しての在宅医療への参入の動機づけとなるような研修や在宅医療に関わる医療従事者の資質向上のための研修等を実施する必要がある。また、副主治医の確保など在宅医療に取り組む関係者の負担軽減の取り組みや、後方病床の確保や救急医療との連携などのバックアップ体制を構築することも重要である。

⑥ 都道府県は、各関係団体や市町村等がこうした取組を実施していくことができるよう支援する必要がある。

### (2) 医療と介護の連携の推進

① 平成23・24年度に実施した在宅医療連携拠点事業では、在宅医療の充実と在宅医療を含めた地域包括ケアシステムの構築に寄与したなどの効果が得られている。さらに、平成25年度から実施している在宅医療推進事業の成果も踏まえ、医療に係る専門的な知識及び経験を活用した地域における在宅医療・介護の連携拠点としての機能の構築といった医療と介護の連携の推進について、介護保険法の地域支援事業の包括的支援事業に位置づけ、市町村が主体となり、取り組むこととする方向で議論が進められている。

② 市町村が主体となった取り組みを進めるためには、国、都道府県においては、これまで在宅医療の提供体制等への関与が少なかった市町村への支援として、これまでの在宅医療連携拠点事業で蓄積されたノウハウや地域の先駆的事例を情報提供すること等が必要である。なお、都道府県は広域的に対応する必要がある調整等について保健所を通じて市町村の支援を行なうこと

も重要である。

また、市町村や地域の医師会、歯科医師会、薬剤師会、看護協会、栄養士会等において、医療と介護の連携体制の構築を進めるに当たり、各市町村で中心的役割を担うリーダーや医療と介護に精通した連携のコーディネーターとなる人材育成等が必要であり、その支援を行なっていくことが求められる。

③さらに、高齢者だけではなく、NICU（新生児集中治療室）で長期の療養を要した小児などについても、在宅において必要な医療・福祉サービス等を受けることができ、地域で安心して療養できるよう、福祉や教育などとも連携し、地域で在宅療養を支える体制を構築することが必要である。

④現在（平成25年度）、モデル事業として小児等在宅医療連携拠点事業を実施しているが、今後、できるだけ多くの地域で、医療・福祉・教育が十分に連携できるような体制を構築していくことが重要である。

また、在宅医療については多様なニーズがあることから、今後構築される在宅医療・介護連携拠点の機能等を活用しつつ、多様なニーズに幅広く対応できるような方向性を目指すべきである。

### (3) 医療と介護の一体的推進のための医療計画の役割強化

①医療・介護サービスの提供体制の一体的な整備を進めるため、医療計画について、介護保険事業支援計画との整合性及び一体性の確保の観点から以下の見直しを行なうべきである。
　ⓐ国が定める医療計画の基本方針及び介護保険事業支援計画の基本指針を整合的なものとして策定することとする。
　ⓑ医療計画と介護保険事業支援計画の計画期間が揃うよう、平成30年度以降、医療計画の計画期間を6年に改め、在宅医療など介護保険と関係する部分は中間年（3年）で必要な見直しを行なうこととする。

②在宅医療の提供体制や在宅医療と介護の連携を推進するため、医療計画について、以下の見直しを行なうべきである。
　ⓐ地域医療構想の中で市町村等ごとの将来の在宅医療の必要量を示すとともに、在宅医療を担う医療機関や訪問看護等の提供体制に係る目標や役割分担、病状の変化に応じた病床の確保のあり方等を医療計画に盛り込むこととする。
　ⓑ在宅医療と介護の連携等に係る市町村の役割を医療計画の中においても明確に位置づけ、市町村が主体となって推進していくこととする。

③国・都道府県・市町村においては、医療・介護サービスに係るこうした整合的な基本方針や計画を策定し、実行していくために、医療、介護及び保健福祉等の関係者による協議を行なうこととする。

## 3. 医療計画における在宅医療

医療法は昭和23年に制定され、当初は施設基準など衛生規制の観点から個別の医療機関に対して効力を有する法制であった。その後、昭和36年の国民皆保険などを経て、地域偏在といった課題が顕在化することにより、医療資源の適正配分としての効力を期待されることとなった。その結果、昭和60年の第一次法改正で、医療行政は都道府県が中心的な役割を担うことが制度的に定められた。また、その具体的なツールとして医療計画（表2）が規定された。

医療計画の計画期間は5年間であるが、平成25年度からの第6次医療計画では、厚生労働省が「5疾病・5事業＋在宅」という形で在宅医療を推進する方針を打ち出したことから、すべての都道府県の医療計画で、在宅医療について記載されることとなった。

さらに、平成26年の法改正で、在宅医療について確保目標も記載することが明文化された。これにより、名実ともに、5疾病（がん、脳卒中、急性心筋梗塞、糖尿病、精神疾患）や5事業（救急、へき地、災害、周産期、小児）と同列という位置づけになった。なお、医療法では、在宅医療を「居宅等における医療」という表現にしており、居宅（自宅）だけではなく、医療提供施設（病院、診療所に加え、介護老人保健施設も含む）以外の場所での医療を広く包含していることに留意されたい。

また、医療計画の計画期間はこれまで「少なくとも5年ごとに」改定することとされていたものが、本改正により「6年ごとに」となったが、在宅医療については介護保険事業計画等の改定時期と合わせて3年ごとに中間見直しを行なうこととなった。

### 表2　医療計画

**趣旨**
- 各都道府県が、地域の実情に応じて、当該都道府県における医療提供体制の確保を図るために策定。
- 医療提供の量（病床数）を管理するとともに、質（医療連携・医療安全）を評価。
- 医療機能の分化・連携（「医療連携」）を推進することにより、急性期から回復期、在宅療養に至るまで、地域全体で切れ目なく必要な医療が提供される「地域完結型医療」を推進。

**平成25年度からの医療計画における記載事項**
- 新たに精神疾患を加えた五疾病五事業（※）及び在宅医療に係る目標、医療連携体制及び住民への情報提供推進策
  ※ 五疾病五事業…五つの疾病（がん、脳卒中、急性心筋梗塞、糖尿病、精神疾患）と五つの事業（救急医療、災害時における医療、へき地の医療、周産期医療、小児医療（小児救急医療を含む））をいう。災害時における医療は、東日本大震災の経緯を踏まえて見直し。
- 地域医療支援センターにおいて実施する事業等による医師、看護師等の医療従事者の確保
- 医療の安全の確保　○ 二次医療圏（※）、三次医療圏の設定　○ 基準病床数の算定　等
  ※ 国の指針において、一定の人口規模及び一定の患者流入・流出割合に基づく、二次医療圏の設定の考え方を明示し、見直しを促進。

**【 医療連携体制の構築・明示 】**
- 五疾病五事業ごとに、必要な医療機能（目標、医療機関に求められる事項等）と各医療機能を担う医療機関の名称を医療計画に記載し、地域の医療連携体制を構築。
- 地域の医療連携体制を分かりやすく示すことにより、住民や患者が地域の医療機能を理解。
- 指標により、医療資源・医療連携等に関する現状を把握した上で課題の抽出、数値目標を設定、施策等の策定を行い、その進捗状況等を評価し、見直しを行う（疾病・事業ごとのPDCAサイクルの推進）。

## 4. これまでの在宅医療の推進策

　在宅医療の推進は、診療報酬による政策誘導（図4）から取り組んできたが、平成23年度には在宅医療連携拠点事業として10カ所、平成24年度には105カ所と、全国各地で実践していただき、事務局を国立長寿医療研究センターが担い、その成果を全国で共有することにより、展開してきた。

**図4　在宅医療の推進に関する各種制度の変遷**

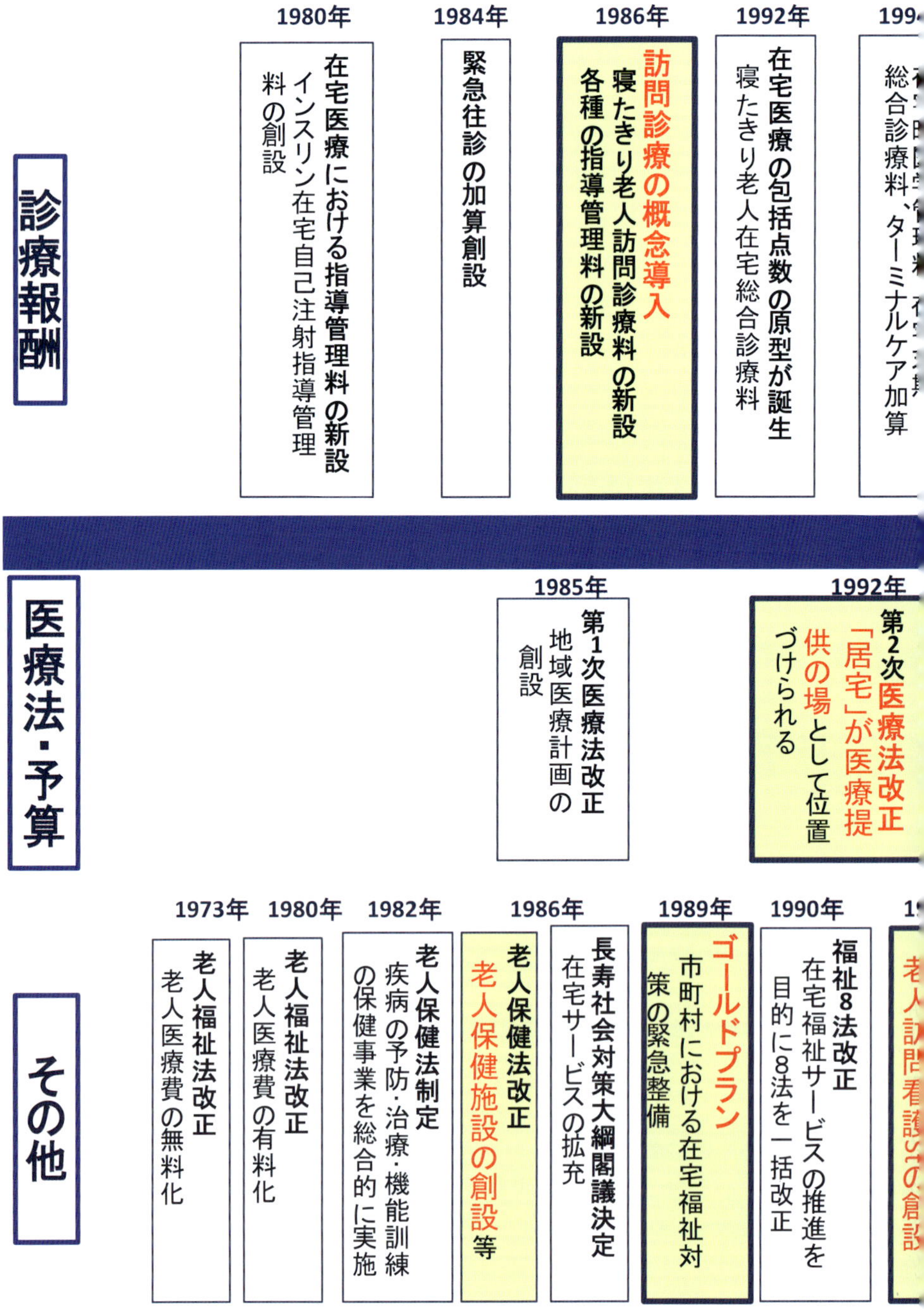

診療報酬
- 1980年：在宅医療における指導管理料の創設／インスリン在宅自己注射指導管理料の創設
- 1984年：緊急往診の加算創設
- 1986年：訪問診療の概念導入　寝たきり老人訪問診療料の新設　各種の指導管理料の新設
- 1992年：在宅医療の包括点数の原型が誕生　寝たきり老人在宅総合診療料
- 1994年：総合診療料、ターミナルケア加算

医療法・予算
- 1985年：第1次医療法改正　地域医療計画の創設
- 1992年：第2次医療法改正　「居宅」が医療提供の場として位置づけられる

その他
- 1973年：老人福祉法改正　老人医療費の無料化
- 1980年：老人福祉法改正　老人医療費の有料化
- 1982年：老人保健法制定　疾病の予防・治療・機能訓練の保健事業を総合的に実施
- 1986年：老人保健法改正　老人保健施設の創設等
- 1989年：長寿社会対策大綱閣議決定　在宅サービスの拡充
- 1989年：ゴールドプラン　市町村における在宅福祉対策の緊急整備
- 1990年：福祉8法改正　在宅福祉サービスの推進を目的に8法を一括改正
- 老人訪問看護の創設

また、平成25、26年度には、小児在宅医療のモデル事業（図5）を実施し、その成果を全国に還元してきた。

さらに、入院医療と一体的な医療提供体制の構築を図るために、地域医療構想における位置づけに関して、平成27年3月に発出した地域医療構想策定ガイドラインで明記したが、この点を詳述する。

|  |  |
|---|---|
| 1996年 | 在宅終末期医療の評価の充実／在宅末期医療総合診療料の適用拡大／在宅患者末期訪問看護指導料新設等 |
| 2000年 | 24時間の在宅医療の提供体制の評価／24時間連携加算の創設 |
| 2004年 | 重症者・終末期医療の充実／在宅医療の充実／在宅終末期医療の評価の充実／重症者への複数回訪問看護の評価 |
| 2006年 | 在宅で療養する患者のかかりつけ医機能の確立と在宅療養の推進／**在宅療養支援診療所の創設** |
| 2008年 | 高齢者医療制度の創設に併せた在宅医療の充実と評価／在宅療養支援病院の創設 |
| 2012年 | 在宅医療の充実と評価／機能強化型在宅療養支援診療所・病院の創設 |

|  |  |
|---|---|
| 1997年 | 第3次医療法改正／地域医療支援病院の創設 |
| 2000年 | 第4次医療法改正／病床機能分化 |
| 2004年〜 | ・訪問看護推進事業（57百万円） |
| 2006年 | 第5次医療法改正／・医療機能分化・連携／・在宅医療の確保に関する事項を医療計画に位置づけ |
| 2011年 | ・在宅医療連携拠点事業（108百万円）／・在宅医療に係る体制構築の指針を発出 |
| 2012年 | ・在宅医療連携拠点事業（2100百万円） |

|  |  |
|---|---|
| 1992年 | 福祉人材確保法および看護婦等人材確保法の制定／ゴールドプランの円滑な実施 |
| 1994年 | **健康保健法等改正／在宅医療を「療養の給付」として位置づけ**／指定訪問看護制度の創設 |
| 1994年 | 21世紀福祉ビジョン／21世紀に向けた新たな介護システムの構築等 |
| 1995年 | 高齢社会対策基本法の成立／適切な介護のサービスを受けることができる基盤の整備 |
| 1995年 | 新ゴールドプラン／ゴールドプランの数値目標の上方修正 |
| 2000年 | **介護保険法施行** |
| 2000年 | ゴールドプラン21／訪問介護倍増等 |
| 2006年 | 介護保険の改正／介護予防の重視等 |

7　在宅医療の全国展開

## 図 5 小児等在宅医療連携拠点事業

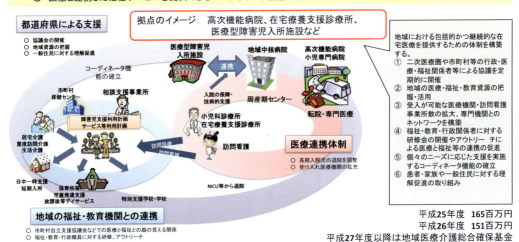

　地域医療構想では、それぞれの地域で発生する平成37年（2025年）の入院医療需要（ニーズ）を、二次医療圏を原則として柔軟に定める構想区域ごとに定量的に推計し、高度急性期、急性期、回復期及び慢性期に区分した上で、構想区域内の医療提供体制をどのように整備していくかを計画していくこととなる。その際には在宅医療についても定量的に推計していくことになるが、慢性期医療については、療養病床も含めてさらなる検討が必要となるため、厚生労働省では平成27年7月に医政局・老健局・保険局が3局合同で事務局を担う「療養病床の在り方等に関する検討会」を設置し、慢性期にある患者がどのような場所で治療を受け、療養するのが適当か、選択肢を平成28年1月に整理したところである。

　さて、市町村が保険者となる介護保険をベースに、市町村でも在宅医療を推進していくことは前述したが、改めて整理すると、地域包括ケアシステムは、日常生活圏域（基本的に中学校区単位）ごとに構築することを目指しているため、市町村が中心的な役割を担うこととなる。介護保険法では、これまでも介護予防等を目的とした地域支援事業が位置づけられていたが、平成30年4月までの間に、すべての市町村で地域支援事業の一つとして「在宅医療・介護連携推進事業」が順次スタートする。

　なお、認知症初期集中支援事業も合わせて地域支援事業の一つとして位置づけられたことや、医師や介護支援専門員（ケアマネジャー）等の関係者、関係機関、関係団体からなる地域ケア会議を法制化したことも、在宅医療の推進の観点からは重要である。

## 5. 医療介護総合確保基金

　平成21年度に、国の補正予算を財源に、全都道府県に「地域医療再生基金」が設置された。その後、全国規模では3次にわたり補正予算が組まれたが、平成25年度の増額分については、在宅医療の推進に関する事業であることを条件として明示して、各都道府県に予算措置がなされた。

　同基金は、地域の実情に応じた執行や、年度を越えた予算執行が可能であることから、おおむね好評であった。そのため、当初の期限である平成26年度以降も、同様の基金の設置を求める声が大きかった。

　こうした背景の中で、一括法である医療介護総合確保推進法を構成する法律の一つである医療介護総合確保促進法を根拠法に、新たな基金として「地域医療介護総合確保基金」(図6) が法定化された。なお、同法では、地域包括ケアシステムについても定義しており、特に強調すべきは、地域包括ケアシステムは、「地域の実情に応じて」確保される体制と規定していることである。つまり、特定のモデルを全国一律に展開するのではなく、日常生活圏域ごとに、それぞれの伝統や文化やさまざまな整備状況や人間関係を踏まえて構築されることを想定しているのである。

　さて、地域医療介護総合確保基金は、平成21年度から25年度まで都道府県ごとに交付された地域医療再生基金と同様、都道府県が事業計画（都道府県計画）を立てることと規定されているが、特徴的なのは、在宅医療の充実や医療従事者の確保などの使途を法律で直接規定していることである。

　なお、都道府県計画の一部として、市町村が定める事業計画（市町村計画）も含むことを規定しているが、市町村計画には、介護に関する事業に加えて在宅医療についても盛り込むことを可能と

**図6　地域医療介護総合確保基金を活用した在宅医療の充実のための取り組み例**

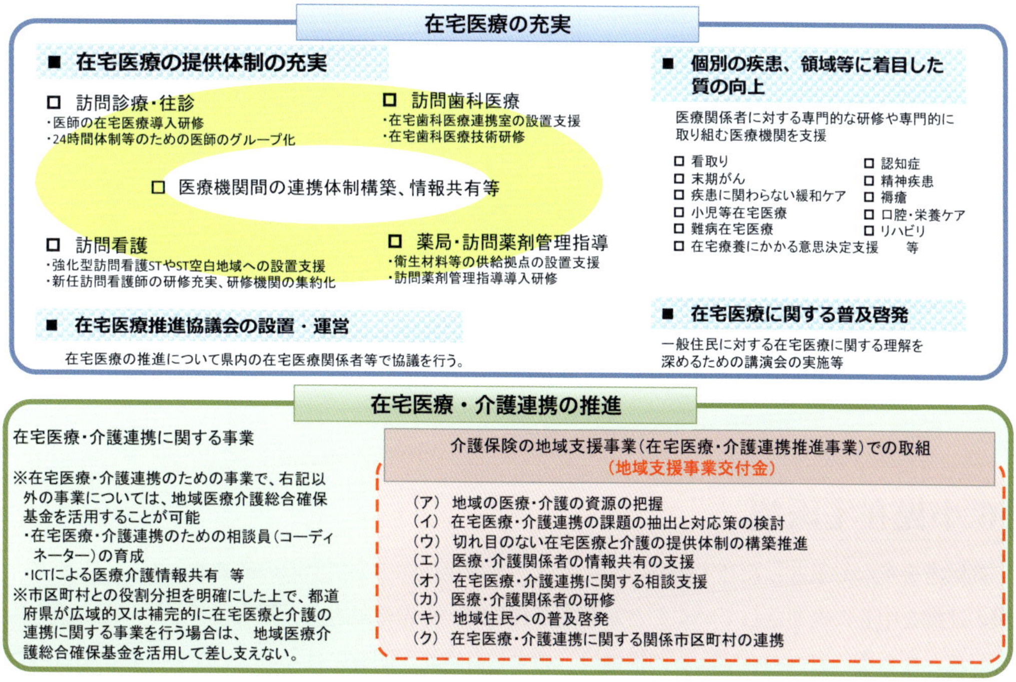

図7 在宅医療の推進

> ○ 地域医療構想では、在宅医療の将来の必要量につい
> ては、地域における在宅医療の課題を抽出し、地域医
> る人材育成など在宅医療の充実に係る事業を支援して
>
> ○ なお、在宅医療と介護の連携に係る事業は、介護保
> 携推進事業として位置づけられ、平成27年度以降、市
>
> ○ 在宅医療・介護連携推進事業に関しては、老健局に
> 推進事業の手引き」を作成している。手引きも参考とし
> がら、地域医療介護総合確保基金を活用した在宅医療

（参考）在宅医療推進のための事業の整理

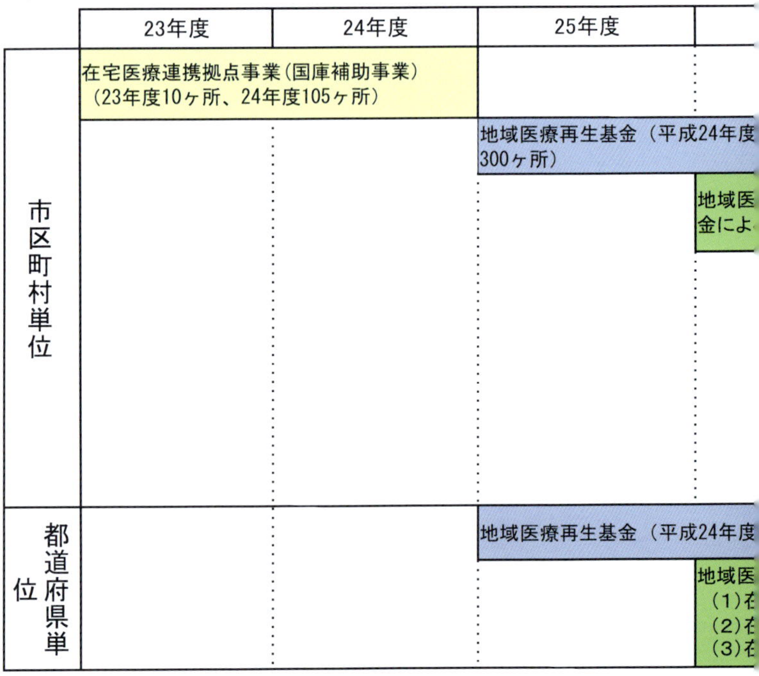

| | 23年度 | 24年度 | 25年度 | |
|---|---|---|---|---|
| 市区町村単位 | 在宅医療連携拠点事業（国庫補助事業）<br>（23年度10ヶ所、24年度105ヶ所） | | 地域医療再生基金（平成24年度<br>300ヶ所） | 地域医<br>金によ |
| 都道府県単位 | | | 地域医療再生基金（平成24年度 | 地域医<br>(1)在<br>(2)在<br>(3)在 |

している。

　このように、在宅医療の財源論では、これまでの診療報酬の他に、介護保険法に基づく地域支援事業、都道府県計画及び市町村計画に基づく地域医療介護総合確保基金と、多くの財源が関係することとなった（図7）。

## 6.小児在宅医療

　高齢者を主な対象とした在宅医療については、地域包括ケアシステムの構築とともに、医療と介護の連携を中心に推進されていくことが想定されるが、小児や障害者、難病患者といった介護保険の対象とならない方への在宅医療の推進は、必ずしも道筋が明確にはなっていない。しかも、専門

1. 地域包括ケア　在宅医療の全国展開とその展望

計することとしている。都道府県におい
合確保基金を活用して、在宅医療に係
ようお願いする。

地域支援事業における在宅医療・介護連
主体となり取り組むこととなる。

市区町村向けに「在宅医療・介護連携
県の介護部局や市区町村と連携しな
のための事業に取り組んでいただきたい。

| | 27年度 | 28年度 | 29年度 | 30年度 |
|---|---|---|---|---|
| | による在宅医療推進事業（約 | | | |
| 保基 進事業 | 小児等在宅医療など地域支援事業に位置付けられる（ア）〜（ク）以外の在宅医療充実事業については、地域医療介護総合確保基金を活用 | | | |
| | | 在宅医療・介護連携推進事業を介護保険法の地域支援事業に位置づけ、平成30年度までに全国の市町村で実施<br>（ア）　地域の医療・介護の資源の把握<br>（イ）　在宅医療・介護連携の課題の抽出と対応策の検討<br>（ウ）　切れ目のない在宅医療と介護の提供体制の構築推進<br>（エ）　医療・介護関係者の情報共有の支援<br>（オ）　在宅医療・介護連携に関する相談支援<br>（カ）　医療・介護関係者の研修<br>（キ）　地域住民への普及啓発<br>（ク）　在宅医療・介護連携に関する関係市区町村の連携 | | |
| | による在宅医療推進事業 | | | |
| 保基金を活用 る体制整備や充実のための事業 ）を推進するために必要な事業 ）を推進するために必要な事業　等 | | | | |

性の観点や、関係部門の観点からは、高齢者以上に多岐にわたるチームづくりが必要となる。

　これを具体化するためには、地域包括ケアシステムの構築と並行して、また同システムを参考にして、小児等への福祉や教育、障害者の就労といった部門との連携そしてネットワークやシステムの構築が不可欠となる。

　このため、まず小児在宅医療については、平成25年度から2年間、国立成育医療研究センターを事務局に、全国10の都県が医療機関等と一体的に取り組む形で、小児在宅医療のモデル事業を行なったところであり、平成27年度は、各都道府県において臨床や制度に精通し、中心となって牽引する人材育成の視点からさらなる取り組みを進めている。

　最終的には、平成30年度からの第7次医療計画で、全都道府県で小児在宅医療が盛り込まれるよう、多くの関係者と協調して推進していきたい。

## 1. 地域包括ケア
# 日本医師会と在宅医療

日本医師会常任理事　鈴木邦彦

> ▶日本医師会は三層構造になっており、47の都道府県医師会、891の郡市区医師会等がある。
> ▶わが国には歴史的経緯により、中小病院、有床診療所が多く存在し、専門医がかかりつけ医となって開業する診療所とともに、これまで低コストで充実した医療を提供してきたが、これからの超高齢社会においても、貴重な既存資源として在宅を支援する重要な役割を果たすことが期待されている。
> ▶超高齢社会では、急性期の大病院を拠点とする垂直連携中心から、かかりつけ医機能を持つ中小病院、有床診療所、診療所と介護分野などとの水平連携中心へパラダイムシフトすることが求められており、医師会が中心となって、地域性に応じてかかりつけ医の在宅医療を支える仕組みを構築していく必要がある。

**KeyWord**　日本医師会、都道府県医師会、郡市区医師会、中小病院、有床診療所、診療所、かかりつけ医機能、かかりつけ医、在宅医療、地域包括ケアシステム

## 1. 日本医師会の紹介

公益社団法人**日本医師会**は、1916年（大正5年）に北里柴三郎博士（初代会長）らによって設立された、医師の医療活動を支援する、民間の学術団体である[1]。

世界医師会に認められた、日本で唯一の医師個人資格で加入する団体であり、各種の調査・研究や国際交流などを通じて、これからの医療のあり方を考え、より働き易い医療環境づくりと国民医療の推進に努めている。

日本医師会は三層構造になっており、日本医師会、47の都道府県医師会とともに、891

図1

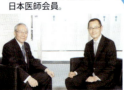

**日本医師会**：公益社団法人日本医師会の目的：[定款第3条] 本会は、都道府県医師会及び郡市区等医師会との連携のもと、医道の高揚、医学及び医術の発達並びに公衆衛生の向上を図り、もって社会福祉を増進することを目的とする。

の郡市区等医師会がある（図1）。日本医医師会員数は167,029人（H27.12.1現在）で、内訳は開業医が83,604人、勤務医等が83,425人である。

## 2.わが国の医療制度の特徴と評価

わが国の医療制度は、欧州の「身分原理」、米国の「開放原理」と並ぶ3原理の一つである「所有原理」に基づいている（図2）[2]。財政難で多くの公立病院が閉鎖された明治中期以降、わが国では病床を持って開業することが広く行なわれるようになった。当時は10床以上が病院であったので、1～9床が有床診療所となる。

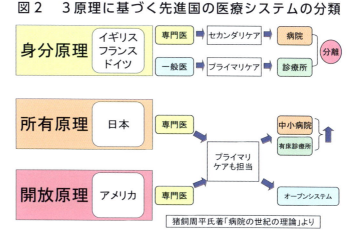

図2　3原理に基づく先進国の医療システムの分類

また、第二次世界大戦前までには、医師となった後に、大学病院などの大病院に勤務して専門性を持ってから開業するスタイルも一般的となった。そのため、わが国では、今日でも、中小病院や有床診療所が多く、専門医が開業するために診療所の医療の質が高く、設備も充実している（図3）。大病院と家庭医しかないシステムの国々では、近年医療費抑制のために病院のセカンダリケアを、家庭医のプライマリケアに下ろそうとしているが、専門医と家庭

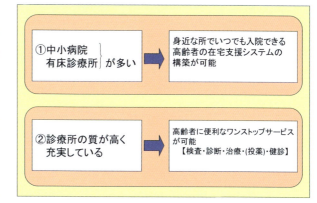

図3　超高齢社会に適した日本型医療システム

医が分断されていてうまくいっていない[3]。これに対してわが国では、元々専門医が開業してかかりつけ医になるため、そうした分断がなく、かかりつけ医機能を持つ中小病院、有床診療所、無床診療所（以下、診療所）は、アクセスがよい上に、身近なところで入院を含むセカンダリケアを受けることができる。

わが国の医療が世界一の高齢化率にもかかわらず低コストで充実しているのは、公的国民皆保険のもとでの民間中心の医療提供体制という、先進各国が医療費抑制のために目指している「公プラ

---

中小病院：許可病床200床未満の病院を指し、病院数の約7割を占める。
有床診療所：19床以下の病床を有する診療所のことであるが、厳しい勤務環境による後継者不足などにより年々減少している。
公的国民皆保険：1961年（昭和36年）に公的保険により国民皆保険を達成した。平等で公的給付の割合も高く、世界的な評価も極めて高い。近年大幅な財源不足が指摘されており、持続可能なものとするためには、効率化とともに事業主や国民の応分の負担が避けられない状況となっている。

ス民のミックス型」をいち早く実現しているためである。それだけでなく、かかりつけ医のレベルが高いことと、低コストで大病院とのすき間を埋める中小病院、有床診療所の存在がある。さらにいえば、それらの多くが持分あり医療法人としてオーナーシップを発揮して地域医療を守ってきたことが大きい。

　超高齢社会では、検査・診断・治療・時に投薬・健診と高齢者に便利なワンストップサービスが可能なわが国の診療所（日本型診療所）と、身近なところでいつでも入院もできる中小病院、有床診療所の存在意義は大きく、それらの既存資源を活用し、入院を含む施設も在宅も利用する日本型在宅支援モデルが必要となる。ちなみに、ケアミックスは民間中小病院の知恵であり、それらの日本型システムは海外からは高く評価されている[4]。

## 3.超高齢社会に向けたパラダイムシフトの必要性

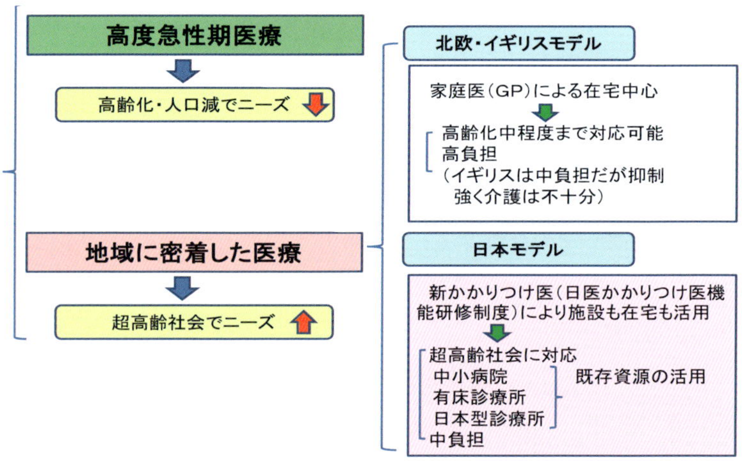

　現在わが国では2025年に向けた改革が進行中である[5]。2025年は昭和22～24年生まれの団塊の世代が全員75歳以上の後期高齢者となるため、それまでに超高齢社会を乗り切るための体制を構築することを目指している。

図4　今後わが国に必要な医療

　今後わが国に必要な医療は、高度急性期医療と地域に密着した医療の二つであるが、前者のニーズが高齢化や若年層の減少により低下するのに対して、後者のニーズは高齢化の進行に伴って増加して行く（図4）。

　地域に密着した医療の担い手としては、イギリスの家庭医（ＧＰ）を参考にした総合診療医による在宅中心の北欧・イギリスモデルも考えられる。ただ、北欧やイギリスの高齢化率は14～18％台と低く、出生率も高い。中程度までの高齢化には対応可能と思われるが、北欧は高負担であり、わが国で受け入れられることは難しい。イギリスは中負担であるが、ＧＰへのアクセスが悪いなど抑制色が強い。介護保険に相当するサービスもなく、介護は不十分である[3]。

　一方、わが国では従来よりかかりつけ医がいて、かつては活発に往診を行なっていたが、交通手段の発達や旧厚生省の抑制方針により徐々に廃れていった。しかし、高齢化の進行により、今後亡くな

---

持分あり医療法人：わが国の医療は非営利を原則としており、民間医療機関の多くは医療法人の形態をとっている。医療法人は持分あり、持分なしの二つに分かれる。持分あり医療法人はこれまでオーナーシップを発揮して地域医療を支えてきたが、承継税制において一般の中小企業より不利な扱いを受けており、早期の見直しが求められている。

ケアミックス：わが国の中小病院が、限られた医療圏の患者に幅広く対応できるように、主に病棟ごとに急性期から慢性期まで機能を分化させていることを指す。

る方が大幅に増加するため、入院以外での看取りを増やす必要がある。同時に、かかりつけ医の外来に通院していた患者が虚弱となって通えなくなった場合に、本人や家族の希望があれば、訪問して診療を続ける必要性が高まり、かかりつけ医が在宅医療に取り組むことが求められるようになった。

　近年、開業する際にも専門志向が強まり、かかりつけ医機能が低下する傾向もあったが、在宅医療を含むかかりつけ医機能を充実・強化しつつ、貴重な既存資源である中小病院、有床診療所、日本型診療所を活用し、入院を含む施設も在宅も利用して、中負担で超高齢社会を乗り切る日本モデルを構築する必要がある。

　具体的には、かかりつけ医機能を持つ中小病院、有床診療所、診療所が、それぞれ可能な範囲で在宅療養支援病院や在宅療養支援診療所となり、さらにそれぞれ在宅ケアセンターといった機能を設けて、可能な範囲でできるだけ総合的に訪問看護や訪問介護など介護系を含む在宅サービスを提供することが望ましい（図5）。在宅サービスは、単品ごとにバラバラに提供するのではなく、今後は地域性に応じて、かかりつけ医機能を持つ医療機関や郡市区医師会がプラットホームとなって、できるだけ総合的に提供することが必要である。

　超高齢社会においては、「治す医療」中心から「治し支える医療」中心に変わっていく。つまり、これまでの急性期の大病院を頂点としてかかりつけ医を底辺とする「垂直連携中心」から、かかりつけ医機能を持つ医療機関や訪問看護、介護分野のケアマネジャー、地域包括支援センターなどが水平に連携する「水平連携中心」へ、大きくパラダイムシフトすることが求められる（図6）。そして、この水平連携こそが地域包括ケアシステムに他ならない。

**図5　既存資源を活用した日本型在宅支援モデル**

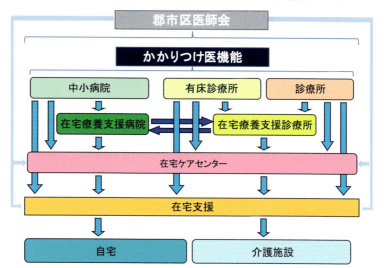

**図6　垂直連携中心から水平連携中心へ**

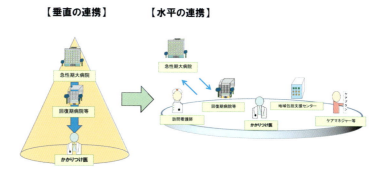

在宅療養支援病院・在宅療養支援診療所：在宅医療を支援する中小病院や診療所を一定の要件を定めて診療報酬上で評価するもの。

## 4.地域包括ケアシステムと医師会の使命

地域包括ケアシステムは、住まいを中心として、自助・互助の生活支援・介護予防を基本としつつ、必要に応じてプロのサービスである医療や介護が入る仕組みである（図7）[6]。

図7　地域包括ケアシステム

【地域包括ケアの5つの視点による取組み】
地域包括ケアを実現するためには、次の5つの視点での取組みが包括的（利用者のニーズに応じた①～⑤の適切な組み合わせによるサービス提供）、継続的（入院、退院、在宅復帰を通じて切れ目ないサービス提供）に行われることが必須。

①医療との連携強化
・24時間対応の在宅医療、訪問看護やリハビリテーションの充実強化
・介護職員によるたんの吸引などの医療行為の実施

②介護サービスの充実強化
・特養などの介護拠点の緊急整備（平成21年度補正予算：3年間で16万人分確保）
・24時間対応の定期巡回・随時対応サービスの創設など在宅サービスの強化

③予防の推進
・できる限り要介護状態とならないための予防の取組や自立支援型の介護の推進

④見守り、配食、買い物など、多様な生活支援サービスの確保や権利擁護など
・一人暮らし、高齢夫婦のみ世帯の増加、認知症の増加を踏まえ、様々な生活支援（見守り、配食などの生活支援や財産管理などの権利擁護サービス）サービスを推進

⑤高齢期になっても住み続けることのできる高齢者住まいの整備（国交省と連携）
・一定の基準を満たした有料老人ホームと高専賃を、サービス付高齢者住宅として高齢者住まい法に位置づけ

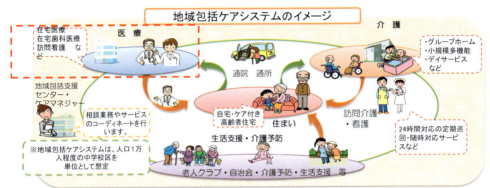

出典：厚生労働省老健局 資料

地域包括ケアシステムにおける医療の担い手は、かかりつけ医機能を持つ中小病院、有床診療所、診療所であるが、日本医師会ではかかりつけ医を図8のように定義している[7]。

日本医師会は、平成18年度から在宅医療の研修会を開催しており、平成23年度にはオールジャパンで在宅医療に取り組むために、会内に「在宅医療連絡協議会」を設置している（図9）。平成２４年度から「在宅医療支援フォーラム」を２回、「在宅医リーダー研修会」を１回と２種類の研修会を開催したが、平成26年度診療報酬改定において、在宅医療を含むかかりつ

図8　かかりつけ医機能の推進

**「かかりつけ医」とは**

なんでも相談できる上、最新の医療情報を熟知して、必要な時には専門医、専門医療機関を紹介でき、身近で頼りになる地域医療、保健、福祉を担う総合的な能力を有する医師。

「医療提供体制のあり方　日本医師会・四病院団体協議会合同提言」より
（平成25年8月8日　日本医師会・四病院団体協議会）

## 図9　日本医師会 在宅医療に関する教育・研修

- 平成18年度〜19年度　「在宅医研修会」の開催
- 平成20年度〜21年度　「在宅医療支援のための医師研修会」の開催
- 平成22年度　社会保険指導者講習会「在宅医療　ー午後から地域へー」の開催
- 平成23年度　日医内に「在宅医療連絡協議会」の設置
- 平成24年度　「第1回 日本医師会 在宅医療支援フォーラム」の開催
- 平成25年度　「日本医師会 在宅医リーダー研修会」の開催
- 平成26年度　「第2回 日本医師会 在宅医療支援フォーラム」の開催
- 　　　　　　「かかりつけ医機能強化研修会」の開催
- 平成27年度　「地域包括診療加算・地域包括診療料に係るかかりつけ医研修会」の開催

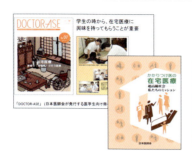
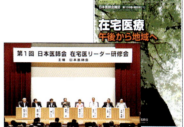

け医機能を評価する「地域包括診療加算・地域包括診療料」が新設され、その算定要件として所定の研修が義務づけられたことから、平成26年度からそのうち1回を「地域包括診療加算・地域包括診療料に係るかかりつけ医研修会」とした。もう1回は、在宅医療を含む本来のかかりつけ医機能を充実・強化するために、日医として新たな研修の機会を提供すべく現在準備を進めている（平成28年4月より、「日医かかりつけ医機能研修制度」を開始）。

医療機関の機能分化により、地域包括ケアを支える医療機関は中小病院、有床診療所、診療所となる。高齢化がピーク時に40％に達するわが国では、在宅至上主義でも施設至上主義でもなく、中小病院や有床診療所への入院を含む施設も在宅も活用する日本型在宅が

> **Point　地域包括診療加算・地域包括診療料**
>
> ・地域包括診療加算：20点（1回につき再診料に加算）【出来高】（主治医機能を持った診療所の医師が、複数の慢性疾患を有する患者に対し、患者の同意を得た上で、継続的かつ全人的な医療を行なうことについて評価）
>
> ・地域包括診療料：1,503点（月1回）【包括】（主治医機能を持った中小病院・診療所の医師が、複数の慢性疾患を有する患者に対し、患者の同意を得た上で、継続的かつ全人的な医療を行なうことについて包括評価）
>
> 上記加算・診療料の研修要件として、①高血圧症、②糖尿病、③脂質異常症、④認知症を含む複数の慢性疾患の指導に係る研修（各1時間以上）、かつ服薬管理、健康相談、介護保険、禁煙指導、在宅医療等の主治医機能に関する内容が適切に含まれ、継続的に2年間で通算20時間以上の研修を修了することとされている。

必要になる。その主役は郡市区医師会が担う必要がある（図10）。それは、中小病院、有床診療所、診療所の医師の多くが医師会員であるだけでなく、地域包括ケアにおいては、在宅医療だけでなく、医療と介護の連携や、在宅における多職種協働のリーダーとして医師が最適だからである。

しかし、医師だからといって黙っていてもリーダーになれるわけではない。大きくいえば医学部教育の見直しによる医師全員の一般臨床能力の向上が必要であるが[8]、専門医がかかりつけ医になるわが国においては、たとえ総合診療医が制度化されたとしても、日本医師会の生涯教育制度も活用して、地域でかかりつけ医機能を実践するすべての医師のための研修が必要である。

さらに、次の世代の医師や女性医師の増加を考えれば、すべてのかかりつけ医に24時間365日の対応を求めるのは無理である。一人一人のかかりつけ医の負担をできるだけ減らしながら、全体で24時間365日の対応ができるグループをつくる必要がある（図11）。その中心となるのは、中小病院の在宅療養支援病院、有床及び無床の在宅療養支援診療所である。地方ではとくに中小病院や有床診療所の役割が重要になるが、都市部では無床の在宅療養支援診療所の役割がより重要となる。それらが地域性に応じて日常生活圏域においてネットワークを形成し、それを地域医師会がコ

図10

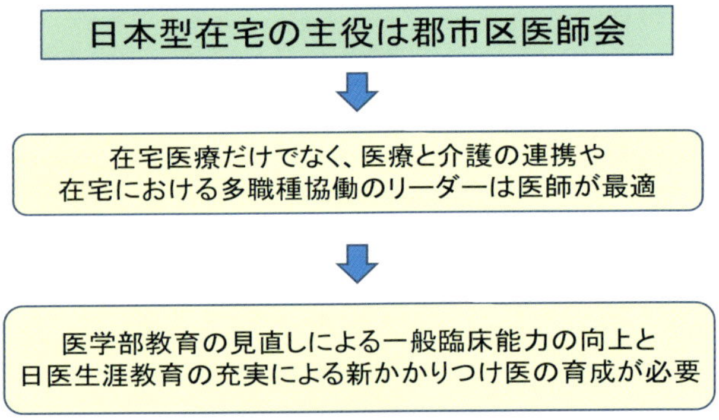

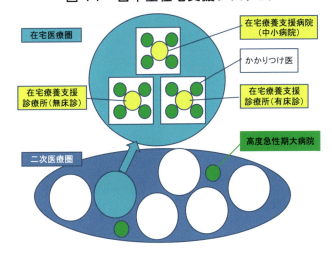

図11　日本型在宅支援システム

図12　地域包括ケアシステムの構築
（在宅医療提供体制）

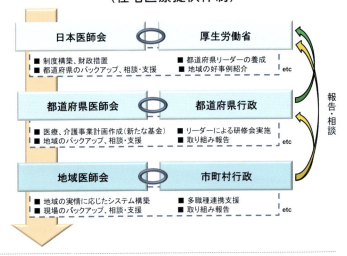

---

日本医師会生涯教育制度：日本医師会が医師の生涯教育のために設けている制度。一定の要件を満たした者に対しては認定証を発行している。

日常生活圏域：日常生活圏域の定義「市町村介護保険事業計画において、当該市町村が、その住民が日常生活を営んでいる地域として、地理的条件、人口、交通事情その他の社会的条件、介護給付等対象サービスを提供するための施設の整備の状況その他の条件を総合的に勘案して日常生活圏域を定めるものとする」

ントロールすれば、日本型の在宅支援システムが完成する。ちなみに急性期の大病院は、高度急性期・急性期に特化した上で、<u>二次医療圏</u>の中で、その外側から最後の砦として地域医療を支える役割を持つことになる。

　在宅医療を含む地域包括ケアシステムの構築において、医師会は三層構造を活用して、その全国展開を支えていく（図12）[9]。

　地域包括ケアシステムの究極の目標は街づくりであるが、それはまさに医師会活動の原点でもある（図13）[10]。地域包括ケア時代において、医師会がその存在意義をさらに発揮できるように、今後とも全力で取り組んで行きたい。

### 図13　今後の医療・介護の提供体制とまちづくり

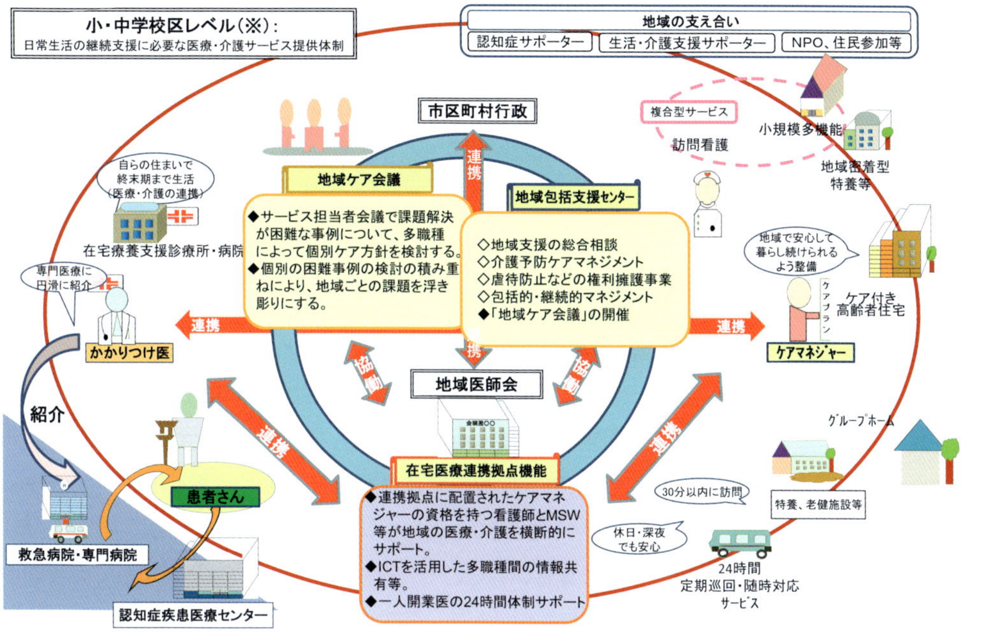

【日本医師会保険医療部介護保険課作成】

## もっと知る

### 参考文献・サイト

1) 日本医師会創立記念誌（http://www.med.or.jp/jma/about/50th/）
2) 一橋大学大学院教授猪飼周平氏著「病院の世紀の理論」：有斐閣
3) 日本医師会・民間病院イギリス医療・福祉調査団報告書Ⅱ「キャメロン改革で日本型に近づくイギリス医療－日本医療のイギリス化は時代に逆行」
4) 日本医師会・民間病院ドイツ医療・福祉調査団報告書Ⅱ「昏迷するドイツ医療－日本型を極めて世界のモデルへ－」
5) 社会保障制度改革国民会議報告書
6) 厚労省資料　地域包括ケアシステムのイメージ
7) 医療提供体制のあり方―日本医師会・四病院団体協議会合同提言―（2013年8月8日）
8) 医師養成についての日本医師会の提案 第3版（2013年1月30日）
9) 日本医師会事務局保険医療部介護保険課作成
10) 日本医師会事務局保険医療部介護保険課作成
11) 日本医師会雑誌第144巻第11号「高齢者診療に対する日本医師会の役割」

<u>二次医療圏</u>：二次医療圏の定義「一体の区域として、入院医療を提供することが相当である単位（三次医療圏で提供すべき医療を除く）」

## 1. 地域包括ケア
# 地域格差と地域診断──地域包括ケアの観点から──

国立研究開発法人科学技術振興機構社会技術研究開発センターアソシエイトフェロー　**長島洋介**
医療法人アスムス理事長　**太田秀樹**

> ▶在宅医療の受け入れ方には地域により差がある。医療サービスの充実だけでは在宅医療を普及できない。在宅医療を普及推進するための地域診断ツールの研究が必要。
> ▶最期まで安心して過ごせる地域かどうか、地域のケアする力を見極めるためには、「在宅医療・看護」「入院医療」「在宅介護」「市区町村行政」「地域連携」「コミュニティ」「当事者としての意識」の七つの視点から見る必要。
> ▶地域診断によって、その地域を「見える化」することは重要だが、さらに大切なことは、見える化したものをきっかけにした地域における対話。

## 1. かかりつけ医として地域診断への思い

　長年かかりつけ医として在宅医療を実践してきて感じられることは、地域によって"在宅医療のやりやすさ"がまったく異なることである。同質の在宅医療サービスを提供しているつもりでも、地域住民の在宅医療の受け入れ方が異なり、在宅医療に人気がある地域とそうでない地域が存在する。すなわち、医療サービスの充実だけで在宅医療を普及させるには限界がある。

　地域の文化をはじめとする風土の違いや、家族の介護力を社会的に支援する地域の力など、地域特性への配慮なしに、在宅医療の普及は難しい。そこで、ケアする地域の力と表現してもよいが、在宅医療普及につながる地域の強みや阻害する弱みを、客観的に目に見える形で提示できる地域診断指標の開発研究が重要であるとの思いに至った。

　はからずも国の機関からの研究助成金の対象として地域診断ツールの開発研究が採択され、2010年10月よりプロジェクトが動き出した。ところが翌年3月11日、東日本大震災が日本を襲った。今もなお続いている震災復興において重要とされることはコミュニティの再興やあたり前の生活の再建であった。健康を支える医療の重要性は誰の目にも明らかだったが、訪問看護や在宅ケアサービスの再構築には公的な支援がいっそう大切で、加えて、自助、互助機能を司るコミュニティにおける絆が、復興への強い牽引力となっていた。奇しくも、4人に1人が高齢者という超高齢社会に突入し、さらなる高齢化が予測されるわが国が、近い将来直面する地域の課題を、この大震災は浮き彫りにした。

　高齢化が進行し、慢性期医療を中心とした高齢者ケアに必要なのは、疾病治癒を目的とした医療だけではなく、生活の質（QOL）の向上を妥当性の基準とし、医療・看護・介護を包括した地域

---

**在宅医療**：ここでは、在宅医療を広義に捉え「生活の場で提供される機動力ある医療」と定義する。「生活の場」とは、病院や有床診療所等の入院施設をのぞく、日常生活を営む居心地のよい場とする。
**地域診断**：客観的な指標や観察を通して、その地域ごとの問題や特徴を把握すること。地域の健康課題が明らかになり、対策も立てやすくなる。また、情報共有や住民参加の面でもメリットが大きい。

全体のケア体制である（図1）。100人の高齢者に、100様の生き様がある。その多様な価値観を吸い上げることで高齢者の自己実現を支援するわけだが、そのためには、高齢者の生活全般を俯瞰する包括的な視点が必要不可欠である。

　さらに、ここで認識すべきは、ケアのパラダイムシフト（当然のこととされていたことが劇的に変わること）が高齢社会特有の課題ではなく、医療技術の進展による健康概念の変化と人々の価値観の揺らぎに伴う、必然とも呼べる流れであることである[1]。高齢者・障害者・難病患者だけではなく、子どもから成人まで、医療の恩恵を享受するあらゆる年代の人々に関わることである。たしかにわが国の超高齢社会の近未来像は未曾有の東日本大震災によって具体的に提示されたといえるが、視点を変えれば、従来の病院中心のヘルスケアシステムの限界と疲弊を露呈させたといってもよい。

　そこで在宅医療の普及推進に関して、地域間格差が歴然とした現状をデータにより明示した上で、格差是正の方策を検討する。患者あるいは介護保険利用者を医療、介護サービスの対象者とした制度的な縦軸要因から分析するのではなく、人生を支えるという包括的な観点から地域診断の重要性を述べる。

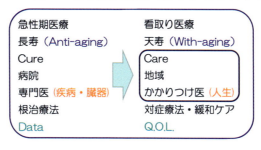

図1　超高齢社会に求められるパラダイムシフト

## 2.地域を対象とする根拠

　地域を対象として診る背景には「高齢化に伴う健康概念の変化」と、それに伴う「疾病治癒のみを目指した積極的な医療介入への疑問」及び「QOLへの関心の高まり」がある。従来、加齢ととらえるべき病態をも疾病と看做したことにより、高齢者の終末期医療の姿は歪になっていった。しかし、病院で濃厚な医療介入の果てに命を閉じることに対して、最近ではQOD（quality of death＝死の質）に配慮した医療・ケアのあり方が問われ始めた。疾病中心の医療モデルから生活モデルへと移行が進み、医療が生活支援のサブシステムとして転換せざるを得ない状況となっている[1]。医療の限りない福祉化といってもよい。

　虚弱化した高齢者にとっては、QOLを重視した暮らしの継続が、生きる意欲を損なわせしめることなく、むしろ生きようとする力、生命力を高めることができる。暮らしの継続の場は、自宅に限られるものではない。有料老人ホームやサービス付き高齢者向け住宅、グループホームなどいわゆる居住系サービス事業所を含めた多様な場所が、生活の場となり得るものであり、居心地がよいことは重要な要件となる。

---

ヘルスケアシステム：単にヘルスシステムともいう。WHOは健康の増進、回復、維持を目的とするすべての活動と定義し、その中に含まれる活動として以下の6項目を挙げている。①公的なヘルスサービス、②伝統的治療師による活動、③医薬品の使用、④疾病の家庭治療、⑤疾病予防及び健康改善のための公衆衛生活動、⑥健康教育

たしかに一定の環境さえ整えれば、医療施設の中でも本人が望む生活を実現させることは不可能ではないだろう。たとえば、緩和ケア病棟などは、末期患者の生活環境を整えることがコンセプトといえよう[2]。しかし、生活機能の重視を医療の現場に求めることは、治療への効率化を求め続けた医療の場に多大なコストを強いることになりかねない。したがって、医療施設のみに依存せずに地域全体を医療やケアの場ととらえ、地域主体で支えていくことこそ、地域医療の質を高める合理的指針といえる。

これからの時代は、集中的に高度な先端的医療を提供する超急性期医療施設と、終末期医療を含む長期的療養（long term care）を支えるハイブリッドな地域のケア体制が求められ、生活の中に医療的ケアが埋め込まれていかねばならない。病室のような非日常的な場で、さらに集団的処遇によって複数の患者が寝食をともにする場では、尊厳ある暮らしを享受することは困難であろう。これが地域で医療的ケアを担保するシステムに大きな期待が寄せられることになったゆえんである。

しかし、一概に地域といえども、住む場所・住み方によって整えねばならない条件は異なる。介護に専念できる家族がいるか、単身世帯か。地域との交流がある人か、閉じこもりがちな人か。老人ホームか、賃貸住宅か、持ち家か。駅に近いか、山奥か。多様な住み方があれば、支援の形も多様となる。また、生活を中心に据えると、データに還元できない要素が数多く現れる。たとえば、本人や家族の価値観である。趣味・趣向、社会的なつながり、宗教、生育暦まで、さまざまなものが関連してくる。このように地域での生活モデルを志向した場合、きわめて複雑な要因に目を向ける必要に迫られる。

## 3. 在宅医療推進を見極める視点—最期まで安心して過せる地域か—

超高齢社会の到来による価値観の転換を背景に、在宅医療への期待が高まっている。2014年の医療介護総合確保推進法では、医療・介護・住まい・予防・生活支援サービスが連携して生活を支える地域包括ケアシステムの構築が、市区町村行政のミッションとして明文化された。こうして在宅医療への転換が法制度から推進されているが、はたして在宅療養を支えることができる環境が整っているだろうか。たしかに在宅医療の先駆的な地域が散在するものの、「推進途上」と呼ぶべき地域が大半を占めているのが現実である。

そこで実際にこのような地域間格差がどうして生じているか、具体的にどのような違いがあるかなど、客観的にデータから読み解く必要がある。

ここでは在宅医療の推進状況を判断するために、「生活の場での療養を希望して最期まで地域で過ごせている人」がどのくらいいるか、という点に着目した。これらは、在宅復帰率や再入院率、在宅看取り率などから把握できよう。そして、家族も対象に含まれることや、QOLの維持・向上を目指すなど、さまざまな要素を整理すると、在宅医療普及を把握する指標として、複数の項目が挙げられよう（表1）。

一方、内閣府などをはじめとし、在宅療養に関するさまざま

表1　在宅医療に関わる重要な指標候補

| ○ 個人 | ○ 地域 |
| --- | --- |
| ・生活の場での看取りの実現 | ・生活の場での看取り率 |
| ・患者自身の満足度、ADL、病状 | ・在宅復帰率、平均在院日数 |
| ・家族の介護満足、及び介護負担感 | ・医療−介護の社会保障費用 |
| ・利用者が抱く在宅医療への信頼 | ・在宅医療の受容度 |

調査が、国民の半数以上が在宅での生活を希望していることを示している。ところが、在宅死率は全死亡の2割ほどで、ここから希望と現実の深いギャップが読み取れる。その原因には、看取りまで責任を持って療養生活を支える基盤が、ハード・ソフトともに不十分であることが考えられる。そのため、このギャップに焦点を当て、地域で看取られることを可能にするのはどのような環境か、可能な限り客観的な指標で評価する必要がある。そこで、在宅医療が普及することを「生活の場での看取りが多くなること」ととらえ、「生活の場での看取り率（以下、地域看取り率と呼ぶ）」を用いて地域の状況を俯瞰した。

## 4.在宅医療推進をめぐる地域間格差の存在

地域の格差を見える化するために、市区町村単位での地域看取り率を算出した。ここでは、厚生労働省が毎年実施している人口動態調査死亡票を活用し、2011年のデータを用いた。また、医療施設を除いたすべての場所を生活の場ととらえた。つまり人口動態調査の死亡場所分類は「1.病院、2.診療所、3.老人保健施設、4.助産所、5.老人ホーム、6.自宅、7.その他」の七つで、1、2、4を除くすべてが地域の範疇となる。

ここでは、病院へ搬送せずに最期を看取る老人保健施設・老人ホームは、意識を持った施設である可能性が高いという立場をとる。一方で、ケア体制が悪く、死期が迫っているという認識のないまま、死亡した症例も含まれてしまう点は留意すべきだ。また、死亡

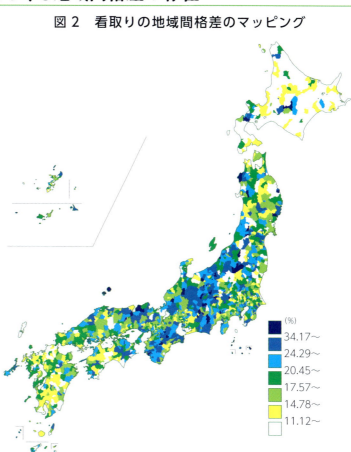

図2　看取りの地域間格差のマッピング

**記述統計**

|  | 全体 | 5万人未満 | 5〜20万人 | 20万人以上 |
|---|---|---|---|---|
| 平均 | 18.12% | 17.96% | 18.08% | 18.92% |
| 標準偏差※ | 8.03% | 9.40% | 5.22% | 3.83% |
| 最小値 | 0.00% | 0.00% | 11.29% | 9.70% |
| 最大値 | 68.75% | 68.75% | 39.27% | 28.89% |

※標準偏差＝データのばらつきを示す。大きい値ほど、データの値がばらつき、格差があることを示す。人口規模が小さい地域ほど、格差が大きいことが読み取れる。

診断を行なった医師の裁量で、グループホームでの死亡や、死期のせまった親を自らの家に引き取って看取るケース等が、現住所と異なることから「7.その他」として扱われている可能性が少なくないと考えている。

さらに、7には事故や事件性ある死亡などの不慮のケースが含まれる。そこで、不慮のケースを除くことで可及的に純粋な地域看取り率に近づけるよう試みた。ただし、孤独死や心臓発作などの突発的な死亡事例における検案事例が含まれる可能性には留意したい。

以上より、具体的な地域看取り率の算出式は、以下になる。

$$\text{地域看取り率} = \frac{\text{医療施設以外の生活の場での死亡数}}{\text{総死亡数}} \quad (\text{分子・分母ともに不慮のケース除く})$$

(医療施設以外＝介護老人保健施設、老人ホーム、自宅、その他)

これを日本地図上にマッピングしたものが図2になる。図の濃淡は地域看取り率が、地域によって異なることを如実に表している。さらに注目すべきは、色が濃い地域看取り率が高い地域の横に、色が薄い地域が存在している点である。これは、隣接する市区町村でも、在宅医療を取り巻く環境が大きく異なることを示している。

## 5.在宅医療を取り巻く複数の要素

在宅医療は多様な支援機能が有機的につながってはじめて成立する。国が描く地域居住の継続、すなわち「望めば誰でも生活の場で療養できる環境」があまねく整備されていない現状は、市区町村で地域看取り率に濃淡があることから可視化できる。続いて在宅医療を取り巻く複数の要素にはどのようなものがあるかを整理する。

当初、厚生労働省が提示した地域包括ケアシステムの図は、医療・介護に加え、生活支援・介護予防・住まいを加えた五つの要素から成り立っている（図3）。ここでは、「ニーズに応じた住宅が提供されることを基本とした上で、生活上の安全・安心・健康を確保するために、医療や介護のみ

図3　地域包括ケアシステムのイメージ [5]

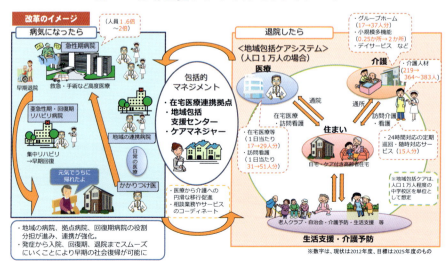

ならず、福祉サービスを含めたさまざまな生活支援サービスが日常生活の場（日常生活圏域）で適切に提供できる地域での体制」とも定義されている。2010・2013 年には三菱 UFJ リサーチ＆コンサルティングによる地域包括ケア研究会が新たに地域包括ケアシステムのイメージを示し、医療・介護・保健などのフォーマルなサポート体制に加えて、その基盤に住まい・住まい方と、本人・家族の選択と心構えといったパーソナルな部分の重要性を強調している[3)4)]。

以上のように、日常生活を基盤とした地域包括ケアのイメージも広がり、多様なステークホルダーがそれぞれ重要な役割を持って巻き込まれつつある。さらに、制度の狭間のリエゾンとしてインフォーマルなサポートもきわめて重要といえよう。こうして、公助、互助、自助が有機的に組み合わされたものが、地域包括ケアシステムの理想像と考える。文字どおり包括的に人と人が支え合うコミュニティづくりこそが、超高齢社会に普遍的に対応でき、かつ、新たな価値観・ニーズに応えることができる画期的なヘルスシステムとなり、同時にウエルフェアシステム（福祉制度）でもある。

ここで、実践の中で積み重ねてきた臨床知と、特徴ある取り組みへのヒアリングから見えてきた、地域のケアする力を見定めるものとして「学際・職際的な七つの視点」を整理した（図4）。

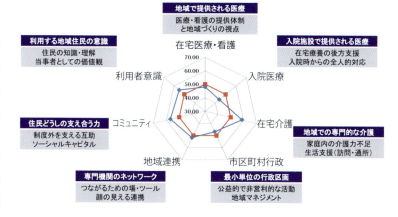

図4　地域のケア力を見極める七つの視点

## (1) 在宅療養を支える「在宅医療・看護」という視点

厚生労働省の終末期医療に関する調査（2008 年）で「自宅で最期まで療養することが困難な理由」として、過半数の回答者が「症状が急に悪くなった時の対応への不安」を選んでいた[6)]。

地域で安心して暮らすには、やはり地域をフィールドとする在宅医療と在宅看護は欠かせない。地域を舞台とする場合、震災直後、日野原重明氏の声明に掲げられたように[7)]、まさしく「看護の出番」といえる。訪問看護師の役割を、もっと高く評価しなくてはならない。

その際、看取りまで視野に入れる医師・看護師がいるかを確認することは重要である。

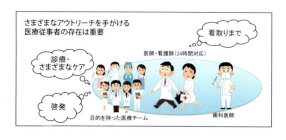

図5　在宅医療・看護

---

リエゾン：フランス語で、たとえば「mon ami」は「モン・アミ」ではなく、「モナミ」と発音される。このように実際にはない子音が連音のために発音されることをいう。このことから転じて、異なる専門職が共同してよりよい活動を行なうことを指す。

公助、互助、自助：公助は一般財源、つまり税金を使って行なうもの、互助はボランティア活動など、自助は健康管理など自分のことは自分ですることをいう。もう一つ、共助は介護保険に代表される社会保険制度のことを指す。

さらに、診療・看護の質や内容だけではなく、いろいろな視点から地域の「在宅医療・看護」の姿に目を向ける必要がある。たとえば、ケアマネジャーの連絡会に足繁く通い、医師会にそこでの意見交換の内容を持ち帰る医師も存在する（図5）。

## (2)「入院医療」の視点。

　救命及び傷病治療という医療の社会的役割は今後も変わらない。一方、入院時から在宅療養を視野に入れた取り組みを進める医療施設の存在は、在宅療養を進める上で重要である。実際、入院加療したが完治が困難で、後遺障害を抱え療養生活に移行する症例は少なくない。円滑な地域への移行には病院と地域の連携が欠かせないゆえんである。そこで生活を意識した入院加療への配慮が重要となる（図6）。

　地域リハビリテーション[8)]の実施や退院後のフォローアップなど、生活を志向した治療を行なうこともADLやQOL、社会参加を高める試みといえる。そこで、入院早期から退院調整、在宅復帰に向けた対応に注力し、多職種を交えた支援を組織的に行なう病院も存在する。退院支援とは「どこで療養するか、どのような生活を送るかを自己決定するための支援」[9)]であり、自己決定を支える退院調整支援は欠かせない。また、在宅患者の急変時の受け入れ体制を整えている病院もある。

　一方、生活の場に目が向かない病院医師が存在するのも事実であろう。だからこそ、生活を支える点から取り組みを進める入院医療施設の存在を把握すべきである。たとえば、「患者さん、ご家族が笑顔で幸せな生活を送れるよう支援する」という姿勢を持つ病院もある。

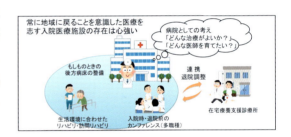

図6　入院医療

## (3)「在宅介護」の視点

　療養者の生活、たとえば水分摂取、摂食、排泄、運動などを地域で支えることはとても大切である。（公益財団法人）在宅医療助成勇美記念財団「暮らしの健康手帳」は、チェックする項目として「いろはにすめし（移動・お風呂・排泄・認知症・睡眠・食事）」と整理している。どの項目も医療・看護のみでカバーできるものではない。こうした生活介助は、病院医療が一般に浸透するまでは家族が担うものであった。しかし、病院医療に偏重しつつあった1970年代から少子化・核家族化が進み、家庭内の介護力は低下している[10)]。

　2000年に介護保険制度が創設され、家族介護を補完するフォーマルな介護サービスの充実は在宅療養継続の大きな力となる。したがって、確認すべきは、訪問介護・通所介護

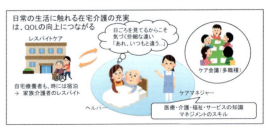

図7　在宅介護

---

地域リハビリテーション：地域に存在するさまざまな社会資源を、障害者本人、家族、地域社会が使い、またはつくり出し、障害者が地域社会の主流に再び融合できるためのリハビリテーション[9)]

といった介護保険制度に基づくサービスの充実である[11]。レスパイトケアや自立支援まで、多彩な機能が備わるサービスの整備状況まで確認したい（図7）。

さらに、多職種協働を原則とする地域療養では、全体をマネジメントできるケアマネジャーの存在は一層重要である。ケアプラン作成に加え、地域ケア会議やサービス担当者会議を多職種とともに開催できるケアマネジャーの存在が、地域ケアの質を高める。そこに注目した自治体では、地域ケア会議の場を活用してケアマネジャーのオンザジョブトレーニング（OJT）を行なっていた。

## (4)「市区町村行政」による取り組み

地域包括ケアシステム構築には、介護保険者である市区町村が当事者として重要な立場に組み込まれることになった[10]。しかし現場は「何をすればよいか、何から手を付けていけばよいか」という混迷にあり、どのような活動が重要かは、具体的に示されていない。したがって、ケア会議開催等の手段が目的化されてしまう事態も生じている。

一方、積極的に取り組んでいる市区町村では、その公益性の高さを生かしている。実態・ニーズの把握、住民への啓発・広報活動、地域ネットワークづくりなどは、営利を期待できず、民間で取り組むのは難しい。このように、在宅療養推進に必要ではあるが、人的・財政的・時間的に困難な取り組みこそ、市区町村行政が担うべき役割である。先進的な事例としては、訪問による日常生活圏域ニーズ調査などが挙げられよう。

市区町村行政はその中立性ゆえ、多様なステークホルダー（関係者）に影響を与えることができ、その意義は格段に大きい。そのため、市区町村といった行政担当者の積極的な参画意識の有無は大きな意味を持つ。マルチステークホルダーを束ねる上で、庁内横断的な対応がどこまで可能な状態にあるか、見極める必要があろう。

関連して、行政がアウトリーチ活動（出張サービス）を通して触れ合うことで、地域との信頼関係を結ぶことができる。それが踏み込んだ活動につながる。訪問指導や衛生教育活動、会議参加、健康診断、健康増進活動、介護予防活動に加え、たとえば地域の祭りに顔を出す職員の存在は、意識の高さを如実に表す。また、市町村・特別区の長の方針や関与も確認すべきだ。首長の方針が、行政活動のやりやすさにつながることは当然といえる（図8）。

図8　市区町村行政

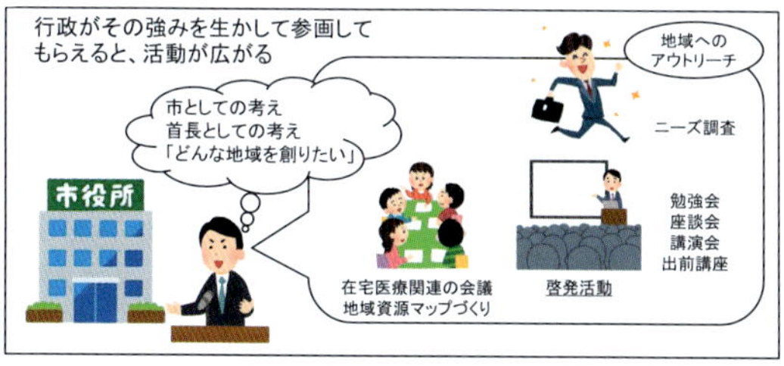

## (5)「地域連携」という視点

さまざまな地域でヒアリングを行なう中で、「顔の見える関係」という表現は印象的である。「顔が見える」「人となりを知る」「信頼関係を構築する」の3つのプロセスを経て有機的な連携が成立するものといえる[12]。このような地道な顔の見える関係づくりは、職種の垣根を越えたネットワークの構築につながるだろう。

しかし、医療・看護・介護・福祉が互いの垣根を超えて協働することには、さまざまな困難がある。そこで、地域全体に影響力を持つ組織・団体が、多職種連携の構築を担う意義は大きい。小さい地域であれば個人の連携で対応できるかもしれないが、人口規模が大きくなるほど、個人で全域をカバーすることは困難である。広域での多職種連携を構築し、かつ高水準の支援を均一的に展開するには、関係領域に影響力と指導力を持つ基礎自治体と地区医師会、その他職能団体の担うべき役割は大きい（図9）。

そのためのツール・システムを作成する取り組みもある。たとえば京都府の乙訓医師会ではいろいろな立場を取り入れた在宅療養手帳を作成している。また、ICT（情報通信技術）を活用した取り組みも各地域で行なわれてきている。

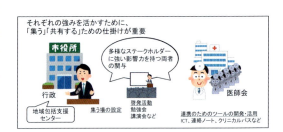

図9　地域連携

### (6)「コミュニティ」という視点

公的サービスは必然的に制度に縛られ、対応できない隙間が生じる。たとえば、40歳以下の末期がんや難病では、介護保険制度は適用されない。また、医療・介護サービスだけで365日24時間の生活支援を隙間なく埋めることは不可能である。この隙間は、インフォーマルな地域住民の支え合いによって補い得る。この「支え合えるコミュニティ」こそ、広がりある支援を可能にする。コミュニティが制度とは別に機能したときに、利用者ニーズに隙間なく対応できる可能性を持つといえよう[13]。こうした虚弱高齢者を地域で支えようとする意思は、在宅医療の推進の原動力になる。

困ったときだけ助け合うのではなく、常日頃から支え合える地域はつながりが強い。公民館や図書館、自治会館など、住民の集いの場の活用状況などから、地域の支える力を確かめることができるかもしれない。また、対人関係も重要である。対人関係のあり方が健康に与えるポジティブな影響も報告されている[14]。近所の親しい知人を介することで解決できる問題は少なくない。

関連して、地域のNPOの取り組みや、専門職と地域住民が協働した取り組みの存在は心強い（たとえば、宮崎県のホームホスピス宮崎、千葉県のNPO在宅ケア市民ネットワークピュア、栃木市のコミケン（蔵の街コミュニティケア研究会））。

### (7)「当事者としての意識」という視点

当然、在宅医療は利用者の希望によってはじめて移行・導入されるべきである。しかし、利用する当事者の「病院」への過度の依存、世間体の意識、不十分な在宅医療への知識や理解などが選択を阻んでいる。

栃木県では下野新聞社が2011年12月から2012年6月にかけて「終章を生きる」と題して、在宅医療のルポルタージュ連載記事を61回にわたり掲載した。このことをきっかけに、数多くの在宅医療に関する問い合わせを受けた[15]。これは地域に在宅医療へのニーズが内在することを裏づけるが、同時に、まだまだ在宅医療が浸透していないとも解釈できる。「知る」ことが地域住民

の意識を変え、行動を起こさせた（図10）。

在宅医療の実施は、当事者とその家族の積極的な希望が大前提である。その望みを表面化させ、適切な利用につなげるには、地域住民が在宅療養・在宅介護に関して正しい知識を持ち、期待を抱く必要がある。利用者意識の把握は、啓発を進める上で貴重な情報となる。

図10　コミュニティと当事者としての意識

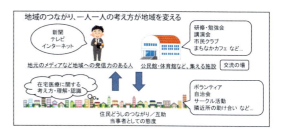

## 6. 求められる地域診断とは

地域ごとの特徴に適した地域包括ケアシステム構築するためにも、客観的に地域を見ることが重要である。このことは、2013年の社会制度改革国民会議の報告書でも明確に示されている。

しかし、いわゆる地域診断の多くは地域ニーズの把握にとどまり、戦略的な検証・企画につながらないことが多い。さらに、詳細な地域診断は大きな労力を必要とし、ハードルも高い。たとえば、日本公衆衛生協会の市町村調査[16]で、地域診断を「行なっている」と回答した市町村は半数にも満たず、高齢者対策に至っては36％程度の市町村しか行なっていなかった。その理由は、多くが時間コストに対する負担である。

地域包括ケアシステムの構築に当たっては、地域全体の概要を把握した上で、具体的なステップにつなげるべきである。こうした意識から、前述の七つの視点から地域がケアする力を「見える化」する地域診断ツールを開発した。このツールは、人口が5万人から20万人の中規模都市を対象とした多変量解析に基づき、在宅看取り率を基準に地域のケアする力を可視化する。これをスクリーニングとして地域の現状を大まかに共有し、活動方針を決める対話を促すことを目指したものである（図11）。

しかし、方針を決めるだけでは具体的な解決策につながらない。和光市の日常圏域ニーズ調査や住民参加型地域診断[17]のように、多大な労力を要しても大規模な地域診断は重要である。必要に応じて、人的・財政的・時間的な労力を惜しまず、地域を知ることは長期的に大きな意義を持つ。

彩北ネットワーク10による「地域でのケアシステム構築に向けた

図11　地域診断例

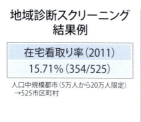
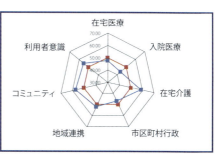

| 在宅医療 | 入院医療 | 在宅介護 | 市区町村行政 | 地域連携 | コミュニティ | 利用者意識 |
|---|---|---|---|---|---|---|
| 47.66 | 43.66 | 58.93 | 47.06 | 52.08 | 57.09 | 54.92 |

在宅介護が浸透しているように見受けられる。一方で、入院医療施設の地域への関心が低い可能性がある。また、在宅医療の整備が若干低く見受けられる。

指標作成」[18] はニーズだけではなく、社会資源や具体的な活動内容を取り上げている。たとえば医師会の項目は、「医師会・行政が連携して在宅医療の研修を実施」「介護・福祉団体と住民団体等との恒常的連携を確立」など、計8項目がある。前述の地域診断ツールも、詳細な項目を設けている。いずれも、ヒアリングによる質的データから項目が抽出され、内容も多岐にわたる。ハードルは高いが、必要不可欠なステップである。

有意義な地域診断とするためには、方向性を決める指針と、長期的視点を持ったきめ細やかな計画実行の両者が必要不可欠である。

## 7.地域診断で忘れてはいけないこと

最後に、地域診断とはいったいどのように活用されるべきなのか、もう一度ここで考えてみたい。今後生活モデルに基づく在宅医療への期待はさらに高まると推測される。さまざまな要因に左右される在宅医療を望めば、いつでも、どこでも、誰でも、良質な医療ケアが生活の場で享受できる環境をつくり、社会システムの整備を包括的に進める上で、地域診断が不可欠である。

ここで強調したいのは、地域診断によって客観的に「見える化」すること以上に、「見える化」したものをきっかけに、地域でどのような対話がなされるかである。その際、地域の足並みをそろえるためにも、多職種が参加すること、可能であれば一般の住民にも参加してもらうことで、その意義が一層高まる。

ネットワークの構築は、もはや地域づくりとほぼ同義であり、一朝一夕でできるものではない。たとえ一度でき上がっても、対応を誤ればいつ崩れ落ちてもおかしくない。さらに、地域ネットワーキングは公益性が高い反面で、言語化が難しい。この点は、常に意識すべき大きな課題である。このようなネットワーキング活動は、民間だけで継続することは困難であろう。そのため、各種関係者が地域診断結果を共有し、全体の戦略の中で常に自らの役割を意識し行動し続けることが求められる。

### MoreInfo もっと知る

**参考文献・サイト**

1) 猪飼周平「病院の世紀の理論」有斐閣 2010
2) シシリーソンダース（編著）岡村昭彦（翻訳）「ホスピス－その理念と運動」雲母書房 2006
3) 三菱UFJリサーチ＆コンサルティング「平成21年度老人保健健康増進事業による研究報告書 地域包括ケア研究会報告書」平成22年度3月 2010 http://www.murc.jp/thinktank/rc/public_report/public_report_detail/20100629
4) 三菱UFJリサーチ＆コンサルティング 平成24年度厚生労働省老人保健事業推進費等補助金（老人保健健康増進事業分）「持続可能な介護保険制度及び地域包括ケアシステムのあり方に関する調査研究事業＜地域包括ケア研究会＞地域包括ケアシステムの構築における今後の検討のための論点」平成25年3月 2013 http://www.murc.jp/thinktank/rc/public_report/public_report_detail/koukai_130423
5) 厚生労働省「平成23年社会保障改革で目指す将来像／医療・介護サービス保証の強化」平成24年3月 http://www.mhlw.go.jp/seisakunitsuite/bunya/hokabunya/shakaihoshou/dl/shouraizou_120106.pdf
6) 厚生労働省「終末期医療のあり方に関する懇談会『終末期医療に関する調査』結果について」平成22年12月 http://www.mhlw.go.jp/seisakunitsuite/bunya/kenkou_iryou/iryou/saisyu_iryou/dl/saisyu_iryou11.pdf
7) 日野原重明、川島みどり、石飛幸三「看護の時代－看護が変わる 医療が変わる」日本看護協会出版会 2012
8) 白澤政和「ケアマネジメント総論」リハビリテーション研究第88号 日本障害者リハビリテーション協会 1996

9) 宇都宮宏子「これからの退院支援・退院調整－これらかのジェネラリストがつなぐ外来・病棟・地域」日本看護協会出版会 2011
10) 筒井孝子「地域包括ケアシステム構築のためのマネジメント戦略－integrated care の理論とその応用」中央法規出版 2014
11) 泉田信行「IPSS Discussion Paper Series 居宅介護サービスの充実と在宅死亡割合の関係」国立社会保障・人口問題研究所 2011 http://www.ipss.go.jp/publication/j/DP/dp2011_j05.pdf
12) 森田達也、宮下光令、井上芙蓉子、佐藤一樹、五十嵐歩、五十嵐美幸、山口拓洋、橋本修二「遺族調査に基づく自宅死亡を希望していると推定されるがん患者数」Palliative Care Research Vol.7 No.2, 2012
13) 松本啓俊、武宮健司「ホスピス・緩和ケアのための環境デザイン」鹿島出版社 2010
14) イチロー・カワチ、ダニエル・キム、S.V. スブラマニアン（編集）「ソーシャル・キャピタルと健康」日本評論社 2008
15) 下野新聞編集局 取材班「終章を生きる－2025年超高齢社会」下野新聞社 2013
16) 財団法人 日本公衆衛生協会「平成23年度『市町村保険活動調査』『市町村保健センター及び類似施設調査』調査結果報告書」2012
17) 公益社団法人 全国国民保険診療施設協議会「実践につながる住民参加型地域診断の手引き－地域包括ケアシステムの推進に向けて version 2 －」2013
18) 彩北ネットワーク10「地域でのケアシステム構築に向けた指標作成」財団法人在宅医療助成勇美記念財団 2005年助成事業 2007

内容の一部は、国立研究開発法人 科学技術振興機構 戦略的創造事業に採択され、実施した調査研究内容も含まれる。詳しくは、下記のホームページ「在宅医療を推進する地域診断標準ツールの開発」を参照。http://www.ristex.jp/korei/02project/prj_h22_01.html

## 2. 全国展開のための調査
# 在宅医療実地踏査・指導

国立長寿医療研究センター在宅連携医療部長　三浦久幸
国立長寿医療研究センター研究員　後藤友子

▶国立長寿医療研究センターは2012年度在宅医療連携拠点事業の進捗管理を行なう事務局として、全国105カ所の在宅医療連携拠点事業所の電話相談や情報提供、訪問相談、定期的な活動の確認、活動発表の支援等を行なった。各地域での取り組みのプロセスを追い、情報を集約した。

▶この拠点事業の進捗管理を通じてわかったのは、各地域の人材・在宅医療介護支援が、地域として同じ方向性にあることを確認し、地域一体となって取り組むためには、自治体や地域の医師会の協力が必要不可欠であることである。また、地域包括ケアの中核となる在宅医療・介護連携を推進するためには、公的機関が中立、公平な立場で中心的役割を担うことが重要であることも明らかとなった。

▶地域が一丸となり事業に取り組むためには、面的に地域全体を見渡し、地域情報の共有や情報発信、課題解決に向けた取り組みを進めることが必要であり、公的機関の役割・位置づけも必要である。

**KeyWord** 在宅医療、在宅医療連携拠点事業、地域包括ケア、自治体、医師会、在宅医療・介護連携

## 1.在宅医療連携拠点事業が行なわれた背景

　日本は、戦後の復興とともに懸命な医療技術の向上、衛生環境の整備、予防・福祉事業の充実により、世界一の長寿国となった。それと同時に、さまざまな要因から少子化も進み、急激な速さで少子高齢化社会を迎えるに至った。このため、今後、限られた人材で社会を支えていくための仕組みづくりが強く求められている。特に第一次ベビーブーム世代が75

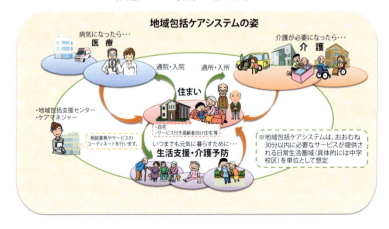

図1　地域包括ケアシステムのイメージ
（文献1より引用　一部改変）

歳を迎える 2025 年までに、多くの高齢者を含めた住民が安心して暮らせるまちづくりを進めることが喫緊の課題である。75 歳以上ともなれば、複数の病気を併せ持ち、暮らしの支援と同時に医療支援を必要とする高齢者が増加する。

多くの高齢者を含む国民の安心・安全な暮らしを支えるため、厚生労働省は 2012 年を『在宅医療・介護あんしん 2012』と位置づけ、地域包括ケアシステムの構築に向けた取り組みを全面的に打ち出した[1]。さらに、地域包括ケア研究会の報告[2]では、「2025 年に向けては、住民の生活を支援するという視点をより強め、互助・共助に関わる多様なサービスを有機的に連動して提供していくための方法と、そのためのシステム構築を検討していくべきである。」と述べている。住み慣れた地域で、可能な限りいつまでも暮らし続ける体制を、地域全体で構築する「地域包括ケア」は、地域特性に基づく医療・介護・福祉連携による一体的な支援提供体制が求められる（図1）。

当センターはナショナルセンターとして、国が進める取り組みに呼応し、全国の情報集約や発信を行なうとともに、地域の後方支援として、知識や技術提供、協力支援を行なう。このことは国の政策と各地域との間をつなぎ、情報を通わせ、それぞれの取り組みを有機的に連動させる活動ともいえる。

全国的な動きと各地域の取り組みを一元化して把握できるセンターとして、超高齢化を迎えた日本における新しい街づくりの取り組みを紹介する。

## 2.在宅医療連携拠点事業の進捗管理

在宅医療が全体として広がらない状況の打開を目的として、2011 年度から在宅医療連携拠点事業がモデル的に開始された。在宅医療連携拠点を中心に地域在宅医療を推進することに関しては、「平成 24（2012）年度における都道府県による新たな医療計画（平成 25 年度より実施）」の中で、述べられている。それによれば拠点とは、病院診療所のみではなく、訪問に関する事業所、医師会、保健所、市町村等のいずれかである。また、標準的な人口（7〜10 万人程度）の市町村一つにつき、拠点 1 カ所を設けることが想定されている。在宅医療推進に関わる基本は、今後市町村単位となると考えられる。

2011 年度に全国 10 カ所で行なわれた在宅医療連携拠点事業の総

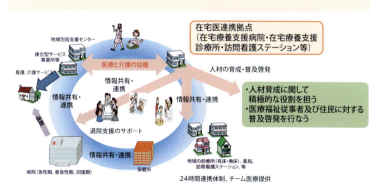

図2　2012 年度在宅医療連携拠点事業
（文献1より引用 一部改変）

括では、地域内で格差なく在宅医療体制を普及させていくための三つの視点として、①地域の実情を広い視野で見られること、②中立的な立場である市町村行政が中心となって関係者の調整を行なうこと、③医療には欠かせない医師会等の関係団体と協力すること、が挙げられている。以上をふまえ、医療・介護関係者間の緊密な連携を図ることが求められている。

当センターは、この2012年度在宅医療連携拠点事業（図2）の進捗管理を行なう事務局として、全国105カ所の在宅医療連携拠点事業所の電話相談や情報提供、訪問相談、定期的な活動の確認、活動発表の支援等を行ない、各地域の取り組みのプロセスを追い、情報を集約した。

全国105カ所の在宅医療連携拠点事業所は、医療と介護の連携を促進し、地域の医療・介護・福祉を一体的に提供できる体制づくりに向け地域サービスコーディネーターを設置した。これにより、各地域の実情に合わせて、医療や介護の必要性が高い高齢者でも安心して暮らせるような街づくりへの取り組みが始まった。また、全国の47都道府県において、「地域包括ケアシステム」の重要な要素である暮らす場所での医療提供方法（＝在宅医療）を推進するリーダーの育成も同時に始まった。当センターは、この事業の事務局として、全国の地域課題の集約やリーダーへの教育的支援を並行して行なった。

## 3.拠点事業で明らかになったこと

2012年度は全国105カ所での在宅医療連携拠点事業が開始されたが、採択された事業主体はさまざまで、内訳は病院36、診療所27、行政12、医師会13、訪問看護ステーション9、複合施設2、病院の地域連携室1、地域包括支援センター2、歯科医師会1、薬局1、看護協会1であった。

この事業を進めるに当たっては、各市町村レベルにおいて、それぞれの阻害要因を克服していくような働きかけが実施された。最終的には行政、医師会、診療所・病院、訪問看護ステーション、介護機関等の連携・協働が必要であるが、在宅医療連携拠点の事業体の違いにより、点から面への展開に際しての阻害要因はそれぞれ異なっていた。2012年度は各拠点に五つのタスクが設けられた。すなわち、①多職種連携の課題に対する解決策の抽出、②在宅医療従事者の負担軽減の支援（24時間対応の在宅医療提供体制の構築等）、③効率的な医療提供のための多職種連携、④在宅医療に関する地域住民への普及啓発、⑤在宅医療に従事する人材育成、である。各拠点はこれら五つのタスクを実践しながら、面展開を図った。

在宅医療連携拠点の一次的ターゲットは、市町村であるが、都道府県行政は、都道府県全体を俯瞰し、各市町村の地域特性に応じた対策を講じる必要がある。

次に、在宅医療連携拠点の規模、つまり都市部、郡部や過疎地域別に在宅医療連携拠点の活動展開を見ていくと、市町村の人口規模、医療や介護資源の量により、行政、医師会、在宅医療連携拠点の在宅医療への関わり方は大きく異なる。まず、都市部、数十万人規模の人口を有する地域では、8万人から10万人程度の在宅医療連携拠点の新規開拓と形成を行ない、拠点間の調整を行なう必要性が認められた。

一方、郡部や過疎地域については、医療や介護資源が極めて少ない等、厳しい現状を有している。

在宅医療連携拠点が、市町村の枠を越えた支援活動を展開しなければならない場合が多い。このように在宅医療連携拠点の活動により明らかとされるべきは、①地域特性、在宅医療・介護資源の状況、疾患特性、年齢（小児）、事業体の違いに応じた関係機関の連携や多職種連携のあり方と方策、②都道府県、市町村、都道府県医師会、郡市医師会の役割、連携のあり方と方策、③地域の災害時における対応方策、であった。

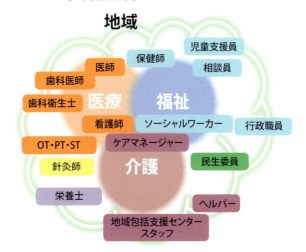

図3　高齢者医療をより有効に提供する多職種連携

　この拠点事業の進捗管理を通じて、各地域の人材・在宅医療介護支援を、地域として同じ方向性にあることを確認し、地域一体となって取り組むためには、自治体や地域の医師会の協力は必要不可欠であり、地域包括ケアの中核となる在宅医療・介護連携を推進するためには、公的機関が中立、公平な立場で中心的役割を担うことが重要であることが明らかとなった[1]。そして、地域が一丸となるためには、面的に地域全体を見渡し、地域情報の共有や情報発信、課題解決に向けた取り組みが必要であり、公的な役割の位置づけも重要であることが明らかとなった。

　この点については、社会保障国民会議報告書[3]の中で、「これまで取り組んできた在宅医療連携拠点事業について、地域包括推進事業として制度化し、地域包括支援センターや委託を受けた地域医師会等が業務を実施することとすべきである。」と述べられ、今後、公的な制度として位置づけられる可能性が高い。

　また、各地域の連携を紡ぐための重要な要素として、相互作用を促す人材と事務局機能も指摘された。地域を支えていくためには、図3のようなヒューマンネットワークを構築することも求められており、地域の医療・介護を含む関係者が、それぞれの専門性を生かしながら、顔の見える関係を構築することが重要である。顔の見える関係から協働できる関係に成熟するためには、地域の将来を見すえ、ともに信頼し協働できる人間関係を、時間をかけて構築していくことが必要である。

## 4.在宅医療のまちづくりに必要なもの

　厚生労働省の社会保障審議会介護保険部会[4]では、以下のように報告されている。
　「地域包括ケアシステムの構築は、『地域づくり・まちづくり』であるとともに、住民・地方自治体・事業者等の『人づくり』でもある。」
　地域においては、その地域に暮らす人々が長い時間をかけて構築した文化や習慣、価値観、地域

の環境要因や危機等に対応するための**セーフティーネット**の存在が、人々の安心・安全に大きく寄与している。人と地域は一体であり、地域の仕組みを整えると同時に、人を育成し能力を向上させる取り組みが必要である。そして何よりもこの地域づくりを最も強く支え、助けてくれる存在は地域の住民に他ならない。

　地域の仕組みと、人の育成、住民の協力の3点を同時に発展させていくことが、これからの新しい地域づくり・まちづくりに必要だ[5]。

## MoreInfo もっと知る

### 参考文献・サイト

1) 厚生労働省医政局指導課　在宅医療推進室　在宅医療・介護あんしん2012　http://www.mhlw.go.jp/seisakunitsuite/bunya/kenkou_iryou/iryou/zaitaku/dl/anshin2012.pdf
2) 地域包括ケア研究会（平成20年度老人保健健康増進等事業）地域包括ケア研究会 報告書～今後の検討のための論点整理～
http://www.mhlw.go.jp/houdou/2009/05/dl/h0522-1.pdf
3) 社会保障制度改革国民会議　社会保障制度改革国民会議報告書～確かな社会保障を将来世代に伝えるための道筋～
http://www.kantei.go.jp/jp/singi/kokuminkaigi/pdf/houkokusyo.pdf
4) 厚生労働省第46回社会保障審議会介護保険部会資料
http://www.mhlw.go.jp/stf/shingi/0000018367.html
5) 後藤友子　先進事例と残念な事例から学ぶ！　在宅医療と介護の連携　事例集　公益財団法人在宅医療助成　勇美記念財団．2015．

---

**セーフティーネット**：網の目のように救済策を張ることで、全体に対して安全や安心を提供するための仕組みのこと。もともとはサーカスの網渡りなどで、万一落下したときの安全を確保するために張られた網を意味する言葉で、安全網または社会的安全網とも訳される。

## 2. 全国展開のための調査
# 在宅医療連携拠点事業の活動性の評価
### モニタリングと実地指導の効果（前後比較）

国立長寿医療研究センター長寿看護・介護研究室長　**大島浩子**

> ▶超高齢多死社会を迎え、高齢者が最期まで住み慣れた地域で暮らすことができる地域包括ケアシステムの構築が課題となっている。厚生労働省は平成23年度から、各地域における在宅医療・介護の連携を推進する拠点づくりとして、在宅医療連携拠点事業を展開した。
> ▶平成24年度に国立長寿医療研究センターは、在宅医療連携拠点に対して拠点活動に関する実地指導を行ない、事業開始前後の活動性をモニタリングした。
> ▶事業前期より後期の在宅医療連携拠点の、医師会・行政参加型の在宅医療多職種連携会議開催が多く行なわれた。一方、市町村や医師会からの補完機能、在宅医療を担う医師を巻き込むこと、24時間対応体制の構築と在宅看取りが課題である。

**KeyWord** 在宅医療連携拠点、研修、指導、指標、モニタリング、効果

## 在宅医療連携拠点

### 1. 在宅医療・地域包括ケアにおける在宅医療連携拠点とは

#### （1）現在の状況

現在高齢多死社会を迎え、2025年は後期高齢者割合の増加（図1）とともに、年間死亡数が170万人と推定されている。そこで、高齢者や家族・介護者が最期まで安心して地域で生活ができるように、各地域の

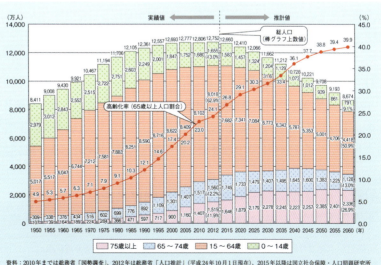

図1　高齢者人口

状況や特性に応じた在宅医療の基盤整備が進められている。高齢者の在宅療養を支援するには、医療と介護の多職種が連携することが重要であり、在宅医療・介護連携による地域包括ケアシステムの構築が求められている。

## (2) 在宅医療・地域包括ケアシステム

社会保障制度改革国民会議[1]において、地域包括ケアシステムの構築に向けて、介護保険者である市町村は、平成27年度からの介護保険事業計画を「地域包括ケア計画」と位置づけ、各種の

### 図2　地域包括ケアシステム

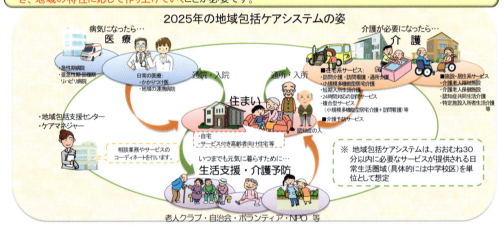

取り組みを進めるべき、と明記された。市町村を単位とした地域包括ケアシステム（図2）の構築が大きく打ち出された。

## (3) 在宅医療連携拠点の位置づけ

平成24年度補正予算地域医療再生交付金の拡充としての在宅医療推進事業において、平成25年度からの医療計画には、都道府県が「在宅医療について達成すべき目標、医療体制等」を盛り込むこととし、「在宅医療に必要な連携を担う拠点」等を含めた連携体制が位置づけられた。

## (4) 在宅医療連携拠点の全国展開に向けた流れ

平成23年度から、厚生労働省医政局は、全国各地域における在宅医療・介護連携の拠点として

---

多職種連携：高齢者は病気や障害により、医療や介護が必要となる。また、要介護状態となれば通院困難となる。そのため、在宅療養を支援する医療、介護、福祉、行政などの多くの職種が連携することが求められている。
地域包括ケアシステム：介護保険者市町村を単位とし、都道府県が地域の特性に応じてつくり上げていく。市町村は、平成27年度（第6期）以降の介護保険事業計画を「地域ケア計画」と位置づける。

の在宅医療連携拠点づくりに向けた事業、在宅医療連携拠点事業を展開してきた。在宅医療連携拠点事業は、各地域の行政、医師会、在宅医療に関わる多職種連携による在宅医療推進を目指し、全国から10カ所の事業所が当該事業の受託を受けた活動が行なわれた[2-4]。

## 2.在宅医療連携拠点

### (1)必要性

全国の各地域における在宅医療・介護連携を進める上での課題を明らかにし、その解決に向けた、教育・研修を含む多職種連携を調整する拠点の全国展開。

### (2)平成24年度在宅医療連携拠点事業の目的(図3)

- 在宅医療を提供する機関等を連携拠点として整備
- 多職種協働による在宅医療の支援体制の構築
- 医療と介護が連携した包括的かつ継続的な在宅医療の提供体制の整備
  ➡平成24年度在宅医療連携拠点には五つの必須のタスクが挙げられていた（表1）。

図3　平成24年度在宅医療連携拠点事業

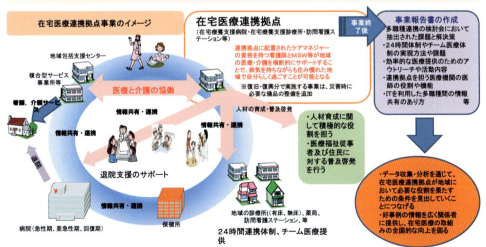

平成23年度在宅医療連携拠点：成果は、各拠点が各地域の課題を抽出し取り組むこと、市町村が中心となり、医師会等との関係機関と連携しながら取り組む拠点が望ましいこと、課題は、定量的評価、緊急時や重症化の際の対応策、小児の在宅医療への取り組みなどであった。(平成23年度在宅医療連携拠点事業総括 http://www.mhlw.go.jp/bunya/iryou/zaitaku/dl/54.pdf)

表1 平成24年度在宅医療連携拠点事業が行なう五つのタスク

## 在宅医療連携拠点が行なう必須のタスク

**(1) 多職種連携の課題に対する解決策の抽出**
- 地域の在宅医療に関わる多職種（病院関係者・介護従事者等も含む）が一堂に会する場を設定する（年4回以上）。そのうち一回は、各地域の行政担当官及び各関連施設の管理者が参加する会合を設定する。

**(2) 在宅医療従事者の負担軽減の支援**
- 24時間対応の在宅医療提供体制の構築
  - 24時間対応が困難な診療所、保険薬局及び小規模ゆえ緊急時や夜間・休日対応の困難な訪問看護ステーション等が在宅医療を提供する際、その負担を軽減するため、各々の機関の連携により、互いに機能を補完する体制を構築する。
- チーム医療を提供するための情報共有システムの整備
  - 異なる機関に所属する多職種が適宜、患者に関する情報を共有できる体制を構築する。

**(3) 効率的な医療提供のための多職種連携**
- 連携拠点に配置された介護支援専門員の資格を持つ看護師等と医療ソーシャルワーカーが、地域の医療・福祉・保健資源の機能等を把握し、地域包括支援センター等と連携しながら、さまざまな支援を包括的かつ継続的に提供するよう関係機関に働きかけを行なう。

**(4) 在宅医療に関する地域住民への普及啓発**
- 在宅医療やそれに従事する職種の機能や役割を広く地域住民に紹介し、地域に浸透させるためのフォーラムや講演会等の開催やパンフレットの発行を通して、在宅医療の普及を図る。

**(5) 在宅医療に従事する人材育成**
- 連携拠点のスタッフは、都道府県リーダーとして、在宅医療に関わる人材の育成に積極的に関与すること。

### (3) 求められる機能
- 各地域の行政と医師会と協議し連携を通した、多職種協働による在宅医療体制の構築
- 包括的かつ継続的な在宅医療・ケアに向けた相談・調整、教育・研修、市民啓発など

### (4) 配置
各在宅拠点に介護支援専門員の資格を持つ看護師等及び医療ソーシャルワーカーが配置された。

### (5) 事業実施主体の内訳
各都道府県から2ないし4事業所、全国105カ所の事業所が採択され、全国展開された。事業実施主体の内訳は、病院が32%、診療所が28%、訪問看護ステーションが10%、医師会が12%、行政が13%、その他は5%と、医療機関が70%であった。

### (6) 事業の終了
当該事業開始当初は2年計画の事業であったが、政策上の決定により、1年で事業は終了した。

# モニターと実地指導の効果:前後比較

## 1.前後比較の概要

国立長寿医療研究センター（以下、当センター）が在宅医療連携拠点活動を効果的に行なえるように、当該事業について教育的視点で介入しながら、その活動状況を評価する指標を用いてモニタリングを行なった（図4）。

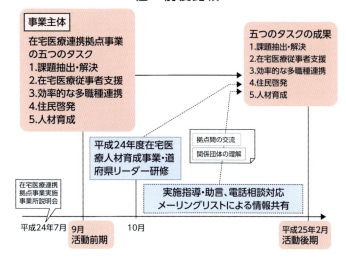

図4　平成24年度在宅医療連携拠点の活動性の評価：前後比較

### (1)当センターが行なった実地指導を含めた支援

①当該事業開始に当たり、平成24年7月、厚生労働省において事業所対象の説明会が行なわれた。その際、当センターの関係者も参加し、実地指導を含めたサポート体制や在宅医療連携拠点事業の活動性の評価・モニタリングの実施について説明を行なった。

②次に、同年10月、当センター主催の平成24年度在宅医療人材育成事業・都道府県リーダー研修を行なった。プログラムは、下記7点から構成されていた。

● 行政論・政策論
● 方法論
● 各論
● 在宅医療連携拠点の役割の確認と各地域や事業所の現状把握と解決策の検討について
● 必須機能・面展開に当たっての地域資源の把握
● 評価指標（モニタリング指標）を踏まえ、全体の中での各事業所の位置を確認し、在宅医療連携拠点機能向上に向けた取り組み促進・機能強化
● 研修総論・まとめ

③実地指導など

当該事業開始後から、当センター在宅医療連携部は、在宅医療連携拠点97事業所に出向きヒアリングを行なうとともに、適宜、必要な助言や実地指導を行なった。また、在宅医療連携拠点からの電話相談、メーリングリストによる情報共有を行なった。その間、各在宅医療連携拠点間の交流、関係諸団体の理解等の副次的な効果も見られた。

---

評価・モニタリング指標：平成23年度は10事業所の活動事例や記述的内容により事業評価が行なわれ、在宅医療・介護連携活動を定量的に評価・モニタリングする指標はなかった。そのため、全国展開に向けて具体的な課題は明らかにはなっていなかった。

## (2) モニタリング

### ①モニタリングの内容

五つのタスク各々の具体的な取り組みの有無とその回数、在宅医療推進の結果指標である「在宅看取り：最期まで地域で暮らす」、在宅医療推進の要因である「各地域のかかりつけ医が新たに在宅医療へ参入するような取り組み」、「各地域における市町村等の行政と医師会から在宅医療連携拠点への補完機能を得る活動：各地域の行政・医師会を単位とする」や、取り組みに対する自己評価などを含めた半定量的な項目とした。

### ②モニタリング時期

当該事業開始後の初期（以下、前期）と、その後約5ヵ月時の終了期（以下、後期）。

### ③モニタリングのフィードバック

平成24年度在宅医療人材育成事業・在宅医療リーダー研修において、前期評価・モニタリングの結果の概要を説明し、今後の活動の方向性を考える一助としてした。これは、事業者説明会から約2ヵ月時点で、この研修を受講する1ヵ月前の全在宅医療連携拠点の活動状況について示すことで、各在宅医療連携拠点の現状と今後の課題を客観的な理解につなげることを目的とした。

### ④五つのタスクを主軸とした活動性のモニタリングとその可視化

●多職種連携における課題の抽出と解決

前期評価から、多職種間連携の障壁として「職種間の敷居や垣根意識、コミュニケーションや場の不足等」、各地域における在宅医療・介護に関する知識や技術不足として「患者個別の支援方法等」、情報共有の障壁としての「情報不足など」の課題が抽出された。これらの課題の解決活動として、患者事例や各地域の人材や資源についての【話し合いやアンケート】を行なうこと、【情報の一元化】を図ることや、多職種間の【顔の見える関係づくり】が計画されていた（図5）。

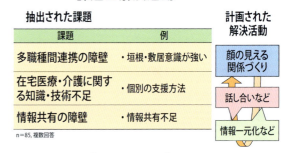

図5　在宅医療多職種連携における課題と解決活動

●在宅医療従事者の負担軽減の支援

事業前後における、各地域の**24時間対応体制**の構築への取り組みができたと回答した割合、連携による**在宅看取り**の実施割合と年間看取り率、**かかりつけ医の在宅医療への新規参入**活動の実施割合と年間新規参入かかりつけ医の数は低く変化がなかった。

---

**24時間体制**：在宅療養を躊躇する理由として、急変時の対応などが挙げられる。
**在宅看取り**：死亡場所別死亡率は、病院が約80％、自宅は1990年代に約20％、2000年代から現在まで約13％前後、2000年代より介護老人保健施設は約1％、老人ホームは約3～4％で推移している。（高齢社会白書平成24年度版概要）
**かかりつけ医の在宅医療への参入**：高齢者とその家族が常日頃から通院しているかかりつけ医は、高齢者の生活状況や家族の介護状況を理解している。
注**在宅医療の質**：在宅医療の質を保証するためには、在宅医療多職種連携、在宅医療の結果指標の策定が重要となる。

### ●効率的な医療提供のための多職種連携

事業前後における多職種によるカンファレンスの実施割合とその回数は増えていたが、市町村・医師会から在宅医療連携拠点への補完機能を有する割合は低く変化がなかった。

### ●在宅医療に関する住民啓発

後期において市民フォーラムが盛んに開催されていた。しかし、「そもそも在宅医療って何だろう？」「痛い時に看護師さんが家に来てくれるのだろうか？」など、まだまだ国民が在宅医療を理解しているとはいい難い現状である。

図6 地域資源マップの公開

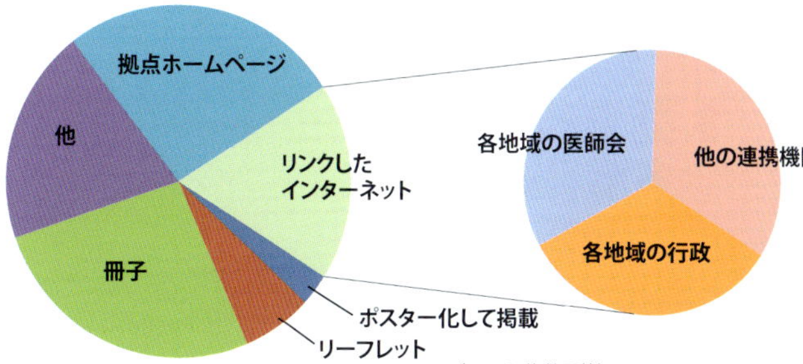

そのため、在宅医療連携拠点が地域住民に対して「在宅医療」を正しく理解し、在宅医療・介護の利用や推進を啓発するための活動として、地域の医療・福祉資源を把握し、「地域資源の可視化：マップ化」の活動が行なわれた。

地域資源マップの公開方法は、各在宅医療連携拠点のホームページ上に掲載すること、より検索しやすくするために、各地域の医師会、行政の担当窓口、連携している医療・介護機関にリンクを貼ることや、「地域住民が在宅医療・介護について、どこに、誰に、いつ（時間帯）、どんなことを相談すればよいか、など」を冊子やリーフレットとして作成し、地域住民へ配布が行なわれていた（図6）。

### ●在宅医療に従事する人材育成

事業前期に比べて後期の方が、在宅医療連携拠点がある地域における活動と、地域外にアウトリーチする活動により積極的に取り組まれていた。

### ●前後比較と可視化

上記五つのタスクを主軸とした半定量的モニタリングから、主な項目12項目（「1. 課題抽出と解決活動」から、①多職種連携における課題の整理・抽出、②年4回以上の多職種連携会議の実施、③年1回以上の行政の参加、④年1回以上の医師会の参加、「2. 在宅医療従事者支援活動」から、⑤24時間対応体制の構築、⑥在宅看取り、⑦かかりつけ医の在宅医療への新規参入、「3. 効率的な多職種連携」から、⑧多職種カンファレンスの実施、⑨地域資源の開拓活動、「4. 住民啓発活動」から、⑩市民フォーラムの開催、「5. 人材育成活動」から、⑪地域における活動、⑫地域外に向けた活動）についての前後比較を蜘蛛の巣図で示す（図7）。各項目、取り組み回数やその評価について、0〜2の3段階評価とした。

全体として、前期（点線）より後期（実線）の活動性が統計的に明らかに高くなっていた。

---

住民啓発活動：在宅医療は、それを受ける国民の意識や、正しい理解が基盤となる。医師や看護師が自宅等に訪問すること。
地域資源マップの公開：各地域の介護保険等の窓口である行政や、在宅医療介護に関連する連携機関や医師会を紹介することは効果的である。

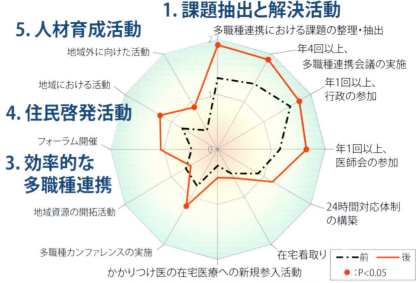

図7 平成24年在宅医療連携拠点の活動性の評価：前後比較

一方、「24時間対応体制」「在宅看取り」「かかりつけ医の在宅医療への新規参入」「地域資源の開拓」「地域外に向けた人材育成」の活動性は決して高くはなく、前後比較において統計学的な差はなかった[5-7]。

### (3) 活動報告

平成24年度全国展開された在宅医療連携拠点事業は、学会において取り上げられ、平成23年度のように事業所の活動状況が報告[6)8)]されて、それらが今後の展開に向けた好事例や良い取り組みとされた。

## 2. 在宅医療連携拠点の活動性の評価・モニタリングから見えた実地指導の効果

### (1) 指導効果の可能性
①行政・医師会参加型の在宅医療多職種連携会議の開催、住民啓発に向けたフォーラム開催の活性化

各地域の多職種間連携の障壁などの課題を解決するためには、行政・医師会を巻き込むことが重要である。平成24年度人材育成事業・在宅医療リーダー研修の際に、「行政・医師会を単位とした在宅医療多職種連携の必要性」を説明したことや、その後、日本医師会などの関係団体から理解・協力を得られたことなど、当センターの実地指導や人材育成事業などが、多少なりとも影響した可能性があるだろう。また、在宅医療多職種研修に関する枠組みやツールの開発と普及[9)]が進めら

れており、これらも併せて効果的研修が推進されている。
② 各地域の資源マップ化の活性化
　在宅医療に関する各地域における資源のマッピングと情報公開は、地域住民にとって有用である。また、その際、各地域の介護保険等の窓口である行政や、在宅医療介護に関連する連携機関や医師会を紹介することは効果的だ。人材育成事業において、これらの地域資源の可視化を行なったことが効果的だっただろう。

## (2) 課題

① 24時間体制、在宅看取り、かかりつけ医が新たに在宅医療へ参入するための活動、地域不足資源の開拓
　これらの活動は前後にほとんど変化が見られなく、十分でないことが明らかになった。このような地域包括ケアシステムの体制づくりは容易ではないが、今後も継続して取り組む課題である。

② 市町村を中心とした地域包括ケアシステムの構築に向けて
　行政・医師会参加型の在宅医療多職種連携会議開催を通して、各地域の地域包括ケアシステムの構築が進められていくであろう。一方、平成24年度は全国で在宅医療多職種連携会議が開催されたものの、在宅医療・介護の多職種連携への具体的な効果や、24時間体制や在宅看取りへの効果は検証されていない。
　そのため、今後は、効果的な在宅医療・介護多職種連携会議の方向性を検討することが課題である。

## MoreInfo もっと知る

### 参考文献
1) 社会保障制度改革国民会議報告書〜確かな社会保障を将来世代に伝えるための道筋〜．社会保障制度改革国民会議．平成25年8月6日
2) 平成23年度在宅医療連携拠点事業総括．国立長寿医療研究センター．平成24年7月．
3) 大島浩子：国は在宅医療をどのように普及させようとしているのでしょうか．Geriatric Medicine.51（5）:515-517. 2013.
4) 大島浩子：在宅医療推進における在宅医療連携拠点事業．日本在宅医学会雑誌．14（2）:111-123.2012.
5) 大島浩子、鳥羽研二、辻哲夫、山本さやか、鈴木隆雄、大島伸一：質的評価からみた在宅医療連携拠点のこれからの活動．日本在宅医学会雑誌．15（1）:61-62.2013.
6) 大島浩子、鳥羽研二、大島伸一、鈴木隆雄：在宅医療連携拠点の活動性の評価．カレントテラピー．32（2）.102-108, 2015.
7) 大島浩子、鳥羽研二、鈴木隆雄：高齢者の医療介護体制とイノベーション．地域包括ケアシステム構築への取組．医学の歩み.253（9）.2015（印刷中）
8) 平成24年度厚労省在宅医療連携拠点事業地域ブロック活動発表会資料．平成25年1月．
9) 吉江悟、松本佳子、土屋留美子、飯島勝矢、辻哲夫：在宅医療多職種研修とその効果．カレントテラピー．32(2).102-108, 2015.

### 参考サイト
内閣府：http://www8.cao.go.jp/kourei/whitepaper/w-2013/zenbun/25pdf_index
厚生労働省：http://www.mhlw.go.jp/seisakunitsuite/bunya/kenkou_iryou/iryou/zaitaku/dl/zaitakuiryou_all.pdf
　　　　　　http://www.mhlw.go.jp/seisakunitsuite/bunya/kenkou_iryou/iryou/zaitaku/index.htm

## 2. 全国展開のための調査
# 在宅医療・介護連携推進拠点の継続評価

国立長寿医療研究センター長寿看護・介護研究室長　**大島浩子**

- 平成24年度在宅医療連携拠点事業終了後2年間の在宅医療連携拠点の活動性の追跡調査を行なった。
- 在宅医療介護推進事業へ移行した割合は20％と少なかった。調査に参加した在宅医療連携拠点の活動中断割合は40％、その理由は、独自活動の展開のためが最も多かった。
- 在宅医療連携拠点活動の指標について、市町村・医師会連携による在宅医療多職種連携会議、在研修会、住民啓発、効率的情報共有、24時間体制の構築等は平成24年度並みに推移し、年間在宅看取り数は若干増加し、新たに在宅医療へ参入するかかりつけ医師数等は激減していた。
- 平成24年度在宅医療連携拠点の約数割は事業終了後も各地の在宅医療介護連携の拠点として活動している可能性が示唆された。一方、市町村・医師会の連携による在宅医療・介護の24時間対応体制の構築、かかりつけ医の在宅医療への新たな参入等は課題である。
- 今後全国的に、在宅医療に関わる多職種による会議や研修や地域住民啓発活動が開催されると推測されるが、在宅医療介護連携推進へ寄与し得る在宅医療課職種連携会議等に関する検証が必要である。
- 在宅医療・介護連携に関する教育・支援と活動性の評価機関の検討、客観的・定量的なデータの蓄積と要因分析が喫緊の課題である。

**KeyWord** 在宅医療連携拠点の活動、全国展開、評価、客観的指標、追跡調査

## 在宅医療連携拠点事業の活動性の評価:追跡調査

### 1. 在宅医療連携拠点事業の全国展開

(1) 平成23年度に全国10カ所の事業所で展開された在宅医療連携拠点事業は、10事業所に共通であり、かつ、客観的な連携活動を評価する指標は設定されていなかった。そのため、在宅医療連携拠点の活動性に対する客観的な評価は行なわれず、具体的な進捗状況や全国展開に向けた課題を定量的に評価し、モニタリングするには至らなかった。また従来、在宅医療・連携に関する科学的根拠は少なく、在宅医療連携拠点の活動性の動向を経時的に評価するこ

**全国展開**：これまでの在宅医療は、一部の地域や、数名の医師や看護師らが先駆的に取り組んできた。これらの活動は、その一部の地域やその先駆者達の活動（点の活動）に留まってしまっていたため、全国的な在宅医療の推進（面展開）が必要である。

とはなかった。今後、地域包括ケアシステムにおける在宅医療連携拠点の質の評価が求められる。そのさい、活動の推移をより定量的に検討することが課題である。

(2) 平成24年度在宅医療連携拠点事業は当初2年計画であった。しかし、時の政権により事業は1年で終了した。平成25年度から、地域医療再生基金による在宅医療介護推進事業へ移行した。これは、平成24年度までの厚生労働省が主幹するのではなく、各都道府県の裁量で進められる事業である。本来、事業年数の長短にかかわらず、当該事業が終了した後に全国各地に拠点が根づくことが理想的であろう。しかし、事業終了を以て地域包括ケアシステムへの取り組みが中断されることも想像に難くない。

(3) 在宅医療連携拠点事業は平成25年度から在宅医療介護推進事業へ移行した。筆者等が行なったモニタリンクの結果の一部として、90%の事業所が、課題解決のための在宅医療多職種連携会議を年3回以上開催し、フォーラムや講演会等の市民啓発活動を行なったこと、会議や24時間対応体制への取り組みへの事業所の自己評価がよかったことなどが示された（図1-1、図1-2）[1-3]。一方、24時間対応体制、在宅看取り、かかりつけ医が新たに在宅医療に参入するような関わりは課題が残っていた。

(4) 全国展開された平成24年度在宅医療連携拠点事業の一定の成果を基に、平成25年度は、介護と連携した在宅医療・介護の連携推進事業として全国展開された（図2）。

## 図1-1　在宅医療連携拠点の全国展開

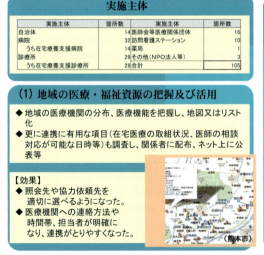
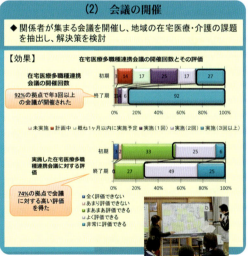

地域包括ケアシステム：団塊の世代が75歳以上となる2025年を目途に、重度な要介護状態となっても住み慣れた地域で自分らしい暮らしを人生の最後まで続けることができるよう、住まい・医療・介護・予防・生活支援が一体的に提供されるケアシステムをいう。
地域包括ケアシステムにおける在宅：高齢者のプライバシーと尊厳が十分に守られた「住まい」が提供され、その住まいにおいて安定した日常生活を送るための「生活支援・福祉サービス」があることが基本的な要素。（平成25年3月地域包括ケア研究会報告「地域包括ケアシステムの構築における今後の検討のための論点」）

図1-2 在宅医療連携拠点の全国展開

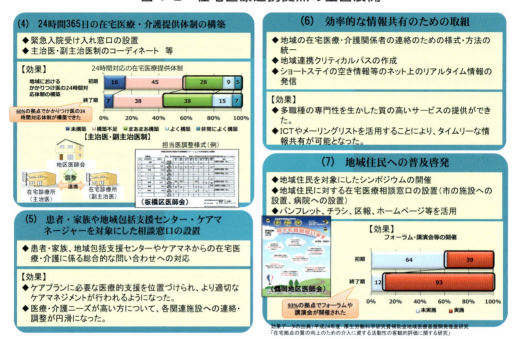

図2 在宅医療・介護連携推進事業

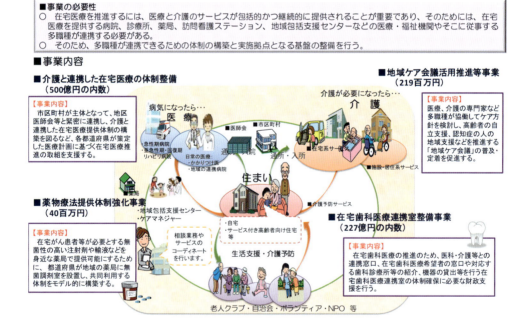

　この事業は、平成25年在宅医療介護推進事業では、七つのタスクが設定され、各市町村が医師会等と連携しながら、医療から介護への連携推進を働きかける取り組みを支援する事業となった（表1）。また、市町村が中心となり「各都道府県が策定した医療計画に基づく取り

活動タスク：H24年度は五つ（多職種連携における課題の抽出と解決、在宅医療従事者支援、効率的多職種連携、住民啓発、在宅医療従事者人材育成）、H25年度から七つ、H27年度から8項目が設定されている。

組みを支援する」とされ、医療計画において、新たに「在宅医療について達成すべき目標、医療体制等を盛り込むこと」とされるなど目標数値や評価指標が必須となってきた。

### 表1　在宅医療推進事業

○ 平成25年度からの医療計画には、新たに「在宅医療について達成すべき目標、医療連携体制」等を盛り込むこととし、「在宅医療に必要な連携を担う拠点」などを含めた連携体制を位置づけ。
医療計画に基づく体制の構築に必要となる事業費等に対応するため、平成24年度補正予算において、地域医療再生基金を積み増し。

○ 国においては、平成23年度及び24年度に実施した「在宅医療連携拠点事業」で得られた成果を随時、情報提供する予定。
各都道府県におかれては、これらの知見を参考に、在宅医療・介護提供体制の確保のため、市町村や地域医師会等の関係者と連携した取り組みを実施していただきたい。

（在宅医療推進事業の例）
・地域全体の在宅医療を推進するに当たり、特に重点的に対応が必要な地域での取り組みの実施。
・事業実施に当たっては市町村が主体となって、地域医師会等と連携しながら在宅医療の提供体制構築に向けた取り組みを支援。
・具体的には、以下のような取り組みを通して、地域の在宅医療・介護関係者の顔の見える関係の構築と、医療側から介護への連携を働きかける体制づくりに取り組むことが考えられる。
　① 地域の医療・福祉資源の把握及び活用
　② 会議の開催（会議への医療関係者の参加の仲介を含む。）
　③ 研修の実施
　④ 24時間365日の在宅医療・介護提供体制の構築
　⑤ 地域包括支援センター・ケアマネを対象にした支援の実施
　⑥ 効率的な情報共有のための取り組み（地域連携パスの作成の取り組み、地域の在宅医療・介護関係者の連絡様式・方法の統一など）
　⑦ 地域住民への普及・啓発

### 図3　在宅医療・介護連携推進事業

○ 在宅医療・介護の連携推進については、これまで医政局施策の在宅医療連携拠点事業（平成23・24年度）、在宅医療推進事業（平成25年度～）により一定の成果。それを踏まえ、介護保険法の中で制度化し、全国的に取り組む。
○ 介護保険法の地域支援事業に位置づけ、市区町村が主体となり、郡市区医師会等と連携しつつ、取り組む。
○ 可能な市区町村は平成27年4月から取組を開始し、平成30年4月には全ての市区町村で実施。
○ 各市町村が、原則として（ア）～（ク）の全ての事業項目を実施。
○ 一部を郡市医師会等（地域の中核的医療機関や他の団体を含む）に委託することができる。
○ 都道府県・保健所が、市町村と都道府県医師会等の関係団体、病院等との協議の支援や、都道府県レベルでの研修等により支援。国は、事業実施の手引き書や事例集の作成等により支援。都道府県を通じて実施状況を把握。

○事業項目と取組例

**（ア）地域の医療・介護サービス資源の把握**
◆ 地域の医療機関の分布、医療機能を把握し、地図又はリスト化
さらに連携に有用な項目（在宅医療の取組状況、医師の相談対応が可能な日時等）を調査した結果を、関係者間で共有し、住民にも公表　等
（熊本市）

**（イ）在宅医療・介護連携の課題の抽出と対応の協議**
◆ 地域の医療機関・ケアマネジャー等介護関係者等が参画する会議を開催し、在宅医療・介護連携の現状と課題の抽出、解決策等を協議　等

**（ウ）在宅医療・介護連携支援センター（仮称）の運営等**
◆ 在宅医療・介護連携の支援窓口の設置・運営により、在宅医療と介護サービスの担当者（看護師、社会福祉士等）の連携を支援するコーディネーターを配置して、連携の取組の支援とともに、ケアマネジャー等から相談受付　等

**（エ）在宅医療・介護サービス等の情報の共有支援**
◆ 地域連携パス（在宅医療を行う医療機関、介護事業所等の情報を含む）等の活用により、在宅医療・介護の情報の共有支援
◆ 在宅での看取り、急変時の情報共有にも対応　等

**（オ）在宅医療・介護関係者の研修**
◆ 地域の医療・介護関係者がグループワーク等を通じて、多職種連携の実際を学ぶ
◆ 介護職種を対象とした医療関連のテーマの研修会を開催　等

**（カ）24時間365日の在宅医療・介護サービス提供体制の構築**
◆ 地域の医療・介護関係者の協力を得て、在宅医療・介護サービスの提供体制を整備　等

**（キ）地域住民への普及・啓発**
◆ 地域住民を対象にしたシンポジウムの開催
◆ パンフレット、チラシ、区報、HP等を活用し、在宅医療・介護サービスに関する普及啓発
◆ 在宅での看取りについても普及啓発　等

（鶴岡地区医師会）

**（ク）二次医療圏内・関係市区町村の連携**
◆ 二次医療圏内の病院から退院する事例等に関して、都道府県、保健所等の支援の下、在宅医療・介護等の関係者間で情報共有の方法等について協議　等

### 図4　在宅医療・介護連携支援センター

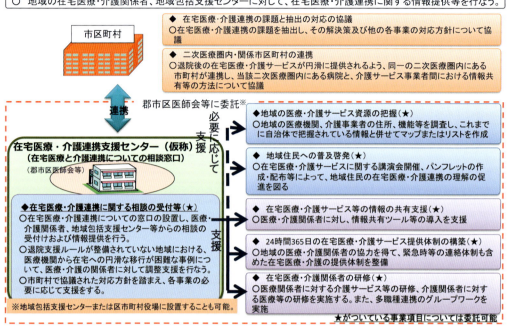

(5) 平成27年度以降は介護保険法の中で制度化され、地域支援事業として平成30年度にはすべての市町村で実施される（図3）。この事業では、**在宅医療・介護連携支援センター（仮称）**の運営等と二次医療圏内・関係市区町村の連携の2項目が追加された八つの事業項目・タスクが設定されている。さらに、在宅医療・介護連携支援センター（仮称）は、介護保険の知識を有する看護師、医療ソーシャルワーカー等の配置など、平成24年度在宅医療連携拠点事業の五つのタスクの評価による一定の成果を踏襲する形で発展した。

## 2. 活動性の推移

筆者等は、平成24年度の当該事業終了後2年間の在宅医療連携拠点の活動性について追跡調査を行なった。平成25年度在宅医療介護推進事業へ継続有は24事業所、無は81事業所、105のうち1事業所は、事業終了直後に事業所を閉鎖した。

本稿では、在宅医療介護連携推進事業へ継続しなかった81事業所への調査の一部を基に概説する。

(1) 事業終了1年後と2年後に、筆者等の調査に参加した平成24年度在宅医療連携拠点は各々

---

**在宅医療・介護連携支援センター（仮称）の役割**：介護保険の知識を有する看護師、医療ソーシャルワーカー等を配置し、地域の医療・介護関係者、地域包括支援センター等から相談を受け付ける。　地域の在宅医療・介護関係者、地域包括支援センターに対して、在宅医療・介護連携に関する情報提供等を行なう。

(注)**地域包括支援センターの役割**：原則、住民からの相談は地域包括支援センターが受け付ける。住民の各種相談を幅広く受け付けて、制度横断的な支援を実施。

(注)**地域支援事業の在宅医療・介護連携推進事業**：平成27年度以降、介護保険法の地域支援事業として全国的に取り組むこととされ、市区町村が実施する当該事業に必要な経費については、地域支援事業交付金により措置されることとなる。

50％程度であった。事業主体別には、継続無は病院と診療所が各々約40％を占め、継続有は、医師会と行政で60％（図5）、38都道府県であった。

平成25年度から、市町村等の行政や医師会が中心となり、在宅医療・介護連携の拠点として動き出すことになった。またこれらの在宅医療連携拠点は、各地域の病院や診療所、訪問看護ステーションとの連携も必須であることはいうまでもない。

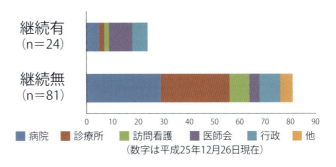

図5　平成24年度在宅医療連携拠点の平成25年度事業への継状況

（数字は平成25年12月26日現在）

図6　在宅医療連携拠点活動の継状況

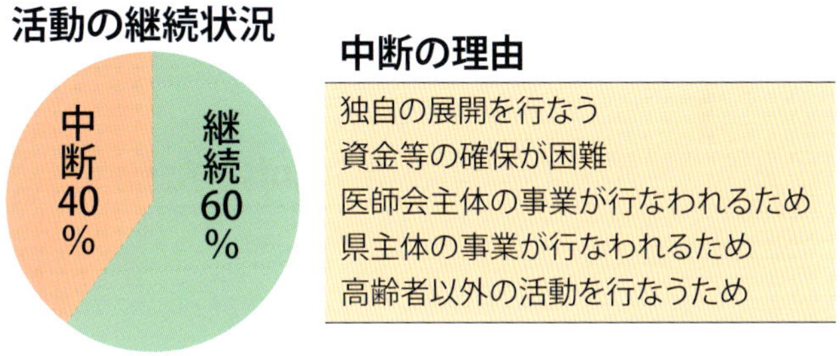

活動の継続状況
継続 60%
中断 40%

中断の理由
独自の展開を行なう
資金等の確保が困難
医師会主体の事業が行なわれるため
県主体の事業が行なわれるため
高齢者以外の活動を行なうため

(2) 在宅医療連携拠点の活動状況（図6）

1) 在宅医療連携拠点活動の継続性

　本調査に参加した平成24年度在宅医療連携拠点のうち、事業終了後1年後と2年後に在宅医療連携拠点活動を継続していた事業所は約60％であった。

2) 在宅医療連携拠点活動の中断理由

①独自の展開を行なう（最多）

　在宅医療連携拠点事業の五つのタスクが地域に合わない等であった。

　各地域の特性や実情に応じた在宅医療連携拠点や地域包括ケアシステムの方向性により、当該事業で示された五つのタスクへの取り組みがふさわしくないことは十分あり得る。そのため、平成24年度の成果と課題を踏襲しながら、各地域特性に応じた事業所独自の活動が展開されていたことが推察された。

②資金等の確保が困難

　在宅医療連携拠点活動に当たって人材や資金確保が難しいとのことであった。

　平成24年度在宅医療連携拠点事業は、各事業に概ね2千万円の補助金がつき、必要な人材の雇用、在宅医療多職種連携会議、人材育成のための研修会開催やフォーラム・公開講座の開催などが展開されていた。事業終了後も継続的に活動を展開することが資金的に困難となり、拠点活動の中断に直結し、在宅医療の全国展開の阻害要因となる。

③各地における新たな事業が展開

医師会や県主体の新規事業の展開のため活動を行なえない等であった。各地域の医師会や

県行政との関係性が、在宅医療連携拠点としての活動の発展に二の足を踏むような方向に動く可能性も否めない。または、地域の実情によっては、行政がより中立的な視点で各地域全体を把握し、市町村を単位とした地域包括ケアシステムの基軸となることが適切とも解釈できるだろう。

そのため、各地域での新事業の展開や継続的な資金等の確保の視点から、人材、会場、会議開催運営のノウハウについて、各地域を単位として共有し、補完し合うことが重要であろう。

平成27年度から介護保険法に位置付けられ、今後ますます地域包括ケアシステムの構築が求められる。取り組みの際には、その目的やポイントが記載された「在宅医療・介護連携推進事業に取り組む際の手引き」[4]、「在宅医療多職種連携研修に関するガイド」[5] など具体的な支援ツールが活用され、各地域での展開が期待された。

## 3. 在宅医療の全国展開に向けた在宅医療連携拠点活動の推移

在宅医療介護連携の年間活動の推移を示す。

(1) 在宅医療連携拠点の五つのタスクの一部について、その年間活動数の経年的な推移を示す（図7）。

課題抽出と解決（各地域の課題解決型の多職種連携会議は3回）、在宅医療従事者支援（24時間医療・介護提供体制の構築数は0から0.5件）、効率的情報共有（効率的な情報提供・ITシステム化2件）、住民啓発活動（地域住民啓発活動数は2回、人材育成（在宅医療従事者研修会は3回）であった。

(2) 年間看取り数は、自宅が若干増加し、介護施設は前年度並みに推移し、在宅医療へ新たに参入するかかりつけ医の数は激減した。

(3) 在宅医療介護連携の拠点の主体の変化と活動性の評価

在宅医療介護連携に関する事業展開により、在宅医療介護連携の拠点の実施主体は大きく変化した。H24年度在宅医療連携拠点事業では病院等の医療機関が中心であり、H25年度在宅医療介護連携推進事業では市町村・医師会等が中心であった。

これら在宅医療介護の拠点の活動

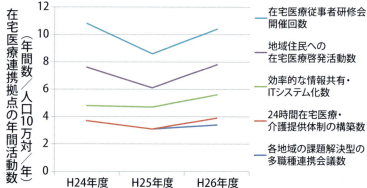

図7　在宅医療介護連携活動指標の推移

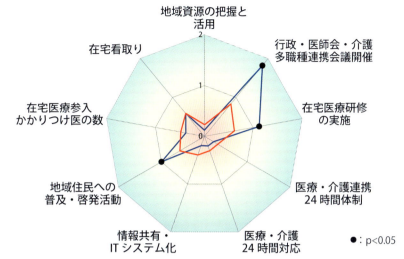

図8 在宅医療介護連携の拠点の活動性の評価

性の評価から、多職種連携会議の開催や在宅医療研修や地域住民への啓発活動については、医療機関中心の拠点に比べて、市町村・医師会等中心の拠点の活動性が高かった。市町村と医師会等が各地域全体の課題を解決するために医療・介護の関係者が一堂に会した会議を開催し、地域住民への在宅医療の啓発活動に取り組むことに長けていることが推測された。

しかし、在宅医療多職種連携会議や研修、地域住民啓発活動が在宅医療介護連携推進に寄与しているかについては十分検証されていない。また、各地域の24時間対応体制の構築、情報共有システムといった各地域の在宅医療・地域包括ケアシステムの実現は今後も継続課題といえよう（図8）。これら、拠点による在宅医療連携活動の長短も評価しながら、全国展開の方向性を検討していくことが重要だろう。

## 4. 全国展開に向けた課題

- 地域包括ケアシステムの構築に向けて、在宅医療連携拠点の活動に各地の行政・医師会を巻き込むこと
- 各地域の市町村・医師会との連携による在宅医療・介護の24時間体制、**かかりつけ医が新たに在宅医療へ関わろうとするための活動は今後も継続課題**[2-3]
- 今後全国的に、在宅医療に関わる多職種による会議や研修や地域住民啓発活動が開催されると推測されるが、在宅医療介護連携推進へ寄与し得る在宅医療課職種連携会議等に関する検証が必要
- 全国展開に向けた事業の継続性や実施主体への支援体制の検討
- 在宅医療・介護連携に関する教育・支援と活動性を評価する第3者評価機関の検討、客観的・

**かかりつけ医の在宅医療への新規参入**：筆者等が行なった市町村と医師会を中心とした在宅医療推進に関する調査では、医療機関中心の拠点よりも、かかりつけ医の在宅医療への新規参入数が明らかに多かった。医師会や市町村の機能の有用性が示唆される。

定量的なデータの蓄積と要因分析が重要

## MoreInfo もっと知る

### 参考文献
1) 大島浩子、鳥羽研二、辻哲夫、山本さやか、鈴木隆雄、大島伸一：質的評価からみた在宅医療連携拠点のこれからの活動．日本在宅医学会雑誌．15(1):61-62.2013.
2) 大島浩子、鳥羽研二、大島伸一、鈴木隆雄：在宅医療連携拠点の活動性の評価．カレントテラピー．32(2).102-108、2015.
3) 大島浩子、鳥羽研二、鈴木隆雄：高齢者の医療介護体制とイノベーション．地域包括ケアシステム構築への取組．医学の歩み．925-933,253(9).2015.
4) 厚生労働省老健局人保課：在宅医療と介護の連携推進に関する事例集．平成27年3月．http://www.pref.mie.lg.jp/CHOJUS/HP/kaisei/SVOL/SVol_447-2.pdf
5) 国立長寿医療研究センター・東京大学高齢社会総合研究機構・公益社団法人 日本医師会：厚生労働省厚在宅医療推進のための地域における多職種連携研修会研修運営ガイド．平成25年12月．http://chcm.umin.jp/education/ipw/files/outline/uneiguide_all.pdf

### 参考サイト
厚生労働省:http://www.mhlw.go.jp/seisakunitsuite/bunya/kenkou_iryou/iryou/zaitaku/dl/zaitakuiryou_all.pdf
http://www.mhlw.go.jp/file/05-Shingikai-12301000-Roukenkyoku-Soumuka/0000061019.pdf

# 第8章

# 医療関係者の意識改革に向けて

医師の意識と教育 ...................................................................................... 366
　　　　　　　　　東京大学高齢社会総合研究機構准教授　飯島勝矢

大学病院の泌尿器科チームがなぜ在宅医療を？............................................ 375
　　　　　　　　　順天堂大学大学院医学研究科泌尿器外科教授　堀江重郎

医療関係者の意識と教育・学生（国内）..................................................... 385
　　　　　　　　　国立長寿医療研究センター副院長　荒井秀典

地域の多職種を資源としてとらえ、活かす .................................................. 389
　　　　　　　　　東京大学医学部在宅医療学拠点特任研究員　吉江　悟

行政関係者の人材育成・リーダー研修 ........................................................ 397
　　　　　　　　　国立長寿医療研究センター在宅連携医療部長　三浦久幸
　　　　　　　　　国立長寿医療研究センター研究員　後藤友子

医学教育における在宅医療・学生（海外）.................................................. 403
　　　　　　　　　埼玉医科大学総合診療内科教授　橋本正良

# 医師の意識と教育

東京大学高齢社会総合研究機構准教授　飯島勝矢

> ▶真の地域包括ケアシステム構築は、医療関係者、特にかかりつけ医と地域の病院の医師、その両者の意識改革とそれに基づく円滑な連携に大きく依存している。
> ▶さらに国からの方針を見据えながらも、市区町村行政主導による多面的な戦略及び深い関わりが必要不可欠である。それが多職種協働（Inter-professional work：IPW）を中心とした地域力の底上げにつながる。
> ▶特に医師（かかりつけ医）における動機づけと多職種とのチームビルディングを目的においた在宅医療推進のための多職種連携研修を中心に取り上げ、医療関係者、特に医師の意識変容とそのための教育システムに関して最新の取り組みを概説する。

**KeyWord**　地域包括ケアシステム、地域完結型医療、治し支える医療、地域医療、郡市医師会、市区町村行政、多職種協働（IPW：Interprofessional Work）と多職種連携研修、グループワーク、チームビルディング、同行訪問

## 1.病院医療と地域医療──看取りから見た変遷

　わが国はこれまで高度先進医療の目覚しい技術革新を軸として病院医療中心で展開し、いわゆる病院信仰とも表現されるように国民側もそれに依存してきた。すなわち病院完結型の医療が中心となった時代である。詳細は後述するが、死亡場所という観点からみても、1976年頃から「在宅死」より「病院死」が上回り、現在は病院死が80％程度となっている。

　一方、高度医療が進んだ近年においては、多くの人々が高齢期を経て死に至る過程で、大なり小なり虚弱な期間を経る。死亡者数で見ると、現在100万人強の年間死亡者数は今後30年余りで170万人弱に増え、いわゆる「多死時代」に入っていく。病院医療の中では今後も高度先進医療の探究は続き、そして重要な役割を果たすことも明らかではあるが、それに併行して、高齢期であっても「いかに生活の質を保ち、よく生き切って人生を閉じることができるか」という時代の要請に応える在宅医療が今まさに求められてきている。

## 2.国民側の意識

　多くの日本人が自宅での療養を望みながら、実際には困難だと感じている。厚生労働省が5年ごとに実施している「終末期医療に関する調査」によると、自分自身が終末期（具体的には6カ

---

**多死時代**：高齢化社会の次に迎える社会の形態。人口分布の大部分を占めている高齢者が死亡していき人口が減少していくであろうという時期。2060年には約8000万人の人口になると推測されている。

月以内に死期が迫っている状態）であると想定した場合、「自宅で療養して、必要になれば緩和ケア病棟に入院したい」と答えた人が最も多く29.4％、次いで「自宅で療養して、必要になればそれまでの医療機関に入院したい」が23.0％、「自宅で最期まで療養したい」と回答した人も10.9％であった。すなわち60％以上の国民が終末期には自宅で療養したいと考えていることが報告されている[1]。しかし、「自宅で最期まで療養したい」とはっきり断言して回答している人の割合が10％強にとどまっている事実も無視できない。さらに、2013年度の人口動態調査によると、実際の死亡場所は自宅が12.9％、病院が75.6％であり、特に死因第1位の悪性新生物に限定すれば、自宅が9.6％、病院が85.7％である。すなわち、患者の療養場所についての希望は達成されていないことが明白である[2]。

　2007年の終末期医療に関する調査で、自宅で最期まで療養することが「可能である」と答えた一般国民は2002年の8.3％から2007年は6.2％へ減少し、逆に「困難である」と答えた一般国民は65.5％から66.2％に増加している。「困難である」と答えた人にその理由を聞くと、「介護してくれる家族に負担がかかる」が79.5％、「症状が急変した時の対応が不安である」が54.1％、「往診してくれる医師がいない」が31.7％と続いている[1]。「自宅で最期まで療養したい」と回答している人の割合が6割強にもかかわらず、実際にそれを達成できている人が非常に少ないというこの現実的な乖離は、いかにその間の障壁が多いかを物語っている。その多様な障壁のうち、核家族化も含めた家族関係・構成の変化により、介護を任せられるマンパワーが激減したことも大きな要因であるが、在宅医が見つからないことも理由にあげられている。さらには、病院勤務医が在宅医療の優位性、そしてそのシステムを十分把握していないことも大きい要因である。

## 3.医療者、特に医師における意識変容

### (1)病院完結型医療から地域完結型医療へのパラダイム転換

　健康寿命をより長く保つために、生活習慣病への一次予防対策が最優先であることはいうまでもない。次なる課題は、介護予防〜虚弱予防によりできる限りの自立を目指すという予防政策が重要となる。しかし、すべての人が亡くなる前まで自立生活を可能にできるわけではなく、むしろ大半の高齢者が少なからず虚弱な期間を経ることになる。病院医療中心の今の体制では、通院困難な高齢者に一定程度以上の医療が必要になった時は入院の選択肢しかなく、結果的に入院することにより寝たきり等の廃用症候群そして認知機能低下になることも少なくない。不必要な入院防止という観点も重要ではあるが、むしろ本人や家族が願うなら、在宅で看取ることも含めて住み慣れた住まいという「生活の場」に医療が及ぶことが強く求められる。

### (2)「病人である前に『生活者』である」という理念

　わが国の医療・介護提供体制を振り返ってみると、この数十年間で高度先進医療の目覚ましい進

---

**パラダイム転換**：その時代や分野において当然のことと考えられていた認識、思想、価値観などが革命的に変化すること。病院中心の医療の考え方から、いかに自分の地域で完結できる医療を構築していくのかが重要である。

歩を背景に、生から死までをすべて病院で完結させるという体制にシフトしてきた。しかし、特に大都市圏での高齢化を考えると、急性期病院のベッド利用にも必ず限界と破綻が訪れることは間違いない。よって、「患者さんは病人である前に『生活者』である」という理念を、医療・介護関係者すべてが改めて認識し直し、個々人の生活に密着した形で生から死までを地域全体でみて（診て・看て）ゆく、という医療の提供体制に大きく考え方を変えなければならない。いい換えれば、従来の「治す医療」から『治し支える医療』への転換が必要な時期に差し掛かっている。すなわち、今まで以上に強い絆と円滑な役割分担（医療機能の分化）が必要になってくる。その結果、在宅医療を担うかかりつけ医や在宅医を専門医や多職種が周りでサポートし、生活者でもある患者さんを中心にしてシームレス（切れ目のない）な現場をつくり上げる必要がある。

### (3) Community medicine / Community care

さらに並行した形で、国民側にも「住み慣れた自分の街に住み続ける」という原点を一緒に考えてもらうことも必要である。特に在宅医療に関しては、入院医療から継続したCommunity medicine / Community care という表現をすることもでき、より良い在宅療養を継続するためには、住み続けたくなる快適な住居環境の確保と生活支援サービスの提供の両者は欠くことのできない要素である。

以上を踏まえ、地域包括ケアシステムを確実に達成していくためには、専門職と国民すべてが在宅療養そのものの優位性を再認識した上で、制度として在宅医療を軸においた地域医療の再編、そして医療介護連携のシステム基盤の構築が必要不可欠である。そこにはこれに携わる医療者への一貫した教育の体系が必須となってくる。

## 4. 在宅医療を提供する診療所の課題——現場医師の意識

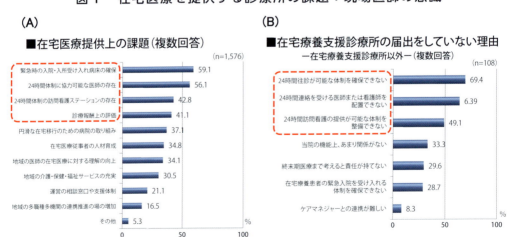

図1　在宅医療を提供する診療所の課題：現場医師の意識

（A）在宅医療に関する提供と連携と（B）24時間体制への負担　（参考資料3から引用改変）

医療機能の分化：国は医療機能の分化を進め、病床機能に応じた患者を診るよう促している。私たちが病状に合った適切な医療機関を受診するためには、まずはどんな医療機関があるのかを知ることが大切。

在宅医療の提供と連携に関する実態調査で、在宅医療提供上の課題としてあげられた要素を示したのが図1Aである[3]。また、在宅療養支援診療所の届出をしていない理由、すなわち24時間体制への負担に関しては、在宅療養支援診療所以外の診療所に対する調査結果（複数回答）は、図1Bのとおりである。70％以上の在宅療養支援診療所の医師が24時間体制への負担を感じており、さらに3人以上で24時間体制をとっている在宅療養支援診療所の医師は負担感が少ない、などが報告されている[4]。

## 5. 在宅医療推進のための先進的取組み――「柏モデル」

東京大学高齢社会総合研究機構は、高齢社会対応型の街づくりを推し進める学部横断型の研究組織であり、千葉県柏市をフィールドとして課題解決型研究（アクション・リサーチ）を行なっている。この柏プロジェクトの中での在宅医療推進の柏モデルでは、地域包括ケアの願いである『Aging in Place（弱っても安心して住み慣れた街に住み続ける）』をモットーとしている。

いくつかの特徴を以下に列挙する。

### (1) 在宅医療のモデル的なシステムの開発

「かかりつけ医が最期まで看る」のが本来の姿であるとの考えのもと、24時間対応システムを構築するために、医師会が旗振り役となって、訪問診療を行なうかかりつけ医（外来中心の開業医）及び在宅医療専門の診療所が主治医・副主治医といった形でグループを組み、お互いに補完し合うシステムを構築している。

### (2) 地域医療拠点としてコーディネーター役の行政側との連携

在宅医療推進には地元の市区町村行政が中核的な役割を果たす。行政側と医師会をはじめとする各職能団体によって「いかに自分たちの街をつくり上げるか」を真剣に考え、積極的に取り組んでいる。柏市行政自身が事務局として本腰を入れる形で、いくつかのワーキンググループが活動する中で、在宅医療を必要とする退院患者等に、在宅医療を担当する医師をはじめ関係職種をコーディネートする地域医療拠点を導入することも、柏プロジェクトの重要な特徴の一つである。郡市医師会はこの市区町村行政の担当課としっかりとした連携強化を図ることが強く求められる。

### (3) 情報共有システムを活用した多職種間の情報連携

在宅医療の推進においてはチームを組む医療・看護・介護等の多職種間において、連携をより強く、そして各業務をより円滑にするためには情報共有システム（Information and

---

**Aging in Place**：「住み慣れた地域でその人らしく最期まで」という考え方。
　高齢者は介護の対象ではなく、生活する主体であるという理念を持ちながら、同時に高齢者の三原則（自己決定の尊重、住まいの継続性、自己資源の活用）を守り、地域市民がニーズに合わせて在宅ケアを受けながら、最期まで地域で暮らせる環境やシステムを実現するもの。

**かかりつけ医**：具合が悪くなったときに、いつも診てもらう一人の医師。理想のかかりつけ医は、近所にいて、いつでも診てくれ、さらに最高の心技体の技術を持っている医師。

Communication Technology：ICT）が非常に有効である。柏モデルでは、電子カルテのシステムとは一応切り離した形で、**クラウド・コンピューティング・システム**を駆使した多職種の情報共有のシステムを構築している。

### (4) 在宅医療に関する地域での段階的教育システム

在宅医療への段階別教育・研修システムを図2に示した。下段から医学部生、研修医も含めた若手医師、すでに臨床現場で働いている既就労者（リカレント）、そして市民である。

#### ①かかりつけ医への教育・研修

まず急がれる方針の一つとして、より多くのかかりつけ医が在宅医療に取り組むことが大きな課題である。このため、かかりつけ医に対する在宅医療の動機づけと多職種連携のチームビルディングを目的とした「**on the job トレーニング**」を柏市医師会と柏市役所が連携して導入している（詳細は後述）。

#### ②市民への啓発

地域包括ケアシステムの概念図の中に、患者や家族の選択と心構えという要素が入っているよう

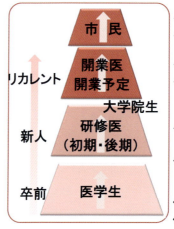

図2　在宅医療への段階別教育・研修システム

◆生き方、老い方、逝き方
◆本人家族の選択と心構え

◆地域完結型医療への進化
◆On the job研修（同行訪問）

◆幅広い視野で地域を広くみる
　　　　　　　　（診る・看る）
◆Early exposure
・多職種連携の在り方、チーム医療
・病院医療との違い、・在宅医療導入の流れ
◆病人である前に生活者である
◆Minimum requirement体得

在宅医療の教育・啓発において、下段から医学部生、研修医も含めた若手医師、すでに臨床現場で働いている既就労者（リカレント）である医師、特に開業医、そして市民など、段階に応じてさまざまな教育・研修システムが求められる。

に、市民自身が「自分たちの老い方、高齢期の医療のかかり方、逝き方」などに関して十分な知識を受けながら、しっかりと考えることが重要である。市区町村行政が地域ぐるみで学ぶというシチュエーションづくりを行ない、医師会内の医師は可能な限りサポートする。

#### ③地域で若手医療人材を育てる――医学部生や研修医への教育

在宅医療推進を軸とした地域における基盤づくりに伴い、次の段階として柏市医師会と連携して、東京大学医学部学生の参加型地域医療学実習を導入している。実習内容は地域の訪問診療を行なっている医師への参加型の同行だけではなく、訪問看護師やケアマネジャー、地域の病院のソーシャルワーカーなど、地域医療を構築しているさまざまな職種に同行できる内容となっている。また、

---

**Information and Communication Technology：ICT**：「Information Technology（IT）」もほぼ同義であり、国際的にはICTの方が通りがよい。この情報通信技術を駆使して、在宅療養現場における医療・介護関係者の通信ツールとして応用され始めている。

**クラウド・コンピューティング・システム**：従来は手元のコンピュータで管理・利用していたような患者情報などを、インターネットなどのネットワークを通じて、大容量のサーバから必要なときに必要なだけ情報を利用することができる方式。システム構成図でネットワークの向こう側を雲（cloud：クラウド）のマークで表す慣習があることから、このように呼ばれる。

**on the job トレーニング**：職場で実務をさせることで行なう従業員のトレーニングのこと。企業内で行なわれるトレーニング手法、企業内教育手法の一種でもある。医療機関や介護現場で現在働いている人々が中心となり、知識や経験を深めていく。

模擬サービス担当者会議や柏市の高齢者市民向けの発表会など、実習内容も色々と工夫されている。また、研修医のトレーニングも開始される。

## 6.在宅医療推進のための地域における多職種連携研修

### (1)背景と基盤構築

地域完結型医療を目指す中で、市区町村を単位とした在宅医療にも重きを置いた医療介護連携システムの構築が求められる。それを十分踏まえ、誰が在宅医療の推進を先導・支援するのかを考えてみると、郡市医師会と市区町村行政の両者であることは間違いない。いずれもその役割を果たすことのできる地域では唯一無二に近い存在である。

郡市医師会は地域の医師を束ねながら、旗振り役として地域の医療を面的に支える（医療機関をつなげる）存在である。一方で、市区町村行政は地域包括ケアシステムを支える介護保険の保険者として、支え役としてもそのシステム構築において中心的な役割を担う立場である。両者がタッグを組むことにより「医療」を含む真の地域包括ケアシステムが構築される（図3）。

図3 在宅医療推進のための地域における多職種連携研修

【本研修の意義・狙い】
①かかりつけ医が在宅医療に参入する動機づけ、きっかけづくり
②市区町村を単位とする多職種チームビルディングの促進

郡市医師会：在宅医療推進の旗振り役
市町村行政：研修運営にかかる事務局機能
在宅療養支援診療所：同行実習の受け入れ
在宅医療推進のための多職種連携研修会
各職種団体：受講者の推薦

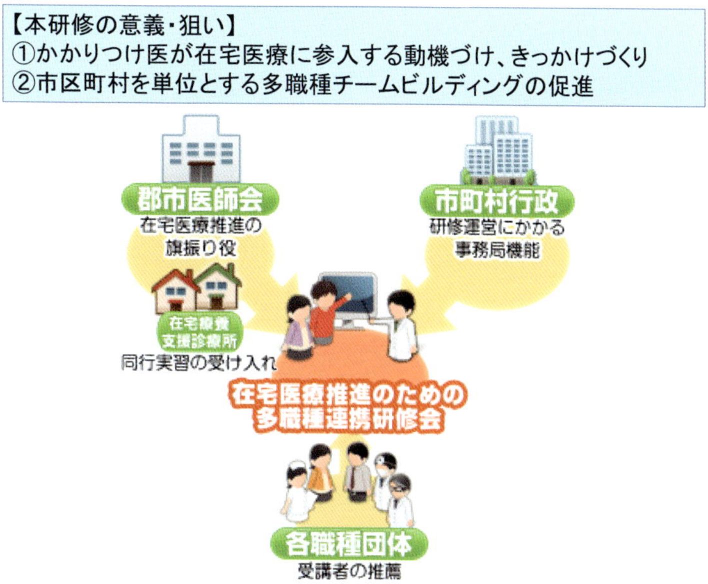

本研修の意義・狙いとして、①かかりつけ医が在宅医療に参入する動機づけ・きっかけづくり、そして②市区町村を単位とする多職種チームビルディングの促進、以上の二つが含まれている。

また、2014年7月に報告された厚生労働省の第1回医療介護総合確保促進会議から在宅医療・介護連携推進事業（介護保険における新しい地域支援事業）が示されている。その推奨されている取り組みの中においても、在宅医療・介護連携に関する多職種研修が位置づけられている[5]。

### (2)意義・ねらい

本研修の意義そしてねらいは、大きく二つある[6]。一つ目は「かかりつけ医が在宅医療に参入する動機づけ、きっかけづくり」である。地域医療の基本はかかりつけ医であるが、かかりつけ医の在宅医療への参入が課題であり、医師を含む多職種連携の普及が大きく求められている。

もう一つのねらいは、「市区町村を単位とする多職種チームビルディングの促進」である。市区町村は地域包括ケアの単位であり、その地域における連携ルールづくりと、顔の見える関係形成の土台をシステムとして整備することである。すなわち、熱心な個人の取り組みだけではシステムになり得ない。ただし、このチームに医師がいなければ、それは完成されたチームとはいえない。二つ目のねらいを達成するためには、一つ目のねらいを達成する必要がある。

### (3) 研修実施の具体例

　多職種連携研修会の内容としては、在宅医療が必要とされる社会背景から診療報酬に関するものまで、比較的短時間の講義がいくつか組み込まれている。その他に多職種によるグループワーク（GW）が多用されている。

　多職種によるグループワークの中には、領域別セッションという単元も設けられている。これは、特定のテーマに関する講義と事例検討を連続して行なうもので、基本形では認知症とがん緩和ケアが設定されている。この領域別セッションには、摂食・嚥下・口腔ケア、栄養、褥瘡、リハビリテーション、医療処置などの別テーマも設定されており、地域の状況によって置き換えることも可能になっている。（393ページ参照）

### (4) 多職種によるグループワーク

　多職種がテーブルを囲み、さまざまなテーマに対してディスカッションを行なう。多職種連携協働（IPW: Interprofessional Work）の意識を全職種で共有した上でのこのグループワークは非常に有効である。いくつかの凡例を図4に示す。

#### ①医療介護資源マップの作成

　まずは地域の資源の特徴についての解説を踏まえ、地域の医療介護資源（たとえば、在宅支援診療所・訪問看護ステーション等）の所在地を皆で相談しながら地図上にプロットし、口コミ情報なども交えて議論するセッションである。作成されるマップを用いてディスカッションしながらも、同

図4　多職種連携研修会におけるグループワーク（GW）の開催風景

**医療介護資源マップの作成**
- 行政職員が登壇して地域の資源の特徴について解説
- 上記講義を踏まえ、アイスブレイキングを兼ねて医療・介護資源マップを作成

**領域別セッション（事例検討）**
- （例）がんの症状緩和と多職種による在宅療養支援
- GWの前段で基本講義を行ない、講義＋GWの「領域別セッション」として一連で実施
- 医師が「地域に頼りになる多職種がいる」ことを認識する機会

**在宅医療を推進する上での課題とその解決策**
- 研修会の総括的位置づけ
- まず講義にて多職種連携協働（IPW）の意識を全職種で共有
- 「地域」という単位で受講者が同じ方向を向くために、地域の課題抽出とその解決策について議論を行なう

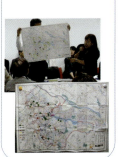

グループ席配置例
ファシリテーター
訪問看護　病院
医師　ケアマネジャー
歯科　薬剤師

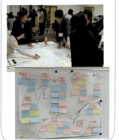

多職種が一堂に会してテーブルを囲み、さまざまなテーマ（例えば、医療介護資源、領域別セッションの中での事例検討、在宅医療を推進する上での課題とその解決策、等）に対してディスカッションを行なう。多職種連携協働（IPW）の意識を全職種で共有した上でのこのグループワークは非常に有効。

---

IPW（Interprofessional Work）：専門職協働のことであり、複数の専門職が連携し、利用者や患者の期待や要望に応えていくこと。そのためにさまざまな工夫がなされた教育（IPE: Inter-Professional Education）も重要である。

時にアイスブレイキングとしての意味合いも兼ねる。

## ②事例検討（がんの症状緩和と多職種による在宅療養支援など）

講義と多職種による事例検討を組み合わせた「領域別セッション」である。グループワークの前段で基本講義を行ない、知識を習得した上で、多職種とのディスカッションに入る。多職種で一つのテーブルを囲む席配置で受講してもらうことを基本としている（図4中央）。そのため、受講者をリクルートするときには、各職種の人数バランスには注意をしないといけない。また、医師が「地域に頼りになる多職種がいる」ことを認識する非常によい機会にもなる。

## ③在宅医療を推進する上での課題とその解決策

研修会の総括の位置づけとしてのグループワークであり、KJ法などを使いながらグループごとに整理し、発表してもらうものである。「地域」という単位で受講者が同じ方向を向くために、地域の課題抽出とその解決策について議論を行なう。そのために、それに先立ち講義にて多職種連携協働（IPW）の意識を全職種で共有することも有用である。

## (5) 在宅実地研修（同行訪問）

現役開業医が他の医師の診療に同行することは稀である。さらに質の高い実践の見学は、動機づけへの効果が非常に高いため、本研修を取り入れる地域においては、是非とも在宅実地研修（同行訪問）（図5）も積極的に取り入れていただきたい。まさに、在宅医療を担う人材を「地域で養成する」ということである。この実地研修には、医師が訪問診療におけるベテラン医師に同行する場面に加え、他の職種（訪問看護師やケアマネジャー等）に同行することも非常に意義がある。

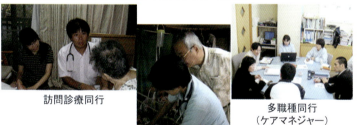

図5　在宅医療を担う人材を「地域で養成する」：
在宅実地研修（同行訪問）の開催風景

- 現役開業医が他の医師の診療に同行することは稀有の機会
- 質の高い実践の見学は、動機づけ効果が高い
- 特に訪問診療に特化した診療所は地区医師会のチームの中に入り、その強みを活かした役割を担うことが推奨される。（例：訪問診療に同行する実地研修の受け入れ機関として位置づけることなど）

訪問診療同行　　多職種同行（訪問看護）　　多職種同行（ケアマネジャー）

現役開業医が他の医師の診療場面に接することはほとんどないため、極めて貴重な機会となる。また、質の高い実践の見学は、動機づけ効果が高い。

また、特に都市部では、訪問診療に特化した診療所の一部が、医師会とうまく連携できていないとよくいわれるが、本研修会では、訪問診療に特化した診療所は地区医師会のチームの中に入り、その強みを生かした役割を担うことが推奨される。例としては、訪問診療に同行する実地研修の受け入れ機関として位置づけることなどが考えられる。

---

KJ法：グループワーク等の共同作業において、データをカードに記述し、カードをグループごとに括り、図解し、まとめていく手法で、創造的問題解決に効果があるとされる（川喜田二郎先生が考案した手法）。

### (6) 目標発表

受講者は研修の最後に今後の目標を立て、特に医師（開業医がメイン）を中心に発表してもらう。特に開業医については、かかりつけ医として今後どのように地域で在宅医療に取り組んでいくかを関係者の前で宣言する場となる。

また、継続開催による好循環も期待される。特に、研修修了者が1年後に次回の研修会で講師役として登壇し、「修了者が語る在宅医療の実際」を語る場面も貴重である。その医師が受講後にどのように在宅医療に取り組むようになったかを語る単元は、その等身大の実践が次なる受講者たちに素直に映り、非常に印象的である。

## 7. 問われる地域力

真の地域包括ケアシステム構築は、医療関係者、特にかかりつけ医と地域の基幹病院の両者の意識改革及びそれに基づく円滑な連携に大きく依存している。さらに、医療・介護従事者だけの努力ではハードルを越えることはできず、そこには（国からの方針を見据えながらも）市区町村行政主導による多面的な戦略と深い関わりが必要不可欠であり、またそれが多職種協働を中心とした「地域力」の底上げにつながる。その基盤となる真の地域包括ケアの改革が進むかどうかは、医療・介護関係者、行政、そして市民も含めた「総合的なまちづくりのリデザイン」がうまく進むかどうかに大きくかかっている。

### MoreInfo もっと知る

**参考文献・サイト**

1) 厚生労働省. 終末期医療に関する調査等検討会報告書—今後の終末期医療の在り方について. 2004. [cited 2009 FEB Palliative Care Research 118 地域診療所医師の在宅緩和ケアに関する意識調査 20]〔http://www.mhlw.go.jp/shingi/2004/07/s0723-8.html〕
2) 厚生労働省. 平成25年度人口動態調査.〔www.e-stat.go.jp/SG1/estat/List.do?lid=000001108740 表5-21〕
3) 日本医師会総合政策研究機構「在宅医療の提供と連携に関する実態調査」在宅療養支援診療所調査
4) 福岡県メディカルセンター保健・医療・福祉研究機構／日本医師会総合政策研究機構在宅療養支援診療所実態調査（平成19年）
5) 在宅医療・介護連携推進事業（介護保険の地域支援事業、平成27年度〜）〔http://www.mhlw.go.jp/topics/2015/02/dl/tp0219-06-02d.pdf〕
6) 東京大学. 在宅医療推進のための地域における多職種連携研修会.〔http://chcm.umin.jp/education/ipw/〕

# 大学病院の泌尿器科チームがなぜ在宅医療を？

順天堂大学大学院医学研究科泌尿器外科教授　堀江重郎

> ▶大学の医局員が丸ごと関わる在宅療養支援診療所「あすかホームケアクリニック」を開設。
> ▶在宅死を経験することで、死は敗北であるという意識から、死は人生の大きなイベントであり、代を継いで達成することであるという意識に変化した。
> ▶病院で診断された障害に対して、それを固定的に扱うのではなく、在宅医療といえども、メンテナンスだけではなく「治療」を視座に入れるべきだ。
> ▶在宅医療を専門とする医師は増えているが、共感力に優れた若い医師を積極的にこの分野に受け入れるべきだ。

**KeyWord**　専門医、在宅医療、統合医の素養、看取り、身体機能評価、栄養評価、地域連携、治し支える医療

## 1. 大学病院の泌尿器科医は転移癌を含めたがん診療に深く関わっている

　泌尿器科医は、尿路と称される腎臓から膀胱、尿道までに至る臓器と内分泌臓器である副腎、前立腺、精巣などを扱う幅広い専門領域である。疾患の数も多いが、大学病院・がん拠点病院での泌尿器科の診療の中心は、前立腺癌、膀胱癌、腎癌、精巣腫瘍などの泌尿器悪性腫瘍の手術、化学療法となる。すでに肺がん、消化器がんでは手術を行なう外科医と、転移癌に対して抗癌化学療法を行なう腫瘍内科医の棲み分けが、進行している。一方泌尿器科領域では、個々の癌種の症例数が少ないことや歴史的な経緯から、現在も泌尿器科医が抗癌化学療法を行ない、原発癌のみならず転移癌の治療も行なう。そして同時に緩和ケアも担当することが多い。

### (1) 効果のある薬剤がなくなったら治療は終わりか

　そもそも医療とは、本来身体の苦痛や臓器の障害を減じるか、解消するところからスタートしている。現在の医療でも、たとえば救急医療はこのプロトタイプたる医療を行なっている。しかし現在の医療の多くは、危険予見性に基づいた「一見健康な状態」での介入を行なっている。高血圧、高脂血症、糖尿病の治療はすべて未来に高い確率で生じる障害を減ずることを目的としている。

　一方癌治療においては、皮肉ではあるが癌の進展による苦痛や障害が明らかになった、医療の必要性が最も強い状態では、例外を除いて癌を治癒する「治療」を行なうことは、現在の医学では可能でない。すなわち転移癌を治癒させる薬剤はない。可視的な癌が体内に存在していることに気がつかない「一見健康な状態」のときこそ手術、放射線治療、抗癌薬の組み合わせで、癌を体から除去し、根治することができる。

　現在、転移癌に対して用いられるエビデンスのある薬剤は、それを投与することにより生存期間

が延長することが確かめられているものの、その効果は一時的であり、最終的に効果がある薬剤がなくなり、癌が進行することで死亡する。効果がある治療を行なうことが、専門施設、専門医、多職種のエキスパートが治療に関わる要件である。効果のある薬剤がなくなった段階で専門性の高い多職種チームの介入は終了する。

ただし、がん患者において効果的な治療がなくなったときは死が切迫することであり、すさまじい不安と恐怖に脅かされることが多い。海外で入手できる薬剤がなぜ日本で承認されていないのか、「がん難民」と呼ばれる現象は、一見日本の医療の閉鎖性あるいは官僚主義を問うようでありながら、むしろ死が切迫的になったときの患者と家族の不安の叫びのように聞こえる。

抗癌化学療法の専門医として、治癒しない治療をしながら、どう患者と家族のQOLを高め、最終的に死を受容し、生の尊厳を全うするかは、絶えずチームカンファレンスで話題になることである。病者は夜が孤独である。マザーテレサは、「もっとも苦しいもの　それは孤独です」といっている[1]。　意識のはっきりとしたがん患者が、孤独な時間を病院で過ごすよりも家族の声のする場所で療養できる方が、QOLはよいに決まっている。

## (2)在宅でも積極的ながん治療を

日本人の大多数は、以前は自宅で亡くなっていた。病院で亡くなるのは多くは救急疾患や感染症であったと思われる。病院病床の整備とともに病院死が増加し、１９７０年代後半に、在宅死と病院死が交叉逆転した。現在は約８０％が病院死となっている[2]（図１）。一方欧米での在宅死は約３０％と日本の２倍以上になる[3]（図２）。これは患者の希望を反映したものであろうか？　あるいは医療制度の違いか。

厚生労働省の終末期医療に関する調査では、「あなた自身が痛みを伴い、しかも治る見込みがなく死期が迫っていると告げられた場合、療養生活

図１　なぜ日本人は自宅で死ねなくなったのか？

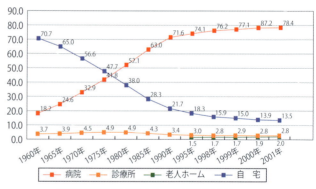

※1990年までは老人ホームでの死亡は自宅またはその他に含まれている。

図２　死亡場所の構成比
－日本、米国、オランダの比較－

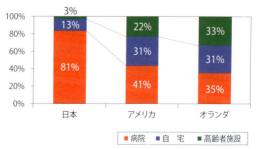

参考：「終末期ケアの課題と将来展望」池上直己（社会保険旬報　No.2218 2004.9.1）
日本：平成14年人口動向調査、「高齢者施設」は特養と老健の合計
アメリカ：Flory他、Health Affairs 23（2004）より1998のデータ、
　　　　「高齢者施設」はナーシングホームで高齢者以外も含まれる
オランダ：統計局（CBS）のKoderitschより入手した1998のデータ、
　　　　「高齢者施設」ナーシングホームと高齢者ホームの合計

はどこで送りたいですか」という質問に対して５９％は自宅で療養することを望んでいる[4]。　同時に「自宅で最期まで療養することは実現困難であると考える理由は何か」に対しては、家族の負担増への危惧と、病状の変化への対応の不安がともに５０％を超えている。在宅での療養には、家族の経済的・肉体的不安が少なく、病状の変化に対応した療養が必要ということになる。

　平成18（2006）年に施行された、がん対策基本法は、がん治療の均霑化（きんてんか＝恩恵を平等に行き渡らせる）、緩和医療の推進など、がん治療の理念を謳った画期的な法律である。その中にがん患者の療養生活の質の維持向上として第１６条が定められている。

　　　国及び地方公共団体は、がん患者の状況に応じて疼痛等の緩和を目的とする医療が早期から適切に行なわれるようにすること、居宅においてがん患者に対しがん医療を提供するための連携協力体制を確保すること、医療従事者に対するがん患者の療養生活の質の維持向上に関する研修の機会を確保することその他のがん患者の療養生活の質の維持向上のために必要な施策を講ずるものとする。

　大学病院・がん拠点病院での専門的な治療だけが「がん治療」であり、その終了後はsupportive careと呼ばれる緩和療法・対症療法を行なうという認識が、医療の通念であった。この条文ではがん患者・家族の期待を込めた、在宅での積極的ながん治療が提案されている。在宅においても患者が希望を持ちながら、生を全うできる治療をこの条文は期待している。当然のことながら在宅でのがん医療を提供するための連携体制の確保には、在宅診療医とがん専門医が連携していくことが必要である。ではこの二つの役割を一つのチームが行なうことで、患者と家族のQOLを高めることができないか？　われわれはこのような議論から在宅医療を実際に自分たちの手で始めることにした。平成22年2月、帝京大学医学部附属病院泌尿器科医局員が中心となり、在宅療養支援診療所として東京都北区に「あすかホームケアクリニック」を開設。同年3月より保険診療を開始した（図3）。大学病院の医局員が丸ごとで行なう在宅医療はわが国でもはじめての試みであり、また外来、病棟に加えて在宅の、この三つの診療の場の連携を行なった。

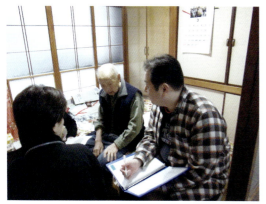

図3

### (3) 専門外の患者を診ることの是非と不安

　とはいえ、ここまでの道のりはスムーズでなく、なぜ専門医である大学病院の医師が在宅医療を行なう必要があるのかという抵抗感はかなり強かった。すなわち専門治療＝多職種、ハイテク、エビデンスありに対して在宅医療＝医師一人のワン・マン治療、ローテク、エビデンスなし、という固定観念はかなり強固であった。また泌尿器疾患以外の患者を診ることへの抵抗感や不安感もあった。専門外の患者を診ることの是非と不安、たとえば泌尿器科医が胃がんの患者を診ることは可能か？　という問題もあり、当初はわれわれが診療している患者の中で在宅医療を希望する方に診療

を行なうこととした。診療を開始するに当たって、院内の病診連携部門にも挨拶したが、泌尿器科医という狭い領域のスペシャリストが在宅医療を行なうことは不可能だ、とけんもほろろの対応であり、思いが先行してもなかなか世の中には通用しないと実感させられた。

## 2. 死をモニターするのは人間であり計器ではない

### ≪実際例1≫

われわれの最初の患者さんは元大工で、膀胱癌の終末期であった。膀胱にがんが充満し、その結果腎後性腎不全となった。死期が近づいたときの往診の際にはじめて気がついたのは、見守るご家族に死がどのようなかたちで訪れるかをお知らせすることであった。病院では心電図モニターがあり、モニターが平坦になってから、心音の聴診、対光反射の消失を確認し死を宣告する。在宅死では、見守るご家族が「亡くなった」と思われてから在宅診療医に連絡が行き、在宅医が往診して死の宣告をする。この行為はいわゆる「看取り」と呼ばれている。これまで機器モニターが決定していた「死」を、ご家族の判断に任せることは、医療に携わる者にとって、いわば「コペルニクス的転回」であった。

幸いこの患者さんは大家族であり、死が近づくとどのような状態になるのか、ご家族を集めてお話をしてから後、お子さん、お孫さんが数夜にわたり交代で患者を見守りながら、下顎呼吸、浅い呼吸、呼吸の停止を経て、「亡くなったと思う」と連絡をいただいた。われわれにとって意外だったことは、ご家族の皆さんは、夫、父、祖父を見送ることができたことの達成感と深い感謝の念をわれわれに示されたことであった。病院で亡くなることしか見てこなかったわれわれは、死は家族に強い喪失感と悲しみをもたらすことを目の当たりにしてきた。この患者さんを「看取った」ときに、在宅死の意義をはっきりと自覚することができ、チームの不協和音が消失した。死は敗北であり、望まないアウトカムであるというのが専門医がア・プリオリに持つ意識であるが、亡くなること、見送ることは、人生の大きなイベントであり、かつ代を継いで達成することである、といった民俗学的な死の意味が医療者にも身近なものになった。

### ≪実際例2≫

60歳の男性は、定年退職してこれからは奥様と海外旅行でもという矢先に、腰痛から前立腺癌の骨転移が発見された。がん拠点病院で抗癌化学治療を受けたものの、肝転移も生じ、「治療がない」としてわれわれに紹介されてきた。患者さんは十分な病識があり、癌に対する加療に関しては前向きであった。一方ご家族は、父親の病気に対する受容が進んでおらず、治療により治るはずと信じておられた。

在宅療養においては、病を得て生きている限りさまざまな問題が出現する。この患者さんは大学病院と在宅診療を連携して、骨転移への放射線治療、胃出血の緊急内視鏡止血、疼痛コントロールといった、差し迫った問題を大学病院で解決した後に在宅でリハビリ、内分泌療法、ビスホスホネート治療、動脈塞栓への抗凝固療法を行ない、また作業療法士によるリハビリも行なった（図4）。癌を治癒

---

ビスホスホネート治療：破骨細胞の活動を阻害することで骨の吸収を防ぎ、骨粗鬆症など骨の脆弱性を特徴とする疾患を予防、治療する。

させる治療ではないが、苦痛を極力取り除く治療を多職種での専門病院で行ない、最終的には病気と死を受容しつつも、ご家族に囲まれて従容として旅立たれた。

がん専門医が在宅医療に取り組むことで、生活の場におけるがん治療を実感できる。医師のニーズや目標と患者、家族のニーズや希望はまったく異なることがあることに気づく。極論すれば腫瘍の縮小や生存日数という無人格の数字だけを追い求めることが「専門性の高い」がん治療ではないことがわかる。

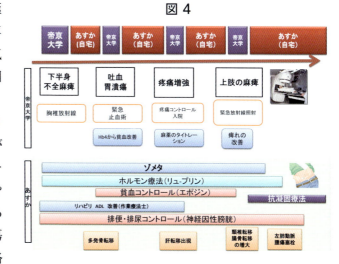

図4

## 3. 身体機能障害を在宅で評価する――在宅が治療の場に

### (1) 尿道カテーテルに関する意識調査

われわれ泌尿器科医は排尿のスペシャリストであるが、高齢者にスムーズな排尿をしてもらうことは難しくなってくる。尿を膀胱から出せない（尿閉）あるいは不十分にしか出せない（残尿）場合は尿道カテーテルを膀胱に留置する。からだの中に異物があり、有機物に富んだ環境では瞬く間に感染が起きてしまう。カテーテルがあると尿は排泄されるものの、種々のトラブルに遭遇する。われわれは関東甲信越（東京23区・埼玉県・神奈川県・千葉県・栃木県・茨城県・新潟県・長野県・山梨県）の関東信越厚生局に登録されている在宅療養支援診療所3,800施設中に尿路カテーテルに関する意識調査を行なった）（有効回答数863施設　アンケート回収率は、22.7％）。それによって尿道カテーテル交換時にトラブルが多いことがわかった。男性患者では70％の施設が、女性患者では59％の施設が何等かのトラブルを経験していた。カテーテル抜去をすることでADLが改善すると考える施設は77％、QOLが改善すると考える施設は76％であり、カテーテルフリー（抜去）にすることを望む施設の割合は93％と非常に高かった。しかしながら、カテーテルフリーにする診断方法を知らない施設が76％と高率であり、カテーテルフリーに関する知識・方法や適応は周知されていない。また50％程度の施設は不要なカテーテル留置があると感じていた。

### (2) 在宅医療も「治療」を視座に入れるべきだ

在宅医療では、病院医療で診断・治療された障害に対しては固定したものとして扱うことが一般的である。しかし急性期に必要とされた胃瘻や尿道カテーテルは在宅療養中に病状が改善することが少なくない。われわれは在宅歯科医と共同でヘッドセットを用いた咬筋力テストや在宅での内視

鏡を用いた嚥下機能評価を行ない、胃瘻患者1名において、十分な嚥下機能が回復していることが認められ、胃瘻を抜去することが可能になった（図5）。また膀胱瘻患者1名、及び尿道カテーテル留置患者1名においても、Cold water test などの在宅で可能な検査により、立位で排尿可能と判断し、膀胱瘻または尿道カテーテルを抜去することができた（図6）。

からだの機能の障害に応じて援助が得られる日本の社会保障制度は、つくづく素晴らしいと思う。しかし障害の固定は、内在的なものではなく、外から貼られたレッテルとなって患者のADLを抑制してしまう。したがって在宅医療においては、患者の状態に則して嚥下機能や排尿機能の再評価を行なう必要がある。これらの検査は急性期病院へ再度受診または入院して行な

### 図5 在宅での嚥下機能評価

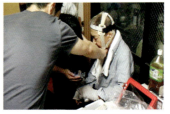
ヘッドセットを用いた咬筋力テスト

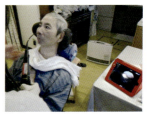
内視鏡を用いた嚥下機能評価

日本大学歯学部 摂食機能療法学講座
准教授 戸原 玄先生
と協力した在宅での嚥下機能評価

iPADに画像を転送してリアルタイムに観察

### 図6

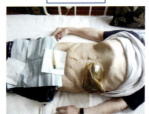
膀胱瘻管理ストマ造設

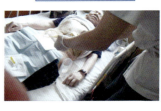
膀胱内に生食注入しカテーテル抜去トライ

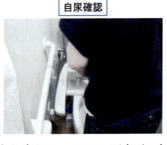
自尿確認

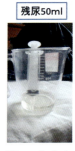
残尿50ml

われることが一般的であるが、検査を受けるハードルは医療面、介護福祉面いずれでも高く、嚥下機能や排尿機能が十分に回復していながら、胃瘻からの経管栄養あるいは尿道カテーテルによる排尿を継続している症例が極めて多い。適切かつ低侵襲の評価方法によって機能の再評価を行なうことが必要である。

がん治療であれ、障害者の療養であれ、在宅医療はメンテナンスの医療のみならず、「治療」を視座に入れたものであるべきである。専門性により細分化された寄席木細工の治療と異なる、密着した観察に基づく判断が在宅医療では必要であり、また在宅医療に従事する醍醐味といえるであろう。

---

Cold water test (Ice water test)：脳血管障害患者で、尿道カテーテルを抜去できるかどうかをごく簡単に見分ける方法。4℃の生食100 mlをカテーテルから膀胱内に注入し、カテーテルを抜去した際に勢いよく尿が出る場合は、カテーテル抜去が可能。そうでない場合はカテーテル留置または導尿が必要。

## 4. 在宅での栄養評価

　サルコペニアに代表される低栄養・虚弱高齢者が、大きな医療問題であり、また社会問題になってきた。在宅療養患者はどのような食事をとっているのか？　この疑問は医療と直結するものではないものの、高齢者の生活環境に大きな影響を与える。地域レベルでのマネジメントを考える上で専門知識の少ないボランティアでも行なうことができる、ローコストで在宅環境に適した栄養調査の方法を見つけるべく東京家政大学と栄養調査を行なった。

　在宅での栄養状態阻害因子として①家庭環境の多様性②対象の認知機能等の状態の不安定性③老老介護による聞き取り困難④調査員の確保困難⑤現状を把握し得る調査法が確立していない⑥身長・体重等の基礎データの採取困難、が挙げられる。そこで24時間以内の食事の思い出し法と生活習慣調査票により1時間程度の調査で栄養状態の把握をすることが可能か検討を行なった。調査は医学的知識の少ない一般大学生が担当した。在宅療養患者18人の調査から構成素・熱量素に当たる栄養素の充足率は、脂質・タンパク質・炭水化物・エネルギーは比較的高い傾向にあったが、カルシウム、マグネシウム、鉄、亜鉛、ビタミンA、ビタミンB12を除くビタミンB群、ビタミンC、食物繊維などの調整素に分類される栄養素に不足する傾向が認められた。特に全員で充足率が低かった亜鉛とビタミンAは、在宅医療において不足しがちな栄養素である（図7）。

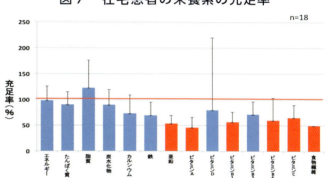

図7　在宅患者の栄養素の充足率

## 5. 入院より在宅の方が腸内細菌の健全度は高い

　在宅患者における食の問題点として①栄養素の偏り、②不規則な食事、③社会的孤立、④嗜好、⑤環境、が抽出された。また栄養状態と食欲及び食事に対する意欲との間に相関が認められ、療養状況の把握に重要であると考えられた。

　老老介護の現場では食の貧困さが指摘されている一方、腸内細菌の健全度は、在宅＞老健施設＞入院であり、医療介入は腸内細菌の単純化を招き、免疫応答に影響することが明らかになってきた。食への介入は、専門性や集約的な知識よりも、ボランティアでも把握できる程度の調査で解決点が見えてくる。現在独居者を中心に「お弁当」を提供する福祉サービスが普及している中で、高齢者を対象にした栄養素を確保した「お弁当」メニューの開発・提供が期待される。

---

サルコペニア：加齢や老化により筋力や筋肉量が減少すること。

## 6. 地域連携

あすかホームケアクリニックは平成27年3月で5年目を迎えた。平成27年3月までの累計患者数は204名で、そのうち54名を在宅で看取っている。決して多い数字ではないが、こつこつと地域に貢献してきた。患者の内訳も泌尿器科以外の疾患も多く、認知症やフレイルが多くなってきている。また最近神経内科医が参加してくれて、さらに疾患の幅が広がり神経難病も担当している。この間の地域連携としては、まずクリニック所在地である東京都北区在住の高齢者を対象に泌尿器科専門医による「さわやか排尿相談」を行なっている（図8）。これは北区の介護予防事業の一環で、高齢者であれば何等かの問題を抱える排尿障害の悩み相談をきっかけに、自宅に閉じこもる高齢者を一歩でも外に出るきっかけにしようとするねらいがある。排尿などにまつわる悩み以外に、血圧、体温などのバイタルサインのチェックも行ない日々の悩みを聞く場となっており、気軽に相談できる環境をサポートしている。また地域医師会とも連携し、かかりつけ医が高齢の場合に、在宅診療を代行することも始めている。いわゆるチェーン「在宅医療専門クリニック」の中には、医師会との関係が希薄であったり、またアルバイト医が多いため、モチベーションが低く経験も少ないといった問題が指摘されてもいる。しかし、医師の年齢や地域特性を生かして、さまざまな経営形態の医療が協力することも都市部では必要になってくるだろう。

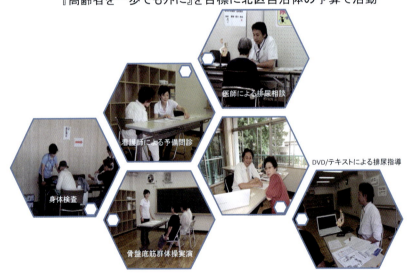

図8　地域周辺への在宅医療の普及
　　　さわやか排尿外来

高齢者の社会参画を目的に排尿相談を行なう
『高齢者を一歩でも外に』を目標に北区自治体の予算で活動

## 7. 医育機関と在宅医療

在宅医療は医育機関でどのような位置づけにあるであろうか？

現在の医学生は20年前と比較にならないほど多くの医学情報を学ぶ必要があり、極めて多忙でハードな6年間を送る。また座学の弊害も指摘され、病院実習時間もさらに増加している。医学部5, 6年生は学生医「スチューデント　ドクター」と呼ばれ、従来その立ち位置がはっきりして

---

フレイル：高齢者が筋肉や活動が低下している状態（虚弱）。サルコペニアが筋肉量の減少を主体にしているのに対し、フレイルには日常生活動作や認知機能、栄養状態などより広い要素が含まれる。

いなかった学生臨床実習が体制面そして学生の心構えからも、一見充実したものになってきた。

しかし実際の診療現場は多職種が「ハイテク」な診療機器を駆使し診療を行なうことから、医師としての基本を学ぶことよりも、時間、知識集約的な医療に曝露されることが多いように思われる。在宅医療は病者を訪問し、訴えを聞き、身体所見を取るという医師の基本形を徹底して行なう。医療のみならず社会的な問題も話題に上り、何らかのアドバイスを行なうことも少なくない。われわれは医学生の自主的な課外活動として、患家のご許可のもとに医学生を往診に同行したり、症例のディスカッションも行なった。

## 8. 在宅医療が若手医師の嗅覚、触覚を鍛える

学生のアウトカムの一つとして、医療者に必要な共感力に着目した。医療従事者のempathyを客観的に計測するための主流のツールの一つであるJefferson Scale of Empathyを用いて在宅往診前後でのボランティアの一般学生、医学生、医師について測定を行なった。

先行研究では、米国での4年間のメディカルスクールの教育で、ほとんどの場合で、医学部入学時点と比べて卒業時にはempathyのスコアが全体的に低下しており、最も低下するのが病院実習が始まる3年目だったという結果が得られている。また医学部4年生が患者を問診している様子を見たこの教官は、患者の気持ちに配慮できないコミュニケーション能力の低さに「この学生は、いったいどうやって最終学年までたどり着いてしまったのか」と、このような学生を育ててしまった教育システムの欠陥を嘆いている[7]。

驚くべきことにJefferson Scale of Empathy 日本語版を用いた、共感力のテストを往診前後で行なってみたところ、ボランティア学生と医学生では著しい共感力の増加が見られた（表1）。共感力は医師の資質として最も大切なもののひとつである。現行の教育システムが共感力の育成に妨げとなっているのであれば、積極的に医学生を在宅医療に受け入れた方がよい。

卒後教育は現在は専門医教育が主体であるが、キャリアとして在宅医療を専門とする医師は増加している。20年後には在宅医療が医療の大きな柱となっていると予想される。なにより在宅医療は若手医師の嗅覚・触覚を鍛える。しかしそれだけでなく、東京大学の辻哲夫教授が提唱されるように、在宅医療からエビデンスを構築した在宅医学が生まれてくる必要がある[8]。大学病院では、さまざまな教育機関が参加した在宅医療センターを設立して、国が推進する地域包括システムを積極的に支援することが必要だ。医育機関としての大学（病院）と在宅医療・在宅医学のあり方を図9にまとめた。

大学病院の医師が在宅医療

**表1 在宅医療見学前後の Empathy 調査**

|  | 往診前の<br>empathy平均値 | 往診後の<br>empathy平均値 | 往診前後の<br>共感力の変化 |
|---|---|---|---|
| 一般学生 | 102.50 | 111.33 | P=0.025 |
| 医学生 | 105.63 | 113.04 | P=0.001 |
| 医師 | 123.00 | 126.50 | P=0.395 |

P; Student's t-test
n=46

- 目的と興味を持つことで共感力は向上
- 学生のうちに医育として在宅医療を知ることは大切
- 医学生のみならず、一般学生にも教育の場として重要

---

Empathy：医師が患者と同等の立場で共感できる能力。Sympathy（同情）ではない。

に「乗り込」まねばならないほど、両者の距離は隔たっている。治癒する医療とケアする医療は確かに方法論、経済視点、エビデンスの構築が異なるが、つまるところ、どちらの要素もよい医療を行なうためには欠かせない。

図9

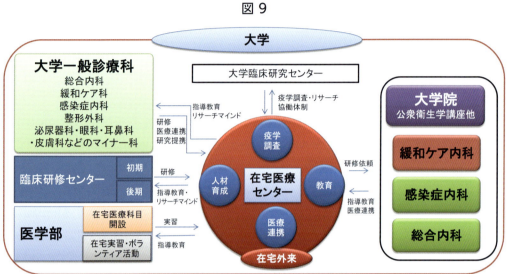

■在宅コーディネータ医の育成
■マイナー医科の在宅医療への参入
■在宅リサーチマインドの教育
■地域・在宅の場を活用した教育
■地域医療人等を活用した指導体制
■医学生・男女医師キャリア教育
■地域医療と大学の連携門戸の解放
■在宅医療を経験した総合医の育成

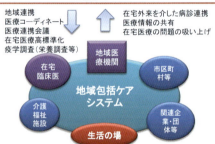

## MoreInfo もっと知る

### 参考文献・サイト

1) The most terrible poverty is loneliness. Mother Teresa Quotes
2) 厚生労働省　人口動態統計年報
3) 終末期ケアの課題と将来展望　池上直己　社会保険旬報　No2218, 2009年
4) 井尾和雄：臨牀消化器内科 ,22(2),225-230,2007
5) 厚生労働科学研究費補助金（地域医療基盤開発推進研究事業）分担研究報告書　2014
6) 日経メディカル 2015/8/6 森誠 「アメリカ医学部大解剖」Hojat M, Vergare MJ, Maxwell K, et al. The devil is in the third year：a longitudinal study of erosion of empathy in medical school. Acad Med. 2009 Sep；84（9）：1182-91. Chen DC, Kirshenbaum DS, Yan J, et al. Characterizing changes in student empathy throughout medical school. Med Teach. 2012；34（4）：305-11.
7) Schwartzstein RM. Getting the right medical students—nature versus nurture. N Engl J Med. 2015 Apr 23；372（17）：1586-7.
8) http://www.izai.net/2013/11/post-1120.html

# 医療関係者の意識と教育・学生（国内）

国立長寿医療研究センター副院長　荒井秀典

> ▶わが国における従来の医学教育は、知識偏重の教育を主としたが、臨床実習も大学病院において実施されてきた。
> ▶医学部のうち老年医学の講座を持っている大学が3割にも満たない。
> ▶最新版のモデル・コア・カリキュラムにおいては、「地域の救急医療、在宅医療を体験する」など在宅医療、地域医療に関するカリキュラムが追加された。
> ▶地域医療臨床実習を取り入れる医学部が増えている。

**KeyWord**　在宅医療、老年医学、モデル・コア・カリキュラム、臨床実習、地域医療

## 1. わが国における医学教育とモデル・コア・カリキュラム

### （1）医学教育の見直し

　わが国における従来の医学教育は、知識偏重の教育を主とし、臨床実習も大学病院において実施されてきた。しかしながら、従来の教員・大学まかせの医学教育内容への見直しの気運が高まり、平成13（2001）年に**モデル・コア・カリキュラム**——教育内容ガイドライン——が策定された。

　モデル・コア・カリキュラムには、大学卒業時までに修得すべき総合的知識・技能・態度についての一般目標と到達目標が具体的に記載されており、特に臨床実習開始前までに習得すべき知識・技能のレベルも提示された。しかしながら、最初のモデル・コア・カリキュラムには在宅医療に関する記載がなかった。その後、平成16年度より必修化された卒後臨床研修では、すべての研修医が1～3カ月の地域保健・医療の研修を行なうことが義務づけられ、平成19年に行なわれたモデル・コア・カリキュラムの改訂版においても「地域の救急医療、在宅医療を体験する」など在宅医療、地域医療に関するカリキュラムが追加された。これらのシステム、カリキュラムの変更を受けて、各大学ではモデル・コア・カリキュラムを導入し、独自の教育理念や特色を生かした卒前教育カリキュラムを推進する動きが出てきた。

　また、地域に密着した医療、すなわちプライマリ・ケアを担う人材育成に対する社会からの要請も高まってきた。在宅医療などプライマリ・ケアの教育は、実際の地域医療現場で行なわれることが重要である。卒前教育では、大学病院以外の地域の医療機関における臨床実習を実施する大学は増加してきたものの、地域の診療所における実習を実施している大学は依然として少ない。

---

**モデル・コア・カリキュラム**：平成13（2001）年、文部科学省より最初のモデル・コア・カリキュラムが策定された。モデル・コア・カリキュラムは、大学卒業時までに修得すべき総合的知識・技能・態度についての一般目標と到達目標であり、臨床実習開始前までに習得すべき知識・技能のレベルも示されている。

## (2) モデル・コア・カリキュラムの在宅医療に関連する部分

その後、平成22年に再改訂されたモデル・コア・カリキュラムにおいては、在宅医療に関連する内容が以下のような記載になっている。すなわち、基本的診療知識として

### ★介護と在宅医療の基本を学ぶ

到達目標：
①介護の定義と種類を説明できる。
②日常生活動作（排泄、摂食、入浴）の介護と環境整備の要点を概説できる。
③在宅医療（酸素療法、栄養療法、透析療法）を概説できる。

と記載されており、臨床実習に関しては

### ★地域医療臨床実習

一般目標：
地域社会（へき地・離島を含む）で求められる医療・保健・福祉・介護の活動について学ぶ。
到達目標：
①地域のプライマリ・ケアを体験する。
②病診連携・病病連携を体験する。
③地域の救急医療、在宅医療を体験する。
④多職種連携のチーム医療を体験する。
⑤地域における疾病予防・健康維持増進の活動を体験する。
実習形態：学外の地域病院、診療所、保健所、社会福祉施設など

# 2. 老年医学教育

## (1) 老年医学講座を持っている大学は3割以下

このように具体的な実習方法が記載されているにもかかわらず、すべての医学部において在宅医療の実習が実施されているわけではない。しかも、老年医学など関連する領域の講義についても、十分に提供されているとはいいがたい。老年医学については、約80の医学部のうち、老年医学の講座を持っている大学は3割にも満たない。このような現実の改善は喫緊の課題である。この問題点に関しては日本学術会議老化分科会からの提言にも認められる[1]。平成21年3月に、日本国内の国、公、私立大学医学部を対象とするアンケート調査が行なわれ、平成15年の同様の調査結果と比較検討された[2]。全80大学（含大学校）中74大学（国立：40大学、公立：6大学、私立：28大学）より回答が得られた。平成21年当時、老年科が独立して存在する大学が国立34%、公立12%、私立10%と依然少なく、平成15年に比べて減少していた。その一方で、老年科の有無にかかわらず、老年医学教育の必要性は認識されており、老年科が設置されていない大学においては、複数科が協力してカリキュラムを組むところが19%（平成15年）から36%（平成21年）と増加していた。不特定科が担当する大学においても、約半数が専門科の必要性があると回答していた。

## (2) 老年医学教育に従事するスタッフ、施設を充実せよ

　老人保健施設、介護施設、在宅医療など高齢者医療の現場における院外実習については、地域医療機関との連携不足や大学自体の理解、支援不足などにより実施大学が約55％にとどまっていた。その際、教育や実習に従事するスタッフ数の不足などを問題点としてあげる大学が多く、院外実習実施に困難を伴う状況、要因が明らかとなった。老年医学教育に使用されている教科書としては、老年医学テキスト（日本老年医学会編）を用いている場合が63％と最も多かった。

　今後改善していくべき点として、老年医学教育に従事するスタッフ数、診療・教育施設、授業時間数の充実、学生のモチベーション向上や教育のための地域連携促進などを挙げる大学が多い結果となった。平成25年4月には日本老年医学会より医学部生を対象とした「老年医学系統講義テキスト」が発刊された。本書には在宅医療に関する記載もあり、今後広く学部教育に活用されることが期待される。他大学に先駆けて、京都大学医学部においては、平成10年より老年内科の臨床実習中に市内の病院と連携し、在宅医療の実習を行なってきた。これは臨床実習の学生が、在宅医療を実践する市中病院の医師、看護師とともに、在宅医療の現場を実地に体験する実習であり、学生の評価は極めて高かった。しかしながら、組織改編により現在この実習は行なわれていない。

## 3. 地域医療臨床実習の流れ

### (1) 臨床実習の意義

　自治医科大学においては、平成10（1998）年より地域医療現場での2週間の臨床実習を行なってきた。そして平成10年から実施している地域医療現場での臨床実習に、平成13年より実習施設及び内容に関する標準プログラムを導入した。その地域医療実習標準プログラムは、在宅診療または往診、デイサービスまたはデイケア、リハビリテーション、健診活動などである。その標準プログラム導入による効果について医学部生を対象に検証したところ、実習は「意義があった」や「続ける必要がある」のVASスコアが、導入前に比べ有意に高かった。そして、この標準プログラムが、地域医療の将来について一定の効果をもたらしたと結論づけている[3]。

　また、地域医療臨床実習を履修した医学部5年生499人を対象に、自己記入式質問紙調査を実施し、地域医療臨床実習の実習項目と、実習の感想、全般評価との関連を明らかにした。その結果、実習項目数が少ないと実習に対する評価は低く、地域医療臨床実習において幅広い実習項目を経験させることが不可欠と考えられた。個別の実習項目では、教育的、個別性の高い項目や指導時間にゆとりのある項目は、実習効果が高まることが示された。具体的には健康教育・患者教育の実施は実習の効果を高め、逆に病棟診療は実習の効果を下げることがわかった[4]。

### (2) 地域医療現場での臨床実習は在宅医療への関心を高める

　札幌医科大学でも平成10年に地域医療総合医学講座が開設され、地域医療現場での臨床実習を

---

VAS：Visual Analogue Scale の略。視覚的評価スケールの一つ。たとえば現在の痛み程度を知るために、ゼロからこれまで経験した最高の痛みまでのうち、どのへんかを、患者さんに指さしてもらい判断する。

取り入れる医学部・医科大学が増加している。このことは新医師臨床研修導入により医師の地域の偏在、診療科の偏在など、地域医療を取り巻く環境は大きく変化したのが一因と考えられる。その中で、地域医療の確保・充実が重要課題となっているが、その解決策の一つとして地域医療にかかわる卒前医学教育の必要性が高まっている。

近年、鳥取大学、宮崎大学、島根大学、山口大学、福井大学、佐賀大学、岐阜大学、三重大学などに地域医療に関連する講座（多くは寄付講座）が設立されたが、東京大学医学部では平成25年より、在宅医療学拠点を設立し、2週間の在宅医療の実習を行なってきた。東大病院各診療科、地域医療連携部、加齢医学講座、高齢社会総合研究機構、看護学講座など多くの部門と連携を取りながら、カリキュラムを策定しており、平成28年度からはこの2週間の在宅医療、地域医療の実習が必須となる予定である。

学生に対するアンケート調査の結果、地域医療学実習により、地域医療&プライマリ・ケア、在宅医療、多職種連携、医療・介護制度、訪問看護及びケアマネジャーの役割などについて、理解が深まったとの意見が得られた。その他、実習後にはキャリアを選択する上で、在宅医療への関心が増しており（実習前31人中15人、実習後31人中25人）、患者・医師のコミュニケーション、医師の役割の理解、プライマリ・ケアへの理解、在宅医療への理解、訪問看護や訪問リハビリテーションなど、他の医療専門職の役割の理解や多職種連携についての理解が進んでいた。また、緩和ケア、介護負担などに関する理解も深まっていることがうかがえた[5]。

## 4.老年医学教育のカリキュラムの統一を

わが国は超高齢社会を迎えて、ますます在宅医療のニーズが高まっており、在宅医療の現場で働く医師をいかに確保するかが重要な課題となっている。モデル・コア・カリキュラムに基づく在宅医療、地域医療の実践の重要性も増している。今後はすべての医学部において、在宅医療、地域医療に関する臨床実習の内容が充実することが求められ、それにより在宅医療への関心を持つ医師の増加も期待できる。さらには、医学教育モデル・コア・カリキュラムにおける老年医学分野の充実をはじめ、老年医学教育のカリキュラムの統一を目指す必要がある。最後に、わが国で老年科のさらなる設置推進を目指し、老年医学教育スタッフの充実による教育、啓発を一層強化することが重要である。

### MoreInfo もっと知る

**参考文献・サイト**

1) 超高齢社会のフロントランナー日本：これからの日本の医学・医療のあり方、日本学術会議、老化分科会提言、2014年9月30日 http://www.scj.go.jp/ja/info/kohyo/division-15.html
2) 大内尉義「老年医学教育の過去・現在・未来」 日老医誌 2010；47：571—572
3) 岡山雅信, 梶井英治. 大学外卒前医学教育の場としての地域医療実習. 医学教育 2003; 34: 171-6.
4) 岡山雅信, 梶井英治. 地域医療臨床実習の感想や全般評価と関連のあった実習項目. 医学教育 2008; 39: 237-44.
5) 文部科学省「未来医療研究人材養成拠点形成事業」報告書、テーマB 事業名：新しい大学―地域間連携での研究人材育成、東京大学、平成27年3月

# 地域の多職種を資源としてとらえ、活かす

東京大学医学部在宅医療学拠点特任研究員　吉江　悟

> ▶在宅医療を支える資源として地域の多職種を活用していく上で、まず各職種の就業者数、就業場所の分布を知ることにより、実効性の高いアプローチを検討することができる。
> ▶多職種へのアプローチを考える際には、職種横断型と職種別の方法があることを知り、それぞれの強み／弱みを認識しながら効果的に両者を活用する。同職種内での結束と職種間の協働がそれぞれ強化され、縦糸／横糸として機能することにより、地域を支える多職種の網の目は強固なものとなる。
> ▶どの対象にアプローチする場合にも、学習の手法は受身型ではなく参加型、対象者の能動性に配慮したものとなるよう工夫する。

**KeyWord**　多職種協働（IPW：Interprofessional Work）、多職種連携教育（IPE：Interprofessional Education）、在宅医療・介護連携推進事業、在宅医療推進のための地域における多職種連携研修会、人事交流

## 1. 地域における多職種の分布を「とらえる」

　在宅医療を支える多職種の教育を考えていく上で、まず知っておかなければならないことは、それぞれの職種が、地域のさまざまな機関に、どのような分布で所属し、働いているかという全体的な傾向である。この全体像をとらえておくことは、各職種へのアプローチを考える上でたいへん重要となる。

　次ページに、各職種の就業場所の分布に関する資料（国あるいは全国規模の職種団体が行なった調査結果に基づく資料が存在する医療関係職種のみ）を掲載した（図1）。これらの図は全国の分布を示したものなので、地域による偏在まで考慮することは難しいものの、各職種が一般的にどこに何人くらいいるかという目安をつける上では参考になろう。たとえば、ここに示された数値をもとに粗い計算を加えれば、表1のように、人口10万人の地域において各職種がおおむね何人くらい存在するのかという概算の想定を得ることができる。また、この表にあげた職種だけでみても、人口10万人対の就業者数を合計すると2,000人に近い人数となる。すなわち、50人強に1人は現役の医療関係職種ということだ。地域には就業していない医療関係職者もいることを加味すれば、地域において大きな資源となり得るということが数値として理解できる。

## Point　地域の医療・介護の資源の把握

　平成27年度から各市町村で順次開始される在宅医療・介護連携推進事業（介護保険の地域支援事業の中で実施）において、厚生労働省が例示する項目の一つに「地域の医療・介護の資源の把握」があげられている。市町村は、情報の入手可能性等の理由から、資源の量や質（機能）を保険医療機関や介護サービス事業所という「機関」の単位で整理していくことが多い。しかし本来は、各職種あるいは各機能を果たす人材が、それぞれどれくらいの「人数」が必要であるかという試算に基づき、各地域における資源の整備を計画に盛り込んでいくべきである。さらには、たとえばある1人の看護師が、週2日は病院の外来看護、週2日は訪問看護、週1日はデイサービスにおける看護業務に従事するなどといった（願わくは法人の単位を越えた地域という単位での）フレキシブルな人的資源の活用も、今後検討されるべき事項であろう[1]。またこれらの検討は、地域における最も公共的な団体といえる市町村行政などが、各職種団体の協力を得つつ積極的に行なっていくことが期待される。

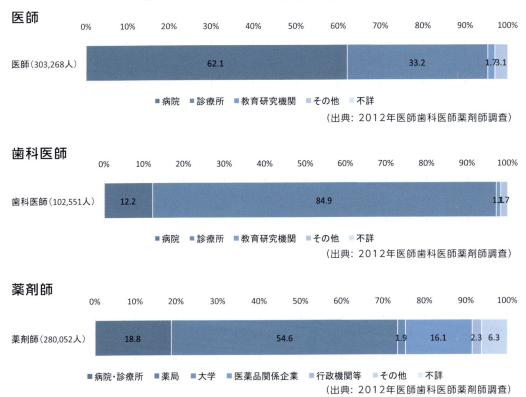

図1　各職種の就業場所別の就業者数

地域の多職種を資源としてとらえ、活かす

## 図1 各職種の就業場所別の就業者数（つづき）

### 看護職

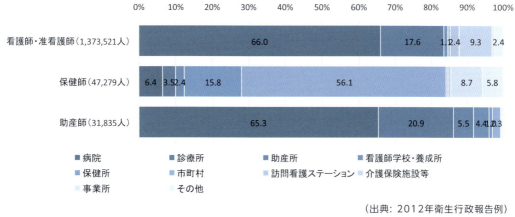

（出典：2012年衛生行政報告例）

### 理学療法士

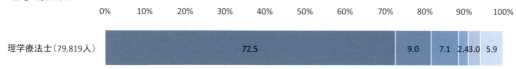

（出典：2015年3月時点の日本理学療法士協会会員（無職の者を除く）の就業場所分布）
※日本理学療法士協会の2014年時点の入会率（会員数／累計有資格者数）：80.0％

### 言語聴覚士

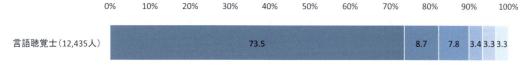

（出典：2015年3月時点の日本作業療法士協会会員（無職の者を除く）の就業場所分布）
※日本言語聴覚士協会の2015年時点の入会率（会員数／累計有資格者数）：55.5％

### 歯科衛生士

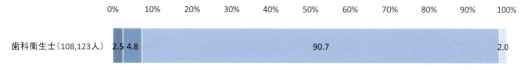

（出典：2012年衛生行政報告例）

表1 各職種の就業場所別の人口10万人対就業者数

| 職種 | 就業者総数 | 人口10万人対就業者数 | (再掲) 就業場所別人口10万人対就業者数 | | | | | | | | |
|---|---|---|---|---|---|---|---|---|---|---|---|
| 医師 a | 303,268 | 237.8 | 病院 | 診療所 | 教育研究 | その他 | 不詳 | | | | |
| | | | 147.7 | 78.8 | 4.0 | 7.3 | 0.0 | | | | |
| 歯科医師 a | 102,551 | 80.4 | 病院 | 診療所 | 教育研究 | その他 | 不詳 | | | | |
| | | | 9.8 | 68.3 | 0.9 | 1.4 | 0.0 | | | | |
| 薬剤医師 a | 280,052 | 219.6 | 病院・診療所 | 薬局 | 大学 | 医薬品関係企業 | 行政等 | その他 | 不詳 | | |
| | | | 41.3 | 120.0 | 4.1 | 35.4 | 5.1 | 13.7 | 0.0 | | |
| 看護師・准看護師 a | 1,373,521 | 1,077.1 | 病院 | 診療所 | 助産所 | 教育研究・養成所 | 保健所 | 市町村 | 訪問看護St | 介護保険施設等 | 事業所 | その他 |
| | | | 710.4 | 190.0 | 0.1 | 11.5 | 0.9 | 6.4 | 26.2 | 99.9 | 6.4 | 25.5 |
| 保健師 b | 47,279 | 37.1 | 2.4 | 1.3 | 0.0 | 0.9 | 5.8 | 20.8 | 0.2 | 0.3 | 3.2 | 2.1 |
| 助産師 b | 31,835 | 25.0 | 16.3 | 5.2 | 1.4 | 1.1 | 0.2 | 0.6 | 0.0 | 0.0 | 0.0 | 0.1 |
| 理学療法士 c | 99,774 | 78.2 | 病院 | 診療所 | 老健 | 訪問看護St | 教育研究 | その他 | 不明 | | | |
| | | | 56.8 | 7.1 | 5.5 | 1.9 | 2.3 | 4.6 | 0.0 | | | |
| 言語聴覚士 d | 22,405 | 17.6 | 病院・診療所 | 老健・特養 | 福祉 | 教育研究・養成校 | その他 | 不明 | | | | |
| | | | 12.9 | 1.5 | 1.4 | 0.6 | 0.6 | 0.6 | | | | |
| 歯科衛生士 b | 108,123 | 84.8 | 行政機関 | 病院 | 診療所 | その他 | | | | | | |
| | | | 2.1 | 4.1 | 76.9 | 1.7 | | | | | | |

a: 出典: 2012年医師歯科医師薬剤師調査
b: 出典: 2012年衛生行政報告例
c: 出典: 2015年3月時点の日本理学療法士協会会員(無職の者を除く)の就業場所分布/日本理学療法士協会の2014年時点の入会率(会員数/累計有資格者数): 80.0%/日本理学療法士協会の非会員も会員と同様の従事場所の分布をとるという仮定に基づいて推計を実施
d: 出典: 2015年3月時点の日本言語聴覚士協会会員(無職の者を除く)の就業場所分布/日本言語聴覚士協会の2014年時点の入会率(会員数/累計有資格者数): 55.5%/日本言語聴覚士協会の非会員も会員と同様の従事場所の分布をとるという仮定に基づいて推計を実施
※ 作業療法士等他の医療関係職種については、就業場所の分布を示した全国規模の統計資料を見つけることができず非掲載

## 2.多職種を「活かす」手法

　在宅医療に関する多職種の意識を高めていく上では、大きく職種横断型と職種別のアプローチがある。両者の強みを活かした展開が重要である。前述したとおり、地域には一定数の医療関係職種が現に医療に従事している。だが、そのうち全員が在宅医療に従事しているわけではない。在宅医療に関する多職種の意識を全体として高めていくためには、現に在宅医療や地域医療に従事している者はもちろんのこと、高度急性期など在宅医療と接点が薄いと思われる領域の医療従事者へのアプローチも重要となる。

### (1)職種横断型アプローチ

　プライマリ・ケアの領域において良好なチームワークを阻害するものとして、六つの要素をあげることができる(表2)[2]。これを裏返すと、良好なチームワークを構築するためのヒントとなる要素を得ることができる。ひと言で表すならば、「各職種の専門性や役割を互いに理解しようとする態度を示しながら、縦割りを排除し、職種を超えて目標や情報、思いを共有する」ことが重要となる。多職種によるチーム医療の確立は、社会保障制度改革国民会議報告書(2013)においても明記され、超高齢社会を迎えたわが国においては、高度急性期から慢性期に至るまで領域を問わず重要視されている。

　職種横断型アプローチの具体的な取り組みとしては、全国各地で地域に根ざした意欲的な取り組みが年を追って増えてきていることを前提にしつつ、一例として「在宅医療推進のための地域における多職種連携研修会」[3]を紹介する(図2)。

この研修会は、かかりつけ医の在宅医療参入の動機付けと市町村を単位とする多職種チームビルディングの促進を目的とした研修プログラムで、多職種によるグループ討議という受講者の能動性に重きを置いた構成となっているほか、あらかじめ職種バランスをコントロールして研修受講者を募集することや、個人単位の募集ではなく職種団体を介した募集を通じて地域における

表2　良好なチームワークに向けた六つの障壁

1. 適切でない前提条件
2. 共通でアクセスできるデータベースが存在しないこと
3. （実際にはそうではないにもかかわらず）チームワークがすでに確立されているとする一部のメンバーによる意見
4. 家庭医、地区看護師、巡回保健師やその他のチームメンバーの間に存在する縦割りの契約あるいは専門性
5. チームメンバーがお互いの役割、専門的な知識や技術、目標、専門職としてのゴールを誤解していること
6. チームメンバーの態度が親密な協調を促すようなものではないこと

出典：工藤ら（1999, 原典はHutchinson and Gordon, 1992）の表をもとに筆者訳

同職種内のつながりを強化していくことなど、開催方法にまで配慮されたプログラムとなっている。

企画・運営の手順を示した「研修運営ガイド」は、国立長寿医療研究センター、東京大学高齢社会総合研究機構、日本医師会、厚生労働省の四者により発行されており[4]、在宅医療・介護連携推進事業の枠組みのもとこのような研修プログラムを実施する立場にある市町村や地区医師会の担当者にとって参考になろう。また、同プログラムは、平成27年3月に厚生労働省老健局老人保健課が発行した「在宅医療・介護連携推進事業の手引き（Ver. 1）」においても、多職種が連携するためのグループワーク等の研修の例として紹介されている。

同プログラムは、各地の状況に合わせて全国で活用されつつあり、図2には主に千葉県柏市などで採用されている1.5日間の全体研修＋医師のみを対象とした実習という形が示されているが、他の地域においては、1.0日間の全体研修のみの形、0.5日間の全体研修を3回に分けて実施する形など、多様な実施形態がとられている。

図2　在宅医療推進のための地域における多職種連携研修会 概要

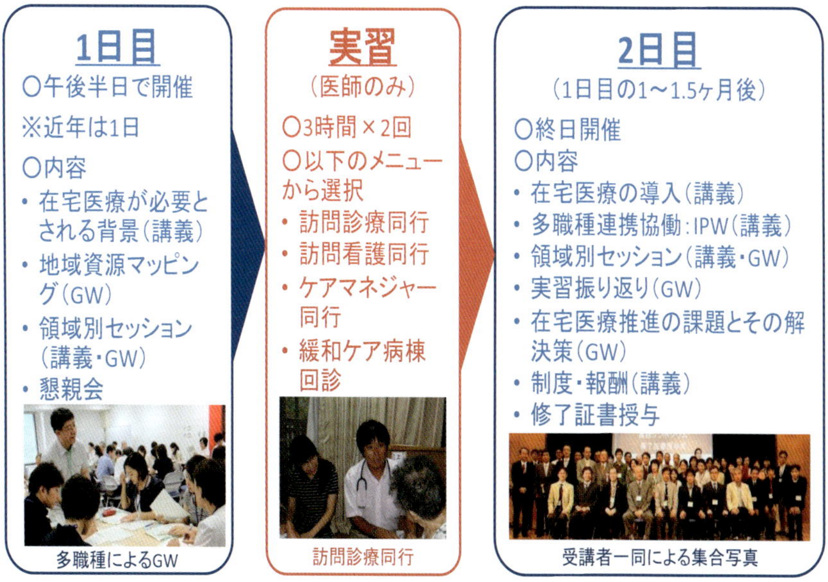

**1日目**
○午後半日で開催
※近年は1日
○内容
・在宅医療が必要とされる背景（講義）
・地域資源マッピング（GW）
・領域別セッション（講義・GW）
・懇親会

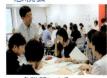
多職種によるGW

**実習**
（医師のみ）
○3時間×2回
○以下のメニューから選択
・訪問診療同行
・訪問看護同行
・ケアマネジャー同行
・緩和ケア病棟回診

訪問診療同行

**2日目**
（1日目の1～1.5ヶ月後）
○終日開催
○内容
・在宅医療の導入（講義）
・多職種連携協働：IPW（講義）
・領域別セッション（講義・GW）
・実習振り返り（GW）
・在宅医療推進の課題とその解決策（GW）
・制度・報酬（講義）
・修了証書授与

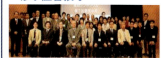
受講者一同による集合写真

## Point　参加型の学習の重要性

　米国の教育学者エドガー・デイルは、その著書の中で「経験の円錐（Cone of Experience）」という概念を示し、さまざまな種類の経験を円錐状に示している（図3）[4)][5)]。このうち、最下層にある「目的を持った直接的な体験（Direct, Purposeful Experiences）」は、最も豊かで"フルボディ"の経験であり、すべての学習の根底をなすものであると述べられている。学習には、このような直接体験から、円錐の最上部にあるような文字情報による擬似的経験（読書など）まで、さまざまな階層が存在するが、円錐のより下層に示されているような、体験型、参加型、学習者の能動性に配慮した学習方法をとることがより有意義であると指摘されている。このため、地域の多職種に対するアプローチを考える際にも、一方通行の講義などよりは、参加者がともに交流したり、刺激し合ったりすることができる機会を適切に設定していくことが重要である。

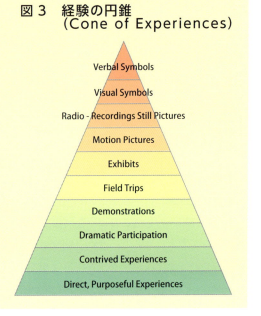

図3　経験の円錐（Cone of Experiences）

## (2)職種別アプローチ

　在宅医療の場面では、ときに施設医療の場面以上に多職種による協働が重要と指摘される。しかしながら、「専門職」というものは、何らかの専門を有する職種であるという時点で、原理的に、一定の排他主義を内包する（自職種が専門とする業務を独占したり、他職種より特定の知識・技術が秀でていることを強調したりすることになるという意味で）存在ともいえる。このような特性を持つ専門職に対しては、「職種を越えて協調を」と伝える職種横断型アプローチに加えて、同一職種内での凝集性を高めるアプローチも重要となる。同じ地域で同じ職種として働く者同士のコンセンサスを高めていくことができなければ、「多職種連携協働（Interprofessional Work）」というたいへん美しい言葉のもとに展開されている活動が、実は同一職種内の関係を棚に上げた、張り子の連携協働にとどまってしまう恐れがあるからである。

　地域の多職種へアプローチをする際に、職種横断的なアプローチに注力するあまり、案外この職種別のアプローチは忘れられてしまう場合がある。特にその地域での多職種へのアプローチの中長期戦略を立案する当初期において、地域における同一職種内の力動など多角的な視野から、その地域における医療関係職種の状況をアセスメントし、企画を練っていくことが推奨される。

下記には看護師に対するアプローチを一例として示した。他の職種についても、図1に示したような所属内訳を参照しつつ、効果的な職種別の企画を練っていくことが需要である。

> **例：看護師の場合**
>
> 　たとえば、在宅医療の担い手として医師に加え重要視される看護師については、現任の看護師のうち訪問看護ステーションに所属する者は数％と大変低い割合であり、多数は病院・診療所に所属していることが図1から一目瞭然で理解できる。このような現況にある看護師に対しては、訪問看護ステーションに属する者や在宅医療を行なう診療所・病院に勤務する者など「A. 実際に在宅医療に従事する看護師」と、病棟勤務者のような「B. 在宅医療に従事していない看護師」という二者をある程度区分して、効果的なアプローチをとることが求められる。
>
> 　具体的には、前者のAの集団は、すでに在宅医療の意義を見出し、それに従事している集団であり、動機づけはすでに済んでいることから、個別技術の研鑽や多職種との連携の強化など、対象となる看護師のニーズ等により具体的なプログラムを企画・実施していくことが可能であろう。
>
> 　一方、Bの集団については、対象となる看護師が、在宅医療に対する関心を有しない、その意義を認めていない（行動変容ステージモデル[6]における無関心期の段階にある）可能性も想定され、Aの集団（同理論における実行期や維持期）とは明らかに階層が異なる。よって、相対的により綿密な企画運営が必要となろう。また、Bの集団の看護師の大多数は病院に所属していることから、それぞれの病院の置かれている状況に合わせた対応を要する点も特徴である。
>
> 　病棟に勤務する看護師は、夜勤を含む勤務環境などから、院内の研修会に参加することはできても、院外の研修に参加することは容易ではない。このことから、Bの集団に効果的にアプローチをしていくためには、看護師個人個人へのアプローチの前段として、各病院看護部幹部へのアプローチが必要である。
>
> 　各病院看護部幹部の理解を得ていく上では、① 在宅医療・介護連携推進事業や医療介護総合確保基金事業など公共事業の一環として、② 市町村職員など公的な立場にある者が積極的にその推進を目指す態度を示しつつ、③ 看護協会の地区活動や施設代表者会議などの既存の機会も有効に活用しながら、④ 特定の施設においてのみ推進するものではなく地域の施設にあまねく機会を与える開かれた態度で（ただし、一施設においてモデル的な試行を行なうことは考えられる）、取り組みを進めていくことなど、しっかりと手順を踏んでいくことが重要となろう。
>
> 　このような基盤を形成していくためには、一定以上の労力や時間を要するものと考えられる。しかし言い方を変えると、手間と時間をかけてその基盤を構築することができれば、地域という単位での施設を超えた交流を行なう基盤が整備され、そ

れはさらなる交流の糸口となるだろう。たとえば、教育研修プログラムという枠組みを越えて、病院と訪問看護ステーションの間での法人を超えた人事交流制度を形成していくことも考えられる。これにより、訪問看護ステーションは病院看護部とのより深い連携体制を構築することができる。他方、病院看護部にとっては、在宅医療の臨床を肌で知る看護師を自院に擁することになり、退院支援などの各場面において、より先手を打った看護展開が可能となる。両者にとってメリットといえるだろう。

## 3.地域の多職種に対する教育のこれから:地域で多職種を育てるという視点

　在宅医療を支える多職種を、まずは客観的に「とらえる」ことの重要性を指摘し、その上で、職種横断型、職種別など複数のアプローチにより、彼らを「活かす」手法について述べた。重要な点は、多職種という資源を、彼らが所属する機関別にとらえるのではなく、地域の資源として、中長期的な活用を広い視野から考えていくということである。もちろん、各機関、各法人はそれぞれの単位で経営を行なっており、多職種に対する人事、教育などの仕組みもそれにつながっている。これを根元から覆すことは難しいし、適切であるとも思わないが、多職種が地域という単位で活躍し、それが長い目で自機関の価値を高めることにも貢献していくような好循環をつくり出すことができれば、多職種個人、各機関、そして地域の三者にとって好ましいはずである。そしておそらく、その好ましい環境のもと医療の提供を受けることのできる患者・住民は、そのQOLを最大限高めることができるのではないだろうか。

### MoreInfo もっと知る

#### 参考文献・サイト

1) 田中滋. 地域包括ケアシステムと地域看護機能. 明治安田生活福祉研究所調査報「生活福祉研究」, 通巻88号巻頭言, 2014
2) 工藤桂子, 田村由美, 池川清子. 今, 世界が向かうインタープロフェッショナル・ワークとは—21世紀型ヘルスケアのための専門職種間連携への道—: Inter-professional の実践—ヘルスプロモーション領域での試み—. Quality Nursing, 5（1）, 55-61, 1999
3) 在宅医療推進のための地域における多職種連携研修会ホームページ. http://chcm.umin.jp/education/ipw/, アクセス日: 2015.7.31.
4) 在宅医療推進のための地域における多職種連携研修会 研修運営ガイド. http://chcm.umin.jp/education/ipw/files/outline/uneiguide_all.pdf, アクセス日: 2015.7.31.
5) Dale, E. The "Cone of Experiences". In Dale, E. (Ed.), Audio-Visual method in teaching, New York: Dryden Press, pp37-52, 1946
6) Prochaska J.O., Velicer W.F. The transtheoretical model of health behavior change. American Journal of Health Promotion 12(1), 38-48, 1997

# 行政関係者の人材育成・リーダー研修

国立長寿医療研究センター在宅連携医療部長　**三浦久幸**
国立長寿医療研究センター研究員　**後藤友子**

> - 日本は平成 19（2007）年に超高齢社会に突入したが、今後さらなる高齢化の上昇と人口減少が見込まれている。住民が地域の中でいつまでも暮らせるような街づくりを進めるためには、在宅医療の充実と、効率的で質の高い医療提供体制の構築が強く求められている。
> - 国立長寿医療研究センターは平成 24（2012）年度に都道府県リーダー研修、平成 25 年度には在宅医療介護連携推進事業研修会を開催し、全国の在宅医療推進に係る関係者と、在宅医療推進に向けた問題意識や課題の共有を図った。これを踏まえ、今後は在宅医療推進と充実に向けた、地域を包括的に支えるための人材育成の必要がある。
> - 具体的には、連携づくりのための人材、医療と介護を調整するための人材、在宅医療を推進する人材と、必要な役割において特化した能力を持つ人材を、全国各地で育成することである。
> - 育成した人材が、その地域で継続的に学びながら活躍できるようにする支援についても、同時に検討し整備していく必要がある。

**KeyWord**　在宅医療、都道府県リーダー研修、地域リーダー研修、行政、人材育成、医療提供体制

## 1. 在宅医療と人材育成―その類型化―

　老年学・老年医学を専門とするナショナルセンターとして国立長寿医療研究センターは全国レベルでの在宅医療推進に取り組んでいる。これまで各地域で面的に進められている在宅医療推進の人材育成活動をまとめた。

　現在進められている在宅医療における人材育成は、大きく四つに分類される。

　一つ目は在宅医療のリソースとなる人材を育成する取り組みである。これは学生対象の教育のように、基盤を構築するための人材育成と、既に各専門職能や職業等の経験者に対し在宅医療に関する再教育を行なう場合である（パターンⅠ）。

　二つ目は他職種と協働をすることを目的に、在宅医療についての理解を促す教育であり、これらは介護や福祉分野、急性期等の医療機関に属する関係者などを対象に行なう人材育成である（パターンⅡ）。

　三つ目は、在宅医療と多職種との調整に関する教育である。職種に限定せず、広く在宅療養患者や地域医療全体が、地域の実情に応じて円滑に展開できるための調整能力を持つ人材を育成する（パ

ターンⅢ)。

　四つ目は先のⅠからⅢとは階層が異なり、在宅医療を推進するリーダーの人材育成である(パターンⅣ)。

　これから、超高齢社会をさらに突き進むわが国においては、以上の四つの視点から在宅医療推進のための人材を育成する必要がある。

## 2.国立長寿医療研究センターによる在宅医療推進に向けた人材育成の取り組み

　当センターでは、平成22（2010）年より認知症サポート医研修を行なっており、平成26年度の第2回目（10月4日、5日開催）終了までで、3,412名の医師が受講している。今後、認知症患者を支える地域全体での支援体制の構築は喫緊の課題であり、在宅医療を含む地域医療とは密接な関係にある。

　在宅医療については、厚生労働省の多職種協働による在宅チーム医療を担う人材育成事業において、在宅医療推進の都道府県リーダーを育成する研修会の開催と、その後、このリーダーにより各都道府県で行なわれる地域リーダー研修、多職種研修の進捗管理を担った。

　平成24年に行なわれた都道府県のリーダー研修においては、推進役としてどんなリーダーが求められているのか、また、さらなる人材を育成するための教育技術論、在宅医療の技術から理論に至る知識、在宅医療においては多職種協働が大前提であることから、多職種協働や連携推進の知識を骨子としてプログラムを構築した。

　そして、日本の医療提供体制は医師による診断と治療が軸となっているため、在宅医療推進のリーダーとして医師の参加を強く呼び掛けた。

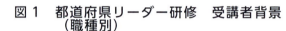

図1　都道府県リーダー研修　受講者背景（職種別）

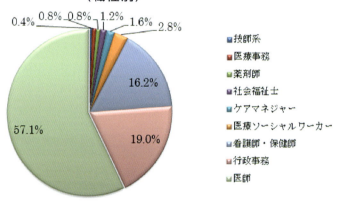

表1　都道府県リーダー研修プログラム骨子とメニュー一覧

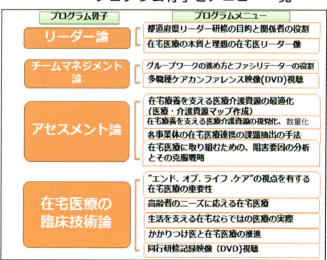

厚生労働省や日本医師会の協力のもと、都道府県医師会の担当理事である医師、都道府県庁の在宅医療を所管する担当官、そして平成24年度在宅医療連携拠点事業所として採択を受けた事業所から、主に医師やケアマネジャー資格を持つ看護師が受講した。受講者の構成は、受講者252名のうち57%が医師であり、全体の7割以上が医療者であった（図1）。

　都道府県リーダー研修のプログラム骨子は、4本柱で構成されている（表1）。

　リーダーとしての資質を育成するリーダー論、職種協働を支えるチームマネジメント論、地域全体の情報を集約、分析し、課題を抽出するアセスメント論、そして在宅医療の臨床技術論である。

　平成25年度には、在宅医療・介護連携推進事業研修会を開催した（図2）。

　都道府県で行なわれた地域リーダー研修の後方支援として、行政や関係多職種に向けた全国規模の研修会を実施した。同年度内には、第5期地域医療再生基金による在宅医療推進事業が、都道府県主導で展開されることが決定していたため、都道府県が主体的に在宅医療推進に向けた人材を育成、支援することを担う形をとった。その結果、受講者は334名、事務職が全体の4割を占めた。

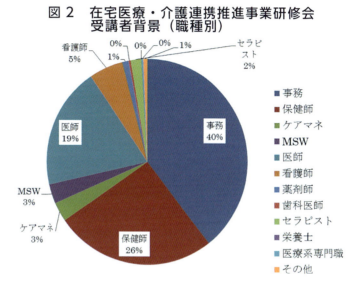

図2　在宅医療・介護連携推進事業研修会受講者背景（職種別）

- 事務 40%
- 保健師 26%
- 医師 19%
- 看護師 5%
- MSW 3%
- ケアマネ 3%
- セラピスト 2%
- 薬剤師 1%
- 歯科医師 0%
- 栄養士 0%
- 医療系専門職 0%
- その他 1%

## 3. 在宅医療推進に向けた人材育成の取組み

　上記パターンⅠ、Ⅳについては、都道府県や二次医療圏などの広域的範囲で、資金や時間もかけ、多くの承認を得た上でコンテンツが構築され、進められる必要がある。

　パターンⅡ、Ⅲについては、都道府県や二次医療圏等の広域にとらわれず、地域の実情に応じて柔軟に育成することが求められる。

　各都道府県主導で平成24、25年度に実施された、多職種協働による在宅チーム医療を担う人材育成事業において、全国各地の取り組み状況の把握を、都道府県担当部局を通じて行なった。その結果、平成24年度においては都道府県主催によって36都道府県で在宅医療推進に関する研修会（地

---

在宅医療連携拠点事業：平成24（2012）年度に行なわれた厚生労働省主導の事業。医療と介護の連携を主眼に、全国105カ所の採択事業所で行なわれた。病院、診療所、訪問看護ステーションなどさまざまな事業所が採択されたが、これらの事業成果により、この連携に関する事業は平成27年度から行なわれている介護保険の地域支援事業の在宅医療・介護連携推進事業という国の正式事業に移行した。

二次医療圏：一般的には一次医療圏は市町村、三次医療圏は都道府県で、複数の市町村からなる二次医療圏は、その中間的な位置づけ。厚生労働省が都道府県を3～20の二次医療圏に分け、その中で、手術や救急など通常の医療提供が完結できることを目指す。その地域のベッド数や地理的なつながり、交通事情などが考慮されて決まる。

域リーダー研修）が開催されていた。その研修内容は、当センターが開催した都道府県リーダー研修のコンテンツをもとに構築されており、ボリュームは各都道府県によって異なるが、その内容については一律の内容であった。

平成25年度においては、全国で428回の在宅医療推進に向けた研修会（地域リーダー研修や多職種研修）が開催され、約30,000人が受講した（43都道府県のみからの回答に基づく）。平成25年度においては、都道府県規模で行なった研修会や、二次医療圏レベルで行なった研修、市町村自治体で開催した研修会、病院主催や保健所、医師会や各職能団体による研修会など、その地域の実行可能性に応じた取り組みが展開された。

内容については、地域主催で行なうため、その多様性が顕著に現れていた。市民フォーラムのように講師の講話のみや、グループディスカッションのみ、あるいは都道府県リーダー研修とほぼ変わらない内容とボリュームで行なわれた研修会も見られた。

参加者においては、地域の住民を含める場合は少なく、医療・介護・福祉の関係者と行政の参加者を中心とした地域が大半であった。実施主体では、医師会主催と行政主催（市町村自治体や保健所、地域包括支援センター）に大別された。医師会主催の研修会では、医師や医療職に対する在宅医療の技術論や症例検討、また24時間365日の安定的な医療提供体制に向けた研修内容が多かった。自治体主体の研修会では、多職種連携や医療との連携、事例検討等を含み、顔の見える関係づくりなど医療と介護の連携体制構築に向けたディスカッションなどの内容が多かった。研修会実施主体や対象エリアによって、研修会の内容はさまざまである。

平成26年度以降の研修会開催についても9割近くの都道府県担当部局から回答を得たが、半数程度は継続的な研修会開催と回答し、半数は未定という回答であった（図3）。このことから、経年的な研修会プログラムの策定についても、全国的にばらついており、地域による今後の展開に大きな偏りを呈する可能性もある。

多職種協働による在宅チーム医療を担う人材育成事業は、イギリスのGSF（Gold Standards Framework：緩和ケアにおける継続教育のプログラムであり、学びのリレー形式で先導者から関係者に対して教育がつながれて人材が育成される仕組み）を参考にしてプロジェクトデザインされていた。

日本においての在宅医療推進の取り組みにおいては、GSFを参考に、在宅医療専門職集団に対するアプローチと、行政を中心とした生活を支える立場へのアプローチ、さら

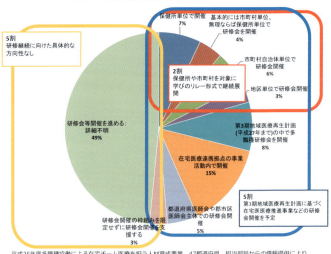

図3　平成26年度人材育成研修会開催の方向性調査結果

平成25年度多職種協働による在宅チーム医療を担う人材育成事業　47都道府県　担当部局からの情報提供により

にこの二つの集団の間を調整する立場へのアプローチと、三つの教育的アプローチが必要となった。こうしたことから地域リーダー研修や多職種研修においては多様な研修内容になった。

当事業において、在宅医療における学びが、各地域のさまざまな関係職種に対して伝達される仕組みを構築するという第一目的は達成されたといえる。

## 4.三つの課題

在宅医療推進において、全国的に共通した大きな三つの課題が明らかとなっている。教育する人材の不足、教育するための情報の流通不足、教育する場の不足、である。

教育提供人材の不足は、在宅医療に関わる人材がそもそも不足していることからも容易に想像できる。現状では、在宅医療の実際を経験していない人間によって在宅医療に関する教育を行なわざるを得ない。そのため、教えられている在宅医療の内容が、机上の空論になりやすいと指摘されることも少なくない。

在宅医療における正確な知識の流通不足という点は、上記に密接に関連している。都道府県レベルでは長年在宅医療に熱心に取り組んできた人材が存在する。しかし、その情報が円滑に欲しいところに届けられていない。

情報発信は重要な活動ではあるが、日々の地域医療業務と並行して行なうには大変な労力を要する。また、情報を発信する側、受ける側双方において、講演会や研修会等に参加するために地域を離れなくてはならず、その負担は非常に大きいものになる。伝達する相手が教育関係者である場合は、データの収集や論理的に情報を組み立てて発信する必要があり、考察に要する時間や労力の負担が生じる。そのため、各地域で蓄積された経験に基づく情報が流通しにくい。学びたくても学べない現状がある。

在宅医療を学ぶには、同行研修のように実際にそのフィールドに出て時間と空間を共有することが効果的である。しかし、在宅医療提供者の人材不足や教育負担が大きい現状において、さらに実習や研修を企画し、運営し、継続させるということは、大きな負担となる。そのため、教育の場の確保が難しく、限られた場所へ負担が集中している。

## 5.具体的にどう対処するか

以上の三つの"不足"が在宅医療の推進を阻む壁である。在宅医療を重要な医療の一部と位置づけた今日では、この難題解決に向けた積極的な支援が強く求められる。

具体的には、教育を受け入れる側への手厚い支援を展開することが必要である。また各地の情報については、都道府県レベルで圏域内の先進地域の活動の実態や、効果、空間のあり方について情報を蓄積することである。今後基礎自治体を基盤として、在宅医療と介護の連携推進や郡市区医師会との協働体制の構築、病院等の医療提供機関との連携について主体的に取り組まなければならない。とすれば、都道府県はその有効な後方支援を積極的に展開しなければならない。講師の紹介や

市町村自治体への考え方の教育指導、研修内容への助言、資料や情報提供など都道府県が担うべき役割は大きい。

研修場所の確保についても、地域の医療行政を担ってきた都道府県においては、公平で有効な学ぶ場の確保と調整を期待したい。

医師や看護師の同行研修をはじめ、介護職の医療技術の研修の場、保健師や薬剤師、歯科医師、歯科衛生士等の訪問診療への同行については、学生や経験者、病院関係者等に対して学びを深められる有効な手段であることから、医師会や看護協会、病院協会、教育機関などとの連携調整の上、公平で有効な学びの確保を行なっていくべきである。

換言すれば、これらの課題からわかるのは、地域包括ケアシステムという視点、すなわち地域を俯瞰的にとらえた上での人材の育成という視点が欠けているということだ。住民が生きることを支援する全体像の中で、一部の限られたフィールド、限られた医療というフィールドの中でのみ在宅医療推進の人材が育成されている。地域や教育の状況によって人材の質が大きく変化してきているのではないかと懸念されている。

地域包括ケアシステムという総合的な仕組みの中では、前述のように限られたフィールドの中での人材が育成される現状があるならば、専門特化したリーダーとしての人材と、その調整役や下支えを行なう人材がペアで同時に育成されなければ、有効に機能しない。現在は単発的、かつ限られた分野での人材が、とりあえずできるところから育成されているが、今後の社会変化に対応したシステムを構築するためには、地域全体の構成を把握・設計し、適材適所に必要な人材を配置することを戦略的に進める必要がある。

これから高齢化が加速する中で、在宅医療や医療と介護を調整する機能の重要性は必然的に増加する。すべてをこなせるマルチ能力を備えた人材を育成するのも一つの方法であるし、それぞれの機能を持つ人材を連携できるよう設計して、地域に配置する方法も考えられる。地域に医療提供体制を先導する人材と、地域包括ケアの視点から生活支援や地域のネットワークづくりをマネジメントする人材、地域の仕組みと在宅医療体制を接着する調整機能に優れた人材の必要性が増すだろう。

そして、育成した人材が孤軍奮闘で活動するのではなく、高めた能力を生かせる環境の整備が求められる。能力が向上したことによる質の高いサービスの提供が可能となり、現場が活性化する。このことは、さらなる人材の獲得と能力の向上につながりやすい。環境によるメリットは何倍にも増幅することが見込まれる。

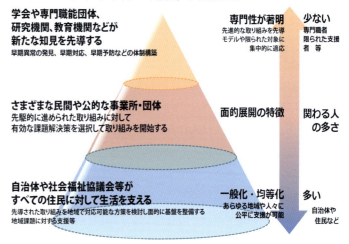

図4　医療介護福祉連携を基盤とする地域包括ケアシステム設計の概念図

# 医学教育における在宅医療・学生（海外）

埼玉医科大学総合診療内科教授　橋本正良

▶人口構造の変化に伴い疾病構造の変化、医療資源の提供のあり方も変化が求められている。社会保障改革においても在宅医療を担う診療所等の機能強化が叫ばれている。現有する医療資源を効率よく住民に提供するには、卒前のみならず卒後の医学教育課程において、いかに在宅医療を取り扱い、教育・研修を行なっていくかについて検討する必要がある。

▶平成25（2013）年度は米国と英国、平成26年度はタイ、マレーシア、インドネシアを訪問し、医学教育の中での在宅医療の位置づけに関して現地調査を行なった。米国ではプライマリ・ケアの中心的役割を果たしている家庭医療レジデンシーでの在宅医療研修を調査した。英国では留学生を通じてプライマリ・ケア医師の在宅医療関与を調査した。タイ、マレーシア、インドネシアでは実際の往診グループに同行し、往診スタッフや患者家族から情報収集を行なった。訪問したどの国も、往診に医学生や研修医を同行させ、on the job trainingを行なっていた。日本でも、往診を実施している医療機関に医学生や研修医を参加させ、往診の体験をさせることが何より必要である。

## 海外での在宅医療教育の現状を調査

　日本の大学医学部における医学教育は、医学教育モデル・コアカリキュラム―教育内容ガイドライン―（以下コアカリ）に則り実施されている。平成22年度改訂版では「B　医学・医療と社会（2）地域医療5）地域における救急医療、在宅医療体制を説明できる」ことがその到達目標となっている。

　同様に米国医学校における医学教育は、Liaison Committee on Medical Education（LCME）の監督下にあり、カリキュラムの概要もLCMEのガイドラインに拠っている。過疎地域での医師数減少補正のため、複数の大学医学部で地域枠での医学生確保を実施し、地域医療実習を行なっている。その多くは人口過疎地での勤務を余儀なくされる医学生のための、人口過疎地での医療の研修である。地元医師や看護師の往診も実施され、医学生が在宅医療の見学実習を行なっている。

　日本の将来を鑑みると人口過疎地域のみならず、都市や大都会での地域医療実習も必須である。どの学年でどのくらいの期間、どんな研修が好ましいかは、諸大学からの個々の報告書からは判断できない。

　平成24年度の米国での現状調査では、研修がいかに実施されているかは詳細が不明であった。平成25（2013）年度は米国並びに英国に赴き、複数大学で、在宅医療教育の実情に関して聞き取り調査を行なった。また、平成26年度は神戸大学と学生間交流のある下記3施設を訪問した。

タイ　シリラート病院
　マレーシア　マラヤ大学
　インドネシア　アイルランガ大学
　上記3大学を拠点に、実際に往診や訪問診療を行なっている施設を紹介してもらい、スタッフとともに往診を体験しながら、医学生や研修医への教育システムの聞き取り調査を実施した。

## (1)米国でのhome visit training

　米国でのプライマリ・ケアを担う診療科の一つである家庭医医療、並びに内科レジデンシーに在籍する4名の日本人医師から聞き取り調査を行なった。日本人医師以外ではピッツバーグ大学家庭医療学講座4名の教官へのヒアリングを行ない、その実態を調査した。

　米国家庭医療学レジデンシーでは3年間の期間に2症例の経験が義務づけされている。日本で想定されているような複数疾患を持つ高齢者へのhome visitは、レジデント期間中には限定的とのことであった。学部教育期間に関しては、LCMEは訪問診療のトレーニングに関して、特段の必須事項は定めていないとのことであった。すなわち各医学校においてhome visitの必要性が高いと判断される場合には、その教育がカリキュラムに組み込まれ、必要性が低いと判断されれば、組み込まれていないということだ。LCMEではその重要性は指摘されているものの、教育現場ではLCMEに準拠しながらも、医学校レベルの判断となっている。そのため経験症例数の特定がなされていないため、有名無実になっている医学校もある。

　ピッツバーグ大学では医学部3年時の家庭医療学ローテイション中、大学医療センター付属の家庭医療レジデンシーの指導医の監督下で、最低1度の訪問診療を行なうことが義務づけられている。その他大学教員からの座学や講義形式の教育を設定していた。ピッツバーグ大学及び米国軍保健大学（USUHS）の家庭医療学の作成したHome Visitのカリキュラムは、平成24年度の報告書を参照願いたい。

## (2)英国でのhome visit training

　英国ではNational Health Service（NHS）が1948年に設立され、プライマリ・ケアを担う診療科はGeneral Practitioner（GP）である。直接話の聞けるGPがいなかったため、GPとも接点を持ち、ロンドンに大学院生として在住する日本人医師から聞き取り調査を行なった。

　彼は、医学生の頃からGPについて実習を行なっているそうである。詳細な規定や症例数の限定はなく、医学生が研修を受けるGPに依るが、それぞれの地域のニーズによりhome visitは実施されているとのことであった。学部の低学年からのearly exposureは貴重な経験になり得るのではないかと感じた。

## (3)タイでのhome visit training

　タイでは神戸大学との学生間交流のあるシリラート病院に連絡し、往診グループと行動をともに

---

レジデンシー：アメリカでは医学部卒業後、最初の1年の研修期間をインターンシップという。それを含め研修期間をレジデンシーという。期間は診療科によって異なり、3〜6年。

し、患者宅を訪問した。

　今回はシリラート病院往診スタッフ（医師1名、看護師2名、理学療法の学生3名、事務員1名、ドライバー1名）と終日行動をともにした。実際の訪問先は市内在住の90歳男性宅。訪問日朝8:00のカンファレンスで2名のナースから、当日往診する患者の病状と往診目的の説明が、往診スタッフに対して行なわれた。伝統医療というマッサージやハーブを使う理学療法士となる学生3人も同行した。

　カンファレンスが終了すると往診グループが患者宅に移動。今回の患者は寝たきりでパーキンソン症候群があり、誤嚥性肺炎と褥瘡を繰り返しているそうである。NGチューブを月1回交換し、当日が交換日であった。患者の家は集合屋敷のような家屋であった。60歳の妻と甥夫婦、甥夫婦の子供3人が同居していた。往診には慣れているせいか、われわれに無関心な様子だった。

　通常の往診は看護師2人で午前中に実施しているとのこと。看護師は女性が多いので、事故も考慮し午前中の訪問を実施しているとのことであった。1週間に1度の訪問で、往診患者の医学的問題点を見つけると、シリラート病院に戻った際、院内の専門医にコンサルトしているとのことであった。コンサルト後に薬剤を投与するそうだが、患者の経過観察や薬剤の有害事象に関して誰が責任を持つのか不明な点があった。

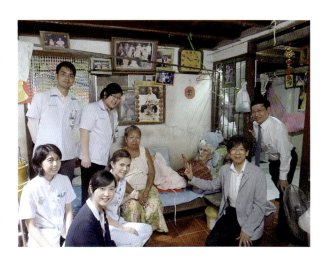

　タイの医学生は、4年生は1カ月間地方の病院実習でPrimary Health Care（PHC）の経験、6年生は1週間バンコク市内の病院実習でPHCの経験をするそうである。その実習期間中に複数の往診を上級医師やスタッフとともに経験している。

## (4) マレーシアでのhome visit training

　マレーシアでは研究協力者スライマン医師から紹介してもらった実地医家、並びにマラヤ大学教官に同行し、地域医療の体験見学を行なった。

　マレーシアでは、往診はprivate general practitionersがそれぞれの地域で実施しているそうである。見学当日は往診予定がなかったため、診療所と地域に存在する政府管轄のクリニック、そしてマラヤ大学を見学した。最近では人口過疎地にはmobile clinicが適応され、稼働しているとのことであった。mobile clinicは医師ではなく、看護師やmedical assistantによって運営されているそうである。実際には歯科器材を積んだdental carを見学できた。

　地域におかれた政府管轄のクリニックには患者があふれていた。クリニックの医師は通常クリニックで診療に当たるため、個別の往診はしていないそうである。そのため地域で開業しているprivate practitionersが個別に往診をしているそうだ。

マレーシアの医学生は5年制とのことで、2年間がpreclinical、3年間がclinicalに割り当てられている。卒後は2年間housemanship（日本の研修医期間に相当）が義務づけられている。医学生や研修医はclinicalとhousemanshipの期間中に地域の実情に応じ上級医師やスタッフとともに往診を経験するそうである。

マラヤ大学ではFamily Medicineが学生に対しPrimary Health Care

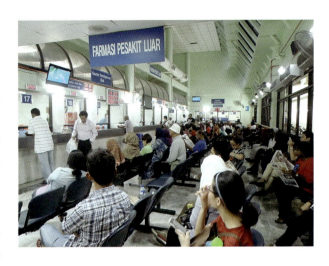

の教育を行ない、往診の講義を実施しているそうである。マラヤ大学は規模も大きく受診患者で混雑していた。医療制度から高価な薬剤以外はほぼすべて政府支援が受けられるとの説明があった。

今回の研究目的の往診とは直接関係ないが、マラヤ大学教官から聞いたショッキングな話を一つ。多くのマレーシア人医師は、（政府から）国外での研修を奨励されているそうであり、実際多くの医師が海外留学を体験し、帰国後マレーシア国内での医療技術向上に一役買っているそうである。医師たちの留学先は、欧米や中国、台湾、韓国が多いそうである。日本も選択肢にあがるものの、日本の医療施設は外国人医師に対して英語でのコミュニケーションを積極的にしてくれないため、技術力は多少劣っても、近隣国では中国、台湾、韓国へ留学するとのことであった。留学生受入国は異国の留学生から学ぶ点も多く、将来の国際交流も考えると重大な問題点だと実感した。日本の医療機関で海外からの見学者が来た際には、カンファレンスを英語で実施するなどの提案をしたい。

## (5) インドネシアでのhome visit training

インドネシアでは神戸大学との学生間交流のあるアイルランガ大学に連絡し、担当者Dr.Nyiloと事前協議を行なった。見学日時の特定は患者の容態によるため、個別の往診の見学は困難であるとのこと。そこでアイルランガ大学地域医療訪問グループに参加し、インドネシア第2の都市スラバヤから車で3時間かかるJombangを訪問した。

この地域医療訪問は、事前に医学生がその地域に訪れ、医療や公衆衛生学的見地からの問題点を地域医療訪問グループのリーダーに報告するそうである。その報告に基づき医療訪問グループのメンバーが構成され

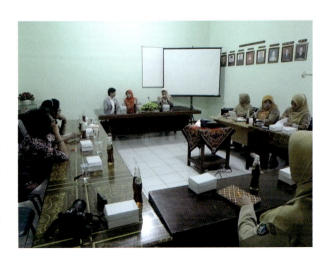

るのである。今回はグループリーダー医師、呼吸器内科医師、公衆衛生医師、書記官、ドライバーの5名に私が同行した。

Jombangでの政府地域医療施設での役人との会合が9時から開始されたため、ホテルを早朝5時30分に出発。地域での個々の患者の往診は、政府地域医療施設で勤務する医師や看護師が必要に応じ実施しているとのことであった。

地域医療訪問では最初に地域住民への健康教室へ参加した。100名程度収容可能な地域集会所で、地域住民に対し看護師や看護助手が血圧測定、尿検査などを実施していた。健康教室訪問後に2カ所の政府地域医療施設訪問を行なった。入院設備も兼ね、小児を含む数人の入院患者がいた。小児患者は原因不明の発熱、成人患者は肝臓癌とアルコール性肝障害であった。その後、職員たちとの公衆衛生学的な協議会に参加した。

## 在宅医療の体系的な教育を

往診を含む在宅医療の必要性が認められ、その有効性も示される中、教育機会は希少であり、今後改善される方向で進む印象を受ける。

home visitが有用であることは認められるものの、レジデンシー教育の中で義務づけられているのは、米国では家庭医療のみである。日本では多くの開業医がon the job trainingにて多数の往診を実施している。将来日本のプライマリ・ケアを担う専門医には経験症例、経験時期、指導医やコメディカルの有無を含めた体系的教育がなされる必要性を強く感じた。

米国や英国で実際に研修を行なっている日本人医師に、その生の声を聞く機会を得た。米国家庭医療では日本と同様、往診や在宅医療の必要性が認識され、必修化されて実習に組み込まれている。しかしながら医学生への教育では、大学医学部の考え方により内容に差が認められる。

往診や在宅医療がいかに有効かを示す客観的指標は限定的に検討され、その指標が介入によって変化することを示す報告がある。ただし国による医療体制の違いがあり、同一の指標が用いられるべきかどうかについては、検討が必要だろう。

---

on the job training：実際に現場で仕事をさせることで、その仕事に必要な知識、技術、態度などを習得させる方法。

# 第9章

# 看取りを行なってきた先駆者たち

萌気会の在宅死へのアプローチ ....................................................................................410
　　　　　　　　　　　　　　　　医療法人萌気会理事長　黒岩卓夫

佐藤智先生のこと ..............................................................................................................417
　　　　　　　　　　　　　　　　東京ふれあい医療生活協同組合副理事長
　　　　　　　　　　　　　　　　梶原診療所在宅総合ケアセンター長・病棟医長　平原佐斗司
　　　　　　　　　　　　　　　　オレンジほっとクリニック所長

# 萌気会の在宅死へのアプローチ

医療法人社団萌気会理事長　黒岩卓夫

> ▶在宅医療（ケア）を診療所医師の立場から、23年間実行してきた。そして3年前に診療所に"在宅療養支援ベッド"を9床設置することによって、在宅看取りがいかに大切か、在宅医療の核であるかを改めて確認した。
> ▶ターミナルケアと死について考察する中で、死を迎え死を看取るには、病院死を改めて検討し、在宅での看取りが家族の絆を深め、人間的な素晴らしい営みであることを肌で感じることができた。そのことを訴えたい。
> ▶こうした在宅死へのアプローチは、日々の実践と同時に、30年前、東京で行なわれた「医療と宗教を考える会」（日野原重明氏代表）、次いで新潟県で現在も続けられている「医療の心を考える会」（黒岩卓夫・原武嗣氏代表）における市民との活動が、大きな力になっている。

**KeyWord**　在宅看取り、在宅医療、地域密着型拠点、在宅療養支援ベッド、訪問看護、ビハーラケア、スピリチュアルケア、基層的文化、臨床宗教師、良寛禅師

## 1. 時々入院ほぼ在宅、そして看取りも在宅で

　私の勤める（医）萌気会の診療所に"在宅療養支援ベッド"9床を併設して、改めて在宅看取りの重要性を確認した。

　在宅療養支援ベッドは、レスパイトを含めて短期間入院し、病状が落ち着けば、また在宅に帰り、家族も態勢を整えて在宅ケアを継続する、そのための施設だ。要するに"在宅をベースに時々入院し、最期は在宅で"を実行するツールとしてのベッドである。多くの療養型病床（棟）の現状とは根本的に異なる。

　ところが「"萌気のベッド"はいつでも入院でき、看取ってもらえる。さらに在宅で看取らなくてもよいのでは」という噂が関係者に流れ出した。萌気のケアマネジャーや訪問看護師から「"萌気のベッド"は本当はどうなんだ？」という疑問の声が出てきた。

　早速約1年間の入院看取りの数を調べると9件あった。私は4、5件かと思っていたが、その倍だった。

---

**（医）萌気会（理事長黒岩卓夫）**：黒岩が「ゆきぐに大和総合病院」を辞し、同町に萌気園診療所を2004年に開設した。その後診療所の在宅医療活動を通して、介護事業も経営し、最近では公設民営の「こども園」も運営している。16事業350人の法人に成長した。
なお、（医）は医療法人を表す。医療法人には医療法人社団と医療法人財団があり、萌気会は前者。
**在宅療養支援ベッド**：地域包括ケア病棟は病院が在宅療養などを支援するために2014.4より設けられた新制度である。一方、国立長寿医療研究センター附属病院では、実験的に在宅療養支援病棟を設け、登録制で運営し好評を得ている。萌気園診療所は9床を在宅支援用に設けたが、制度的支援はない。
**レスパイト**：高齢者などを在宅でケアする家族などが休息や息抜きができるよう、一時的にケアを代行することをレスパイトケアという。

入院期間は、長い人で70日もあったが平均在院日数は15日ほどであった。この70日のケースはたまたま一人暮らしに近く、退院のチャンスをつくれなかった。このケースだけでなく、入院というとなるべく長く置いてくれ、最期まで看てほしいとの圧力が強いことを改めて肌で感じた。

　ここで私たちの反省すべき点を挙げてみると、

（1）家族との話し合いが不十分で、特に在宅看取りのよさ、安心してできる方法などを共有することができなかった。

（2）従来の"せめて最期は病院で"の意識を"せめて最期は在宅で"に意識転換させることができなかった。

（3）老いから死、病から死への人間の宿命の過程の説明が不十分で、死を受け止めることや、不安を乗り越える方法をはっきり提示できなかった。

　そこで以下の条項をまとめ、まず職員の理解を図った。

①「時々入院、ほぼ在宅」のビジョンのもとに有床診療所を有効に使う。
②「看取り退院」を実現しつつ、家族との相互信頼関係をつくる。
③浦佐診療所の在宅療養支援ベッドでは、原則として看取らない。ただし個別には相談に応じる。
④高齢者が入院しても短期で、家に帰れるよう当事者の安心感をつくり出す。

## 2. 萌気園診療所をめぐる看取りについて

　（医）萌気会が開設されて22年間の在宅医療の実数を表1に示す。全数で717人（ほとんどが在宅時医学総合管理料対象）、そのうち死亡が463人で在宅看取りが304（約66％）人となっている。萌気園の在宅の患者さんは、ほとんどが高齢者であるので、死亡数も癌死などをメインとする診療所に比して少なくなっている。

　そして在宅死以外はほとんどが病院である。なお在宅死は自宅と地域密着型サービス施設での死を併せたものである。

**表1　在宅患者22年間の状況**（H4年7月〜H27年4月）

| | | 男 | 女 | 合計 |
|---|---|---|---|---|
| 死亡 | 在宅死亡 | 109 | 195 | 304 |
| | 病院・その他 | 74 | 85 | 169 |
| | 小計① | 183 | 280 | 463 |
| 転出 | 在宅から通院・店員　その他特養や施設 | 39 | 115 | 154 |
| | 小計② | 39 | 115 | 154 |
| 現在 | 平成23年7月在宅患者 | 28 | 68 | 96 |
| | 入院中 | 3 | 1 | 4 |
| | 小計③ | 31 | 69 | 100 |
| 合計①②③ | | 253 | 464 | 717 |

在宅時医学総合管理料：在宅医療で医師が請求できる医療費は、①往診・訪問診療料など②在宅時医学総合管理料と各種指導管理料③検査／注射／投薬／処置料など④情報提供書／指示書など⑤ターミナルケアに関する費用、に大別される。在宅時医学総合管理料は通院困難な患者に対して月に2回以上の定期的な訪問診療を、24時間365日体制で実施した場合に請求できる医療費。

地域密着型サービス：介護保険の事業所は基本的には都道府県知事の指定を受けるが、地域密着型サービスは市町村長の指定を受け、その市町村・特別区に住む人だけが受けられるサービス。小規模多機能型居宅介護などいくつかのサービスがあり、いずれの事業所も居住機能を備えている。

一方病院死に代わって、特別養護老人ホーム（以下、ホーム）での看取りが全国的にも少しずつ増えている。萌気会が配置医を置いているホーム（定員80人）では、8年を経過する中で、6年目から大部分がホームで看取られるようになった。

　そもそも配置医を受託した時点では（医）萌気会は病床を持っていなかったので、看取りの多くは地域の病院に依頼した。そのため病院探しに大変な苦労が続いていた。

　しかし萌気会が在宅看取りを大切にしていることが、ホーム側からも理解され、職員の意識改革、萌気の配置医との信頼関係を土台として、入居者の家族との個別的な話し合いにも力を入れた。そしてホーム死が見直され、それを経験した家族は、最後に病院に救急車で搬送され、窮屈な病院死を強いられている不安や労苦から解放される喜びがわかり、急速にホーム全体に広がって行くことになった。

　表2にあるように、ホーム看取りが拡大し、病院死は24年が23名中3、25年が2、26年は1である。これら病院死は、入院して治ってくるはずの方々が不幸にして病院で死亡した数字である。

　また萌気と連携している福祉法人「桐鈴会(とうれいかい)」のグループホームでは、10年で13人全員をグループホーム内で看取っている。その最大の動因は入居者を住み慣れたグループホームで看取りたいというスタッフの熱意と家族の協力だった。それを（医）萌気会の訪問看護師・医師が24時間体制でサポートしての成果であった。

　たとえばそのうちの1例は、脳梗塞でA病院へ、数日で急性腎不全となり、透析できるB病院に転院。しかし家族は透析を断り、余命数日と告知された。

　そこでスタッフは、家族の同意を得て、B病院に退院させてほしいと申し出たが、医師が許可をせず、看護師も同意しなかった。翌日再度グループホームで看取らせてほしいと訴え、半ば奪還するように連れてきた。ホームの入居者も喜び、家族も泊まり、本人も安心の笑顔をみせ、4日後に安らかに息を引き取った。これも病院と診療所の間にある在宅看取りへの意識の相違、経験の有無からくるものと思われる。

**表2　特別養護老人ホームこころの杜 退居状況**

|  | 退居者数 | 看取り | 入院 |
|---|---|---|---|
| 平成19年 | 8名 | 1名 | 7名 |
| 平成20年 | 6名 | 2名 | 4名 |
| 平成21年 | 11名 | 7名 | 4名 |
| 平成22年 | 13名 | 4名 | 9名 |
| 平成23年 | 11名 | 5名 | 6名 |
| 平成24年 | 23名 | 20名 | 3名 |
| 平成25年 | 19名 | 17名 | 2名 |
| 平成26年 | 13名 | 12名 | 1名 |

※平成26年は12月31日現在の数字です。（年度）

## 3.看取りの中の死に直面して

　今から30数年前「町立ゆきぐに大和総合病院」で院長兼内科医として働いていた頃、比較的若い人の癌死を看取る苦悩に出口を見出せぬままでいた。要するに不条理の死に対し、当時は麻薬の

---

国保町立ゆきぐに大和総合病院：昭和45（1970）年筆者は新潟県旧大和町（現南魚沼市）の国保診療所に単身赴任。その後、仲間の医師を集め診療所を病院に発展させた。同時に病院と保健センターと特養を連結した「大和医療福祉センター」をつくり、保健・医療・福祉を一体化した地域医療「大和方式」が全国のモデルになった。

使い方も稚拙のままケアの現場から逃避する哀れな自分を見つめることしかできなかった。

こうした苦悩を打開するには、医療関係者だけでは限界があることに気づき、1984年12月に「医療と宗教を考える会」（代表日野原重明氏）をつくり、7年間にわたって、毎月1回の勉強会を東京で催した。

その後、その流れを地元新潟県で承け、僧侶と組んで市民とともに「医療の心を考える会」をつくり、現在まで続いている。この活動の中で、長岡西病院では仏教ホスピスともいえるビハーラ病棟を、緩和ケア病棟としてつくった。

しかしこうした活動をしつつも、なお死という不条理への対応に先を見出せないまま悩んでいた。その疑問とは次のようなものであった。

（1）癌死に直面している患者さんに対して、その人への実存的（スピリチュアル）ケアを、医師や看護師はどこまでできるのか、むしろ立場上、原理的にできないのではないか。
（2）キリスト教的文化系でのホスピスケアは、日本人に対して有効なのか。日本的文化・宗教性を基層的文化にまで掘り下げて、日本的ケアの構築ができるのではないか。
（3）医療制度の中に設定された緩和ケア（病棟）は、文字どおり医師にまかされた形となり、医学的手法で身体的苦痛を除去することは著しい進歩を遂げたが、死そのものに直面し、死（死後）への道程を明らかにすることはできないのではないか。
（4）ターミナルステージにおいても、ケアする者される者が同じ目線で人間的関係を深め、死に臨む人の苦悩から精神的なものを受け取り、それをケアとしてお返しする関係をつくることが、スピリチュアルケアの出発点ではないか。関係性の構築がケアの出発点でもありゴールではないのか。

そこで、ターミナルケアの先達の経験と思想からターミナルケアへの理念を抽出してみたい。

## 4.看取りを語る先達に学ぶ

（1）鈴木荘一（在宅ホスピスケアの草分け）

『ひとはなぜ、人の死を看取るのか』人間と歴史社

死を看取る経験から、日本人の死生観は、第一に身内の人たちに包まれて、家族に手を握られながら死にたい、そして在宅死が理想だ。第二には、自然の摂理に従うということ。日本という風土から四季の移ろい、もののあはれを感得する心境を大切にしたい。

---

医療と宗教を考える会：比較的若い人が癌で尊い生命を喪う時、多くの医師は苦悩と虚無感に襲われる。そんな医師たちが、いわゆるターミナルケアのあり方について、医療者以外のあらゆる分野の識者との話し合いを、市民の目の位置で始めた。代表を日野原重明氏にお願いし、昭和60年から7年間毎月勉強会を開いた。

医療の心を考える会：医療と宗教を考える会の流れを、筆者の住む新潟県で主として仏教者と力を併せ、お寺を会場として市民とともに20年余にわたって今日まで続けてきた。長岡西病院のビハーラ病棟も同志である。代表は黒岩卓夫と原武嗣。

ビハーラ（vihara）：サンスクリットの言葉で「休養の場所、気晴らしをすること、僧院または寺院」を意味する。キリスト教のホスピスに代わって、田宮仁氏により提唱された。長岡西病院に仏教系緩和病棟第1号として「ビハーラ病棟」が生まれた。

スピリチュアルケア：1998年、WHOは健康の定義の一要素としてスピリチュアル的を加えた。霊的ケア、実存的ケアともいわれているが、人間の生命の尊さ、生きている意味に関わるケアと考えられている。日本ではいまだ明確に定義されていない。

基層的文化：日本で縄文・弥生時代から育まれた基層思想を指す。神道成立以前、仏教伝来以前、日本人の四季の移ろう自然感などに根ざしている文化と考えられている。山の神とか氏神もその一端であろう。

（2）岡部健（在宅がん看取り医師、2012年自らも癌死）

『看取り先生の遺言』奥野修司著　文藝春秋

　　病院は死を敵にまわし、悪者扱いにし、死そのものを語ることをタブーとし、地域や家族から死を取り上げてしまった。医療現場では、死にゆく人の道しるべがない。死に臨んで"お迎え"を感じたり、光を視ること、そして"あの世"があることを否定しないことが大切だ。看取りは医療ではなく地域文化である。看取りには、死という不条理（癌死や災害死など）の世に、条理の世（この世）から架け橋をかけることができるのではないか。宗教的な要素、宗教家（臨床宗教師）が必要である。岡部先生はたとえば"お迎え"を具体的に調査研究し、その存在と役割を主張している。

（3）平野博（長岡のビハーラ病棟に8年勤務）

『ターミナルケア・私の覚え書き・ビハーラ病棟から』北越出版

　　ターミナルケアは、医師（看護師）が一方的に苦痛を取除けばよいというものではない。苦しみ悩む人から何かを受け取る（死へ向う人の存在にも価値を認める）ことができる双方向性のケアでなければならない。患者はただ苦痛をとってもらう存在ではなく、短くても死に向かっている人間として、その存在を認めてほしいのだ。そういう関係ができれば、スピリチュアルな苦痛もその根源において軽減することができる。

（4）大下大圓（飛騨千光寺住職・京都大学医学系講師）

『癒し癒されるスピリチュアルケア・医療福祉、教育に活かす仏教の心』医学書院

　　「維摩経」を紹介して、「一切衆生が病んでいるので、その故にわたしも病むのです。もし一切衆生の病が滅びたならば、私の病も滅びるでしょう。（中略）衆生が病むときは、すなわち菩薩も病み、衆生の病が治れば、菩薩の病も治るでしょう」。ケアされる人もケアする人もともに成長（学び合える）する関係性こそ、仏教的ケア論といえる。このように仏教経典には、人が生・老・病・死のあらゆる場面において、スピリチュアルな成長を達成できることが具体的に説かれている。

（5）青木新門

『納棺夫日記』桂書房（現在は文春文庫）

　　仏は前に進みすぎている。親鸞には少し前を歩いているよき師（法然）がいた。末期患者には、激励は酷で、善意は悲しい。説法も言葉もいらない。きれいな青空のような瞳をした、透き通った風のような人が側にいるだけでよい。このイメージは、宮澤賢治の詩にも出てくる。賢治の臨死体験的な部分と思われるが「わたしに見えるのは　やっぱりきれいな青空と　すきとおった風ばかりです」。

---

臨床宗教師：仙台市を中心に、在宅ターミナルで何千人もの看取りをし、自らも癌死となった故岡部健先生の提唱を受け、3.11東日本大震災での多数の犠牲者に衝撃を受けた宗教者たちが、東北大学の協力を得て、臨床宗教師の養成プログラムを平成26（2014）年につくった。東北大学ではすでに2012年4月より文学研究科に実践宗教学寄附講座を開講しており、3年間で6回の臨床宗教師研修を実施した。95名が受講し、5名が医療福祉の現場で雇用されている。研修生は僧籍などが必要。

納棺夫日記：著者青木新門氏は、早稲田大学を中退して、故郷富山で生活に窮し、冠婚葬祭会社に就職。この体験をもとに納棺のリアルな現場を描き、かつ親鸞上人の思想に共鳴してこの本を書いた。後に映画「おくりびと」の原点になった。

## 5.以上の先人たちの提言を筆者なりに消化して、次のように考える

（1）現在の西洋医学・キリスト教文化を基盤としたケア論では日本人の死、不条理の死へ向う道しるべを示すことは難しいのではないか。

（2）日本人の心性は、鈴木氏の提言のように、神道成立以前、仏教渡来以前から日本人のDNA（基層的文化）に刻みこまれた生き方を無視できない。

（3）合理的世界・条理ある世界のうちでは、自然科学的な医学でも対応できるが、非合理的、不条理な死を正面からとらえ、不条理へ架け橋をかけるには、宗教性の支援、道しるべが不可欠ではないか。岡部氏のいう、臨床宗教師（すでに育成されている）や、大下氏のいうスピリチュアルケア師が必要となってくる。近代科学的な医学教育を受けただけの医師には基本的に無理ではないか。

（4）緩和ケアでは、死と直面して苦悩している患者が当事者である。当事者の主体性、その存在を認める関係こそ大切で、お互いに学び合える関係をつくるところにしか、スピリチュアルケアは成立しないと考える。ケアする者、される者は医師・患者の枠をはずして人間としての交流が不可欠である。平野氏はこの立脚点に位置する。

（5）看取りは地域の文化である。これは岡部氏の遺言である。地域とは、たとえば日本であり越後であり、魚沼である。そしてそれぞれの人の物語である。

## 6.良寛の看取りをめぐって

　良寛は1831年1月6日、越後の雪深い旧島崎村の木村家で74歳の幕を閉じた。当時では高齢者であり、同時に癌死（直腸癌）であった。

　良寛を看取った者は実弟由之、弟子偏澄、恋人ともいえる和歌の弟子貞心尼、そしてすべてのケアを提供した木村元右衛門夫妻であった。良寛の死の枕元には医師はいなかった。

　しかし良寛にはたくさんの医師の友人がいた。したがって医師が居なかったのではなく、死の枕元では医師を必要としなかったにすぎない。ちなみに良寛は最後まで漢方薬をのみ遂事病状を書いて医師に送っていた。

　良寛とて一人の人間だった。直腸癌特有の腹痛、下痢や血便に苦しんで冬の長い夜を耐えていた。しかし看取りは彼の人生の終りにふさわしい、素晴らしい看取りであったと思う。

　さらに良寛の後半生を見みてみると、唯一の弟子遍澄は、山の中腹五合庵に住んでいた良寛の体力を心配して里に移し、さらに自活が困難になるや、今でいえばケア付老人ホーム（木村家）に導き、厚労省の推奨する早目に居場所を変えることを実行し、日常的にはヘルパーも務めるスーパーケアマネジャーであった。

　愛情ある肉親の弟、和歌を通じて心の交流ができた若い尼僧貞心、ケアマネにあたる弟子遍澄、ホスト役の木村夫妻に囲まれて、良寛は禅僧として死を迎えることができた。

---

貞心尼：良寛の晩年、木村家を訪れ、歌の師として良寛を敬い、40歳の年齢差を越えて恋愛の間柄になった。また良寛を看取った6人のうちの一人で、良寛との交流を和歌で綴った「蓮の露」を残した。

さらに良寛の生と死には時代を超えたものがある。男の高齢者で一人暮らし、僧ではあるが日々托鉢する貧乏暮らしと考えれば、現在の日本のどこにでもあり、あるいはマスコミを賑わす社会的課題でもあるのだ。

　そして大事なことは、「ケアされる良寛」と「ケアする人たち」ではなかったということだ。両者がお互いに与え合い、受け止め合う文化的空気も漂う人間関係があっての看取りの場であった。

　現在当面している、望まれるケアとは、個々の具体的課題を超えて、ケアする者とされる者との関係性が問われており、看者を最期まで生きている人間として大切にする関係性づくりこそターミナルケアや看取りの出発点であると強く訴えたい。

## 7.まとめ

（1）在宅医療の核心であり目標でもあるのは、在宅での看取りである。365日24時間の対応は、大きな医療機関である病院より診療所にふさわしい。病院は入院ケアが基本であり、医師不足から夜間の往診看取りは困難という現実もある。

（2）在宅療養のパターンは、時々入院ほぼ在宅。「せめて看取りは病院」から「せめて看取りは在宅」へのパラダイム転換を明記したい。

（3）期間は短くても家族や仲間に、ケアスタッフに温かく看取られる安心を、とりわけ家族に理解していただきたい。

（4）看取りは（地域）文化である。したがって医療が主役でなく地域に開かれた理念が望まれる。在宅での看取りは、地方文化の復活にもなり得る。

（5）病が治る場合も死に至る場合も、一連のケアの原則で対応することはできる。しかし合理的、条理に合った医学・医療の果たせる段階までであり、ターミナルケアで死へ直面するにはスピリチュアルな問題として死への道しるべを示すことが問われている。この過程で仏教的ケアを含めて宗教的役割を明確にすることによって、ケアの一つの流れを設定することが可能となる。同時に、死への過程でも、患者の実存を認め、ケアする者される者との対等な人間関係をつくり、ともに学び合えることが、スピリチュアルな苦しみを軽減する基本ではないか。

（6）日本的ケアへのアプローチは、これまでの経験を反省的に総括し、私が紹介した先人たちの提言を評価することによって、その骨格的なものは組み立てることができるのではないか。それは日本人の基層意識に宗教的な教えを加えることが基本的な枠組みと考えたい。今後は、関係者から提起され実践が試みられている臨床宗教師やスピリチュアルケア師の活動を視野に入れ、この実践からの成果を積み重ねていくことを期待したい。

# 佐藤智先生のこと

東京ふれあい医療生活協同組合副理事長
梶原診療所在宅総合ケアセンター長・病棟医長
オレンジほっとクリニック所長

平原佐斗司

- ▶佐藤智先生は、常に医療の本質・原点に立ち返ることの大切さを説かれ、医師一患者一家族の信頼関係と地域に基盤をおいた本来の医療の在り方を追求し、在宅医療に辿り着いた。
- ▶在宅医療の優位性は、家はその人が最もその人らしくあり得る場所であること、そして家族が医療に関わることができることである。
- ▶在宅医療の特長は、人間の生きざまをまるごと取り上げること（総合性・包括性）にあり、在宅医の役割は死を含めた人の全生涯にわたって、質の高い生涯を送れるように支えることである。
- ▶本来の医師患者関係は、療養の主体としての市民と医療者との信頼関係に基づき成り立つものである。また、コミュニティが医療を支え、そしてまた、医療がコミュニティを築いてゆくという関係が重要である。
- ▶在宅医療においては、常に医療の本質と原点に立って、エビデンスとナラティブを理解し、サイエンスとアートを駆使してアプローチすることが重要である。

**KeyWord** 在宅医療を推進する医師の会、在宅医学の確立、日本在宅医学会、医師患者関係、コミュニティ

## はじめに

　在宅医療を手探りで始めて2年ほどたった1994年、突然に佐藤智（あきら）先生から「在宅医療を推進する若い医師の会」をつくるから参加しないかというお手紙をいただいた。当時は佐藤智先生と面識はなく、どのような経緯で、無名の若い医師にお手紙をくださったのかは今もまったく謎である。私は在宅緩和ケアのささやかな実践を研究会等で発表していたが、おそらくそのような小さな情報もキャッチし、わざわざお手紙をくださったのであろう。それくらい次の世代の若い在宅医を育てようという佐藤先生の強い思いがあったのであろうと、自分が若い在宅医の育成にかかわる立場になって、今さらながら感じる。

　佐藤智先生の呼びかけで、1994年6月11日に第1回「在宅医療を推進する医師の会」（のちに〝若い〟がとれてこの名称になった。以下「医師の会」）が開催され、64名の参加者がお茶の水スクエアに集まった。「医療・技術革新・倫理」というテーマで坂上正道先生（当時北里大学客員教授）が話された後、佐藤智先生が「在宅医療の本質（principle）と実践（practice）」というテーマでお話しをされた。

　この会で佐藤智先生は、「在宅医療はinteresting、excitingである」と在宅医療の魅力を語り、そしてわれわれ若い医師に「ともに在宅医学を確立しよう!」と呼びかけたのだ。私をはじめ当時の若い医師は、「在宅医学を確立する」という言葉に胸を躍らせ、在宅医療をライフワークにしていく心を固めていったのである。

今から思えば、われわれが佐藤智先生をはじめ在宅医療の黎明期を支えた先人から学んだことは、テクニカルなことではなく、医療の原点だったり、態度であったり、哲学であったように思う。本章では、私が在宅医療の先人の一人である佐藤智先生から受け継いだものを、少しでも書き記しておきたい。

## 1.在宅医療の先人たちとの出会い

1999年に「医師の会」が「日本在宅医学会」へと発展的解消するまで、15回の会が開催された。今わが国の在宅医療を牽引している多くの医師がここに集まり、在宅医療を学んだ。この「医師の会」の活動の中で、われわれは佐藤智先生だけでなく、多くの先人の哲学とその活動を知る機会を得た。

もっとも印象的だったのが、佐藤智先生がアレンジされて、先人の往診に同行するプログラムである。私は柳原病院の増子忠道先生を紹介され、同時に研修することになっていた亀田クリニックで、在宅医療を始めたばかりの小野沢滋先生と病院でおちあった。千住の街の狭い路地を、自転車で疾風のように駆け抜ける増子先生の後を、小野沢先生と必死に追いかけた日を昨日のように思い出す。コミュニティにしっかりと根をおろし、90年代の日本で北欧なみの先進的な在宅ケアを展開しているのを目の当りにして、在宅医療の理想的な姿を見た思いがした。

「医師の会」では、このような当時現役であった先人たちの往診に同行し、その学びをもちよるパネルが複数回開催された。私たち若い医師の研修には、増子忠道先生、鈴木荘一先生、西嶋公子先生、そしてライフケアシステムと提携していた河北総合病院など、東京近郊で先駆的に在宅医療に取り組んできた先人たちが協力してくれた。

また、東京のみならず、地方で在宅医療や緩和ケアに先駆的にとりくんでいる医療機関でも会を開催した。その際は必ずそこの往診に同行させていただいたが、それが在宅医療の地域性、多様性を肌で感じる機会となった。特に地方で、先駆的な緩和ケアに取り組んでいた、かとう並木通り診療所（岡山）、栄光病院（福岡）、愛知国際病院（愛知県）などの訪問は印象に残っている。

「医師の会」は、在宅医療に関する理論やスピリッツを醸成する機会になった。坂上正道先生、豊川裕之先生、岩崎栄先生など今にして思えば歴々たる先生方が講義に来てくださっていた。佐藤先生の呼びかけで、若い世代を育成するということにこれだけの方々が協力してくださっていたことの有難さが今はよくわかる。

第三次医療法で自宅が医療の場であると明記された1992年は、「元祖在宅医療元年」と呼ばれているが、1990年代はさまざまな学会や研究会が立ち上げられた時期だった。

佐藤智先生の立ち上げられた「日本在宅医学会」の前身である「医師の会」のみではなく、新潟で先進的な在宅医療を展開していた黒岩卓夫先生を中心として1995年に創設された「在宅ケアを支える診療所・市民全国ネットワーク」、病院の医師が中心となり発足した「日本在宅医療学会」の前身である「在宅医療研究会」、看護師や多職種が中心の「在宅ケア学会」など、90年代はまさに在宅医療を学び広げようという機運が満ち溢れた時期、まさに「在宅医療の創成期」といえる時代だった。その後21世紀に入り、介護保険制度の開始、在宅療養支援診療所の創設など、国策と

して在宅医療が押し進められてきたのはご存知のとおりである。

## 2.現代的在宅医療の黎明期と在宅医療の先人たち

「現代的在宅医療」は、入院医療全盛期の昭和40～50年代に誕生した。

戦後すぐまで、感染症や脳卒中などの急性疾患に対して、医師が自宅に往診する「古典的在宅医療（急性疾患に対しての臨時往診）」は一般的な医療の形態の一つだった。しかし、その後入院医療の質が飛躍的に向上し、急性期医療における入院医療の優位性が誰の目から見ても明らかになるにつれ、「古典的在宅医療」は急速に廃れていったのである。

一方で、進歩が目覚ましい病院の急性期医療の陰で、救命されはしたが、重い身体の障害を残した高齢者に対してのリハビリテーションや慢性期ケアがなおざりにされ、多くの"寝たきり老人"が生み出された。また、がんによる死亡が増加し、昭和56年（1981年）には死因の第1位を占めるようになったが、現在医学でも治癒を望めない末期がん患者と家族の中で、「自宅で生を全うしたい」と願う方々も少なくなかった[1]。

先人たちの在宅医療の活動は、このような重い障害や死に至る病を持ちながら、自分らしく最期まで家で生を全うしたいという患者と家族の思いを、それぞれの地域でしっかりと受け止めるところから始まったのだろうと推察される。

そして、外来患者に比べて病状が重く、通院が困難なこのような患者に対しては、新たな医療システムが必要だった。在宅医療の先駆者たちが病院医療全盛のこの時代に、いつでも連絡がとれ（24時間体制）、計画的に訪問診療を行なうという「現代的在宅医療」の形を、共通してそれぞれの地域で構築しはじめていたという事実は、「現代的在宅医療」の誕生が歴史的必然であったことを示している。

東京足立区の増子忠道先生、京都の早川一光先生、新潟の黒岩卓郎先生、東京大田区の鈴木荘一先生、町田の西嶋公子先生、そして、自らあまり発信することはなかったものの真摯に在宅医療に取り組んだ無名の先人たちが、日本各地に数多くいたのである。先人たちは、地域に根差した素晴らしい実践を行ない、私たちの世代に大きな影響を与えたわけだが、とりわけ多くの後継者を育成し、在宅医療を新しい学問に高める基礎をつくられたのが佐藤智先生だった。

## 3.佐藤智先生と在宅医療

佐藤智先生は、キリスト者の両親のもと7人兄弟の末子として育った。『奉天三十年』（クリスティー）や『わが生活と思想より』（シュバイツァー）などの本に出会い、18歳の誕生日に医師になる決意をされた。医学生時代、インターン時代を敗戦前後の東京大学で過ごされ、若い時期に、日野原重明先生らが始められた福島医療伝道活動や日本キリスト者医科連盟の結成に参加するなど、医療を通しての奉仕活動に加わっていた。

医師として最初に赴任した塩尻村診療所で、自転車やバイクでの往診を実践される中で、多くの人を看取り、死について深く考えさせられたと述べている。また、医療というのは病気を治すだけでなく、健康を守ること（予防）が重要であること、医療は村など地域によって支えられていることを肌で感じたという。

また、塩尻村診療所で、日本の大学で初めて「医学概論、医の哲学」の講義をされた哲学者である澤瀉久敬（おもだかひさゆき）先生（大阪大学名誉教授）と出会い、「医者を志す人は、医とは何かを考えねばなりません」と教えられ、医の倫理というものを深く考えさせられたと語っている。

　後に佐藤智先生は、1995年4月に発刊した「在宅医学」（在宅医療を推進する医師の会の会報）の第一巻巻頭言にこのように書いている。「当時私は医者になりたての頃で、残念ながら先生が言われたことが十分に理解できませんでしたが、心の隅に先生の言葉が残っていました」。そして、のちに南インドでの医療と生活を経験した先生は、「南インドの農村で学んだ『医とは何か』という問いへの答えは、『自然の中で生まれ死んでゆく人が、その人らしくあり得るように支えてゆく学問である』という単純なものでした」。また、続けて「ここで言う『家』というのは必ずしも自宅でなく、『家庭的な雰囲気のあるところ』という意味です」と書いている。

　佐藤智先生は、その後ダイハツビル診療所に赴任し、そこで試験的に訪問看護を始める。後に東村山市の白十字病院院長として赴任した際、この訪問看護の試みを行政と協力した形で本格的に展開し、これが後に「東村山方式」として注目され、国に訪問看護の重要性を認めさせ、日本に訪問看護制度を定着させる大きな契機になった。

　さて、佐藤智先生は、白十字病院の院長赴任に当たり三つの目標を掲げている。一つは、総合的・包括的医療を目指すということだ。二つ目は、コミュニティに支えられた医療を目指すということ。そして最後に、常に医療の本質・原点に立ち返る医療を目指すという三つである。「本来の医療はどうあるべきか？」という、医療の本質・原点に立ち返りつつ、地域に根差した包括的医療を目指すという佐藤智先生の医療に対する基本姿勢が感じ取れる。

　その後佐藤智先生は、1978年5月から1年間、南インドの農村の病院で働くことになる。そのときの心境を次のように述べている。「…病院を中心にした医療の限界を感じ、澤瀉先生から教えていただいた『医とは何か』を考えないと、もはや前に進めないような気持ちになりました。そこで、院長職を辞して南インドの農村病院に1年間働きに行くことを決めました。少々気障な表現をすれば『インドの菩提樹の木陰で、医とは何かを考えてきたい』と思ったからです」[2]。

　そして、インドから日本に帰ってきた後、患者さんから主治医に相談できない不安を訴えられたことから、24時間いつでも連絡ができ、相談できる体制を構築（在宅医療）する必要性を痛切に感じ、これが会員制の組織であるライフケアシステムをつくるきっかけになる。そして、このライフケアシステムが、24時間体制をとり、計画的に訪問診療を行なうという「現代的在宅医療」のモデルの一つになったのである。

　私は、佐藤智先生のおっしゃった言葉を思い出し、書かれたものをひも解くうちに、先生は、患者さんに仕え、医師―患者―家族の信頼関係と地域に基盤をおいた本来の医療のあり方を追求した結果として、「在宅医療」にたどりついたのだと確信した。

## 4.在宅医療のスピリッツとプリンシプル

　在宅医療は「地域包括ケア時代の在宅医療」という新しいステージに突入したといわれているが、私たちは先人たちから受け継いだスピリッツやプリンシプルを、次の時代を担う若い世代に伝えら

れているのだろうかと思うことがある。私は、佐藤智先生が私たちに伝えてくださったものを、できるだけここに書き記しておくことで、新しい時代の在宅医療の道標にしたいと思っている。

## (1)「医とは何か」から出発し、必ずそこに立ち返る

　私たちは単に在宅医療だけでなく、医療の本質的価値を佐藤智先生の生き方や言葉から学んだように思う。「今後の日本の在宅医学に望むことは、常に医療の本質に立つことである。『医療の本質』は、英語で言えば『service』である。」佐藤先生はもともとserviceの語源は「仕えること」であり、医療の本質は病人に仕えることであると述べている[3]。そして、その原点に立脚した在宅医学たるものを確立していないと、在宅医療は一時的なブームに終わり、やがて衰退するだろうと何度も話されていたことを思い出す。

　在宅医療は、その人の価値観に敬意を払い、人生に寄り添い、地域の中でその人の生き方を支援する医療である。しかし、よく考えてみるとこれは、在宅医療に限らず、本来医療そのものが持っている特質であるはずだ。

　先生は「本来の医療のあり方」を追求した結果として「在宅医療」にたどり着いたのではないだろうか。

## (2)「病気は家庭で治すもの」

　佐藤智先生は、「oportet morbus domi curali（病気は家庭で治すものである）」という西洋の古い諺を座右の銘とされ、在宅医療の大切さを表す言葉として、われわれにしばしば紹介していた。この言葉の意味を佐藤先生は「在宅ケアの神髄は、長年住み慣れた家で健康に過ごし、最後は家族に囲まれて静かに生涯を閉じることである[4]。」と述べている。先生は南インドの経験から、生まれ育ったところで、家族や親しい人に見送られるというのが人の生き方としてしごく当たり前のことであるということを確信したのだと思う。

　一方で、先生は「場所が自宅か病院かという問題ではない」と述べ、ここでいう家とは必ずしも「自分の家の中で」ということだけでなく、「at home 家庭的雰囲気の中で」という意味が含まれている[5]と解説している。「在宅医学の特長は、実は『在宅』にあるのではなく、人間の生きざまを丸ごと取り上げることにあるということにある[6]のだ。」とも述べている。

　また、佐藤智先生は「医の原点は、患者と医師と家族の三つの要素からなる」と説かれた澤瀉久敬先生（1939年）が、「家族が医療に関わることの出来るのは『在宅』である」と主張されたことを引用[7]され、家族が医療に関わることができる在宅医療の優位性を話されている。在宅医療の経験は、人に死生観と健康観を高める機会を提供してくれ、支えあうことの大切さを学ぶ機会を与えてくれ、健康の大切さやそれを高める方法さえ教えてくれる。近年、家族基盤と社会的ネットワークが脆弱化する中、介護の大変さ等否定的な面だけが強調されているが、医療者がそうであるように、本来ケアの中で学ぶことは家族にとっても大きな意味があるはずだ。

　患者は生活者、家の主（ホスト）として、療養、人生の主体として自分の人生を貫き、家族は肉親の死により多くの学びと生きていく力を得、医療者は本来の医療を実践できる、このような本来

の医療を追求しやすい環境が、在宅医療にはあるのだと思う。その意味でも、医療の原点は在宅にあると先生はおっしゃりたかったのだろう。

### (3) 在宅医という家庭医

佐藤智先生は、「この学会は、単に狭い意味での在宅医療の質の向上、在宅医学の樹立のみを目指すものではなく、『人の全生涯』にわたって、質の高い生涯をおくれるように支えることが出来る家庭医の育成を目指しています[8]。」と述べている。

また、塩尻村診療所での村民の看取りの中で、「家庭医は患者さん、ご家族の全体の問題、『死』をも含めて受け止めねばならないという医療の根源を教えて頂いた」とも述べられている[3]。

佐藤智先生は、折に触れて家族全体を見ることの大切さや、終末期や看取りだけではなく、予防も含めて元気なときから関わることの重要性を強調され、実際ライフケアシステムの中で実践されている。また、コミュニティに根差した医療のあり方についても繰り返し述べられてもいる。これらはすべて家庭医のコアコンピテンスと重なるものだが、その上で、人生の最期の瞬間に立ち会うことは家庭医の最も重要な役割であると強調されているのである。いくら家族ケアを行ない、予防や地域とつながる活動を行なったとしても、人生の最期に向き合わない医師は本物の家庭医ではないということだ。

### (4) 在宅医学の確立のために～在宅医療教育～

佐藤智先生は、在宅医学の確立のためには、医学としての体系をつくる研究とその教育が重要と考えていた。しかし、当初佐藤智先生は専門医制度をつくることに積極的ではなかったように記憶している。理事間の議論をじっとお聞きになられた後、会長として本来の医療を追求していく若い医師の育成と質の向上のための手段として、専門医制度に取り組んでいくことを決断されている。「この問題の解決の基本は『医とは何か』に立ちかえり、『家庭人の健康を保持するために医師は何をすべきか』を改めて問うことが急務です。それに携わる家庭医の質の向上をはかる方法は幾多ありますが、私共は資格制度を確立し、そのための研鑽を重ねることがその一つであると考えます[8]。」

その後、国民に権利として標準的な在宅医療を供給するために、質の高い在宅医を持続的に育成するシステムをつくるという目的で、筆者が在宅医療研修プログラムと専門医制度の制度設計を行なった。昨今、新たな専門医制度のあり方について議論されているが、専門医制度は、国民の医療に貢献する、日本に必要な医師を育成するための一つの有効な手段、という原点に立ち返り議論をすすめていくことが重要だろう。

### (5) 在宅医学の確立のために～研究の重要性～

佐藤智先生が在宅医学の確立のために、教育とともに重要と考えていたのは研究であった。「この学会の始から問われている問題の一つは『果たして《在宅医学》というものがあるのか』ということです。私は、第1回の学会で申し上げましたが『在宅』を中心にした『研究』と『教育』が積

み重ねられて『在宅医学』が定着すると考えます[9)]」。

「この学会の一つの役割は、日本に正しい在宅医療が定着するために、在宅の患者の病態 生理を克明に研究することである。今後新しい世紀を歩む中で、このような開拓的な研究が本学会においてひき続いて行なわれることを心より願うものである[10)]」

そして、先生は、2005年頃、在宅医療の研究を牽引し、人材育成の拠点となるようなInstituteのようなものを構想し、その夢を理事会でたびたびお話になっていたことを思い出す。

「そのためには、例えば『研究所Institute』のようなものを構築し、哲学的に、歴史的に、社会学的に、在宅医療を研究し、更に、在宅医療の現場で必要とする医療の実践の研究、医療者の実習を兼ねた人材養成をする『Institute』を築くことが急がれる[11)]」

## (6) サイエンスとアート

医師の臨床決断は、①エビデンス、②患者・家族、医療者の嗜好、③制約の三つの要素で決まるといわれているが、十分なエビデンスが蓄積されていない在宅医療の現場では、患者や家族の嗜好、制約因子で大勢が決まってしまうことも少なくなく、エビデンスが軽視されやすい状況にあるかもしれない。

佐藤智先生は、基礎教育で解剖学実習を受けている専門職は医師だけであり、医師は人の体を物質として見る訓練を徹底的に受けている職種であるとおっしゃていた。そして、自ら在宅で看取られた方の病理解剖を行ない、自らの医療を検証することの重要性を話されていた。

先生は東大時代に線維素溶解現象の研究をされており、目の前の現象を繰り返し観察し、推察を繰り返す「サイエンス」の考え方が、患者に貢献し続ける医学の発展のために非常に重要であることを確信しておられたのであろう。

「医学は日進月歩で進みますので、常に研さんをつんでいなければなりません。精神主義におちいり、医学を等閑視してはなりませんし、また科学主義を過大評価し、人間を見失ってもいけません。また、狭い日本の中の法律や常識に拘束されて、患者の人格が無視されることがあってはなりません。それらの問題を、常に医療の本質、原点に立って判断するものでありたいと思います[12)]」

## (7) 自分たちの健康は自分たちで守る

佐藤智先生は、「本来医療は、顔と顔とが向き合う、face to faceの信頼関係から出発すべきである」と考え、「病気は行政が守ってくれる、病気になれば病院に行けばよい」という風潮が国民の中に強くなり、「＜自分たちの健康は自分たちで守る＞という基本的な姿勢が失われてきた」ことを憂いていた[10)]。

先生は、深夜の看取りのときには、家族は医師を気遣って朝になってから呼ぶという例を挙げ、医師患者関係は、互いの信頼関係に基づき成り立っているもので、「医療とは『顔と顔が見える信頼関係が基盤』であり、商店に『医療』という商品を並べ、通行人が見定めて、適当に買ってゆくのとは根本的に異なる」と語っている[13)]。市民には自らの健康に責任を持ち、自分たちの健康を自分たちで守るという療養の主体、人生の主体としての責任性を求めるかわりに、医療者にも24

時間で患者の死をも引き受ける覚悟を求めたのだと思う。

　在宅ケアが必要な療養者が爆発的に地域に増加する中で、専門職を育成し、連携を促進することで、医療やケアの供給体制をいくら整えても、主体としての国民と家族の意識が変化しなければ、相当な危機が訪れることが容易に想像できる今日、佐藤智先生が強調されていた、主体としての国民の意識の変革の重要性はますます大きくなっている。

### (8) 健康とは何か～spiritualityの完結～

　「健康とは、単に疾病がないとか虚弱でないというのではなく、身体的、精神的、社会的に、さらに霊的にも良好な状態（spiritual well-being）にあることをいう」……私は「在宅で死を迎えることの究極の目的」は、このspiritualityの完結にあると信ずる[7]」。

　在宅患者さんの多くは限られた〝いのち〟を生きており、さまざまな方向に「生きるよりどころ」を求める。患者がどのようなよりどころを求めるにしても、"家"という空間にはspiritual painを癒す力がある。われわれが在宅医療に優位性を見出すのは、在宅医療が患者の症状緩和に有効であるだけでなく、spiritual careにとって最大の効果を発揮すると確信しているからである。

### (9) コミュニティが医療を支え、医療がコミュニティを築いていく

　佐藤智先生は、塩尻村や東村山での自らの経験を通じて、医療機関はコミュニティに支えられていなければならないと考えるようになった。「簡単に言いますと、コミュニティが医療を支え、そしてまた、医療がコミュニティを築いてゆくという関係です。そのなかで在宅ケアが実現するのだと思います[12]」。

　現在日本では、医療は税法上、収益事業とみなされ、ほとんどすべての病院が医療収入でまかなわれており、そのような国はおそらく日本だけであろうと述べている。「病院が弱い病人からの収入によってのみ支えられているので、医療は健康な人々の集団、地域社会（コミュニティ）に支えられるべきです。欧米諸国においては当然のことながら、アジアにおいても病院は消防署的性格を備え、営利事業でなくコミュニティに支えられています[12]」。

### (10) 制度がなくても必要なことは行なう、制度は後からついてくる

　「東村山市では、制度的に放置されている寝たきり老人のために今すべきことがあると感ずる人びとが力とお金を出しあって訪問看護の実践をまず開始した。『在宅ケア』にはその姿勢が大切である。そして、自分たちのしたことを正しく記録し、報告して世に問い、批判を受けることが大切である」

　われわれは佐藤智先生から、患者や地域に必要なことは制度がなくても、経済的になりたたなくても、先に実践することが重要であること、正しいことをやり、それをきちんと発信すれば「制度は後からついてくる」ということを教わった。

## (11) チームアプローチの重要性

佐藤智先生は、訪問看護の重要性を早くから説き、それを実証し、制度化させたところからもわかるように、患者さんのベストのために多職種で協働するという姿勢は、かなり以前から、おそらく訪問看護を始めたダイハツビル診療所時代から一貫して見られる。

佐藤智先生は、白十字病院就任にあたっての三つの柱のうち、第一の柱として包括的医療を掲げた。そこでは、「最近、医学の面でも専門化が著しく、ともすると病気をみて、病人をみない傾向にあり、一人の人を医療担当者側の都合で寸断していることがあります」と述べている。そして、「医者のみで医療が完結しないのは当然で、看護婦、保健婦、検査技師、ケースワーカーなどパラメディカルの人達が集まり一つの力となって、地域社会、集団、個人の 医療ニードに応える体制を確立せねばなりません[12]」とチームアプローチの重要性を語り、実践されていたのである。

地域包括ケアの中で、「医療とケアの分断」として紹介されている問題をこの時期から指摘し、統合ケアとチームアプローチの重要性を語っていたことは注目に値する。

## おわりに

今回、私は佐藤智先生の著書などをひも解いてみて最も驚いたことは、佐藤智先生が、本来あるべき医療の姿を求めて、南インドに行く決心を固めたのは54歳のときだったということである。その後、ライフケアシステムを立ち上げ、在宅医療の素晴らしい実践をされた後、それをわれわれの世代に伝えるべく「在宅医療を推進する医師の会」を立ち上げたのは、後期高齢期にさしかかる時期だったことに改めて驚きと尊敬の念を禁じ得ない。

在宅医療は時代とともに変化するのは当然だが、「医」とは本来どうあるべきかという医療の原点を見据えながら、新しい時代の在宅医療を創造し、バトンを新しい世代に受け渡していかなければならないと思いを新たにした。

### もっと知る

#### 参考文献・サイト

1) 平原佐斗司　在宅医学は確立されたのか？　在宅医療のすべて P2-9　中山書店
2) 佐藤智　医とは何か —在宅医学の本質をもとめて—在宅医学創刊号　1995年4月
3) 佐藤智　在宅医療30年を振り返り、今後に望む、在宅医学会誌第10巻1号　P 21 2008年11月
4) 佐藤智　巻頭言　日本在宅医学会誌第3巻第2号 2002年6月
5) 佐藤智　巻頭言　日本在宅医学会誌第7巻第2号 2006年1月
6) 豊川裕之　在宅医学の本質　在宅医学第2号　1995年7月
7) 佐藤智　巻頭言　日本在宅医学会誌第6巻第2号　2005年3月
8) 佐藤智　巻頭言　日本在宅医学会誌第4巻第1号 2002年12月
9) 佐藤智　巻頭言　日本在宅医学会誌第6巻第1号 2004年10月
10) 佐藤智　巻頭言　日本在宅医学会誌第2巻第2号 2001年1月
11) 佐藤智　巻頭言　日本在宅医学会誌第8巻第1号 2006年8月
12) 佐藤智　在宅ケアの真髄を求めて　日本評論社　P68　133　66　65
13) 佐藤智　巻頭言　日本在宅医学会誌第8巻第2号 2007年2月

**編集後記**
# 在宅医療全国展開への提言

国立研究開発法人　国立長寿医療研究センター　理事長　**鳥羽研二**

　通院困難な要介護高齢者等が居宅等で必要な慢性期医療を、個別性や地域生活の視点を重視した方法によって提供できるようにする体制の確保が求められている。また、人生の終局において本人・家族の希望等に応じて穏やかな死を迎えることを可能にする、居宅等での質の高い看取りを行なえる在宅医療の確保も求められている。

　一方、医療供給の現状を見ると、患者の病態に適した満足度の高い効率的な医療提供や円滑な医療連携確保の面から、潜在的ニーズに応える体制は未だ不十分である。モデル事業を経て在宅医療体制は地域支援事業となり、平成30年以降は国の監督から卒業して、地域で独り立ちすることが決まっている。残念ながら、地域の意識と活動力は大きな格差があり、これらは引き続き全国的な啓発と、新しい参入者への教育システムが不可欠である。

　在宅医療のほとんどは高齢者がその対象であるが、老年医学の教室は全国で23カ所しかなく、今後の教育者の育成をどうするかの国家的な展望に欠けている。それをごく一部でも補うため、本書では、その分野の第一人者を普く網羅した。通読された方は、部分部分の主張が異なっているように見えるかもしれない。また、在宅医療の類書に見られる、在宅医療のいい点を十分強調していない、チャンピオンデータなどの症例提示が少ないなどのご指摘があるであろう。そのとおりである。在宅医療は、完成された玉でもなく、在宅医療だけで完結するものではない。むしろ、高度先進国共通の「治す医療」「核家族」「都市化と過疎化」など現代文明に突きつけられた矛盾への解答であり、失った地域の靭帯をどう回復するかという日本版の文化改革と位置づけられよう。

　この改革の必要性は、2040年以降、高齢者の人口が40％以上となり、独居、老老介護が当たり前になってから実感されたのでは遅い。ようやく日本各地で、主として医師以外の主導で、まちづくり、仲間づくりが始まっている。しかしながら、地域包括ケアという概念の完成には、多病と生活機能障害を抱えるフレイル（虚弱）高齢者が激増する2025年以降、在宅医療をどうするかが喫緊の課題であることは明白である。

　認知症では、新オレンジプランで、当事者参加、家族介護負担への配慮が謳われた。これは在宅医療の今後の展開に当たっても、政策立案、医療制度、まちづくりに、当事者の希望や意見、介護で疲弊している家族の声を十分反映する仕組みが必要になってくるだろう。そこでは、多様な医療サービスと多様な介護保険サービスを有するわが国ならではの、「状態に応じたベストなケアパス」が生活機能障害と多病を有する高齢者住宅医療の解決策として提示されるべきと考える。

　このように考えると、本書の多様な意見や矛盾こそ、今後のあり方への解決の糸口が複数存在することを示すものであり、本書は、実は頼もしいアイデアに満ちている、そう好意的に考えていただければ幸いである。

# KeyWord 索引

### 数字
| | |
|---|---|
| 24時間対応 | 136, 175 |
| 24時間対応体制の堅持 | 207 |

### アルファベット
| | |
|---|---|
| ADL | 93 |
| advanced care planning | 49 |
| DMAT | 289 |
| DPCデータ | 150 |
| ICF | 163 |
| ICF staging | 163 |
| ICT | 175, 240 |
| MNA®-SF | 108 |
| NST | 108 |
| PEM | 108 |
| Post acute・Sub acute | 150 |
| SF36 | 72 |
| SGA | 108 |

### あ
| | |
|---|---|
| 青森県 | 199 |
| アセスメント | 240 |
| 生きがい | 72 |
| 医原性身体環境破壊 | 150 |
| 医師会 | 342 |
| 医師患者関係 | 417 |
| 維持期 | 183 |
| 意思決定 | 136, 229 |
| 意思決定支援 | 175 |
| 医師のグループ化 | 190 |
| 医師のサラリーマン化 | 150 |
| 医師の説明責任 | 58, 207 |
| 石巻 | 240 |
| 医療介護総合確保推進法 | 310 |
| 医療介護の総合的な改革 | 190 |
| 医療機能の分化と連携 | 190 |
| 医療提供体制 | 397 |
| 医療保険 | 183 |
| インタビュー調査 | 295 |
| うつ傾向 | 301 |
| 運動習慣 | 301 |
| 栄養ケア・ステーション | 108 |
| 栄養評価 | 375 |
| 遠隔支援システム | 125 |
| 嚥下SOAPフローシート | 125 |
| 嚥下障害 | 125 |
| 嚥下調整食 | 108 |
| 嚥下の5期 | 125 |
| エンパワメント | 295 |
| 応急仮設住宅 | 253 |
| オーラルフレイル | 125 |
| おむつ | 85 |

### か
| | |
|---|---|
| 介護支援専門員（ケアマネジャー） | 266 |
| 介護者 | 72 |
| 介護者QOL | 36 |
| 介護保険 | 58, 183 |
| 介護予防 | 301 |
| 介護老人保健施設 | 101, 163 |
| 外耳道衛生 | 93 |
| 回復期 | 183 |
| 買い物環境 | 283 |
| 外用薬 | 117 |
| 過活動膀胱 | 85 |
| かかりつけ医 | 322 |
| かかりつけ医機能 | 322 |
| かかりつけ医中心の在宅医療 | 190 |
| 仮設住宅 | 234, 246, 283, 301 |
| 家族エンパワメント | 49 |
| 家族介護力 | 136, 169 |
| 家族関係の調整 | 175 |
| 家族レジリエンス | 49 |
| 過疎地 | 229 |
| 加齢性眼疾患 | 101 |
| 加齢性難聴 | 93 |
| 加齢変化 | 117 |
| 看護配置 | 150 |
| 患者QOL・ADL | 36 |
| 基金 | 199 |
| 基剤 | 117 |
| 基層的文化 | 410 |
| 機能強化型訪問看護ステーション | 175 |
| 基本チェックリスト | 253 |
| 客観的指標 | 356 |
| 急性期病院 | 145, 224 |
| 共助 | 183 |
| 行政 | 397 |
| 居宅介護支援事業所 | 266, 275 |
| 筋萎縮性側索硬化症（ALS） | 246 |
| 緊急消防援助隊 | 289 |
| グループ診療 | 199 |
| グループワーク | 366 |
| 郡市医師会 | 366 |
| 郡市区医師会 | 322 |
| 郡部地域 | 218 |
| ケアマネジメント | 163, 266 |
| 気仙沼在宅ワーキンググループ | 289 |
| 気仙沼支援医療・福祉関係5団体 | 289 |
| 気仙沼巡回療養支援隊（JRS） | 289 |
| 気仙沼・南三陸「食べる」取り組み研究会 | 289 |
| 気仙沼・南三陸地域在宅医療福祉推進委員会 | 289 |
| 健康関連QOL | 72 |
| 研修 | 347 |
| 権利擁護 | 266 |
| 効果 | 347 |
| 抗がん剤治療 | 125 |
| 口腔ケア | 125 |
| 幸福 | 72 |
| 後方連携 | 199 |
| 高齢期の適応 | 295 |
| 国際生活機能分類（ICF） | 58 |
| コミュニティ | 283, 417 |
| コミュニティ支援 | 240 |
| コンセンサスベースドアプローチ | 49 |

# KeyWord 索引

## さ

| 項目 | ページ |
|---|---|
| 災害公営住宅 | 253 |
| 災害弱者 | 246 |
| 在宅医学の確立 | 417 |
| 在宅医療 | 36, 101, 136, 145, 169, 190, 199, 224, 229, 240, 246, 253, 275, 322, 342, 375, 385, 397, 410 |
| 在宅医療・介護連携 | 342 |
| 在宅医療・介護連携推進事業 | 190, 389 |
| 在宅医療学 | 190 |
| 在宅医療支援 | 169 |
| 在宅医療推進多職種連携研修 | 190 |
| 在宅医療推進のための地域における多職種連携研修会 | 389 |
| 在宅医療にかかる実態調査 | 218 |
| 在宅医療の構造と課題 | 190 |
| 在宅医療連携拠点 | 347 |
| 在宅医療連携拠点事業 | 310, 342 |
| 在宅医療連携拠点の活動 | 356 |
| 在宅医療を推進する医師の会 | 417 |
| 在宅患者 | 145, 224 |
| 在宅ケア | 136 |
| 在宅支援 | 163 |
| 在宅死亡率 | 289 |
| 在宅死・看取り | 36 |
| 在宅退院支援 | 218 |
| 在宅被災世帯 | 240 |
| 在宅復帰 | 163 |
| 在宅看取り | 410 |
| 在宅看取り率 | 207 |
| 在宅療養支援 | 36 |
| 在宅療養支援診療所 | 275, 289 |
| 在宅療養支援ベッド | 410 |
| 支える医療 | 190 |
| サルコペニア | 108 |
| 死 | 275 |
| シームレスな連携 | 169 |
| 視覚障害 | 101 |
| 市区町村行政 | 366 |
| 耳垢栓塞 | 93 |
| 自己効力感 | 301 |
| 施設入所 | 169 |
| 自宅死亡率 | 169 |
| 自宅退院率 | 169 |
| 自宅等死亡診断率 | 218 |
| 自治体 | 342 |
| 市町村と地区医師会の役割 | 190 |
| 湿潤調節 | 117 |
| 実体と構成概念 | 58 |
| 指導 | 347 |
| 指標 | 347 |
| 社会疫学 | 283 |
| 社会関係 | 283 |
| 社会参加 | 163 |
| 社会調査 | 275 |
| 社会的孤立 | 93 |
| 社会福祉協議会 | 234 |
| 終末期 | 125 |
| 住民の意識 | 190 |
| 主治医 | 150 |
| 主事ケアマネジャー制度 | 150 |
| 障害者総合支援法 | 58 |
| 小児在宅医療 | 310 |
| 情報の共有化 | 175 |
| 情報連携 | 240 |
| 褥瘡 | 117 |
| 視力障害 | 101 |
| 事例検討会 | 260 |
| 人為的在宅 | 150 |
| 人口減少 | 150 |
| 人材育成 | 397 |
| 人事交流 | 389 |
| 人生の最終段階 | 58 |
| 身体機能評価 | 375 |
| 身体障害者手帳 | 136 |
| 心理的要因 | 301 |
| 診療所 | 322 |
| 診療情報共有 | 218 |
| スクリーニング | 101 |
| スピリチュアルケア | 410 |
| 生活支援 | 260 |
| 生活の質（Quality of Life, QOL） | 72 |
| 摂食嚥下リハビリテーション | 125 |
| 全国展開 | 356 |
| 専門医 | 375 |
| 前立腺肥大症 | 85 |
| 総合診療科 | 199 |
| 創固定 | 117 |
| ソーシャル・キャピタル | 253, 283, 301 |
| ソーシャルネットワーク | 234 |
| 阻害因子 | 199 |

## た

| 項目 | ページ |
|---|---|
| 第7期介護保険事業計画 | 310 |
| 第7次医療計画 | 310 |
| 体圧分散マットレス | 117 |
| 退院支援 | 136 |
| 退院時カンファレンス | 136 |
| 退院前カンファレンス | 169, 175 |
| 退院前訪問 | 169 |
| 大規模災害 | 253 |
| 代理意思決定 | 49 |
| 多職種協働（IPW：Interprofessional Work） | 389 |
| 多職種協働（IPW：Interprofessional Work）と多職種連携研修 | 366 |
| 多職種連携 | 175, 190, 199 |
| 多職種連携教育（IPE：Interprofessional Education） | 389 |
| 多問題家族 | 49 |
| 地域医療 | 366, 385 |
| 地域医療介護総合確保基金 | 310 |
| 地域医療構想策定ガイドライン | 310 |
| 地域・家族の支援 | 295 |
| 地域間格差 | 150 |
| 地域完結型医療 | 183, 366 |

# KeyWord 索引

| 地域緩和ケア支援ネットワーク | 199 |
| 地域コミュニティ | 275 |
| 地域特性 | 218 |
| 地域のつながり | 301 |
| 地域包括ケア | 58, 190, 234, 266, 342 |
| 地域包括ケアシステム | 72, 175, 183, 240, 253, 275, 322, 366 |
| 地域包括ケア病棟 | 150 |
| 地域包括支援センター | 234, 266 |
| 地域密着型拠点 | 410 |
| 地域リーダー研修 | 397 |
| 地域連携 | 375 |
| チームビルディング | 366 |
| 千葉県 | 218 |
| 千葉県医師会 | 218 |
| 中山間地域 | 260 |
| 中小病院 | 322 |
| 超高齢社会 | 240 |
| 長命社会 | 190 |
| 追跡調査 | 356 |
| 通所リハビリテーション | 163 |
| 転倒 | 101 |
| 統合医の素養 | 375 |
| 同行訪問 | 366 |
| 疼痛緩和 | 136 |
| トコロテン改革 | 150 |
| 閉じこもり | 234, 283, 301 |
| 都市部 | 218 |
| 独居高齢者 | 229 |
| 独居看取り | 58 |
| 都道府県医師会 | 322 |
| 都道府県リーダー研修 | 397 |
| トリアージ | 289 |

## な

| 治し支える医療 | 366, 375 |
| 日常生活圏域 | 310 |
| 日本医師会 | 322 |
| 日本在宅医学会 | 417 |
| 入院確保 | 145, 224 |
| 入院阻害要因 | 145, 224 |
| 尿失禁 | 85 |
| 尿道カテーテル留置 | 85 |
| 認知機能 | 93 |
| 認知症 | 101, 260 |
| 認知症アセスメント | 260 |
| 認知症初期集中支援チーム | 260 |
| 認知症短期集中リハビリテーション | 163 |
| 認知症の行動・心理症状 | 125 |

## は

| 排尿管理 | 85 |
| 排尿障害 | 85 |
| バックアップ病床 | 190 |
| 東日本大震災 | 234, 246, 253, 295 |
| 非がん | 72 |
| 被災 | 246 |
| 被災高齢者 | 295 |
| 被災3県 | 275 |
| 被災地 | 234 |
| ビハーラケア | 410 |
| 皮膚のたるみ | 117 |
| 病院医療の成功 | 190 |
| 評価 | 356 |
| 病状急変時 | 145, 224 |
| 普及啓発 | 260 |
| 複雑性悲嘆 | 49 |
| 復興 | 283 |
| フレイル | 108 |
| ブレンド | 117 |
| 変形・移動 | 117 |
| 訪問栄養指導 | 36 |
| 訪問栄養食事指導 | 108 |
| 訪問看護 | 36, 175, 410 |
| 訪問看護ステーション | 136, 289 |
| 訪問歯科診療 | 36 |
| 訪問診療 | 36 |
| 訪問薬剤指導 | 36 |
| 訪問リハビリテーション | 36, 183 |
| ポータブル | 101 |
| 補聴器 | 93 |
| 本人・家族の選択と心構え | 190 |

## ま

| まちづくり | 283 |
| 待つということ | 275 |
| 慢性期病院 | 150 |
| 慢性疾患 | 72 |
| 満足感 | 72 |
| 満足度アンケート | 218 |
| 看取り | 199, 246, 375 |
| みやぎ医療福祉情報ネットワーク（MMWIN） | 289 |
| モデル・コア・カリキュラム | 385 |
| モニタリング | 347 |

## や

| 薬剤滞留障害 | 117 |
| やらない医師ほど文句が多い | 207 |
| 有床診療所 | 322 |
| 抑うつ | 93 |

## ら

| 離島 | 260 |
| リハビリテーション | 163 |
| リハビリテーション医療 | 183 |
| リハビリテーション栄養 | 108 |
| 良寛禅師 | 410 |
| 療養環境整備 | 136 |
| 療養場所の希望 | 229 |
| 緑内障 | 101 |
| 臨床実習 | 385 |
| 臨床宗教師 | 410 |
| 輪番体制 | 218 |
| レジリエンス | 283 |
| 連携 | 266 |
| 老年医学 | 385 |

# 欄外用語解説 索引（注を含む）

## 数字

| | |
|---|---|
| 20：1（20対1） | 151 |
| 24時間対応の困難さ | 143 |
| 24時間体制 | 352 |

## アルファベット

| | |
|---|---|
| ACP | 51 |
| ADL | 255 |
| Aging in Place | 369 |
| BMI | 258 |
| CGA | 198 |
| Cold water test（Ice water test） | 380 |
| CQ | 37 |
| Cronbach の$\alpha$係数 | 75 |
| DASC-21 | 263 |
| DPC | 152 |
| Empathy | 383 |
| HHIE-S | 95 |
| ICT（Information and Communication Technology：情報通信技術） | 179, 241, 370 |
| IPW（Interprofessional Work） | 372 |
| K6 | 258, 306 |
| KJ法 | 373 |
| MMSE | 96 |
| MMSE | 104 |
| NDT | 152 |
| NEI-VFQ25 | 103 |
| NST（Nutrition Support Team：栄養サポートチーム） | 114 |
| on the job training | 407 |
| on the job トレーニング | 370 |
| Pearson 相関係数 | 76 |
| Post acute | 152 |
| PTSD | 241 |
| SF36 | 74 |
| VAS | 387 |

## あ

| | |
|---|---|
| アウトリーチ型 | 241 |
| アテネ不眠尺度 | 256 |
| 維持期 | 184 |
| 遺族の悲嘆 | 54 |
| （医）萌気会（理事長黒岩卓夫） | 410 |
| 医療機能の分化 | 368 |
| 医療と宗教を考える会 | 413 |
| 医療の心を考える会 | 413 |
| 医療費の自己負担が減免されている世帯 | 250 |
| 医療保険と介護保険 | 185 |
| 胃瘻 | 249 |
| 栄養ケア・ステーション | 116 |
| 栄養スクリーニングと栄養アセスメント | 110 |
| エンパワメント | 50, 141 |
| オッズ比 | 285 |

## か

| | |
|---|---|
| 回復期 | 184 |
| かかりつけ医 | 369 |
| かかりつけ医の在宅医療への参入 | 352, 363 |
| 家族 | 49 |
| 活動タスク | 358 |
| ガバナンス | 287 |
| 加齢黄斑変性 | 103 |
| 看護小規模多機能型居宅介護（平成27年に「複合型サービス」から名称変更）： | 177 |
| 患者年齢と在宅療養の継続 | 140 |
| 「基金」 | 205 |
| 基層的文化 | 413 |
| 基本チェックリスト | 255 |
| 急性期 | 184 |
| 急性期病院 | 224 |
| 矯正視力 | 105 |
| 居宅介護支援事業所 | 277 |
| 筋萎縮性側索硬化症（ALS） | 249 |
| 緊急消防援助隊 | 290 |
| クラウド・コンピューティング・システム | 370 |
| ケア | 73 |
| ケアマネジメント | 269 |
| ケアマネジャー | 74 |
| ケアミックス | 324 |
| 気仙沼巡回療養支援隊 | 291 |
| 健康食品 | 109 |
| 健康度自己評価 | 302 |
| 健康の社会的決定要因 | 250 |
| 公助、互助、自助 | 335 |
| 公的国民皆保険 | 323 |
| 高齢化 | 73 |
| 高齢化率 | 2 |
| 高齢者虐待 | 266 |
| 高齢者総合機能評価（CGA） | 5 |
| 語音聴力検査 | 94 |
| 国保町立ゆきぐに大和総合病院 | 412 |
| コホート研究 | 254 |
| これまでの介護食分類（ユニバーサルデザインフード：UDF） | 112 |
| コンフリクト | 50 |

## さ

| | |
|---|---|
| 在医総管 | 162 |
| 在宅医療 | 136, 224, 330 |
| 在宅医療・介護連携支援センター（仮称）の役割 | 360 |
| 在宅医療支援 SaaS | 241 |
| 在宅医療の質 | 352 |
| 在宅医療連携拠点事業 | 399 |
| 在宅看護専門看護師 | 180 |
| 在宅患者 | 225 |
| 在宅酸素療法 | 249 |
| 在宅時医学総合管理料 | 411 |
| 在宅死亡率 | 289 |
| 在宅看取り | 352 |
| 在宅療養支援病院・在宅療養支援診療所 | 325 |
| 在宅療養支援ベッド | 410 |
| サルコペニア | 381 |
| ジオプトリー（D） | 102 |
| 支給限度基準額 | 137 |

# 欄外用語解説 索引 (注を含む)

| | |
|---|---|
| 耳垢溶解水 | 97 |
| 自己効力感 | 302 |
| 悉皆郵送調査 | 277 |
| 疾患別リハビリテーション | 185 |
| 湿性耳垢・乾性耳垢 | 96 |
| 社会的入院 | 151 |
| 弱者刈り取り現象 | 253 |
| 住民啓発活動 | 353 |
| 主介護者 | 248 |
| 手段的自立 | 302 |
| 純音聴力検査 | 94 |
| 障害年金 | 138 |
| 食思不振 | 126 |
| 視力 | 101 |
| 身体障害者手帳 | 102, 138 |
| スピリチュアルケア | 413 |
| スマイルケア食 | 113 |
| 成年後見制度 | 268 |
| 生命保険の活用 | 138 |
| セーフティーネット | 346 |
| 全国展開 | 356 |
| ソーシャル・キャピタル | 258, 283, 303 |

**た**

| | |
|---|---|
| 退院前カンファレンス | 171, 182 |
| 多死時代 | 366 |
| 多職種連携 | 348 |
| 多問題家族 | 49 |
| 地域医療支援病院 | 180 |
| 地域完結型医療 | 169 |
| 地域コミュニティ | 244 |
| 地域支援事業の在宅医療・介護連携推進事業 | 360 |
| 地域資源マップの公開 | 353 |
| 地域診断 | 330 |
| 地域包括ケアシステム | 74, 148, 259, 348, 357 |
| 地域包括ケアシステムにおける在宅 | 357 |
| 地域包括ケア病棟（病床） | 148 |
| 地域包括支援センター | 235 |
| 地域包括支援センターの役割 | 360 |
| 地域密着型サービス | 411 |
| 地域リハビリテーション | 336 |
| 中山間地域 | 265 |
| 中小病院 | 323 |
| 超高齢社会 | 245 |
| 調節力 | 102 |
| 通所リハビリテーション（デイケア） | 185 |
| 貞心尼 | 415 |
| 転倒不安 | 302 |
| 統計学的有意水準 | 278 |
| 特別障害者手当 | 138 |
| 閉じこもりの出現割合 | 302 |
| 留め置き調査 | 254 |
| トリアージ | 290 |

**な**

| | |
|---|---|
| 二次医療圏 | 329, 399 |
| 二重診療 | 187 |
| 日常生活圏域 | 328 |
| 日本医師会 | 322 |
| 日本医師会生涯教育制度 | 328 |
| 認知症 | 74 |
| 認知症初期集中支援チーム | 263 |
| 納棺夫日記 | 414 |

**は**

| | |
|---|---|
| 長谷川式認知症スケール | 103 |
| パラダイム転換 | 367 |
| 東通村 | 205 |
| 非がん | 74 |
| ビスホスホネート治療 | 378 |
| ビハーラ（vihara） | 413 |
| 病院完結型医療 | 169 |
| 病院完結型医療から地域完結型医療へ | 186 |
| 評価・モニタリング指標 | 351 |
| 弘前市医師会 | 205 |
| 複雑性 | 51 |
| プラットフォーム | 245 |
| フレイル | 258, 382 |
| プロフェッショナルオートノミー | 4 |
| 平均寿命 | 102 |
| 平成23年度在宅医療連携拠点 | 249 |
| ヘルスケアシステム | 331 |
| ヘルスリテラシー | 259 |
| 片麻痺 | 127 |
| 包括的・継続的ケアマネジメント支援 | 270 |
| 訪問栄養食事指導 | 113 |
| 訪問介護と訪問看護 | 271 |
| 訪問看護認定看護師 | 180 |
| ポピュレーションアプローチ | 287 |

**ま**

| | |
|---|---|
| 慢性疾患 | 73 |
| みなし仮設 | 236 |
| みなし仮設住宅 | 251 |
| 網膜色素変性 | 103 |
| 持分あり医療法人 | 324 |
| モデル・コア・カリキュラム | 385 |

**や**

| | |
|---|---|
| 有床診療所 | 323 |
| 要援護高齢者 | 266 |
| 要介護度 | 246 |

**ら**

| | |
|---|---|
| 裸眼視力 | 105 |
| リエゾン | 335 |
| リハビリテーション栄養 | 112 |
| リフレケアH | 130 |
| 緑内障 | 103 |
| 臨床宗教師 | 414 |
| レジデンシー | 404 |
| レジリエンス | 50 |
| レスパイト | 410 |
| 連携に関する質問項目 | 272 |
| 老研式活動能力指標 | 302 |

※執筆者全51名と編集委員（執筆兼任）につきましては、6〜7頁に記載しております。

## これからの在宅医療 − 指針と実務

| 初版発行 | 2016年7月15日 |
|---|---|
| 監　　修 | 大島伸一　国立長寿医療研究センター 名誉総長 |
| 編集代表 | 鳥羽研二　国立長寿医療研究センター 理事長 |
| 発行人 | 清水光昭 |
| 発　　行 | 株式会社グリーン・プレス<br>〒156-0044<br>東京都世田谷区赤堤 4-36-19　UKビル<br>TEL 03-5678-7177　FAX 03-5678-7178<br>http://greenpress1.com |
| 印刷・製本 | シナノ印刷株式会社 |

2016　GreenPress, Inc. Printed in Japan
ISBN978-4-907804-37-4　Ⓒ National Center for Geriatrics and Gerontology

※定価はカバーに表記してあります。落丁・乱丁本はお取り替え致します。
　本書の一部あるいは全部を、著作権者の了承を得ずに無断で複写、複製することは禁じられています。